肿瘤治疗不良反应管理手册

Handbook of Cancer Treatment-Related Symptoms and Toxicities

[美] 瓦西·韦切蒂 (Vamsi Velcheti)

[美] 萨尔曼·R. 普纳卡尔 (Salman R. Punekar) 著

徐燕 陈闽江 主译

吴炜 谭蓓 何春霞 范思远 芦波 副主译

清華大學出版社

北京

北京市版权局著作权合同登记号　图字：01-2023-6027

Elsevier (Singapore) Pte Ltd.
3 Killiney Road,
#08-01 Winsland House I,
Singapore 239519
Tel: (65) 6349-0200; Fax: (65) 6733-1817

声　明

本译本由清华大学出版社完成。相关从业及研究人员必须凭借其自身经验和知识对文中描述的信息数据、方法策略、搭配组合、实验操作进行评估和使用。由于医学科学发展迅速，临床诊断和给药剂量尤其需要经过独立验证。在法律允许的最大范围内，爱思唯尔、译文的原文作者、原文编辑及原文内容提供者均不对译文或因产品责任、疏忽或其他操作造成的人身及（或）财产伤害及（或）损失承担责任，亦不对由于使用文中提到的方法、产品、说明或思想而导致的人身及 / 或财产伤害及（或）损失承担责任。

图书在版编目（CIP）数据

肿瘤治疗不良反应管理手册 /（美）瓦西・韦切蒂 (Vamsi Velcheti)，（美）萨尔曼・R. 普纳卡尔 (Salman R. Punekar) 著；徐燕，陈闽江主译；吴炜等副主译．—北京：清华大学出版社，2024.6
　书名原文: Handbook of Cancer Treatment-Related Symptoms and Toxicities
　ISBN 978-7-302-65554-1

Ⅰ.①肿… Ⅱ.①瓦… ②萨… ③徐… ④陈… ⑤吴… Ⅲ.①肿瘤免疫疗法—副反应—手册 Ⅳ.① R730.51-62

中国国家版本馆CIP数据核字（2024）第044675号

责任编辑：孙　宇
封面设计：钟　达
责任校对：李建庄
责任印制：沈　露

出版发行：清华大学出版社
　　　网　　　址：https://www.tup.com.cn，https://www.wqxuetang.com
　　　地　　　址：北京清华大学学研大厦 A 座　　　邮　　　编：100084
　　　社 总 机：010-83470000　　　邮　　　购：010-62786544
　　　投稿与读者服务：010-62776969，c-service@tup.tsinghua.edu.cn
　　　质量反馈：010-62772015，zhiliang@tup.tsinghua.edu.cn
印 装 者：三河市龙大印装有限公司
经　　销：全国新华书店
开　　本：185mm×260mm　　　印　　张：25.75　　　字　　数：509 千字
版　　次：2024 年 6 月第 1 版　　　印　　次：2024 年 6 月第 1 次印刷
定　　价：198.00 元

产品编号：101443-01

瓦西·韦切蒂（Vamsi Velcheti），医学博士，美国内科医师协会会员（FACP），
美国胸腔学院院士（FCCP）
胸部肿瘤项目医学主任
纽约大学格罗斯曼医学院
纽约大学郎格尼医学中心，劳拉和艾萨克·珀尔马特癌症中心
纽约

萨尔曼·R. 普纳卡尔（Salman R. Punekar），医学博士
纽约大学格罗斯曼医学院
纽约大学郎格尼医学中心，劳拉和艾萨克·珀尔马特癌症中心
纽约

我们将这本书献给我们的患者，他们将最宝贵的东西——健康，交给了我们。我们非常感激他们多年来教给我们的一切。

名誉主译 王孟昭

主　　译 徐　燕　陈闽江

副主译 吴　炜　谭　蓓　何春霞　范思远　芦　波

译　　者（按姓氏笔画排序）

中国医学科学院　北京协和医院

王孟昭　石岳泉　刘　佳　刘新宇　刘潇衍

刘蕴欣　孙雯娟　芦　波　吴　炜　何　其

何春霞　张　顺　张东明　张浩然　陈闽江

范思远　周　晴　姜　琳　徐　燕　高晓星

郭小贝　渠　涛　曾燕霖　蔚思源　谭　蓓

魏予希

秘　　书 刘潇衍　高晓星　孙雯娟

Mohammed Abazeed, MD, PhD

Associate Professor, Department of Radiation Oncology, Director, Center for Precision Radiotherapy, Scientic Director, Lung Cancer Program, The Robert H. Lurie Comprehensive Cancer Center, Northwestern University, Evanston, Illinois
MECHANISMS OF RADIATION-RELATED TOXICITIES

Nadine Abdallah, MD

Department of Medicine, Wayne State University, Detroit, Michigan
MECHANISMS OF TOXICITIES ASSOCIATED WITH TARGETED THERAPIES

Cassandra Calabrese, DO

Cleveland Clinic Foundation, Department of Rheumatologic and Immunologic Diseases, Cleveland, Ohio
RHEUMATOLOGICAL TOXICITIES OF IMMUNOTHERAPY

Alison Carulli, PharmD, BCOP

Cleveland Clinic, Department of Pharmacy, Cleveland, Ohio
ORAL MUCOSITIS, NEUROLOGICAL COMPLICATIONS

Tahmida Chowdhury, MD

Department of Oncology, Barbara Ann Karmanos Cancer Institute, Wayne StateUniversity School of Medicine, Detroit, Michigan
GASTROINTESTINAL TOXICITY OF TARGETED THERAPY

Marc S. Ernstoff, MD

ITO, Department of Medicine, Roswell ParkComprehensive Cancer Center, Bualo, New York
ENDOCRINE TOXICITY OF IMMUNOTHERAPY, GASTROINTESTINAL TOXICITIES OF IMMUNOTHERAPIES, NEUROLOGICAL COMPLICATIONS OF IMMUNOTHERAPY, IMMUNOTHERAPY-INDUCED CARDIOTOXICITIES

Bassam Estfan, MD

Cleveland Clinic, Taussig Cancer Institute, Cleveland, Ohio
ORAL MUCOSITIS, GASTROINTESTINAL COMPLICATIONS OF CHEMOTHERAPY, NEUROLOGICAL COMPLICATIONS, DERMATOLOGICAL COMPLICATIONS OF CHEMOTHERAPY, CARDIOTOXICITIES OF CHEMOTHERAPY

Christopher W. Fleming, MD

Taussig Cancer Center, Radiation Oncology, Cleveland Clinic, Cleveland, Ohio
MECHANISMS OF RADIATION-RELATED TOXICITIES

Shipra Gandhi, MD

Assistant Professor of Medicine, Department of Medicine, Roswell Park Comprehensive Cancer Center, Bualo, New York
GASTROINTESTINAL TOXICITIES OF IMMUNOTHERAPIES, IMMUNOTHERAPYINDUCED CARDIOTOXICITIES

Itivrita Goyal, MBBS

Fellow, Endocrinology, Diabetes, and Metabolism, University at Bualo,

Bualo,New York
ENDOCRINE TOXICITY OF IMMUNOTHERAPY

Aman Gupta, MD
Department of Medicine, Division of General
  Internal Medicine, University of Pittsburgh
  Medical Center, Pittsburgh, Pennsylvania
GASTROINTESTINAL TOXICITIES OF
IMMUNOTHERAPIES, IMMUNOTHERAPYINDUCED
CARDIOTOXICITIES

Arjun Khunger, MD
Department of Hematology and Oncology,
  Taussig Cancer Institute, Cleveland Clinic
  Foundation, Cleveland, Ohio
GASTROINTESTINAL COMPLICATIONS
OF CHEMOTHERAPY, DERMATOLOGICAL
COMPLICATIONS OF CHEMOTHERAPY,
CARDIOTOXICITIES OF CHEMOTHERAPY

Melissa King, MSN, APRN, FNP-C
Cleveland Clinic, Taussig Cancer Institute,
  Cleveland, Ohio
ORAL MUCOSITIS, NEUROLOGICAL
COMPLICATIONS

Subhakar Mutyala, MD
Department of Interdisciplinary Oncology,
  University of Arizona College of
  Medicine, Arizona Oncology Associates,
  Phoenix, Arizona
RADIATION THERAPY-RELATED DERMATOLOGIC
TOXICITIES

Misako Nagasaka, MD
Department of Oncology, Barbara Ann
  Karmanos Cancer Institute, Wayne State
  University School of Medicine, Detroit
  Michigan, Department of Advanced
  Medical Innovation, St. Marianna
  University Graduate School of Medicine,
  Kawasaki, Japan
MECHANISMS OF TOXICITIES ASSOCIATED
WITH TARGETED THERAPIES, GASTROINTESTINAL
TOXICITY OF TARGETED THERAPY,
DERMATOLOGICAL TOXICITIES OF TARGETED

THERAPY, CARDIOVASCULAR TOXICITY OF
TARGETED THERAPY

Tanmay S. Panchabhai, MD, FACP, FCCP
John and Doris Norton Thoracic Institute,
  St. Joseph's Hospital and Medical Center,
  Associate Professor, Creighton University
  School of Medicine, Phoenix, Arizona
PULMONARY TOXICITIES OF CYTOTOXIC
CHEMOTHERAPY, PULMONARY
TOXICITIES OF MOLECULAR TARGETED
THERAPIES, PULMONARY TOXICITIES OF
IMMUNOTHERAPEUTIC AGENTS, PULMONARY
TOXICITY FROM RADIATION THERAPY

Manu Pandey, MBBS
Fellow, Department of Medicine, Roswell
  Park Comprehensive Cancer Institute,
  Buffalo, New York
ENDOCRINE TOXICITY OF IMMUNOTHERAPY,
NEUROLOGICAL COMPLICATIONS OF
IMMUNOTHERAPY

Rahul Pansare, MD
Department of Internal Medicine, St. Mary
  Mercy Livonia, Livonia, Michigan
DERMATOLOGICAL TOXICITIES OF TARGETED
THERAPY

Shyamal Patel, MD
Assistant Clinical Professor, University
  of Arizona College of Medicine,
  Creighton University School of Medicine,
  Department of Radiation Medicine,
  University of Arizona Cancer Center at
  Dignity Health, St. Joseph's Hospital and
  Medical Center, Phoenix, Arizona
RADIATION-INDUCED CARDIOTOXICITIES

Pradnya D. Patil, MD, FACP
Department of Hematology and Oncology,
  Taussig Cancer Institute, Cleveland Clinic,
  Cleveland, Ohio
PULMONARY TOXICITIES OF CYTOTOXIC
CHEMOTHERAPY, PULMONARY TOXICITIES
OF MOLECULAR TARGETED THERAPIES,

MECHANISM OF IMMUNE-RELATED ADVERSE EVENTS, PULMONARY TOXICITIES OF IMMUNOTHERAPEUTIC AGENTS, CUTANEOUS TOXICITIES OF IMMUNOTHERAPEUTIC AGENTS

Salman R. Punekar, MD

Perlmutter Cancer Center, NYU Langone Health, New York, New York
MECHANISMS OF CANCER-DIRECTED THERAPIES, CANCER TREATMENT-RELATED THROMBOCYTOPENIA

Igor Puzanov, MD

Professor of Medicine, Roswell Park Comprehensive Cancer Center, Buffalo, New York
IMMUNOTHERAPY-INDUCED CARDIOTOXICITIES

Dale Shepard, MD, PhD

Director, Taussig Phase I and Sarcoma Programs, Hematology/Medical Oncology, Cleveland Clinic, Cleveland, Ohio
NEUTROPENIC COMPLICATIONS OF CHEMOTHERAPY, CHEMOTHERAPY-INDUCED ANEMIA

Ammar Sukari, MD

Department of Oncology, Barbara Ann Karmanos Cancer Institute, Wayne State University School of Medicine, Detroit, Michigan
MECHANISMS OF TOXICITIES ASSOCIATED WITH TARGETED THERAPIES, GASTROINTESTINAL TOXICITY OF TARGETED THERAPY, DERMATOLOGICAL TOXICITIES OF TARGETED THERAPY, CARDIOVASCULAR TOXICITY OF TARGETED THERAPY

Alankrita Taneja, MBBS

Resident Physician, Internal Medicine, Detroit Medical Center, Wayne State University School of Medicine, Detroit, Michigan
NEUTROPENIC COMPLICATIONS OF CHEMOTHERAPY, CHEMOTHERAPY-INDUCED ANEMIA

Nitika Thawani, MD

Associate Professor, Department of Radiation Medicine, University of Arizona Cancer Center at Dignity Health, St. Joseph's Hospital and Medical Center, Phoenix, Arizona
RADIATION-INDUCED MUCOSITIS AND ESOPHAGITIS, RADIATION THERAPY-RELATED DERMATOLOGIC TOXICITIES, PULMONARY TOXICITY FROM RADIATION THERAPY, RADIATION-INDUCED CARDIOTOXICITIES

Pankit Vachhani, MD

Roswell Park Comprehensive Cancer Center, Buffalo, New York
IMMUNOTHERAPY-INDUCED CARDIOTOXICITIES

Vamsidhar Velcheti, MD

Department of Hematology and Oncology, Perlmutter Cancer Center, New York University Langone, New York, New York
MECHANISM OF IMMUNE-RELATED ADVERSE EVENTS, CUTANEOUS TOXICITIES OF IMMUNOTHERAPEUTIC AGENTS

Sharanya Vemula, BPharm, MS, PhD

Medical Writer, Clinical Research, Alexion, Twerksbury, Massachusetts
MANAGEMENT OF CANCER TREATMENT INFUSION REACTIONS

Shilpa Vyas, MD

Radiation Oncologist, Rochester Regional Health/Lipson Cancer Institute, Rochester, New York
RADIATION-INDUCED MUCOSITIS AND ESOPHAGITIS

Sri Yadlapalli, MD

Department of Hematology and Oncology, Ascension Providence Hospital Medical Center, Southfield, Michigan
CARDIOVASCULAR TOXICITY OF TARGETED THERAPY

原著前言

　　肿瘤学是一个快速发展的领域。在过去的几年里，随着新的治疗方法特别是免疫治疗的出现，癌症患者的预后有了显著的改善。随着多种癌症的新治疗方法获批，癌症的治疗模式正发生着巨大的变化，对患者的预后也产生了重大影响，甚至对于既往无法治愈的癌症类型和晚期患者，抗肿瘤药物的持久效果和生存获益也逐渐显现出来。

　　在有效治疗方法的研发带来癌症患者生存期延长的同时，对于治疗方法潜在毒性的管理也成为了新的挑战。癌症的照护和管理者们必须了解这些并发症的机制以及适当的诊断和治疗方法。

　　在这本手册中，癌症治疗相关不良反应领域的专家从多个方面进行阐述，覆盖了从药物毒性的基本病理生理学到这些不良反应相关的当前最先进的肿瘤学治疗等内容。这本简洁的手册为理解癌症治疗相关毒性的病理生理学和管理提供了一个快速指引，也为所有参与癌症管理和照护的专业人员的实践提供了指导。

致 谢

我们想要感谢多年来教导和指引我们的师长和导师，是他们培养了我们为人类服务的热情和探索医学的兴趣。

目 录

第 1 章　癌症治疗的机制 ……………………………………………… 1

　　1.1　癌症治疗的机制 …………………………………………… 1

　　1.2　癌症治疗的分类 …………………………………………… 1

第 2 章　化疗引起的中性粒细胞减少症 ……………………………… 3

　　2.1　简介 ………………………………………………………… 3

　　2.2　中性粒细胞减少症的病因 ………………………………… 3

　　2.3　化疗导致成人中性粒细胞减少症的风险评估 …………… 4

　　2.4　中性粒细胞减少症伴发热的处理 ………………………… 6

　　2.5　药物治疗和管理 …………………………………………… 7

　　2.6　非药物治疗和管理 ………………………………………… 7

第 3 章　化疗引起的贫血 ……………………………………………… 10

　　3.1　简介 ………………………………………………………… 10

　　3.2　贫血分级 …………………………………………………… 11

　　3.3　引起贫血的药物 …………………………………………… 11

　　3.4　支持治疗 …………………………………………………… 13

　　3.5　治疗贫血的药物 …………………………………………… 13

第 4 章　癌症治疗相关的血小板减少症 ……………………………… 16

　　4.1　简介 ………………………………………………………… 16

　　4.2　血小板减少的机制 ………………………………………… 16

　　4.3　血小板减少症的诊断检查 ………………………………… 17

　　4.4　血小板减少症的治疗 ……………………………………… 17

第 5 章　口腔黏膜炎 …………………………………………………… 20

　　5.1　简介 ………………………………………………………… 20

　　5.2　口腔黏膜炎发生率 ………………………………………… 20

　　5.3　鉴别诊断 …………………………………………………… 20

　　5.4　黏膜炎的病因及发生机制 ………………………………… 22

　　5.5　黏膜炎分级 ………………………………………………… 22

5.6 黏膜炎管理 ···································· 22

第6章 化疗的胃肠道并发症 ···································· 28

6.1 简介 ···································· 28

6.2 化疗的食管并发症 ···································· 28

6.3 化疗引起的恶心和呕吐 ···································· 30

6.4 小肠结肠炎 ···································· 39

6.5 便秘 ···································· 41

6.6 化疗引起的腹泻（CID） ···································· 41

6.7 肝毒性 ···································· 44

6.8 结论 ···································· 46

第7章 化疗相关神经系统并发症 ···································· 53

7.1 简介 ···································· 53

7.2 化疗相关神经毒性 ···································· 54

7.3 化疗诱导的神经认知缺陷（化疗脑） ···································· 59

第8章 化疗相关肺毒性 ···································· 62

8.1 简介 ···································· 62

8.2 化疗相关肺毒性的分型 ···································· 63

8.3 怀疑化疗相关肺毒性的诊断流程 ···································· 65

8.4 细胞毒性化疗药物及其作用机制 ···································· 66

8.5 管理方法 ···································· 71

8.6 监测和预防策略 ···································· 72

第9章 化疗的皮肤毒性 ···································· 77

9.1 简介 ···································· 77

9.2 化疗相关脱发（chemotherapy-induced alopecia，CIA） ···································· 77

9.3 超敏反应 ···································· 79

9.4 肢端红斑 ···································· 81

9.5 化疗药物外渗 ···································· 83

9.6 色素沉着 ···································· 84

9.7 光敏性 ···································· 87

9.8 放射回忆反应 ···································· 88

9.9 甲改变 ···································· 90

9.10 总结 ···································· 92

第10章 化疗的心血管毒性 ···································· 99

10.1 简介 ···································· 99

10.2 抗肿瘤抗生素 ……………………………………… 100

10.3 烷化剂 ………………………………………………… 104

10.4 微管靶向药物 ………………………………………… 106

10.5 抗代谢药物 …………………………………………… 107

10.6 总结 …………………………………………………… 109

第 11 章　癌症治疗输液反应 …………………………………… 116

11.1 简介 …………………………………………………… 116

11.2 输液反应的识别 ……………………………………… 116

11.3 输液反应的预防和治疗 ……………………………… 117

11.4 皮试 …………………………………………………… 119

11.5 单克隆抗体所致的输液反应 ………………………… 119

11.6 化疗药物导致的输液反应 …………………………… 119

11.7 脱敏 …………………………………………………… 119

11.8 总结 …………………………………………………… 119

第 12 章　靶向治疗相关的毒副作用的机制 …………………… 122

12.1 简介 …………………………………………………… 122

12.2 受体酪氨酸激酶（RTKs） …………………………… 123

12.3 RAS/RAF/MEK/ERK通路 …………………………… 124

12.4 结论 …………………………………………………… 126

第 13 章　靶向治疗的胃肠道毒性 ……………………………… 129

13.1 简介 …………………………………………………… 129

13.2 腹泻 …………………………………………………… 129

13.3 靶向治疗相关恶心和呕吐 …………………………… 134

13.4 肝毒性 ………………………………………………… 136

13.5 胃肠道穿孔 …………………………………………… 138

第 14 章　靶向治疗的肺毒性 …………………………………… 145

14.1 简介 …………………………………………………… 145

14.2 药物及作用机制 ……………………………………… 146

14.3 肺毒性的药物治疗 …………………………………… 153

14.4 再挑战治疗 …………………………………………… 154

14.5 肺毒性的非药物治疗 ………………………………… 155

第 15 章　靶向治疗的皮肤毒性 ………………………………… 160

15.1 简介 …………………………………………………… 160

15.2 痤疮样皮疹 …………………………………………… 160

15.3 皮疹的发生机制和EGFR通路 ……………………………… 160

15.4 已批准的EGFR靶向疗法 ……………………………………… 161

15.5 手足皮肤反应 …………………………………………………… 163

15.6 口腔炎 …………………………………………………………… 166

15.7 脱发 ……………………………………………………………… 168

15.8 皮肤鳞状细胞癌 ………………………………………………… 170

第 16 章 靶向治疗的心血管毒性 ……………………………………… 183

16.1 简介 ……………………………………………………………… 183

16.2 与心脏毒性相关的靶向治疗 …………………………………… 184

16.3 靶向治疗的常见心脏毒性反应 ………………………………… 188

第 17 章 免疫相关不良事件的机制 …………………………………… 198

17.1 简介 ……………………………………………………………… 198

17.2 参与免疫稳态调节的生理途径 ………………………………… 199

17.3 免疫相关不良事件（irAE）的病理生理 …………………… 200

17.4 共享抗原、新抗原的交叉呈递和T细胞表位扩散 ………… 200

17.5 其他免疫细胞的失调 …………………………………………… 201

17.6 自身抗体 ………………………………………………………… 201

17.7 细胞因子 ………………………………………………………… 202

17.8 遗传多态性 ……………………………………………………… 202

17.9 免疫反应的环境调节 …………………………………………… 202

17.10 特异性免疫治疗制剂与其相关毒性 ………………………… 203

17.11 结论 …………………………………………………………… 204

第 18 章 免疫治疗的内分泌毒性 ……………………………………… 207

18.1 简介 ……………………………………………………………… 207

18.2 药物成分及作用机制 …………………………………………… 207

18.3 内分泌毒性的治疗 ……………………………………………… 213

第 19 章 免疫治疗的消化系统毒性 …………………………………… 224

19.1 简介 ……………………………………………………………… 224

19.2 介绍 ……………………………………………………………… 224

19.3 药物及其作用机制 ……………………………………………… 226

19.4 药物治疗和管理方法 …………………………………………… 232

19.5 非药物治疗和管理方法 ………………………………………… 241

第 20 章 免疫治疗的神经毒性 ………………………………………… 248

20.1 简介 ……………………………………………………………… 248

20.2　药物 ·· 248

20.3　药物治疗和管理方法 ·· 257

20.4　非药物治疗和管理方法 ··· 262

第 21 章　免疫治疗肺毒性 ·· 273

21.1　简介 ·· 273

21.2　免疫治疗相关肺炎 ··· 273

21.3　药物 ·· 277

21.4　药物治疗和管理方法 ·· 279

21.5　非药物治疗和管理方法 ··· 280

第 22 章　免疫疗法的皮肤毒性 ··· 283

22.1　简介 ·· 283

22.2　临床表现 ··· 284

22.3　诊断流程 ··· 285

22.4　药物和作用机制 ··· 286

22.5　药物治疗和管理方法 ·· 286

22.6　非药物治疗和管理方法 ··· 287

第 23 章　免疫疗法的心血管毒性 ·· 290

23.1　简介 ·· 290

23.2　药物及导致心脏毒性机制 ·· 292

23.3　药物治疗和管理方法 ·· 298

23.4　非药物治疗和管理方法 ··· 303

第 24 章　免疫治疗的风湿毒性 ··· 308

24.1　简介 ·· 308

24.2　作用机制 ··· 308

24.3　药物 ·· 309

24.4　发病率 ·· 309

24.5　特定的风湿性免疫相关不良事件 ·· 310

24.6　诊断和管理策略 ··· 312

24.7　既往存在自身免疫疾病患者免疫检查点抑制剂的使用 ·························· 314

24.8　结论 ·· 314

第 25 章　放射相关毒性的机制 ··· 318

25.1　简介 ·· 318

25.2　放射相关毒性的类型 ·· 318

25.3　放射毒性的遗传决定因素 ·· 319

25.4 精准放射治疗技术进步可降低毒性 ················ 319

25.5 药物治疗改变辐射反应 ··················· 320

25.6 结论 ··································· 320

第 26 章 放射治疗的黏膜和食管毒性 ················ 323

26.1 简介 ································· 323

26.2 描述 ································· 323

26.3 危险因素 ····························· 325

26.4 作用机制 ····························· 326

26.5 药物治疗和管理方法 ····················· 328

26.6 非药物治疗和管理方法 ··················· 330

第 27 章 放射治疗的皮肤毒性 ···················· 337

27.1 简介 ································· 337

27.2 描述 ································· 337

27.3 发病机制 ····························· 339

27.4 影响放射性皮炎的发生、持续时间和强度的因素 ·········· 340

27.5 药物治疗和管理方法 ····················· 342

27.6 非药物治疗和管理方法 ··················· 343

第 28 章 放射治疗相关肺毒性 ···················· 346

28.1 简介 ································· 346

28.2 放射性肺损伤的特点 ····················· 347

28.3 不同治疗模式下发生放射性肺炎的风险 ·········· 350

28.4 药物治疗和管理方法 ····················· 351

28.5 非药物治疗和管理方法 ··················· 351

第 29 章 放射治疗的心血管毒性 ·················· 354

29.1 简介 ································· 354

29.2 一般描述 ····························· 355

29.3 症状 ································· 356

29.4 筛查和诊断 ··························· 356

29.5 影像学 ······························· 357

29.6 分级 ································· 357

29.7 发生机制 ····························· 357

29.8 药物治疗和管理方法 ····················· 359

29.9 非药物治疗和管理方法 ··················· 360

英 - 中名词对照表 ····························· 363

第 1 章

癌症治疗的机制

1.1 癌症治疗的机制

癌症已经流行了几个世纪，人类关注癌症治疗的时间与之相同。几千年前已经有乳腺癌的记载，并在公元前 500 年首次报道可以通过手术治疗乳腺癌。18、19 世纪，手术切除治疗癌症逐渐流行，但直到 20 世纪初，化疗才开始出现[1]。第二次世界大战后，化疗开始被广泛应用，20 世纪 60 年代化疗用于白血病和淋巴瘤的治疗[2]。当肿瘤学家给患者实施化疗的同时，他们也开始管理这些治疗的并发症。因此，理解癌症治疗的机制对预测和治疗癌症引起的并发症至关重要。

1.2 癌症治疗的分类

1.2.1 细胞毒化疗

化学疗法（化疗）一词源于用化学物质治疗疾病的概念。传统的化学疗法发展于20 世纪初，至今仍是大多数癌症治疗方案的一部分。一些常见的化学疗法包括嘧啶类似物、嘌呤类似物、蒽环类药物、叶酸拮抗剂、烷化剂、铂类衍生物、DNA 拓扑异构酶抑制剂、紫杉醇类、长春碱类、低甲基化药物和蛋白酶体抑制剂等。

1.2.2 靶向治疗

靶向治疗有多种形式，但通常指与已知癌症生长相关特定分子相互作用的单克隆抗体或小分子靶向药物。例如，伊马替尼靶点为 BCR-ABL，贝伐珠单抗靶点为VEGF，曲妥珠单抗靶点为 HER-2，厄洛替尼靶点为 EGFR 等，此类药物不断增多。

1.2.3 免疫治疗

免疫治疗是一种相对较新的癌症治疗方法，包括疫苗治疗、细胞治疗、细胞因子治疗、抗 CTLA-4 和抗 PD-1 治疗。最常用的治疗药物为帕博利珠单抗、伊匹木单抗和纳武利尤单抗。

1.2.4　放射治疗

根据辐射来源的不同，放射治疗可分为两种类型。外照射放疗是指辐射源来自患者外部的辐射。内照射治疗，也称为近距离放射治疗，是指放射源放置在肿瘤附近或肿瘤内部的放射治疗。放射治疗的并发症是由辐射暴露于非肿瘤细胞引起，并与受影响细胞的类型和位置有关。

（译者：孙雯娟　　审校：徐燕）

参考文献

［1］Mukherjee S. The Emperor of All Maladies: A Biography of Cancer. New York: Scribner; 2010.

［2］DeVita VT, Chu E. A history of cancer chemotherapy. Cancer Res, 2008, 68(21): 8643-8653.

第 2 章

化疗引起的中性粒细胞减少症

2.1 简介

中性粒细胞、嗜酸性粒细胞和嗜碱性粒细胞是一类白细胞亚群，其特点是存在颗粒，并统称为颗粒细胞。颗粒细胞减少症是这三种细胞系绝对计数的减少，而中性粒细胞减少症仅指中性粒细胞的绝对计数（ANC）减少。然而，从实际目的出发，颗粒细胞减少症和中性粒细胞减少症这两个术语通常可以互换使用。

了解正常生理对理解中性粒细胞减少症及其并发症至关重要。大多数中性粒细胞在有丝分裂阶段（原粒细胞、早幼粒细胞、中幼粒细胞），以及有丝分裂后阶段（晚幼粒细胞、带状核细胞、中性粒细胞）驻留于骨髓中[1]。循环中的中性粒细胞平衡分布于边缘池和非边缘池[2]。在促炎性趋化因子作用下，中性粒细胞从循环中进入组织。中性粒细胞减少症指非边缘池中中性粒细胞的减少，它们仅占总中性粒细胞存储量的 4% ~ 5%。

> 中性粒细胞减少症定义为 ANC 低于 1500 个 /μl；ANC 少于 1000 个 /μl 为中度中性粒细胞减少症，ANC 少于 500 个 /μl 为重度中性粒细胞减少症。重度中性粒细胞减少症的感染风险最大[3]。

2.2 中性粒细胞减少症的病因

中性粒细胞减少症是多种恶性疾病常见的并发症。对于恶性肿瘤患者，应考虑多种致病因素。表 2.1[4] 描述了恶性肿瘤患者中常见的中性粒细胞减少症的病因。尽管中性粒细胞减少症是化疗最常见的剂量限制性毒性（DLT）[5]，但是对于每个患者来说，考虑鉴别诊断以确定合适的治疗十分重要。

化疗可通过不同的方式导致感染。中性粒细胞减少症是一个重要的病因，但化疗也可以损害黏膜表面形成的物理屏障，该屏障是抵御感染的第一道防线。因为中性粒细胞的功能被抑制，炎症的经典表现，如痛（dolor）、热（calor）、红（rubor）、肿（tumor）和功能障碍（functio laesa）在这些患者中可能会被削弱，因此增加了感染被漏诊的可能。发热通常是中性粒细胞减少症患者出现感染的唯一症状，因此需要特别警惕[4]。

表 2.1　肿瘤患者出现中性粒细胞减少症的原因

恶性肿瘤中中性粒细胞减少的原因	机制
化疗（化疗方案本身是最强的导致中性粒细胞减少症发生的因素）	细胞毒性导致的骨髓抑制作用
慢性淋巴细胞增生性疾病 - 自然杀伤细胞淋巴瘤（大颗粒淋巴细胞白血病）、毛细胞白血病和慢性淋巴细胞白血病（CLL）	骨髓浸润
放射治疗	细胞毒性作用
自身免疫性疾病：系统性红斑狼疮（SLE）、再生障碍性贫血、克罗恩病	抗中性粒细胞抗体的存在
类风湿关节炎（Felty 综合征）	脾功能亢进
肉芽肿性感染	骨髓浸润
病毒感染（如巨细胞病毒、EB 病毒，HIV）	骨髓抑制
寄生虫感染（例如疟疾）	脾功能亢进，多因素
细菌感染（如伤寒、肺结核）	多因素
噬血细胞综合征（HLH）	骨髓浸润，脾功能亢进
抗生素导致的孤立性中性粒细胞减少症（如 β- 内酰胺类）	髓系成熟阻滞
良性家族性中性粒细胞减少症（BEN，也称为体质性中性粒细胞减少症）	遗传易感性
循环中性粒细胞减少症（中性粒细胞 21 天循环）	遗传（常染色体显性 ELA2 基因）及获得性原因

2.3　化疗导致成人中性粒细胞减少症的风险评估

患者进行风险分层有助于进行有效的管理。风险评估应在化疗的第一个周期之前进行，并根据需要在随后的周期中重新评估。出现发热性中性粒细胞减少症的患者都需要抗生素治疗，但可根据风险评估结果决定发热性中性粒细胞减少症患者的抗生素治疗途径（口服 *vs.* 静脉注射）、场所（门诊 *vs.* 住院）和治疗持续时间。此外，风险评估结果决定是否预防性应用粒细胞集落刺激因子（G-CSF）。此类风险可能受患者、疾病或治疗相关因素的共同影响（表 2.2）[6-13]。

中性粒细胞减少症的重要性不可低估。化疗诱导的中性粒细胞减少症的一个严重并发症是发热性中性粒细胞减少症，这使得患者易感染高风险病原体，并导致较高病死率。根据不同的风险评估标准将患者分为低风险和高风险。风险水平提示发生严重并发症的风险，包括中性粒细胞减少症患者的长期住院和死亡风险。

2.3.1　多国癌症支持护理协会（MASCC）评分 [13]

MASCC 评分是一种经国际验证的评分方法，用于根据风险对患者进行分层。MASCC 评分 ≥ 21 分可以识别低风险患者，其阳性预测值为 91%、特异度为 68%、灵敏度为 71%。上述风险评分被纳入国家综合癌症网络（NCCN）指南，用于管理中性粒细胞减少症发热患者[14]。

表 2.2　发生中性粒细胞减少症的危险因素

宿主相关因素	疾病相关因素	治疗相关因素
年龄（＞ 65 岁）	恶性肿瘤晚期	末次化疗时间（＜ 7 天）
性别（女性）	淋巴细胞减少	高剂量化疗
体表面积大	恶性肿瘤骨髓浸润	更多的治疗周期
合并症	淋巴瘤中乳酸脱氢酶水平升高	集落刺激因子预防（负相关）
营养状态（营养不良，包括血清白蛋白 ≤ 3.5 mg/dl）	中性粒细胞绝对计数（负相关）	基线和第一周期最低血细胞计数偏低
一般状况差	C 反应蛋白＞ 15 mg/dl	住院时间＞ 10 天
	血液系统恶性肿瘤（与实体瘤相比较而言）	

MASCC 使用以下标准计算得分[15]：

■ 疾病负担

　■ 无症状或轻微症状（5 分）

　■ 中度症状（3 分）

　■ 严重症状（0 分）

■ 合并症

　■ 无低血压（收缩压＞ 90 mmHg）（5 分）

　■ 无慢性阻塞性肺疾病（4 分）

　■ 实体肿瘤或造血系统恶性肿瘤，无前次真菌感染史（4 分）

　■ 无需静脉补液的脱水（3 分）

■ 状态

　■ 门诊患者发热性中性粒细胞减少症起病时的状态（3 分）

■ 年龄

　■ ＜ 60 岁（2 分）

　■ ≥ 60 岁（0 分）

　■ 根据总分，患者可分为低风险（21 ~ 26 分）或高风险（0 ~ 20 分）类别。MASCC 评分较低（高风险）的患者可以在门诊口服抗生素治疗。得分＜ 21 分的患者面临感染和并发症的高风险，应住院接受广谱静脉抗生素治疗。MASCC 评分被广泛应用，但它也存在一些潜在局限性，如可能不适用于门诊中更稳定的患者[16]，以及中性粒细胞减少症的持续时间（NCCN 风险评估中的一个重要指标）未纳入 MASCC 评分[17]。

2.3.2　NCCN 风险评估

　NCCN 风险评估是更常用的评估方法，如表 2.3 所示。NCCN 评估根据临床特征将患者分为低风险、中风险和高风险。一般而言，低风险患者可以在门诊口服抗生素治疗，而高风险患者应住院接受静脉抗生素治疗。中风险患者应根据个体情况进行个别评估以确定治疗方案。

表 2.3　国家综合癌症网络（NCCN）风险评估

低风险（无高风险因素或下述大多数因素）	中风险（以下任一因素）	高风险（以下任一因素）
门诊患者出现发热	自体干细胞移植	住院患者出现发热
无可能需要住院治疗的急性合并症	淋巴瘤	明显的合并症
预计持续时间很短的重度中性粒细胞减少症（< 100/µl，< 7 天）	慢性淋巴细胞白血病	预计持续时间较长的中性粒细胞减少症（< 100/µl 持续 7 天以上）
ECOG 0 ~ 1	多发性骨髓瘤	异基因造血干细胞移植
无肝功能不全	嘌呤类似物治疗	AST/ALT >正常值上限的 5 倍
无肾功能不全	预计中性粒细胞减少持续 7 ~ 10 天	肌酐清除率< 30 ml/min
MASCC 评分 ≥ 21		MASCC 评分< 21 分
		严重感染，如肺炎
		60 天内用过阿仑单抗治疗
		3 级或 4 级黏膜炎
		不受控制的疾病进展，定义为白血病患者未完全缓解或无白血病患者在化疗超过两个周期后有疾病进展的证据

ALT，丙氨酸氨基转移酶；AST，天冬氨酸氨基转移酶；ECOG，东部肿瘤合作组；HCT，异基因造血干细胞移植；MASCC，跨国癌症支持治疗协会

2.4　中性粒细胞减少症伴发热的处理

中性粒细胞减少症伴发热是一种医学急症，需要迅速评估。当被诊断为中性粒细胞减少症发热时，应采取以下步骤，详见图 2.1。

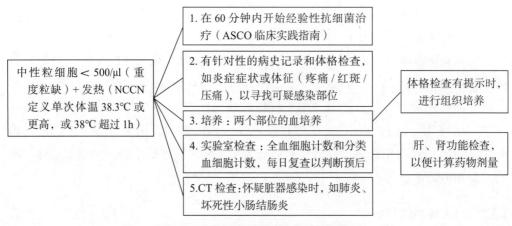

图 2.1　发热伴粒细胞减少时的处理流程

ASCO，美国临床肿瘤学会；CT，计算机断层扫描；NCCN，国家综合癌症网络

2.5　药物治疗和管理

2.5.1　无发热的中性粒细胞减少症

中性粒细胞减少症无发热的患者可以通过推迟下一个化疗周期来进行管理。

■ 预防性应用抗生素：建议对中性粒细胞减少症的高风险患者进行预防性口服抗生素治疗。常用氟喹诺酮类抗生素，如左氧氟沙星（500 mg，每天一次）和环丙沙星（500 mg，每天两次）。特定的高风险患者还可以使用抗真菌药物、抗病毒药物和疫苗。

■ G-CSF：应对患者进行风险效益分析以决定是否使用 G-CSF。在某些情况下，治疗成本限制了应用。根据 NCCN 指南，应给予中性粒细胞减少症高风险的患者髓系生长因子。虽然对于某些患者，由于化疗的特性，预防有时并不可行，但使用生长因子治疗可以减少与中性粒细胞减少症相关的并发症，缩短化疗引起的中性粒细胞减少症的持续时间（表 2.4）。

表 2.4　中性粒细胞减少症风险分类

高风险（粒缺伴发热的发生风险＞20%）	中风险（粒缺伴发热的发生风险10%～20%）	低风险（粒缺伴发热的发生风险＜10%）
推荐集落刺激因子	个体化治疗	不推荐集落刺激因子

2.5.2　发热的中性粒细胞减少症

发热性中性粒细胞减少症的患者面临各种并发症，甚至死亡。因此，发热性中性粒细胞减少症是一种肿瘤学急症，应用广谱抗生素进行治疗。表 2.5 描述了根据患者的风险分类应给予的抗生素类型。

■ 覆盖耐药菌：在确定细菌敏感性后应立即调整经验性抗生素。

■ 甲氧西林耐药的金黄色葡萄球菌（MRSA）：万古霉素、利奈唑胺、达托霉素。

■ 耐万古霉素的肠球菌（VRE）：利奈唑胺、达托霉素。

■ 产超广谱 β- 内酰胺酶（ESBL）的革兰氏阴性细菌：碳青霉烯。

■ 产碳青霉烯酶的细菌（CPO）：多黏菌素或替加环素。

2.6　非药物治疗和管理

■ 中性粒细胞减少症导致感染可能是困扰患者的并发症。考虑到中性粒细胞减少症通常发生在化疗的第一个周期之后，患者可能会丧失继续治疗的积极性。因此，适当的咨询可以帮助患者为这种常见的并发症做好准备，并提高治疗的依从性。

■ 对于骨髓移植和血液系统恶性肿瘤患者，非药物管理中性粒细胞减少症似乎比实体肿瘤患者更为关键，因为在血液系统恶性肿瘤患者中，中性粒细胞减少症的持续时间通常要长得多。表2.6概述了恶性肿瘤患者的中性粒细胞减少症感染的预防指南。

表 2.5　经验性治疗：充分覆盖革兰氏阳性和革兰氏阴性菌

低风险患者	高风险患者
FQ（环丙沙星 750 mg 口服 BD/ 左氧氟沙星 750 mg 口服 OD）+ β- 内酰胺剂（阿莫西林 - 克拉维酸 500 mg/125 mg 口服 TDS）。在这种情况下，不应该给服用以 FQ 为基础的预防措施的患者提供 FQ	应加用抗假单胞菌 β- 内酰胺类治疗应依据疾病表现。在中心静脉导管相关感染或皮肤或软组织感染的患者中，应增加革兰氏阳性覆盖，然而，对于那些病情复杂的患者，应增加革兰氏阴性覆盖。对于持续性感染：应加用抗真菌治疗
在门诊治疗，随时就近就医	住院治疗
不推荐预防性抗菌治疗	推荐预防性抗菌治疗

BD：每天两次；FQ：氟喹诺酮；OD：每天一次；TDS：每天三次

表 2.6　中性粒细胞减少症患者预防感染的非药物方法

遵守手部卫生程序
避免直肠温度测量和直肠检查或直肠栓剂
便秘者使用大便软化剂
尽可能少接触宠物
减少暴露在拥挤的人群中
减少接触生病患者
保持中央导管清洁，每天检查有无感染迹象
避免接种活疫苗
避免锐器和皮肤伤口
保持良好的口腔卫生
避免卫生棉条，以免中毒性休克综合征的风险
避免性交
新鲜水果和蔬菜需要清洗后食用，充分烹调家禽类食品，食用巴氏消毒乳制品

（译者：刘　佳　　审校：陈闽江）

参考文献

[1] Todd KH, Thomas CR Jr. Oncologic Emergency Medicine 2016 (978-3-319-26387-8). Springer International Publishing.

[2] Dale DC. Tracers for tracing neutrophils. Blood. 2016; 127(26): 3300-3302.

[3] Coates TD. Overview of neutropenia in children and adolescents; 2015. https://www.uptodate.com/contents/overview-of-neutropenia-in-children-and-adolescents/print#.

[4] Lustberg MB. Management of neutropenia in cancer patients. Clin Adv Hematol Oncol. 2012;

10(12): 825-826.

［5］Lyman GH, Lyman CH, Agboola O. Risk models for predicting chemotherapy-induced neutropenia. Oncologist. 2005; 10(6): 427-437.

［6］Oberoi S, Das A, Trehan A, Ray P, Bansal D. Can complications in febrile neutropenia be predicted? Report from a developing country. Support Care Cancer. 2017; 25(11): 3523-3528.

［7］Lopez-Pousa A, Rifa J, Casas de Tejerina A, et al. Risk assessment model for first-cycle chemotherapyinduced neutropenia in patients with solid tumours. Eur J Cancer Care (Engl). 2010; 19(5): 648-655.

［8］Blay JY, Chauvin F, Le Cesne A, et al. Early lymphopenia after cytotoxic chemotherapy as a risk factor for febrile neutropenia. J Clin Oncol. 1996; 14(2): 636-643.

［9］Ray-Coquard I, Borg C, Bachelot T, et al. Baseline and early lymphopenia predict for the risk of febrile neutropenia after chemotherapy. Br J Cancer. 2003; 88(2): 181-186.

［10］Schwenkglenks M, Pettengell R, Jackisch C, et al. Risk factors for chemotherapy-induced neutropenia occurrence in breast cancer patients: data from the INC-EU Prospective Observational European Neutropenia Study. Support Care Cancer. 2011; 19(4): 483-490.

［11］Choi YW, Jeong SH, Ahn MS, et al. Patterns of neutropenia and risk factors for febrile neutropenia of diffuse large B-cell lymphoma patients treated with rituximab-CHOP. J Korean Med Sci. 2014; 29(11): 1493-1500.

［12］Intragumtornchai T, Sutheesophon J, Sutcharitchan P, Swasdikul D. A predictive model for life-threatening neutropenia and febrile neutropenia after the first course of CHOP chemotherapy in patients with aggressive non-Hodgkin's lymphoma. Leuk Lymphoma. 2000; 37(3-4): 351-360.

［13］Klastersky J, Paesmans M, Rubenstein EB, et al. The multinational Association for Supportive Care in Cancer risk index: a multinational scoring system for identifying low-risk febrile neutropenic cancer patients. J Clin Oncol. 2000; 18(16): 3038-3051.

［14］National Comprehensive Cancer Network (NCCN) Clinical Practice Guidelines in OncologyPrevention and treatment of cancer-related infections; 2014 Version 2.

［15］Keng MK, Thallner EA, Elson P, et al. Reducing time to antibiotic administration for febrile neutropenia in the emergency department. J Oncol Pract. 2015; 11: 450-455.

［16］Carmona-Bayonas A, Gomez J, Gonzalez-Billalabeitia E, et al. Prognostic evaluation of febrile neutropenia in apparently stable adult cancer patients. Br J Cancer. 2011; 105(5): 612-617.

［17］Freifeld AG, Bow EJ, Sepkowitz KA, et al. Clinical practice guideline for the use of antimicrobial agents in neutropenic patients with cancer: 2010 update by the Infectious Diseases Society of America. Clin Infect Dis. 2011; 52(4): e56-e93.

第 3 章

化疗引起的贫血

3.1 简介

贫血是由红细胞或血红蛋白缺乏引起的，可导致血液携氧能力下降，通常与癌症治疗有关。化疗、放疗和癌症相关手术都可能导致贫血。贫血很常见，但化疗相关的贫血（anemia associated with chemotherapy，CIA）因报告率低而被低估，往往只有在严重甚至需要输血时才被记录。背后最重要的原因是缺乏治疗轻度贫血的选择。与中性粒细胞减少或血小板减少相比，CIA 的临床重要性也较低[1]。

CIA 可导致功能障碍和生活质量下降。与贫血相关的疲劳可以对患者及其家属的身体、心理、经济和职业方面产生相当大的影响[2]。研究表明，血红蛋白水平与癌症相关疲劳的严重程度和生活质量之间存在明显的相关性[3-5]。一些研究报道，在接受恶性肿瘤化疗的患者中，疲劳的发生率为 80% ~ 100%[6,7]。由化疗方案引起的与贫血有关的疲劳会导致一些患者完全停止治疗[8]。疲劳是很常见的并发症，但癌症患者的疲劳往往不被讨论也未进行治疗。

贫血是多种恶性肿瘤患者的不良预后指标。放射治疗和某些化疗依赖于充足的组织氧气水平来发挥作用，其疗效可能因贫血而受到影响[9]。贫血还与血小板减少性出血易感性增加和总生存率下降有关。贫血的症状可以是多方面的，影响几乎所有的器官和系统[10]。

有些癌症与贫血的关系比其他癌症更密切（表 3.1）。例如，肺癌、乳腺癌和卵巢癌是贫血发病率最高的癌症。疾病越晚期、癌症病程越长，贫血越严重。

表 3.1　各癌症类型的贫血发病率[12]

癌症种类	研究（n）	发病率（%）
肺	5	8 ~ 84
结肠	8	30 ~ 67
乳腺	3	41 ~ 82
前列腺	3	5 ~ 32
头颈部	4	16 ~ 65

续表

癌症种类	研究（n）	发病率（%）
喉部	1	21
肾脏	1	39
卵巢	2	26 ~ 85
子宫颈 / 子宫	3	67 ~ 82

3.2　贫血分级

从血红蛋白正常的贫血到危及生命的贫血，分级分为 0 ~ 4 级。在临床试验中，常使用不良事件通用术语标准（CTCAE）进行分级，如表 3.2 所示。

血红蛋白水平的贫血分级非常有用，其有助于决定患者是否需要输血。然而，这些分级系统的主要缺点在于无法将贫血程度与临床表现，如疲劳等联系起来。

表 3.2　不良事件通用术语标准评分系统

CTCAE 分级	标准
1	血红蛋白 > 10 g/dl
2	血红蛋白 8 ~ 10 g/dl
3	血红蛋白 < 8 g/dl，可能需要输血
4	可造成危及生命的后果，需紧急干预
5	死亡

3.3　引起贫血的药物

许多药物与贫血有关。就恶性肿瘤而言，肿瘤的类型、分期和持续时间都起着重要作用。同样，就化疗而言，化疗的类型、强度和持续时间都与贫血程度相关（表 3.3）。治疗方案中，以铂为基础的治疗方案尤其容易引起贫血。

重复化疗对红细胞生成也有累积降低效应。Langer 等[11]评估了 CIA 对晚期非小细胞肺癌（NSCLC）患者的影响；2 级贫血的发生率从第一个周期治疗后的 30% 增加到第四个周期的 59%。

3.3.1　贫血的机制

肿瘤患者贫血已有如下几种机制。

1. 骨髓抑制

与化疗相关的治疗药物对干细胞和祖细胞的直接毒性作用，既可以是长期的，也可以是短期的。①长期骨髓抑制：与非细胞周期依赖性药物有关，如甲氨蝶呤（烷化剂）。②短期骨髓抑制：与使用非清髓剂量的化疗药物有关。因为是短期的，这种类型的骨髓抑制与化疗的持续时间和频率有关。例如，阿糖胞苷，甲氨蝶呤和羟基脲[13]。

2. 治疗相关性骨髓增生异常综合征

与化疗有关，特别是烷化剂和拓扑异构酶Ⅱ抑制剂[14,15]。

3. 肾毒性

由顺铂等药物引起的红细胞生成素缺乏症。由此引起的贫血可以通过使用促红细胞生成素来预防和治疗[16]。

4. 溶血性贫血

在接受化疗的患者中发现了三种类型溶血：微血管病性溶血性贫血、免疫性溶血性贫血（直接抗体试验阳性）和氧化性溶血[17]。顺铂和奥沙利铂的作用尤其明显[18,19]。另一个例子，已观察到在慢性淋巴细胞白血病患者治疗中使用的氟达拉滨可以使先前存在的溶血性贫血进一步恶化[20]。

5. 骨髓基质损伤

大剂量化疗[13]。

6. 贫血的其他原因

可能在不同程度上共存，并可能导致贫血，这些例子包括出血，铁、叶酸和维生素 B_{12} 缺乏症。

7. 慢性病性贫血

正如在其他炎症疾病中看到的那样，癌症也可能是贫血的影响因素。

表 3.3　各种化疗药物和方案的贫血发病率 [1]

化疗药物 / 方案	1 ~ 2 级（%）[a]	3 ~ 4 级（%）[a]
顺铂	—	11
多西紫杉醇	73 ~ 85	2 ~ 42
氟尿嘧啶	50 ~ 54	5 ~ 11
紫杉醇	93	7
托泊替康	67	32
长春瑞滨	67 ~ 71	5 ~ 14
顺铂 - 环磷酰胺	43	9
顺铂 - 依托泊苷	59	16 ~ 55
依托泊苷 - 异环磷酰胺 - 顺铂	—	52
氟尿嘧啶 - 卡铂	42	14
CHOP	49	17
紫杉醇 - 多柔比星	78 ~ 84	8 ~ 11
紫杉醇 - 卡铂	10 ~ 59	5 ~ 34
伊马替尼	80	10
舒尼替尼	26	—
西罗莫司	—	9

a：毒性分级采用不同的毒性分级系统，例如国家癌症研究所常见毒性标准、世界卫生组织毒性分级系统、妇科肿瘤学期刊组标准和东部肿瘤协作组标准；CHOP：环磷酰胺，多柔比星，安可文（长春新碱）和泼尼松

3.4 支持治疗

CIA 的主要治疗方式为红细胞输注和液体复苏等支持性治疗。

3.4.1 红细胞输注

红细胞输注的指征如下所述。①急性失血性贫血对晶体输注无反应；②急性症状性贫血；③慢性症状性贫血对补铁无反应；④因治疗需求无充裕时间等待促红细胞生成药物（ESA）发挥效果的患者[21]；⑤有心脏危险因素的患者在贫血的情况下有发生心脏事件的危险[22]；⑥血红蛋白低于 7 g/dl 的患者。值得注意的是，输血的管理尚无明确的指南建议，而是个体化的临床决策。

在决定输血时应考虑与红细胞输注有关的风险[22]。①血源性传染病的传播；②同种免疫；③输血反应：包括发热、过敏（荨麻疹）、变态反应（特别是免疫球蛋白 A 缺乏症患者）或（急性和迟发性）溶血反应；④铁过载；⑤输血相关性心肺超负荷（TACO）；⑥输血相关性急性肺损伤（TRALI）。

3.4.2 晶体液输注

对于不符合红细胞输注条件的有症状性贫血患者，应给予晶体类药物，用于补充急性失血引起的短暂性贫血患者或有症状的慢性贫血患者的血管内容积[21]。

3.5 治疗贫血的药物

3.5.1 红系造血刺激剂

如促红细胞生成素和长效促红细胞生成素，已被研究用于治疗 CIA。ESA 的优势主要体现在：效果较持久，避免与频繁输血相关的成本和风险。然而，这一说法也存在争议，应该在慎重考虑之后再使用。临床医生在给药前必须考虑到 ESA 的潜在风险和获益。需要注意的风险包括血栓栓塞（当使用 ESA 以及与血栓栓塞并发症风险增加相关的化疗药物时应特别小心）和降低总生存率（OS）的风险。尽管有人推测后者可能是由于静脉血栓栓塞的风险增加，也有认为 ESA 本身可能会加剧恶性肿瘤的进展[9]。值得注意的是，接受乳腺癌、头颈部和宫颈癌的根治性治疗并给予 ESA 以达到 12 g/dl 血红蛋白目标的患者似乎预后更差。

美国血液学会（ASH）和美国临床肿瘤学会（ASCO）已经发布了成年癌症患者使用 EPO 和达依泊汀（darbepoetin）的实践指南[23]：①对于血红蛋白水平低于 10 g/dl

且未接受根治性治疗的骨髓抑制性化疗患者，可考虑使用 ESA；②不应用于治疗与化疗无关的贫血，除非出现低促红细胞生成素状态或骨髓增生异常综合征（MDS）；③有白血病或淋巴瘤的患者在开始贫血治疗之前，应尝试观察贫血对原发病治疗后有无改善；④无应答者应在 6 周后停用 ESA；⑤即使在没有铁缺乏的患者中，铁替代也可以与 ESA 一起使用以提高疗效；⑥必须仔细考虑使用 ESA 的血栓栓塞风险。

3.5.2　铁和营养的补充

有慢性症状性贫血的患者应该评估是否存在铁、叶酸和维生素 B_{12} 缺乏，并适当地接受替代治疗。理想的转铁蛋白饱和度大于 20%，血清铁蛋白大于 100 ng/mL。可以口服或静脉注射补铁。

（译者：高晓星，张浩然　　审校：陈闽江）

参考文献

［1］Yellen SB, Cella DF, Webster K, Blendowski C, Kaplan E. Measuring fatigue and other anemia-related symptoms with the Functional Assessment of Cancer Therapy (FACT) measurement system. J Pain Symptom Manage. 1997; 13: 63-74.

［2］Groopman JE, Itri LM. Chemotherapy-induced anemia in adults: incidence and treatment. J Natl Cancer Inst. 1999; 91: 1616-1634.

［3］Gupta D, Lis CG, Grutsch JF. The relationship between cancer-related fatigue and patient satisfaction with quality of life in cancer. J Pain Symptom Manage. 2007; 34: 40-47.

［4］Cella D. The Functional Assessment of Cancer Therapy-Anemia (FACT-An) scale: a new tool for the assessment of outcomes in cancer anemia and fatigue. Semin Hematol. 1997; 34: 13-19.

［5］Irvine D, Vincent L, Graydon JE, Bubela N, Thompson L. The prevalence and correlates of fatigue in patients receiving treatment with chemotherapy and radiotherapy. A comparison with the fatigue expe-rienced by healthy individuals. Cancer Nurs. 1994; 17: 367-378.

［6］Groopman JE. Fatigue in cancer and HIV/AIDS. Oncology (Williston Park). 1998; 12: 335-344.

［7］Winningham ML, Nail LM, Burke MB, et al. Fatigue and the cancer experience: the state of the knowl-edge. Oncol Nurs Forum. 1994; 21: 23-36.

［8］Schrier SL, Steensma DP, Loprinzi CL. Role of erythropoiesis-stimulating agents in the treatment of anemia in patients with cancer. In: Drews RE, ed. Uptodate.com. Waltham, MA: UpToDate Inc.; 2018.

［9］Ludwig H, Fritz E. Anemia in cancer patients. Semin Oncol. 1998; 25: 2-6.

［10］Cella DF, Bonomi AE, Lloyd SR, Tulsky DS, Kaplan E, Bonomi P. Reliability and validity of the Functional Assessment of Cancer Therapy-Lung (FACT-L) quality of life instrument. Lung Cancer. 1995; 12: 199-220.

［11］Langer C, Barsevick A, Bruner D, et al. Correlation of quality of life (QOL) with survival, treatment response, and anemia in patients with advanced non-small cell lung cancer (NSCLC) treated with car-boplatin and paclitaxel. Lung Cancer. 1997; 18: 23.

[12] Knight K, Wade S, Balducci L. Prevalence and outcomes of anemia in cancer: a systematic review of the literature. Am J Med. 2004; 116(suppl 7A): 11s-26s.

[13] Drews RE. Hematologic complications of malignancy. In: Schrier SL, ed. Anemia and Bleeding. Waltham, MA: UpToDate; 2017.

[14] Pedersen-Bjergaard J. Radiotherapy- and chemotherapy-induced myelodysplasia and acute myeloid leu-kemia. A review. Leuk Res. 1992; 16: 61-65.

[15] Cremin P, Flattery M, McCann SR, Daly PA. Myelodysplasia and acute myeloid leukaemia following adjuvant chemotherapy for breast cancer using mitoxantrone and methotrexate with or without mitomy-cin. Ann Oncol. 1996; 7: 745-746.

[16] Wood PA, Hrushesky WJ. Cisplatin-associated anemia: an erythropoietin deficiency syndrome. J Clin Invest. 1995; 95: 1650-1659.

[17] Doll DC, Weiss RB. Hemolytic anemia associated with antineoplastic agents. Cancer Treat Rep. 1985; 69: 777-782.

[18] Marani TM, Trich MB, Armstrong KS, et al. Carboplatin-induced immune hemolytic anemia. Transfu-sion. 1996; 36: 1016-1018.

[19] Noronha V, Burtness B, Murren J, Duffy TP. Oxaliplatin induces a delayed immune-mediated hemolytic anemia: a case report and review of the literature. Clin Colorectal Cancer. 2005; 5: 283-286.

[20] Myint H, Copplestone JA, Orchard J, et al. Fludarabine-related autoimmune haemolytic anaemia in patients with chronic lymphocytic leukaemia. Br J Haematol. 1995; 91: 341-344.

[21] Koeller JM. Clinical guidelines for the treatment of cancer-related anemia. Pharmacotherapy. 1998; 18: 156-169.

[22] Rizzo JD, Brouwers M, Hurley P, et al. American Society of Hematology/American Society of Clinical Oncology clinical practice guideline update on the use of epoetin and darbepoetin in adult patients with cancer. Blood. 2010; 116: 4045-4059.

[23] Rieger PT, Haeuber D. A new approach to managing chemotherapy-related anemia: nursing implica-tions of epoetin alfa. Oncol Nurs Forum. 1995; 22: 71-81.

第 4 章

癌症治疗相关的血小板减少症

4.1 简介

已知许多癌症治疗可导致血小板减少症（thrombocytopenia，TCP），称为治疗相关的血小板减少症。化疗相关性血小板减少症（chemotherapy-induced thrombocytopenia，CIT）是专指化疗药物引起的血小板减少症。值得注意的是，许多非化疗癌症治疗方案也可能引起血小板减少症。

正常血小板计数范围为 150 000 ~ 450 000/µl[1]。美国国家癌症研究所不良事件术语标准（The National Cancer Institute Common Terminology Criteria for Adverse Events，NCI CTCAE）定义 TCP 级别，1 级为 75 000 ~ 150 000/µl，2 级为 50 000 ~ 75 000/µl，3 级为 25 000 ~ 50 000/µl，4 级小于 25 000/µl[2]。虽然 TCP 出血的风险很难完全确定，但普遍做法是外科手术需避免血小板低于 50 000/µl（中枢神经系统手术血小板要求高于或等于 75 000/µl）。此外，血小板计数低于 20 000/µl 时可能出现自发性出血，血小板计数低于 10 000/µl 时更易发生[3,4]。

4.2 血小板减少的机制

4.2.1 化疗引起的血小板减少症

CIT 包括大部分治疗相关的 TCP。化疗通过改变巨核细胞产生血小板的途径引起 TCP，无论在干细胞水平或血小板成熟后期。常见的相关化疗药物是吉西他滨和卡铂。治疗非霍奇金淋巴瘤的 ICE（异环磷酰胺、卡铂和依托泊苷）和治疗肉瘤的 MAID（美司钠、多柔比星、异环磷酰胺和达卡巴嗪）等方案，TCP 的发生率高。除了对血小板的细胞毒性作用外，一些化疗药物与免疫介导的 TCP 有关，如氟达拉滨[5,6]。

4.2.2 药物性血栓性微血管病（drug-induced thrombotic microangiopathy，DITMA）

DITMA 通常表现为溶血性贫血和血小板减少症，并且与一些癌症治疗药物有关，如吉西他滨、硼替佐米、卡非佐米、贝伐珠单抗、舒尼替尼等[7-10]。DITMA 是一种潜在的严重疾病，治疗方法首先是停药，同时进行支持治疗。

4.2.3 靶向治疗相关的血小板减少

靶向治疗，如酪氨酸激酶抑制剂（tyrosine kinase inhibitors，TKI），可能会产生脱靶效应而引起患者相关问题。这些 TKI 会导致血小板减少和降低血小板功能，因此需要特别注意[11]。

4.2.4 免疫治疗相关性血小板减少

免疫治疗相关性血小板减少虽然罕见，但免疫检查点抑制剂可引起部分患者免疫相关性血小板减少（immune-related thrombocytopenia，irTCP）。除自身免疫性疾病的病史外，irTCP 的其他危险因素尚不清楚。若患者的 TCP 与免疫治疗有时间相关性，且无其他诱发 TCP 的影响因素，有抗血小板抗体阳性，输注血小板无反应，应考虑irTCP。如果是严重 TCP，可以应用免疫抑制剂（糖皮质激素为一线方案）治疗。

4.3 血小板减少症的诊断检查

与癌症治疗相关的血小板减少症的诊断检查与其他原因导致的血小板减少症相似。所有接受癌症定向治疗的患者都应接受全血细胞计数和外周血涂片检查（评估有无异常细胞，例如裂红细胞），代谢检查包括肝酶乳酸脱氢酶（lactate dehydrogenase，LDH）和结合珠蛋白水平的检测。该检测在此类患者对排除其他病因非常重要。

4.4 血小板减少症的治疗

一般来说，治疗癌症治疗相关的血小板减少症的方法与其他原因的血小板减少症相同。

4.4.1 去除致病药物

这种情况下，需要推迟后续化疗或暂停口服靶向治疗。发生 DITMA 的患者应该接受支持性治疗并停止导致疾病的药物。血浆置换或血浆分离术（plasmapheresis，PLEX）和抗补体疗法不推荐用于 DITMA，因为其病理生理不同于血栓性血小板减少性紫癜（thrombotic thrombocytopenic purpura，TTP）。

4.4.2　控制并发症风险

随着血小板的降低，危及生命的出血风险增加。2018 年 ASCO 指南建议，当血小板计数低于 10 000/μl 时，需输注血小板。在操作和手术等情况下，也需要维持较高的血小板目标[13]。发生活动性出血的患者，需将血小板最低目标定为 50 000/μl。

4.4.3　考虑复发性血小板减少的风险

后续治疗可能导致 TCP 复发，须考虑减少可疑药物的剂量或选择替代药物治疗。

血小板生成素受体激动剂（thrombopoietin receptor agonists，TPO-RAs）在预防和治疗 CIT 方面受到关注。然而，研究结果好坏参半，而且其效用尚未在大型临床试验中得到证实，因此其使用尚未成为标准的治疗方法[14-16]。

（译者：孙雯娟　　审校：徐燕）

参考文献

［1］Buckley MF, James JW, Brown DE, et al. A novel approach to the assessment of variations in the human platelet count. Thromb Haemost. 2000; 83(3): 480-484.

［2］National Cancer Institute. Common Terminology Criteria for Adverse Events (CTCAE) v5.0; 2017. https: //ctep.cancer.gov/protocoldevelopment/electronic_applications/docs/CTCAE_v5_Quick_Reference_8.5x11.pdf.

［3］Slichter SJ, Kaufman RM, Assmann SF, et al. Dose of prophylactic platelet transfusions and prevention of hemorrhage. N Engl J Med. 2010; 362(7): 600-613.

［4］Avvisati G, Tirindelli MC, Annibali O. Thrombocytopenia and hemorrhagic risk in cancer patients. Crit Rev Oncol Hematol. 2003; 48(suppl): S13-S16. http: //www.ncbi.nlm.nih.gov/pubmed/14563516.

［5］Stasi R. How to approach thrombocytopenia. Hematol Am Soc Hematol Educ Progr. 2012; 2012: 191-197.

［6］Kuter DJ. Managing thrombocytopenia associated with cancer chemotherapy. Oncology (Williston Park). 2015; 29(4): 282-294.

［7］Saleem R, Reese JA, George JN. Drug-induced thrombotic microangiopathy: an updated systematic review, 2014-2018. Am J Hematol. 2018; 93(9): E241-E243.

［8］Al-Nouri ZL, Reese JA, Terrell DR, Vesely SK, George JN. Drug-induced thrombotic microangiopathy: a systematic review of published reports. Blood. 2015; 125(4): 616-618.

［9］Yui JC, Van Keer J, Weiss BM, et al. Proteasome inhibitor associated thrombotic microangiopathy. Am J Hematol. 2016; 91(9): E348-E352.

［10］Eremina V, Jefferson JA, Kowalewska J, et al. VEGF inhibition and renal thrombotic microangiopathy. N Engl J Med. 2008; 358(11): 1129-1136.

［11］Tullemans BME, Heemskerk JWM, Kuijpers MJE. Acquired platelet antagonism: off-target antiplatelet effects of malignancy treatment with tyrosine kinase inhibitors. J Thromb Haemost. 2018; 16(9): 1686-1699.

[12] Calvo R. Hematological side effects of immune checkpoint inhibitors: the example of immune-related thrombocytopenia. Front Pharmacol. 2019; 10: 454.

[13] Schiffer CA, Bohlke K, Delaney M, et al. Platelet transfusion for patients with cancer: American Society of Clinical Oncology clinical practice guideline update. J Clin Oncol. 2018; 36(3): 283-299.

[14] Iuliano F, Perricelli A, Iuliano E, et al. Safety and efficacy of metronomic eltrombopag prophylaxis (MEP) in the prevention of chemotherapy-induced thrombocytopenia (CIT) in cancer patients. J Clin Oncol. 2018; 36(15 suppl): e14566.

[15] Parameswaran R, Lunning M, Mantha S, et al. Romiplostim for management of chemotherapy-induced thrombocytopenia. Support Care Cancer. 2014; 22(5): 1217-1222.

[16] Zhang X, Chuai Y, Nie W, Wang A, Dai G. Thrombopoietin receptor agonists for prevention and treat-ment of chemotherapy-induced thrombocytopenia in patients with solid tumours. Cochrane Database Syst Rev. 2017; 11: CD012035.

第 5 章

口腔黏膜炎

5.1　简介

黏膜炎定义为消化道黏膜的炎症导致黏膜损伤。全身化疗或其他病因（如感染、放疗）可引起黏膜炎[1]。黏膜炎通常发生在化疗后 3 ～ 4 天[2,3]。口咽以外的黏膜损伤将在第 6 章中讨论。

口腔黏膜炎在初始阶段通常较轻，可见明显的软组织红斑，并伴有烧灼感或黏膜刺激感[2,4]。在接下来的 3 ～ 5 天，口腔黏膜炎会发展为可见的、疼痛的白色脱屑斑块，随着上皮脱落逐渐形成浅溃疡和较大的疼痛性病变，最常见于颊组织、口底、舌头和软腭[2]。口腔黏膜炎的严重程度从轻度到重度不等，具体取决于化疗方案，通常会持续 3 ～ 5 天才能消退[3]。接受同步放化疗的患者通常在治疗第一周结束时出现黏膜疼痛，第二周结束时出现溃疡，在第三周结束时发展为更大的溃疡并在放疗完成后持续 2 ～ 4 周。大多数溃疡可自发消退，不留瘢痕[3]。更严重的口腔黏膜炎会导致吞咽困难和经口进食减少，并可能引起继发感染或败血症，尤其是在中性粒细胞减少症患者中[4,5]。

5.2　口腔黏膜炎发生率

黏膜炎是化疗最常见的毒性之一，尤其是联合口腔或口咽部放疗时更为普遍。然而，因为毒性等级不一，且通常仅在病情严重时才会被报告，口腔黏膜炎的发病率通常被低估[3]。表 5.1 描述了口腔黏膜炎的发病率，表 5.2 描述了口腔黏膜炎发生的危险因素，表 5.3 描述了口腔黏膜炎患者的流行病学特征。值得注意的是，在第 2 部分中详细讨论的靶向治疗也会导致口腔黏膜炎的发生，并且当化疗与放疗联用时可能会加重这种毒性。

5.3　鉴别诊断

黏膜炎应与真菌（念珠菌病）或病毒（单纯疱疹病毒）感染鉴别，尤其是当硬腭、牙龈或舌背等重度角化黏膜受累时[2]。

表 5.1 口腔黏膜炎发生率

实体瘤患者有临床意义的口腔黏膜炎 [a]	接受放化疗或放疗患者有临床意义的口腔黏膜炎 [b]
WHO 分级	平均发生率：80%
1：40%	
2：5%	
3,4：1%	

a：298例患者的前瞻性研究[2,30]；b：回顾包含6000名患者的33项研究[2,31]

表 5.2 影响口腔黏膜炎发生频率或严重程度的危险因素 [2,7,9,32,33]

患者方面	年龄 (年轻患者)
	性别（女性）
	肿瘤类型（血液肿瘤）
	口腔健康（口腔卫生差、牙周病、龋齿）
	吸烟或饮酒
	营养状况（营养不良）
	遗传易感性（可能起作用）
	肾脏和肝脏功能
化疗药物方面	影响 DNA 合成的药物
	高剂量
	给药途径
	烷化剂（环磷酰胺、异环磷酰胺、苯达莫司汀、美法仑）
	蒽环类药物（多柔比星、柔红霉素）
	抗代谢药（甲氨蝶呤、普拉曲沙、氟尿嘧啶）
	抗肿瘤抗生素（博来霉素、丝裂霉素）
	嘌呤类似物（阿糖胞苷）
	紫杉烷类（紫杉醇、多西他赛）
	拓扑异构酶抑制剂（伊立替康、托泊替康、依托泊苷）
	可分泌到唾液中的化疗药物（甲氨蝶呤、依托泊苷）
其他	化疗的给药频率
	联合放疗
	头颈部放疗
	骨髓移植

表 5.3 临床显著口腔黏膜炎患者的流行病学 [3]

治疗方案或患者特点	黏膜炎风险
口腔、口咽、喉咽、喉、鼻咽和唾液腺的恶性肿瘤	70%
大剂量美法兰或卡莫斯汀、依托泊苷、阿糖胞苷、美法兰（BEAM）治疗多发性骨髓瘤或非霍奇金淋巴瘤	42% ~ 46%（3 ~ 4 级）
环磷酰胺和依托泊苷	98%（3 ~ 4 级）
多柔比星、环磷酰胺、紫杉醇或多西紫杉醇治疗乳腺癌	20%（第一疗程） 70%（第二疗程）
多西他赛和卡培他滨治疗转移性乳腺癌	60%（1 ~ 2 级） 15%（3 ~ 4 级）
以氟尿嘧啶 (5-FU) 为基础的结直肠癌治疗方案	70%（任意等级） 15% ~ 28%（3 ~ 4 级）
普拉曲沙	70%（任意等级） 21%（3 ~ 4 级）
长春氟宁治疗非小细胞肺癌	21%（任意等级）

5.4　黏膜炎的病因及发生机制

动物模型增加了人们对细胞毒性药物相关黏膜炎机制的理解。Sonis 的五阶段模型对黏膜炎的病理过程进行了描述，具体包括启动、初级损伤反应、信号放大、溃疡和愈合[6]。

在黏膜炎的起始阶段，化疗损伤 DNA 导致 DNA 断裂并产生活性氧（ROS）[7]。这时核因子 Kappa B（NF-κB）转录因子激活[1]。NF-κB 可调控 200 多个基因，包括环氧合酶 2（COX-2）和促炎细胞因子，例如 TNF、IL-1β 和 IL-6，它们在初级损伤反应阶段发挥作用[2,4]。到了信号放大阶段，促炎细胞因子积累，NF-κB 持续激活，炎症反应通过正反馈不断级联放大[2]。前述病理过程最终导致溃疡的形成，口腔定植的菌群会进一步加重溃疡。当周围的上皮细胞增殖时，愈合阶段已经开始，病变将在化疗后 2 周内自发消退[6,8]。

5.5　黏膜炎分级

目前已经有多种黏膜炎分级系统，其中最常用的是世界卫生组织（WHO）和美国国家癌症研究所（NCI）制定的分级系统（表 5.4）。

表 5.4　WHO 和 NCI 黏膜炎分级系统

分级	WHO[17,34]	NCI CTCAE 5[35]
1	疼痛和红斑	无症状或轻微症状；无需干预
2	口腔红斑、溃疡；可以吞咽食物	不影响进食的中度疼痛或溃疡；需改良饮食
3	有大面积红斑的溃疡，不能吞咽食物	剧烈疼痛；难以经口进食
4	不能经口摄入	危及生命；需要紧急干预

CTCAE：Common Terminology Criteria for Adverse Events，不良事件的通用术语标准；NCI：National Cancer Institute，美国国家癌症研究所；WHO：World Health Organization，世界卫生组织

5.6　黏膜炎管理

为预防或减轻化疗引起的口腔黏膜炎，学者们已采用了许多策略，但证据质量有限。虽然目前没有数据表明基本口腔护理对口腔黏膜炎的病理生理起到了作用，但在医疗从业者共识和一些小型研究中普遍认为积极口腔护理可以降低黏膜炎的发生率，应是所有接受化疗或放疗患者的标准护理方法[9,10]。对所有患者，特别是正在接受头颈肿瘤治疗的患者而言，一个包括牙科专业人员在内的跨学科医疗团队很重要。如果条件允许，应在治疗开始前对这些患者进行评估，以确定潜在的牙科治疗需求，如预

防感染、治疗龋齿和拔牙[11]。为降低感染风险，建议使用软毛牙刷和牙线进行刷牙。同时，避免摄取粗糙和酸性食物，并保持每天充足的饮食和液体摄入可能有助于预防黏膜创伤和并发症[11,12]。

漱口水：有研究显示，生理盐水和碳酸氢钠漱口可预防和治疗黏膜炎，但研究结果并不一致，也没有指南推荐使用这两种药物。但鉴于上述药物性质温和，通常被用于治疗和预防黏膜炎[10]。氯己定（洗必泰）漱口水在多种癌症中进行了研究，但研究结果也并不一致，并且没有对患者有益的报告[13-15]。根据这些结果，多国癌症支持治疗协会/国际口腔肿瘤学会（MASCC/ISOO）不建议使用氯己定预防黏膜炎[10,13]。"神奇漱口水"（magic mouthwash）是一种由多种成分组成的漱口水，但没有标准配方。这些制剂含有镇痛剂或局部麻醉剂、抗真菌剂或抗生素、皮质类固醇和抗酸剂[4]。虽然通常建议根据需要每 4 小时使用一次，但在特殊情况下可以更频繁地使用；患者应在使用后 15 ~ 30 min 内避免进食或饮水，以达到最大效果。研究使用神奇漱口水预防和治疗黏膜炎的试验有限，报告的疗效相互矛盾[16]。因此，没有优选的漱口水，应根据患者和医生的偏好作出选择[10,16]。

口服冷冻疗法：该方法被研究用于接受氟尿嘧啶和美法仑治疗的患者以减少黏膜炎的发展和严重程度[17]。冷冻疗法包括在化疗给药前几分钟含漱冰块，并在化疗完成后持续应用一小段时间。通过诱导局部血管收缩和减少口腔黏膜血流量，理论上可以减少对该区域的化疗损伤[17,18]。有几项研究报告了黏膜炎严重程度和发病率降低，因此建议在推注氟尿嘧啶时进行冷冻疗法。但没有明确的数据表明冷冻疗法对输注氟尿嘧啶患者的有效性，因此输注给药的患者不必常规使用该疗法。联合使用氟尿嘧啶和奥沙利铂时应避免冷冻疗法，因为寒冷会加重奥沙利铂导致的感觉障碍[10,17,19,20]。在接受大剂量美法仑进行造血干细胞移植的患者中，冷冻疗法也被证明可以减轻黏膜炎的严重程度，但其支持证据有限。因此 MASCC 指南提议，而不是推荐，接受美法仑的患者使用冷冻疗法[10,18,21]。

预防性低强度激光治疗（LLLT） 是高密度单色窄带光（红色或红外线）的非侵入性局部疗法，具有不同的功率、剂量、波长和治疗持续时间[22]。LLLT 可以通过增加线粒体中三磷酸腺苷（ATP）的生成并激活 ROS 和转录因子［ref-1、AP-1、NF-κB、p53、环磷腺苷（cAMP）］，从而促进细胞增殖、细胞因子调节、增加生长因子和炎性介质，并增加组织氧合作用，在分子、细胞和组织水平上产生有益效果[23]。此外，免疫细胞受到 LLLT 的强烈影响，导致肥大细胞脱颗粒和细胞因子释放，促进白细胞浸润组织，增加成纤维细胞生成和上皮细胞运动，促进伤口愈合[23]。使用 LLLT 可降低口腔黏膜的频率和严重程度，口腔并发症的发生率从 43% 降至 6%，疼痛显著减轻[5,22]。MASCC/ISOO 口腔黏膜炎临床实践指南建议接受高剂量化疗的造血干细胞移植患者，无论是否接受全身照射，使用 LLLT（波长，650 nm；功率，40 mW；

治疗产生 2 J/cm^2 的组织能量剂量所需的时间）预防口腔黏膜炎 [15,24]。

帕利夫明（palifermin）是一种重组角质形成细胞生长因子（KGF）。上皮组织损伤时细胞内产生 KGF，刺激上皮细胞增殖分化。目前，帕利夫明是美国食品药品监督管理局（FDA）批准的唯一一种用于治疗接受自体造血干细胞移植的恶性血液病患者黏膜炎的药物。在预处理方案之前给予三次，第三次在预处理方案开始前 24 ~ 48 h 给药。预处理方案完成后再施用三次，第一剂在干细胞输注后施用。在接受异基因造血干细胞移植全身放疗和高剂量化疗预处理方案的患者中，与安慰剂组（98%）相比，接受静脉注射帕利夫明的患者出现 3 级或 4 级口腔黏膜炎（63%）的人数明显减少，并且据报道，口腔和喉咙痛、阿片类药物使用和全胃肠外营养使用较少 [25]。由于没有针对实体瘤或单用化疗的造血干细胞移植的预处理方案的研究，目前不推荐在这些情况下使用帕利夫明 [10]。

氯胺酮漱口水可用于对标准护理治疗无效的成人严重黏膜炎（WHO 3 ~ 4 级）的对症治疗和姑息治疗。氯胺酮是一种 N- 甲基 -d- 天冬氨酸（NMDA）受体拮抗剂，通过选择性抑制丘脑 - 新皮层系统发挥作用。氯胺酮是一种非竞争性 NMDA 受体拮抗剂，可阻断谷氨酸，导致伤害感受减少，从而抑制炎症级联反应。氯胺酮选择性地阻断可能导致疼痛的通路（μ 阿片受体、血清素再摄取、钙钠通道以及胆碱能传递）。此外，氯胺酮具有适度的抗炎特性，有益于治疗黏膜炎疼痛。氯胺酮漱口水的剂量为每 4 小时 20 mg/5 ml，视需要而定；患者应漱口 30 s 并吐出，可漱口，但不应吞咽。几项小型试验报告了具有临床意义和统计学意义的口腔黏膜炎疼痛评分降低，且安全性可接受。因此，氯胺酮漱口水可以作为治疗严重黏膜炎的一种有用的辅助治疗方法 [26,27]。

阿片类药物常用于有严重黏膜炎相关疼痛的患者。治疗相关性黏膜炎和口腔炎的研究主要针对接受放疗的头颈癌患者或接受全身照射的造血干细胞移植患者，但数据已外推到其他形式的治疗相关性黏膜炎 [10,17]。人们已对头颈放射患者含漱 2% 吗啡漱口水进行了研究，并被 MASCC 指南推荐使用 [10,28]。通过患者自控镇痛泵给药的全身性阿片类药物，如吗啡和芬太尼，在接受造血干细胞移植预处理方案的患者中也被认为是可接受的疼痛管理策略，并已用于化疗引起的黏膜炎患者 [10,17,28]。主要困难在于平衡疼痛缓解与副作用，如恶心、呕吐、意识模糊、便秘和镇静。因此，漱口水和非全身治疗通常先于阿片类药物使用，以尽量减少潜在的副作用。

亚甲蓝漱口水疗法已被证明对治疗顽固性口腔黏膜疼痛有益，然而需要更大规模的研究来评估疗效、副作用和并发症 [29]。其他关于硫糖铝、前列腺素、洋甘菊漱口水、氨磷汀和抗菌含片的试验未能证实益处，对化疗相关黏膜炎的预防作用不明确。

（译者：刘　佳　审校：刘潇衍，陈闽江）

参考文献

［1］Reyes-Gibby C, Melkonian S, Wang J, et al. Identifying novel genes and biological processes relevant to the development of cancer therapy-induced mucositis: an informative gene network analysis. PLoS ONE. 2017; 12(7): e0180396.

［2］Shankar A, Roy S, Bhandari M, et al. Current trends in management of oral mucositis in cancer treat-ment. Asian Pac J Cancer Prev. 2017; 18(8): 2019-2026.

［3］Sonis S. Oral Mucositis. New York: Springer Healthcare Communications; 2012.

［4］Moneim A, Guerra-Librero A, Florido J, et al. Oral mucositis: melatonin gel an effective new treatment. Int J Mol Sci. 2017; 18: 1003.

［5］Salvador DRN, Soave DF, Sacono NT, et al. Effect of photobiomodulation therapy on reducing the chemo-induced oral mucositis severity and on salivary levels of CXCL8/interleukin 8, nitrite and my-eloperoxidase in patients undergoing hematopoietic stem cell transplantation: a randomized clinical trial. Laser Med Sci. 2017; 32: 1801-1810.

［6］Sonis ST. Mucositis: the impact, biology and therapeutic opportunities of oral mucositis. Oral Oncol. 2009; 45: 1015-1020.

［7］Moslemi D, Nokhandani AM, Otaghsaraei MT, Moghadamnia Y, Kazemi S, Moghadamnia AA. Man-agement of chemo/radiation-induced oral mucositis in patients with head and neck cancer: review of the current literature. Radiothera Oncol. 2016; 120: 13-20.

［8］Al-Dasooqu N, Sonis S, Bowen J, et al. Emerging evidence on the pathobiology of mucositis. Support Care Cancer. 2013; 21: 3233-3241.

［9］Kishimoto M, Akashi M, Tsuji K, et al. Intensity and duration of neutropenia relates to the development of oral mucositis but not odontogenic infection during chemotherapy for hematological malignancy. PLoS ONE. 2017; 12(7): e0182021.

［10］Lalla R, Bowen J, Barasch A, et al. MASCC/ISOO clinical practice guidelines for the management of mucositis secondary to cancer therapy. Cancer. 2014; 120: 1453-1461.

［11］Saito H, Watanabe Y, Sato K, et al. Effects of professional oral health care on reducing the risk of chemotherapy-induced oral mucositis. Support Care Cancer. 2014; 22: 2935-2940.

［12］McGuire D, Fulton J, Park J, et al. Systematic review of basic oral care for the management of oral mucositis in cancer patients. Support Care Cancer. 2013; 21: 3165-3177.

［13］Cardona A, Balouch A, Abdul M, Sedghizadeh PP, Enciso R. Efficacy of chlorhexidine for the preven-tion and treatment of oral mucositis in cancer patients: a systematic review with meta-analyses. J Oral Pathol Med. 2017; 46: 680-688.

［14］Epstein JB, Vickars L, Spinelli J, Reece D. Efficacy of chlorhexidine and nystatin rinses in prevention of oral complications in leukemia and bone marrow transplantation. Surg Oral Med Oral Pathol. 1992; 73: 682-689.

［15］Nagi R, Patil D, Rakesh N, Jain S, Sahu S. Natural agents in the management of oral mucositis in cancer patients—systematic review. J Oral Biol Craniofac Res. 2018; 8(3): 245-254.

［16］Dodd M, Dibble S, Miaskowski C. Randomized clinical trial of the effectiveness of 3 commonly used mouthwashes to treat chemotherapy-induced mucositis. Oral Surg Oral Med Oral Pathol Oral

Radiol Endod. 2000; 90: 39-47.

[17] Bensinger W, Schubert M, Ang KK, et al. NCCN task force report. Prevention and management of mucositis in cancer. J Natl Compr Cancer Netw. 2008; 6(suppl 1): S1-S21.

[18] Aisa Y, Mori T, Kudo M, et al. Oral cryotherapy for the prevention of high-dose melphalan-induced stomatitis in allogeneic hematopoietic stem cell transplant recipients. Support Care Cancer. 2005; 13(4): 266-269.

[19] Majood D, Dose A, Loprinzi C, et al. Inhibition of fluorouracil-induced stomatitis by oral cryotherapy. J Clin Oncol. 1999; 9(3): 449-452.

[20] Rocke LF, Loprinzi CL, Lee JK, et al. A randomized clinical trial of two different durations of oral cryo-therapy for prevention of 5-fluorouracil-related stomatitis. Cancer. 1193; 72(7): 2234-2238.

[21] Riley P, Glenny AM, Worthington HV, Littlewood A, Clarkson JE, McCabe MG. Interventions for preventing oral mucositis in patients with cancer receiving treatment: oral cryotherapy. Cochrane Database Syst Rev. 2015; 23(12): CD011552.

[22] Jadaud E, Bensadoun RJ. Low-level laser therapy: a standard of supportive care for cancer therapy-induced oral mucositis in head and neck cancer patients? Laser Therapy. 2012; 21(4): 297-303.

[23] Chung H, Dai T, Sharma SK, Huang YY, Carroll JD, Hamblin MR. The nuts and bolts of low-level laser (light) therapy. Ann Biomed Eng. 2012; 40(2): 516-533.

[24] Schubert MM, Eduardo FP, Guthrie KA, et al. A phase III randomized double-blind placebo-controlled clinical trial to determine the efficacy of low level laser therapy for prevention of oral mucositis in patients undergoing hematopoietic cell transplant. Support Care Cancer. 2007; 15: 1145-1154.

[25] Spielberge R, Bensinger W, Gentile T, et al. Palifermin for oral mucositis after intensive therapy for hematologic cancers. N Engl J Med. 2004; 351: 2590-2598.

[26] Ryan AJ, Lin F, Atayee RS. Ketamine mouthwash for mucositis pain. J Palliative Med. 2009; 12(11): 989-991.

[27] Shillingburg A, Kanate A, Hamadani M, Wen S, Craig M, Cumpston A. Treatment of severe mucositis pain with oral ketamine mouthwash. Support Care Cancer. 2017; 25: 2215-2219.

[28] Cerchiette L, Navigante A, Körte MW, et al. Potential utility of the peripheral analgesic properties of morphine in stomatitis-related pain: a pilot study. Pain. 2003; 105: 265-273.

[29] Roldan C, Nouri K, Chai T, Huh B. Methylene blue for the treatment of intractable pain associated with oral mucositis. Pain Pract. 2017; 17(8): 1115-1121.

[30] Andreassen C. The biological basis for differences in normal tissue response to radiation therapy and strategies to establish predictive assays for individual complication risk. In: Sonis ST, Keefe DM, eds. Pathobiology of Cancer Regimen-Related Toxicities. New York: Springer; 2013: 19-33.

[31] Barasch A, Peterson DE. Risk factors for ulcerative oral mucositis in cancer patients: unanswered questions. Oral Oncol. 2003; 39: 91-100.

[32] Chaveli-Lopez B, Bagan-Sebastian JV. Treatment of oral mucositis due to chemotherapy. Oral Med Pathol. 2016; 8(2): e201-e209.

[33] Yuce U, Yurtsever S. Effect of education about oral mucositis given to the cancer patients having chemotherapy on life quality. J Canc Educ. 2019; 34(1): 35-40.

［34］World Health Organization. Handbook for Reporting Results of Cancer Treatment. Geneva, Switzerland: World Health Organization; 1979: 15-22.

［35］National Cancer Institute. Common Terminology Criteria for Adverse Events (CTCAE), v 5. Washington, DC: National Institutes of Health, National Cancer Institute; 2017.

第 6 章

化疗的胃肠道并发症

6.1 简介

胃肠道（Gastrointestinal，GI）毒性是大多数化疗药物的常见副作用。它们对快速分裂的胃肠道细胞的影响可导致黏膜炎症、溃疡和穿孔。最常见的胃肠道毒性包括口腔黏膜炎（见第 5 章）、吞咽困难、吞咽痛、食管炎、胃炎、恶心呕吐、小肠结肠炎、腹泻、便秘和肝毒性。其他不太常见的表现包括胃肠道出血、肠穿孔、胰腺炎、吸收不良和化疗诱导的免疫抑制导致的胃肠道感染。本章重点介绍化疗诱导的胃肠道毒性的机制以及重要的药物和非药物管理策略。

6.2 化疗的食管并发症

临床食管炎可见于 1% ~ 3% 的抗癌治疗中的癌症患者，最常见的原因是化疗或放疗的直接毒性[1]。使用糖皮质激素或免疫抑制的患者可能会发生由细菌、真菌或病毒感染引起的食管炎。念珠菌种、单纯疱疹病毒（herpes simplex virus，HSV）、巨细胞病毒（cytomegalovirus，CMV）和水痘带状疱疹病毒（varicella zoster virus，VZV）是主要病原体。抑酸剂（如质子泵抑制剂）可促进真菌和细菌在上消化道的定植，诱发感染性食管炎[2]。其他危险因素包括胃食管反流病（gastroesophageal reflux disease，GERD）和药物性食管炎。

涉及食管炎的化疗：许多化疗药物，包括多柔比星、长春碱、氟尿嘧啶（5-fluorouracil，5-FU）、甲氨蝶呤和放线菌素，都与食管炎相关[3-5]。然而，化疗引起的食管炎的发生率低，联合胸部放射治疗时更常见。同步放化疗引起的食管炎的病理生理机制是复杂和多因素的，但被认为包括直接的细胞毒性损伤与随后由促炎细胞因子释放引起的继发性损伤[6]。环磷酰胺、FU、多柔比星和放线菌素等药物也可作为放射增敏剂，加重辐射的细胞毒性作用[7–9]。

食管炎常表现为胸骨后灼烧感、吞咽困难和吞咽痛，继而减少经口摄入量可导致脱水、虚弱、需要其他营养途径和治疗中断。食管炎的分级系统见表 6.1。

表 6.1　常见胃肠道（GI）毒性不良事件通用术语标准（CTCAE）

不良事件	1级	2级	3级	4级	5级
小肠结肠炎	无症状；只需临床或诊断观察；不需干预	腹痛；黏液便或血便	严重腹痛；排便习惯改变；需要医疗干预；腹膜刺激征	危及生命的后果；需要紧急干预	死亡
便秘	偶尔或间歇症状；偶尔使用粪便软化剂、缓泻剂、饮食调整或灌肠	持续的症状，经常使用缓泻剂或灌肠；日常生活活动能力（ADL）检测显示受限	需要手法辅助排便的顽固性便秘；ADL生活自理受限	危及生命的后果；需要紧急干预	死亡
腹泻	每日排便次数比基线增加＜4次；造口排出物比基线略有增加	每日排便次数比基线增加4～6次；造口排出物比基线中等量增加	每日排便次数比基线增加≥7次；失禁；需要住院；造口排出物比基线重度增加；ADL能力检测显示生活自理受限	危及生命的后果；需要紧急干预	死亡
食管炎	无症状；只需临床或诊断观察；不需干预	有症状；进食/吞咽改变；需要口服补充剂	进食/吞咽严重改变；需要管饲、全肠外营养（TPN）或住院	危及生命的后果；需要紧急手术干预	死亡
恶心	食欲不振，无饮食习惯改变	经口摄入量减少，不伴显著体重减轻、脱水或营养不良	经口能量或液体摄入不足；需要管饲、TPN或住院	—	—
呕吐	24 h内1～2次（间隔5 min）	24 h内3～5次（间隔5 min）	24 h内≥6次（间隔5 min）；需要管饲、TPN或住院	危及生命的后果；需要紧急干预	死亡

ADL：activities of daily living，日常生活活动；TPN：total parenteral nutrition，全肠外营养

　　食管炎的治疗：治疗取决于临床影响的程度、病因和其他与患者相关的因素。大多数病例均采用保守的措施进行治疗，如水化、温软的饮食和适当的止痛治疗。应指导患者避免摄入热饮、辛辣食物、柑橘类、酒精和烟草。也建议在餐前使用抗酸疗法，如质子泵抑制剂、局部利多卡因或局部舒缓剂，如"神奇漱口水"，以促进吞咽。硫糖铝可以作为治疗药物性食管炎的辅助药物，因为它可以通过黏附食管溃疡来加速愈合率。更严重的病例可能需要改用含有高热量补充剂的流食来作为营养支持，以及止痛剂，如麻醉剂。这些患者可能需要住院治疗来提供经皮或经肠外途径的营养。内镜评估不作常规要求，可能并发穿孔。而内镜对已知或可疑食管狭窄的患者可能有治疗作用，因为手术扩张食管狭窄通常具有良好的效果，并且可以提供感染性食管炎的病原学诊断。

　　食管炎的评估：对疑似食管炎患者的检查应包括完善的口腔检查，并考虑口腔黏膜念珠菌涂片和培养[10]。念珠菌感染在免疫功能低下的患者中更常见，可能与口咽

鹅口疮有关，也可能无关。尽管许多患者可能无症状，食管念珠菌病的特征是咽痛。治疗包括唑类衍生物，如氟康唑。如果不可能明确诊断或诊断不确定，由于食管黏膜脱落、狭窄或瘘管形成的风险，应考虑经验性抗真菌治疗[11]。

病毒性食管炎：HSV 性食管炎通常在治疗引起的免疫抑制过程中由潜伏病毒的重新激活引起[12]。口腔病变提示 HSV 感染且伴有吞咽困难或吞咽痛的患者很可能伴有 HSV 食管炎，建议进行口腔黏膜培养和组织学检查。治疗选择阿昔洛韦。对于能够口服药物的患者，阿昔洛韦 400 mg 口服，每日 5 次，连续 14 ~ 21 d 有效。对于不能耐受口服治疗的患者，可静脉注射阿昔洛韦 5 mg/kg，每 8 小时 1 次，持续 7 ~ 14 d，待症状好转后可转为口服治疗完成疗程。对于阿昔洛韦耐药的患者可谨慎使用膦甲酸。

6.3　化疗引起的恶心和呕吐

化疗引起的恶心和呕吐（chemotherapy-induced nausea and vomiting，CINV）仍然是与化疗相关的最令人痛苦和害怕的不良事件之一。高达 80% 的接受化疗的患者发生 CINV；然而，其发生率和严重程度取决于化疗方案、剂量、持续时间和患者的危险因素。CINV 与化疗依从性差、治疗计划中断、功能活动障碍以及对生活质量的显著负面影响相关。不可控制或控制不佳的 CINV 与脱水、代谢失衡、营养不良和体重减轻有关，导致频繁住院和医疗资源的使用增加。早期预防和积极治疗对于减少 CINV 的发生和后果以及减少对癌症患者的加强护理都至关重要。

我们对 CINV 的病理生理学的理解已取得了重大进展，促进了包括 5- 羟色胺 -3（5-hydroxytryptamine-3，5-HT$_3$）受体拮抗剂和神经激肽 -1（neurokinin-1，NK-1）受体拮抗剂在内的有效的靶向治疗药物的开发。多达 70% ~ 80% 的 CINV 病例可以通过适当的循证止吐方案来预防[13]。

6.3.1　化疗引起的恶心和呕吐的分类

CINV 根据发病时间可分为急性、迟发性和预期性三类。此外，还有两类描述了不受控制的症状：突破性 CINV 和难治性 CINV。

急性呕吐发生在化疗首次给药后 24 h 内，发病时间高峰在 4 ~ 6 h。

迟发性呕吐发生在化疗首次给药后 24 h 以上至数天，发病时间高峰在 2 ~ 3 d。迟发性 CINV 通常与顺铂有关；然而，环磷酰胺、卡铂、多柔比星和异环磷酰胺在高剂量给药时也注意到这种现象[14]。

预期性呕吐发生先于给药，被认为是在以往疗程中经历过显著 CINV 的患者的条件反应。预期性 CINV 的常见诱因包括环境（医生办公室或输液室）、食物、气味，甚至是认知刺激。

突破性 CINV 指尽管根据 CINV 指南进行了最佳的止吐药预防，仍在化疗给药后 120 h 内发生恶心和（或）呕吐。在接受化疗的患者中，突破性 CINV 的发生率为 30% ~ 50%[15]。

难治性 CINV 指在既往的治疗周期中对指南指导的预防性止吐药没有反应，在随后的化疗周期中出现恶心和呕吐。

6.3.2　化疗引起的恶心和呕吐发生的危险因素

CINV 的发生有多种危险因素。年轻患者和女性患者更频繁和更严重 CINV 的风险均增加，而年龄较大、男性和有长期饮酒史的患者受 CINV 的影响往往较小[16-18]。有晕动病史和（或）与妊娠相关的恶心和呕吐史的患者发生 CINV 的风险更高[19]。化疗药物的致吐性是 CINV 发生的单一最重要危险因素，也是确定最佳止吐预防方案的主要依据[20]。致吐性是衡量化疗药物在没有止吐药预处理的情况下引起呕吐的可能性。

抗肿瘤药物可分：

高致吐性（> 90% 的患者经历 CINV）；中度致吐性（30% ~ 90% 的患者经历 CINV）；低致吐性（10% ~ 30% 的患者经历 CINV）；最低限度致吐性（< 10% 的患者经历 CINV）。

表 6.2 根据呕吐风险列出了重要的静脉注射和口服化疗药物。对于某些药物，如环磷酰胺和多柔比星，致吐性取决于剂量。发生 CINV 的风险也可能受到化疗给药的途径和频率的影响。对于联合方案，致吐水平由确定其中致吐性最强的药物与评估其他药物的相对贡献来决定。

表 6.2　成人常用细胞毒性药物的致吐风险

致吐风险等级	静脉注射药物	口服药物
高（> 90%）	蒽环类药物 + 环磷酰胺 顺铂 环磷酰胺 > 1500 mg/m^2 达卡巴嗪	丙卡巴嗪
中度（30% ~ 90%）	阿扎胞苷 苯达莫司汀 白消安 卡铂 氯法拉滨 环磷酰胺 < 1500 mg/m^2 阿糖胞苷 > 1000 mg/m^2 蒽环类药物 异环磷酰胺 伊立替康 奥沙利铂	环磷酰胺 替莫唑胺 长春瑞滨

续表

致吐风险等级	静脉注射药物	口服药物
低（10% ~ 30%）	卡巴他赛 阿糖胞苷 < 1000 mg/m^2 多西他赛 艾立布林 依托泊苷 氟尿嘧啶 吉西他滨 甲氨蝶呤 丝裂霉素 米托蒽醌 紫杉醇 培美曲塞 托泊替康 长春氟宁	卡培他滨 依托泊苷 氟达拉滨 来那度胺 替加氟尿嘧啶 沙利度胺
最低限度（< 10%）	博来霉素 克拉屈滨 氟达拉滨 普拉曲沙 长春花碱类	白消安 苯丁酸氮芥 羟基脲 美法仑 甲氨蝶呤 泊马度胺 6- 硫鸟嘌呤

6.3.3　化疗引起的恶心和呕吐的病理生理机制

CINV 的病理生理学是复杂的和多因素的。它涉及中枢神经系统（central nervous system，CNS）和外周结构中的多种神经递质、神经受体和神经元通路。三种主要的神经递质分别是 5- 羟色胺、P 物质和多巴胺，与之相关的受体分别是 5-HT$_3$、NK-1 和多巴胺 -2（dopamine-2，D$_2$）受体。其他相关受体包括皮质类固醇、组胺、大麻素、乙酰胆碱和阿片类受体，尽管它们的作用尚未被明确定义。

CINV 主要通过激活外周和中枢通路而发生。外周通路是通过 5- 羟色胺与位于胃肠道的 5-HT$_3$ 受体结合而介导的，并在化疗给药后的 24 h 内被激活；它主要与急性呕吐有关。中枢通路通过 P 物质与大脑中 NK-1 受体结合而激活，并被认为主要参与了迟发性 CINV。图 6.1 简要说明了 CINV 的病理生理通路。化疗可以刺激消化道内壁的肠嗜铬细胞释放 5- 羟色胺，以应对细胞损伤。5- 羟色胺与邻近的肠道迷走传入神经上的 5-HT$_3$ 受体结合，进而导致感觉输入信号从胃肠道传递到位于髓质背外侧边缘的大脑呕吐中枢。呕吐中枢也接收来自于其他结构的信号，包括分布着 5-HT$_3$ 和 D$_2$ 受体的极后区的化疗触发区（chemotherapy trigger zone，CTZ）。化疗可以直接激活 CTZ 化学感受器，因为它们缺乏有效的血 – 脑脊液屏障。所有的感觉信号集中在呕吐中枢，从而产生引起腹肌、胃和膈肌收缩的传出信号，随之导致呕吐。这些神经递质及其相应的受体都是开发止吐药的主要兴趣点和治疗靶点。

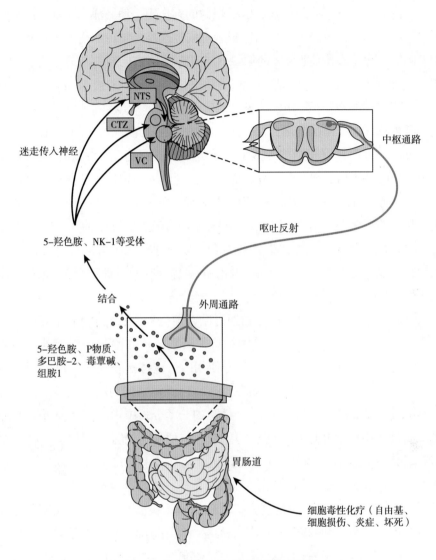

图 6.1　化疗引起恶心呕吐的病理生理学

CTZ：化疗受体触发区；NTS：孤束核；VC：呕吐中枢

6.3.4　化疗引起的恶心和呕吐的处理与预防

1. 化疗引起的恶心和呕吐的药物治疗

CINV 主要用四类药物治疗：5-HT$_3$ 受体拮抗剂、NK-1 受体拮抗剂、皮质类固醇、D$_2$ 受体拮抗剂，而奥氮平因治疗 CINV 的有效性已被添加到标准止吐指南中。

（1）5-HT$_3$ 受体拮抗剂：这些药物通过拮抗 5- 羟色胺在 CTZ 和胃肠道中存在的 5-HT$_3$ 受体上的作用，在中枢和外周发挥作用。它们在预防中度致吐化疗（moderately emetogenic chemotherapy，MEC）和高致吐化疗（highly emetogenic chemotherapy，HEC）引起的恶心呕吐方面的疗效，以及轻微的副作用，使其成为急性 CINV 预防性治疗的关键组成部分。美国食品药品监督管理局批准昂丹司琼、格拉司琼和帕洛诺司琼用于 CINV。帕洛诺司琼是唯一的第二代 5-HT$_3$ 受体拮抗剂，与第一代药物相比，它对 5- 羟色胺受体具有更强的结合亲和力和更长的半衰期（约 40 h）[21]。最初的试验显示，帕洛诺司酮在使用 MEC 的患者的完全缓解率、急性和迟发性 CINV 发生率方面优于其他 5-HT$_3$ 受体拮抗剂 [22,23]。然而，随后的研究表明，所有 5-HT$_3$ 受体拮抗剂在预防 CINV 方面具有相当的疗效，因此，目前的指南建议依据个人需要使用任何可用的 5-HT$_3$ 受体拮抗剂 [24]。5-HT$_3$ 受体拮抗剂的主要副作用是便秘、轻度头痛和头晕 [25]。几乎所有的 5-HT$_3$ 受体拮抗剂都与无症状的心电图改变相关，如 PR 和 QTc 间期延长以及良性室性心律失常 [26]，长 QT 综合征患者应谨慎使用。对于充血性心力衰竭、电解质异常或慢性心律失常的患者，以及同时使用可延长 QTc 间期药物的高危患者，建议进行定期心电图监测。帕洛诺司琼是唯一一种不会引起临床显著 QT 间期延长的 5-HT$_3$ 受体拮抗剂 [27]。

（2）NK-1 受体拮抗剂：这类药物通过结合中枢神经系统中 NK-1 受体阻断 P 物质活性来发挥作用，如口服 NK-1 受体拮抗剂阿瑞匹坦和静脉注射前药福沙匹坦。当与 5-HT$_3$ 受体拮抗剂和皮质类固醇联合使用时，这些药物显著提高了预防急性和延迟性 CINV 的能力。NK-1 受体拮抗剂与 5-HT$_3$ 受体拮抗剂和皮质类固醇联合使用预防 CINV 的疗效最初在一项包含 17 个试验的荟萃分析中提出，该分析纳入共 8740 名接受了高度或中度致吐性化疗药物的患者。与两种药物方案相比，三种药物方案显著提高了完全缓解率（无呕吐和不需要止吐药补救）（72% vs. 54%）[28]。这使得较新的 NK-1 拮抗剂被纳入止吐指南。NEPA 是一种固定剂量的奈妥匹坦（高选择性 NK-1 受体拮抗剂）和帕洛诺司琼复方口服药物，已获批准用于接受高度和中度致吐性化疗的患者 [29]。另一种 NK-1 受体拮抗剂罗拉匹坦，基于三个Ⅲ期试验评估罗拉匹坦对接受 HEC 或 MEC 患者的良好效果，被批准与其他止吐药联合预防成人迟发性 CINV[30,31]。许多 NK-1 受体拮抗剂（阿瑞匹坦和福沙匹坦）是细胞色素 P450 3A4 酶（cytochrome P450 3A4 enzyme，CYP3A4）的抑制剂，该酶代谢目前市场上约半数的药物，因此在与口服避孕药、地塞米松、华法林及其他 CYP3A4 诱导剂和抑制剂共同使用时应谨慎 [32]。罗拉匹坦并不抑制或诱导 CYP3A4，但它具有对 CYP2D6 的抑制活性。与 NK-1 受体拮抗剂相关的不良事件包括头晕、食欲不振和腹泻。

（3）皮质类固醇：皮质类固醇是任何类型 CINV 预防方案的主要药物，但其作用机制尚不清楚。人们已经提出了几种假说，如细胞通透性的改变、前列腺素活性的抑制和髓质孤束核中糖皮质激素受体的激活 [33]。地塞米松和甲泼尼龙是最常用的止吐药。在接受低致吐性化疗的患者中，糖皮质激素作为单一药物使用有效；当与 5-HT$_3$

和 NK-1 受体拮抗剂联合使用时效果最好。已证明其对 MEC 和 HEC 引起的急性和迟发性呕吐有效[34]。单次或短期使用地塞米松的副作用很少见，但其重复使用的毒性不应被低估。由于 NK-1 受体拮抗剂，如阿瑞匹坦和奈妥匹坦，是 CYP3A4 的中度抑制剂，当与 NK-1 受体拮抗剂联合使用时，地塞米松的口服剂量应减少 50%。

（4）D_2 受体拮抗剂：D_2 受体拮抗剂通过竞争性阻断集中在 CTZ 和呕吐中枢的多巴胺受体发挥作用。许多不同的药物，包括氟哌利多、丙氯拉嗪、异丙嗪和甲氧氯普胺，已经显示出了止吐作用。甲氧氯普胺可阻断中枢 CTZ 和外周胃肠道的多巴胺受体，还具有促动力效应，从而增加肠道蠕动。然而，D_2 受体拮抗剂可引起锥体外系症状、不安、低血压和中枢神经系统抑制，限制了这些药物的使用，它们已广泛被 5-HT$_3$ 受体拮抗剂所取代，因为后者具有优越的疗效和安全性。目前，D_2 受体拮抗剂的使用仅限于预防 MEC 引起的恶心，治疗突破性恶心和呕吐，以及对 5- 羟色胺阻滞剂抵抗的难治性 CINV 患者。

（5）奥氮平：奥氮平是一种 5-HT$_2$、5-HT$_3$ 和多巴胺受体拮抗剂，最初被批准作为一种抗精神病药物用于精神分裂症、双相情感障碍和抑郁症的治疗。多项随机试验表明，奥氮平在预防和治疗急性和迟发性 CINV 方面具有很好的作用。在一项针对接受 HEC 或 MEC 患者的Ⅲ期研究中，与 5-HT$_3$ 受体拮抗剂 / 地塞米松方案相比，奥氮平 /5-HT$_3$ 受体拮抗剂 / 地塞米松方案具有更好的迟发性缓解率和总体完全缓解率。在另一项Ⅲ期试验对接受 HEC 化疗的初治患者中使用基于奥氮平的方案和基于阿瑞匹坦的方案进行比较，奥氮平组 117 例（97%）和阿瑞匹坦组 104 例（87%）获得完全缓解（$P > 0.05$）[35]。与阿瑞匹坦方案（87% 急性，38% 延迟 / 总体）相比，奥氮平方案在迟发性和总体阶段的完全缓解率更高（87% 急性，69% 延迟 / 总体）。最近的试验评估了将奥氮平加入 5-HT$_3$ 受体拮抗剂 / 阿瑞匹坦 / 地塞米松三联药物方案中的益处。在急性期（74% *vs.* 45%；$P=0.002$）、迟发期（42% *vs.* 25%；$P=0.002$），以及总体（37% *vs.* 22%；$P=0.002$），奥氮平组报告的无恶心的患者比例显著高于安慰剂组[36]。一项对随机试验的系统综述支持奥氮平作为单一药物治疗无预防措施的突破性 CINV 患者。在一项随机临床试验中，用于既往使用帕洛诺司琼、福沙匹坦和地塞米松预防的 HEC 方案患者，奥氮平在预防突破性恶心（68% *vs.* 23%；$P < 0.01$）和呕吐（60% *vs.* 23%；$P < 0.01$）方面优于甲氧氯普胺[37]。奥氮平的主要副作用包括嗜睡、疲劳、睡眠障碍和口干。奥氮平不应与其他多巴胺受体拮抗剂联合使用，因为出现锥体外系症状的风险增加。总的来说，含奥氮平的方案似乎是安全、耐受性良好、成本效益高的，其疗效与阿瑞匹坦为基础的方案相当。美国国立综合癌症网络和美国临床肿瘤学会的指南已经更新，推荐在接受 HEC 治疗的成人中使用奥氮平联合 5-HT$_3$ 受体拮抗剂、地塞米松和阿瑞匹坦[38,39]。

2. 基于化疗致吐性的止吐方案

高致吐性化疗止吐方案：顺铂或其他高致吐单一化疗药物治疗的患者应在治疗第1天给予 NK-1 受体拮抗剂、5-HT$_3$ 受体拮抗剂、地塞米松和奥氮平的四药联合方案。建议在第 2 ~ 4 天继续使用地塞米松和奥氮平（表 6.3）。此外，三种药物的方案，包括单剂量的 5-HT$_3$ 受体拮抗剂、地塞米松和 NK-1 受体拮抗剂，也可用于预防 HEC 相关的 CINV。对于接受蒽环类 / 环磷酰胺（anthracycline/cyclophosphamide，AC）联合化疗的患者，建议在细胞毒性治疗开始前（第 1 天）使用 NK-1 受体拮抗剂、5-HT 受体拮抗剂、地塞米松和奥氮平四种药物联合用药，在第 2 ~ 4 天仅继续使用奥氮平。地塞米松不建议在第 2 ~ 4 天使用，因为支持其益处超过第 1 天的数据有限。另外，一种三种药物的方案，包括单剂量的 5-HT$_3$ 受体拮抗剂、地塞米松和 NK-1 受体拮抗剂也可用于预防 AC 联合化疗患者的 CINV。

中度致吐性化疗的止吐方案：对于以卡铂为基础的方案治疗的患者，建议在第 1 天使用 NK-1 受体拮抗剂、5-HT$_3$ 受体拮抗剂和地塞米松三种药物组合，第 1 天之后不用额外预防。如果在第 1 天给予阿瑞匹坦，则应在第 2 天和第 3 天继续使用（表 6.3）。对于接受中度致吐性非卡铂方案治疗的患者，建议在第 1 天使用 5-HT$_3$ 受体拮抗剂和地塞米松的双药联合治疗；仅在化疗中含有已知会导致迟发性呕吐的药物（如奥沙利铂）时，建议在第 2 天和第 3 天使用地塞米松。与 HEC 的建议相比，由于缺乏大型同质研究，在 5-HT$_3$ 受体拮抗剂和地塞米松的两种药物组合中加入 NK-1 受体拮抗剂是否对接受 MEC 的患者有益仍存在争议。NCCN 指南建议将 NK-1 受体拮抗剂加入含 5-HT$_3$ 受体拮抗剂和地塞米松的方案，用于有其他危险因素或既往单独使用类固醇和 5-HT$_3$ 受体拮抗剂治疗失败的患者。

低致吐性化疗止吐方案：目前指南建议对接受低致吐性风险药物的患者在化疗当天给予单次 8 mg 地塞米松或单剂量 5-HT$_3$ 受体拮抗剂（表 6.3）。如果有禁忌证，可使用单剂量的多巴胺受体拮抗剂，如甲氧氯普胺或丙氯拉嗪。苯二氮䓬类药物、H$_2$ 阻滞剂或质子泵抑制剂可以（单独或以任何组合）加入所有这些药物中。此外，这一患者群体一般不需要常规预防迟发性呕吐。

最低限度致吐性化疗的止吐方案：对致吐风险极低的药物，指南不推荐任何常规的预防性止吐药。

表 6.3　成人化疗的止吐药剂量

方案	药物		第 1 天剂量	第 2 ~ 4 天的剂量
高致吐性化疗				
4 种药物联合方案（NK-1 受体拮抗剂、5-HT₃ 受体拮抗剂、地塞米松、奥氮平）	NK-1 受体拮抗剂（选择其一）：	阿瑞匹坦	125 mg 口服	第 2 天、第 3 天 80 mg 口服
		福沙匹坦	150 mg 静脉注射 1 次	
		罗拉匹坦	180 mg 口服 1 次	
		奈妥匹坦帕洛诺司琼	（300 mg 奈妥匹坦 /0.5 mg 帕洛诺司琼联合口服）1 次	
	5-HT₃ 受体拮抗剂（选择其一）：	格雷司琼	2 mg PO，或 1 mg 或 0.01 mg/kg 静脉注射，或 1 透皮贴剂，或 10 mg 皮下注射	
		昂丹司琼	8 mg 口服，1 日 2 次，或 8 mg 或 0.15 mg/kg 静脉注射 1 次	
		帕洛诺司琼	0.50 mg 口服，或 0.25 mg 静脉注射 1 次	
	地塞米松		12 mg 口服 / 静脉注射 1 次	第 2 ~ 4 天每天 8 mg 口服 / 静脉注射
	奥氮平		10 mg 口服	第 2 ~ 4 天每天 10 mg 口服
基于 NK-1 受体拮抗剂的 3 种药物联合方案	NK-1 受体拮抗剂（选择其一）：	阿瑞匹坦	125 mg 口服	第 2、3 天每天 80 mg 口服
		福沙匹坦	150 mg 静脉注射 1 次	
		罗拉匹坦	180 mg 口服 1 次	
		奈妥匹坦帕洛诺司琼	（300 mg 奈妥匹坦 /0.5 mg 帕洛诺司琼联合口服）1 次	
	5-HT₃ 受体拮抗剂（选择其一）：	格雷司琼	2 mg PO，或 1 mg 或 0.01 mg/kg 静脉注射，或 1 透皮贴剂，或 10 mg 皮下注射	
		昂丹司琼	8 mg 口服、每日 2 次，或 8 mg 或 0.15 mg/kg 静脉注射 1 次	
		帕洛诺司琼	0.50 mg 口服，或 0.25 mg 静脉注射 1 次	
	地塞米松		12 mg 口服 / 静脉注射 1 次	第 2 ~ 4 天每天 8 mg 口服 / 静脉注射
中度致吐性化疗				
含卡铂的方案：3 种药物联合方案（NK-1 受体拮抗剂、5-HT₃ 受体拮抗剂、地塞米松）	NK-1 受体拮抗剂（选择其一）：	阿瑞匹坦	125 mg 口服	第 2、3 天每天 80 mg 口服
		福沙匹坦	150 mg 静脉注射 1 次	
		罗拉匹坦	180 mg 口服 1 次	
		奈妥匹坦帕洛诺司琼	（300 mg 奈妥匹坦 /0.5 mg 帕洛诺司琼联合口服）1 次	

续表

方案	药物		第 1 天剂量	第 2 ~ 4 天的剂量
含卡铂的方案：3 种药物联合方案（NK-1 受体拮抗剂、5-HT₃ 受体拮抗剂、地塞米松）	5-HT₃ 受体拮抗剂（选择其一）：	格雷司琼	2 mg PO，或 1 mg 或 0.01 mg/kg 静脉注射，或 1 透皮贴剂，或 10 mg 皮下注射	
		昂丹司琼	8 mg 口服、每日 2 次，或 8 mg 或 0.15 mg/kg 静脉注射 1 次	
		帕洛诺司琼	0.50 mg 口服，或 0.25 mg 静脉注射 1 次	
	地塞米松		12 mg 口服 / 静脉注射 1 次	
不含卡铂的方案：2 种药物联合方案（5-HT₃ 受体拮抗剂、地塞米松）	5-HT₃ 受体拮抗剂（选择其一）：	格雷司琼	2 mg PO，或 1 mg 或 0.01 mg/kg 静脉注射，或 1 透皮贴剂，或 10 mg 皮下注射	
		昂丹司琼	8 mg 口服、每日 2 次，或 8 mg 或 0.15 mg/kg 静脉注射 1 次	
		帕洛诺司琼	0.25 mg 静脉注射 1 次	
	地塞米松		8 mg 口服 / 静脉注射 1 次	第 3 天 8 mg 口服 / 静脉注射

低致吐性化疗

方案	药物		第 1 天剂量	第 2 ~ 4 天的剂量
单药地塞米松	地塞米松		8 mg 口服 / 静脉注射 1 次	
单药 5-HT₃ 受体拮抗剂	5-HT₃ 受体拮抗剂（选择其一）：	格雷司琼	2 mg PO，或 1 mg 或 0.01 mg/kg 静脉注射，或 1 透皮贴剂，或 10 mg 皮下注射	
		昂丹司琼	8 mg 口服、每日 2 次，或 8 mg 或 0.15 mg/kg 静脉注射 1 次	
		帕洛诺司琼	0.25 mg 静脉注射 1 次	
单药多巴胺受体拮抗剂	多巴胺受体拮抗剂（选择其一）：	甲氧氯普胺	10 ~ 20 mg 口服 / 静脉注射 1 次	
		丙氯拉嗪	10 mg 口服 / 静脉注射 1 次	

最低限度致吐方案

无常规预防止吐药

5-HT₃：5-羟色胺-3；NK-1：神经激肽-1；PO：口服

3. 预期呕吐的处理

预防预期呕吐的主要方法是尽可能控制急性和迟发性 CINV。对高危患者，可能需要考虑根据治疗的风险预先强化标准止吐方案。对于出现预期呕吐的患者，可以提供具有系统脱敏作用的行为疗法（如渐进式肌肉放松训练）。抗焦虑药，如劳拉西泮和阿普唑仑也可以考虑使用。随着更有效的止吐方案的出现，预期呕吐的发生率有所下降。

4. 突破性和难治性呕吐的处理

突破性和难治性呕吐是肿瘤学的临床挑战，因为一旦激发，它们往往难以逆转。

充分的患者指导是帮助患者了解治疗依从性的重要性的初步步骤，特别是需要在家服用口服药物时。一旦发生，处理的第一步应该是给患者进行全面的检查，以识别任何可能导致持续呕吐的特定疾病或药物相关因素，如阿片类镇痛药或并发疾病（如中枢神经系统转移、肠梗阻和前庭功能障碍）。重要的是要确认患者是否接受了最适当的止吐药方案和剂量。国际指南建议使用与预防性止吐药有不同的作用机制的药物来治疗突破性 CINV，关于突破性 CINV 处理的正式研究很少。如果以前未使用过，可以添加的药物包括 D_2 受体拮抗剂，如甲氧氯普胺或丙氯拉嗪，或类固醇。一项随机 Ⅲ 期研究表明，奥氮平在治疗 HEC 患者突破性 CINV 方面优于甲氧氯普胺[37]。现有证据表明，奥氮平 10 mg 连续口服 3 d。按照规定的时间间隔定期服药而非按需服药对突破性呕吐可能是有帮助的。

发生难治性 CINV 的患者应考虑升阶梯治疗或改变其预防性止吐方案。如果出现明显的焦虑症状，可以在预防治疗方案中加入一种苯二氮䓬类药物（如劳拉西泮或阿普唑仑）。已知的具有止吐作用的替代药物，如大麻素（如屈大麻酚和大麻隆）也可以提供给患者。如果难治性 CINV 症状持续存在，应持续给予额外的药物，并应仔细监测患者的营养状况，评估是否需要静脉补液或补充电解质。

5. CINV 处理的非药物方法

考虑到仅使用止吐药物来完全控制 CINV 非常困难，患者通常会寻求替代的治疗方法。来自有限的质量良好的随机试验的数据支持使用补充或替代疗法来预防和处理 CINV。国际指南不建议或反对使用任何补充疗法。

生姜已在各种试验中被评估用于预防 CINV，因为据推测生姜含有许多生物活性化合物，这些化合物可以作用于 CINV 病理生理机制的不同信号通路。在一项针对 744 例乳腺癌患者的大型研究中发现，与安慰剂相比，生姜加入含 $5-HT_3$ 受体拮抗剂和地塞米松的标准止吐方案，显著降低了急性 CINV 的发生率[40]。然而，1 份荟萃分析报告显示生姜对急性或迟发性呕吐和急性恶心的发生率无任何显著的益处[41]。

穴位刺激是另一种流行的 CINV 治疗方法。一项比较针灸和昂丹司琼治疗使用中度致吐风险药物患者的研究表明，在治疗急性 CINV 方面，两者的有效性相当，尽管针灸似乎在预防延迟性 CINV 方面更有效[42]。然而，还需要更多的随机试验来验证其在预防 CINV 中的常规应用。各种生物心理行为干预措施，如渐进性肌肉放松、意象导引、催眠和运动，也已被评估，在降低 CINV 的发生率方面产生了阳性或阴性的结果[43,44]。

6.4 小肠结肠炎

化疗相关的小肠结肠炎是一种罕见但严重的与细胞毒性化疗相关的不良事件。接受化疗的患者可能经历感染性和非感染性的严重的结肠炎。感染性结肠炎主要是由于艰难梭菌感染，通常见于免疫抑制和抗生素使用者。尽管既往抗生素治疗是艰难梭菌结肠炎最常见的独立危险因素，一些报道报告艰难梭菌结肠炎合并或不合并同时或近期抗生素使用情况下的发生率为 6%[45-47]。治疗通常包括按照常规标准口服甲硝唑或万古霉素。非感染性小肠结肠炎典型表现为中性粒细胞减少性小肠结肠炎（盲肠炎）或缺血性小肠结肠炎。

中性粒细胞减少性小肠结肠炎：化疗引起的中性粒细胞减少在化疗患者中很常见。中性粒细胞减少性小肠结肠炎是一种主要发生在中性粒细胞减少患者中的临床病理综合征，以下消化道（典型部位是盲肠）的坏死性炎症为特征。受影响的肠道出现水肿和肠壁增厚，并伴有黏膜溃疡，可发展为部分至全层出血性坏死。它是一种可能危及生命的情况，最常与白血病或淋巴瘤有关。中性粒细胞减少性小肠结肠炎最早记录于急性白血病诱导化疗后的儿童 [48,49]。然而，有报道称在成人中，血液系统恶性肿瘤和其他免疫抑制原因，包括实体肿瘤的治疗、艾滋病和器官移植可导致严重的中性粒细胞减少 [50]。它最常在使用紫杉烷治疗各种实体肿瘤时被报道，但也涉及其他药物，包括顺铂、阿糖胞苷、吉西他滨、长春新碱、多柔比星、环磷酰胺、5-FU[51-53]。

最初的表现是非特异性的，经常被原发性恶性疾病和中性粒细胞减少相关并发症的症状所掩盖而被忽视。通常表现为化疗后 1 ~ 2 周，出现中性粒细胞计数最低点 [54] 并表现为发热和腹痛，尤其是在右下腹。其他症状包括恶心、呕吐、腹泻和胃肠出血。通常通过计算机断层扫描（computed tomography，CT）得出诊断，CT 表现包括肠壁增厚，盲肠充满液体和扩张，右下象限炎性包块和结肠周围炎 [49]，应排除艰难梭菌感染。由于肠壁穿孔的风险增加，通常不鼓励进行内镜检查来进行组织活检。

最初的治疗通常是支持性的，包括肠道休息、静脉补液、镇痛药和广谱抗生素。应鼓励纠正血细胞减少和凝血功能障碍，因为中性粒细胞减少促进疾病的发病，而凝血功能障碍可能与出血引起的失血有关。重组粒细胞集落刺激因子可用于加速中性粒细胞的恢复 [55]。对于治疗血细胞减少和凝血功能障碍仍持续消化道出血的患者和有肠穿孔的患者，建议进行手术干预 [54]。

缺血性结肠炎：缺血性结肠炎是癌症化疗的一种罕见的并发症。最初，在使用多西紫杉醇和卡铂 - 紫杉醇治疗的患者中有少量病例报道 [56-60]。缺血性结肠炎的特征是急性发作性腹痛伴或不伴中性粒细胞减少、发热和腹泻，以及体格检查时相关的直接压痛或反跳痛。患者也可能出现血性腹泻。缺血性结肠炎与中性粒细胞减少性结肠炎的区别在于，在化疗开始后 1 周内出现早期症状，以及中性粒细胞减少和（或）发热不一致。与其他临床结肠炎综合征一样，应排除艰难梭菌感染。结肠镜检查是诊断缺血性结肠炎的首选方法，活检标本的病理检查可以明确诊断。虽然这种疾病有很高的死亡率，但通常采用支持性治疗和手术。

6.5 便秘

便秘是化疗患者常见的症状。然而，化疗引起的便秘的真实发病率难以估计，因为多种因素可导致继发性便秘，包括经口摄入不足、体力活动减少以及其他药物，如阿片类镇痛药或止吐药[61]。然而，有报道称，使用顺铂、沙利度胺和长春花碱类（如长春新碱、长春碱和长春瑞滨）后，化疗引起便秘的发生率很高（表6.4）[62,63]。便秘通常是剂量依赖性的，在化疗开始3 d后最明显[64]。沙利度胺及其类似物，包括来那度胺和泊马度胺可导致老年人和同时接受阿片类药物治疗的患者出现严重便秘[65]。

表 6.4 引起排便习惯改变的化疗药物

可能引起腹泻的药物	可能引起便秘的药物
氟尿嘧啶	长春花碱类（如长春新碱、长春碱）
伊立替康	铂类化合物（如顺铂、卡铂）
甲氨蝶呤	沙利度胺
卡培他滨	
奥沙利铂	
紫杉烷	
来那度胺	

便秘可导致腹部不适、食欲不振和生活质量严重受损（毒性分级见表6.1）。严重的便秘可导致腹痛、腹胀、痔疮、出血和排干硬大便的直肠裂。严重的、未经治疗的便秘的并发症包括危及生命的情况，如肠梗阻、穿孔、缺血和坏死[66]。因此，及早采取措施预防癌症患者的便秘是很重要的。

癌症患者的便秘可以通过饮食、生活方式干预和药物治疗来处理。非药物治疗方法包括增加纤维和液体的摄入量，以及体育活动。应尽可能停用可致便秘的药物。粪便软化剂，如多库酯，可用于初始治疗轻度便秘。更严重的便秘需要番泻叶、比沙可啶或聚乙二醇等通便药干预。在严重病例中可能需要使用渗透剂，如乳果糖或山梨醇[67]。直肠通便药，如比沙可啶、磷酸钠或甘油虽然不常用，但可配合指力刺激治疗神经原性肠功能障碍引起的粪便嵌塞或便秘，但中性粒细胞减少患者应避免使用。

6.6 化疗引起的腹泻（CID）

腹泻是细胞毒性化疗的常见副作用，通常发生在使用氟嘧啶（特别是5-FU和卡培他滨）、伊立替康、甲氨蝶呤或顺铂治疗的患者中[68]。抗代谢药物，如培美曲塞和甲氨蝶呤，以及紫杉烷类与腹泻的相关程度较低（表6.4）[69]。这需要与同步放疗、靶向治疗、中性粒细胞减少性小肠结肠炎、艰难梭菌感染性结肠炎和移植物抗宿主病引起的腹泻鉴别，这些疾病在其他章节中有描述。

CID 的严重程度可以使用美国国家癌症研究所通用毒性标准（National Cancer Institute Common Toxicity Criteria，NCI CTC；表 6.1）来描述。据报道，CID 的总发病率高达 50% ~ 80%（ ≥ 30% CTC 分级为 3 ~ 5 级）[70,71]。由于肠道黏膜急性损伤引起的腹泻的 CID 的机制被认为是多因素的，包括增殖性肠上皮丧失、黏膜屏障破坏、肠壁对水和电解质的吸收障碍 [68,71]。

据报道，多达 50% 的每周接受 5-FU/ 亚叶酸联合治疗的患者出现腹泻 [68]。当 5-FU 给药采用静脉注射而不是持续静脉输注时，腹泻的频率和严重程度会恶化 [72,73]。其他与 5-FU 引起的腹泻风险增加相关的因素包括女性、存在未切除的原发肿瘤、既往出现化疗引起的腹泻以及在夏季治疗 [74,75]。卡培他滨在结肠癌患者中与高达 46% 的腹泻发病率相关 [76]。已知盐酸伊立替康可导致早期腹泻（治疗开始后 24 h 内发生）和迟发性腹泻（治疗后 24 h 或更久发生）。早期腹泻归因于伊立替康的结构特点引起的胆碱能综合征（抑制胆碱酯酶活性），伴有腹部绞痛、流泪、流涎和其他胆碱能症状。这些症状可以通过抗胆碱能药物（如阿托品）和洛哌丁胺有效地预防和控制。然而，与伊立替康相关的迟发性腹泻是不可预测的，高达 40% 的患者可能病情严重。与氟尿嘧啶联合使用时，腹泻可能会更严重 [77,78]。在严重的病例中，可能会发生液体和电解质耗尽、脱水和营养不良，需要住院治疗。

6.6.1　化疗引起的腹泻的评估与处理

CID 的治疗包括积极的补液和补充电解质，以及使用药物来减少液体流失和减少肠道蠕动。图 6.2 概述了对 CID 的评估和处理的一般方法。评估应从完善的病史和体格检查开始，以评估腹泻的严重程度。应评估患者是否有脱水、感染或肠梗阻的体征。实验室检测应包括全血细胞计数、血清尿素、肌酐和电解质水平的测定，如果有指征，采用粪便检测以排除感染性病因，如艰难梭菌。

治疗腹泻的非药物措施包括饮食措施，如避免乳制品、酒精、咖啡因、辛辣食物、高纤维饮食和脂肪。根据脱水的严重程度，应立即开始口服补液。严重者可采用静脉水化和补充电解质治疗。洛哌丁胺是一种阿片受体激动剂，可有效减少大便失禁、肠道运动频率和粪便量 [79]。对于轻度至中度腹泻，应初始给药 4 mg 洛哌丁胺，然后每 4 小时或每次排未形成粪便后再给予 2 mg。严重腹泻病例可能需要更积极的方案，初始剂量为 4 mg 洛哌丁胺，然后每 2 小时 2 mg 或每 4 小时 4 mg，持续直到患者 12 h 无腹泻 [80]。如果洛哌丁胺无效，地芬诺酯 / 阿托品联合治疗是另一种治疗选择，可全天使用，但尚未在癌症患者中得到充分的研究。

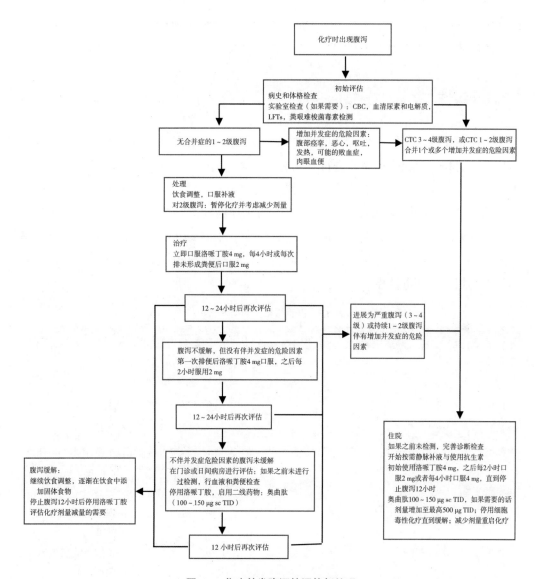

图 6.2　化疗并发腹泻的评估与处理

CBC：全血细胞计数；CTC：通用毒性标准；LFT：肝功能检查；sc：皮下注射；TID：一天 3 次

　　奥曲肽是一种合成的、长效的生长抑素类似物，通过多种机制发挥作用，包括减少血管活性肠肽（vasoactive intestinal peptide，VIP）分泌，延长肠道运输时间，减少肠道液体和电解质分泌。尽管一项在接受 5-FU 治疗的患者中进行的临床试验显示，奥曲肽比标准剂量的洛哌丁胺的疗效更佳（第 3 天腹泻的缓解率 90% *vs.* 15%）[81]，但奥曲肽通常作为对阿片类药物无效的患者的二线治疗，主要是因为其成本高和需要重复肠外给药。奥曲肽的推荐起始剂量为 100 ～ 150 μg 皮下注射，每日 3 次，或每小时 25 ～ 50 μg 静脉输注。

　　其他可用于轻中度 CID 的辅助治疗的药物包括阿片酊、吸附剂（如高岭土和木炭）

以及磷酸可待因。对于 2 级或更严重的腹泻，应暂停使用致病的化疗药物，只有在腹泻缓解后才可重新使用。

6.7 肝毒性

化疗相关的肝并发症相对常见，并与显著的发病率相关。接受肿瘤治疗的患者在治疗开始前和治疗期间都需要进行肝功能的综合评估，并必须对异常的肝功能检查结果进行调查。大多数继发于肿瘤治疗的肝毒性具有特殊性，因此既没有剂量依赖性也不可预测 [82]。然而，依赖于肝脏代谢清除的化疗药物需要在出现显著肝功能异常的情况下调整剂量。化疗引起的肝毒性可能有不同的临床结果，从无需治疗也可能缓解的无症状肝酶升高，到尽管停用化疗药物仍可能发展的肝硬化。表 6.5 列出了与肿瘤药物类别相关的肝毒性模式。

表 6.5　肝毒性相关的化疗药物

药物名称	肝炎	胆汁淤积	静脉闭塞性肝病	其他特征	剂量减量
氟尿嘧啶	少见	常见	少见	—	不需要
6- 巯基嘌呤	少见	少见	少见	—	—
卡培他滨	少见	常见	—	—	不需要
环磷酰胺	少见	—	—	—	不需要
阿糖胞苷	少见，在高剂量时	少见，在高剂量时	—	胆管狭窄形成	剂量减少 50%；耐受的话增量
达卡巴嗪	少见	—	少见	—	—
多柔比星	少见	少见	少见	—	根据酶升高水平调整剂量
依托泊苷	少见	少见	—	—	根据胆红素升高水平调整剂量
氟脲苷	常见	显著，不可逆的硬化性胆管炎	—	—	根据胆红素升高水平调整剂量
吉西他滨	少见	少见	—	—	不需要
伊立替康	—	—	—	脂肪变性	根据胆红素升高水平调整剂量
甲氨蝶呤	常见，剂量依赖	—	—	少见的肝纤维化和肝硬化病例	如果胆红素水平 > 3 mg/dl，剂量减少 25%
奥沙利铂	少见	—	常见	—	不需要
紫杉醇	—	少见	—	—	根据胆红素升高水平调整剂量

病毒性肝炎：既往有肝病的患者更容易发生药物性肝毒性。由于免疫抑制，化疗可导致乙型肝炎病毒（hepatitis B virus，HBV）及其相关疾病的重新激活，对有风险的患者应进行 HBV 筛查 [83,84]。与再激活相关的危险因素包括 HBV 表面抗原血清学阳性、化疗前可检测到 HBV DNA、男性、诊断为乳腺癌或淋巴瘤，以及同时使用糖皮质激素 [83,85,86]。对接受细胞毒性化疗患者，拉米夫定的预防性治疗似乎有助于防止 HBV 的再激活，或降低 HBV 相关疾病严重程度 [87]。根据治疗持续时间，也推荐使用新的抗病毒药物，包括恩替卡韦、替诺福韦、阿德福韦和替比夫定 [88]。丙型肝炎病毒（hepatitis C virus，HCV）再激活似乎比 HBV 再激活少见，而且通常有更少的并发症和更好的预后。有文献表明，HCV 感染的存在增加了肝功能检查结果异常的风险，然而，严重的临床肝炎发生极为罕见 [89]。

肝小静脉闭塞性疾病（hepatic veno-occlusive disease，HVOD）：HVOD 或肝窦阻塞综合征是一种罕见的但危及生命的并发症，在使用奥沙利铂治疗结肠直肠癌的患者中有所报道 [90]。其特征是胶原和网状内膜增厚导致的肝内小静脉的非血栓性闭塞 [91]。HVOD 的临床表现包括黄疸、压痛性肝、液体潴留、不明原因的体重增加和肝功能异常。持续的血小板减少症，输血难以纠正，可能是 HVOD 的早期迹象 [92]。与HVOD 相关的多普勒超声表现包括门静脉血流减少或反流，或平均肝动脉阻力指数升高 [93]。腹部 CT 扫描可显示腹水、门静脉周围水肿和右肝静脉狭窄 [94]。虽然可以根据临床情况作出诊断，但可以通过随机肝活检确定明确诊断。HVOD 没有有效的标准治疗，因此，早期发现很重要。轻症 HVOD 病例胆红素水平 < 3 mg/dl，且该疾病通常是自限性的，预期可自行恢复。如果怀疑有问题，应暂停化疗。支持治疗主要包括限制盐和液体，以及使用抗凝剂，如低分子量肝素。然而，严重的 HVOD 病程进展迅速，无论是否有多器官衰竭，都与显著的发病率和死亡率相关。

脂肪变性和脂肪性肝炎：脂肪变性指肝细胞内脂质的积累。在疾病的后期，脂肪变性伴有可导致肝坏死和纤维化的炎症反应，称为脂肪性肝炎。伊立替康和 5-FU 通常与脂肪变性有关 [95,96]。在接受结直肠转移的肝脏手术患者中，脂肪变性通常与术前化疗有关。体重指数升高、2 型糖尿病或代谢综合征的患者发生脂肪变性的风险增加 [96]。基础有非酒精性脂肪肝患者发生化疗相关脂肪变性的风险更高。脂肪性肝炎是一种不同于脂肪变性的疾病，在接受术前化疗的患者中不如脂肪变性常见，这类患者中脂肪性肝炎仅与伊立替康有关 [90]。脂肪性肝炎是一种严重的脂肪变性，是隐匿进展为肝纤维化的危险因素。此外，严重的脂肪性肝炎会影响进行肝大部切除术，增加肝脏大手术后肝衰竭的风险 [97]。因此，建议在有潜在可切除肝转移灶的患者，尤其是对肥胖患者，谨慎使用伊立替康。对于接受伊立替康新辅助治疗的患者，应在进行切除前考虑进行经皮肝活检评估肝实质的组织学。肝功能检查通常对诊断没有帮助，因为许多患者尽管有严重的肝损伤，但仍可能实验室检测值正常。影像学方法在术前识别脂肪性肝炎患者时也无效，因为其不能充分区分单纯的脂肪变性和进展的脂肪性肝炎。为防止化疗相关的脂肪变性和脂肪性肝炎的不良结局，应避免延长术前化疗。化疗和肝脏切除术之间的较长时间间隔也可以潜在地减少肝毒性和手术并发症，然而，应权衡这个间隔时长来减少在无治疗期间肿瘤进展的风险。

6.8　结论

虽然化疗在各种恶性肿瘤的治疗中起着关键作用，但其中许多药物经常会引起胃肠道的不良反应，有时可能危及生命。胃肠道并发症的治疗方法应个体化，并应考虑可能导致疾病病理生理学变化。

（翻译：曾燕霖　　审校：芦波，徐燕）

参考文献

［1］Ellenhorn JD, Lambroza A, Lindsley KL, LaQuaglia MP. Treatment-related esophageal stricture in pediatric patients with cancer. Cancer. 1993; 71(12): 4084-4090.

［2］Baehr PH, McDonald GB. Esophageal infections: risk factors, presentation, diagnosis, and treatment. Gastroenterology. 1994; 106(2): 509-532.

［3］Slee GR, Wagner SM, McCullough FS. Odynophagia in patients with malignant disorders. Cancer. 1985; 55(12): 2877-2879.

［4］Kim HK. Acute esophageal stricture after induction chemotherapy for acute leukemia. Am J Hematol. 1996; 52(4): 335-336.

［5］Dahms BB, Greco MA, Strandjord SE, Rothstein FC. Barrett's esophagus in three children after anti-leukemia chemotherapy. Cancer. 1987; 60(12): 2896-2900.

［6］Sonis ST. Mucositis: the impact, biology and therapeutic opportunities of oral mucositis. Oral Oncol. 2009; 45(12): 1015-1020.

［7］Phillips TL, Wharam MD, Margolis LW. Modification of radiation injury to normal tissues by chemo-therapeutic agents. Cancer. 1975; 35(6): 1678-1684.

［8］Horwich A, Lokich J, Bloomer W. Doxorubicin, radiotherapy, and oesophageal stricture. Lancet. 1975; 306(7934): 561-562.

［9］Boal D, Newburger PE, Teele RL. Esophagitis induced by combined radiation and adriamycin. Am J Hematol. 1979; 132(4): 567-570.

［10］Lal DR, Foroutan HR, Su WT, et al. The management of treatment-related esophageal complications in children and adolescents with cancer. J Pediatr Surg. 2006; 41(3): 495-499.

［11］Ismail A, Abdulla S. Post-monilial extensive esophageal stricture. Ped Hematol Oncol. 1993; 10(1): 111-113.

［12］Tajiri T, Ikeue T, Sugita T, et al. Two cases of herpes simplex esophagitis during treatment for lung cancer. Nihon Kokyuki Gakkai Zasshi. 2007; 45(7): 546-550.

[13] Perwitasari DA, Gelderblom H, Atthobari J, et al. Anti-emetic drugs in oncology: pharmacology and individualization by pharmacogenetics. Int J Clin Pharm. 2011; 33(1): 33-43.

[14] Roila F, Donati D, Tamberi S, Margutti G. Delayed emesis: incidence, pattern, prognostic factors and optimal treatment. Support Care Cancer. 2002; 10(2): 88-95.

[15] Navari RM. Treatment of breakthrough and refractory chemotherapy-induced nausea and vomiting. Biomed Res Int. 2015; 2015: 595894.

[16] Pollera CF, Giannarelli D. Prognostic factors influencing cisplatin-induced emesis. Definition and vali-dation of a predictive logistic model. Cancer. 1989; 64(5): 1117-1122.

[17] Hesketh P, Navari R, Grote T, et al. Double-blind, randomized comparison of the antiemetic efficacy of intravenous dolasetron mesylate and intravenous ondansetron in the prevention of acute cisplatin-induced emesis in patients with cancer. Dolasetron Comparative Chemotherapy-induced Emesis Pre-vention Group. J Clin Oncol. 1996; 14(8): 2242-2249.

[18] Osoba D, Zee B, Pater J, Warr D, Latreille J, Kaizer L. Determinants of postchemotherapy nausea and vomiting in patients with cancer. Quality of Life and Symptom Control Committees of the National Cancer Institute of Canada Clinical Trials Group. J Clin Oncol. 1997; 15(1): 116-123.

[19] Shankar A, Roy S, Malik A, Julka PK, Rath GK. Prevention of chemotherapy-induced nausea and vom-iting in cancer patients. Asian Pac J Cancer Prev. 2015; 16(15): 6207-6213.

[20] Hesketh PJ. Defining the emetogenicity of cancer chemotherapy regimens: relevance to clinical practice. Oncologist. 1999; 4(3): 191-196.

[21] Tonini G, Vincenzi B, Santini D. New drugs for chemotherapy-induced nausea and vomiting: focus on palonosetron. Expert Opin Drug Metab Toxicol. 2005; 1(1): 143-149.

[22] Gralla R, Lichinitser M, Van Der Vegt S, et al. Palonosetron improves prevention of chemotherapy-induced nausea and vomiting following moderately emetogenic chemotherapy: results of a double-blind randomized phase III trial comparing single doses of palonosetron with ondansetron. Ann Oncol. 2003; 14(10): 1570-1577.

[23] Eisenberg P, Figueroa-Vadillo J, Zamora R, et al. Improved prevention of moderately emetogenic che-motherapy-induced nausea and vomiting with palonosetron, a pharmacologically novel 5-HT3 receptor antagonist: results of a phase III, single-dose trial versus dolasetron. Cancer. 2003; 98(11): 2473-2482.

[24] Kolesar JM, Eickhoff J, Vermeulen LC. Serotonin type 3-receptor antagonists for chemotherapy-induced nausea and vomiting: therapeutically equivalent or meaningfully different? Am J Health Syst Pharm. 2014; 71(6): 507-510.

[25] Geling O, Eichler HG. Should 5-hydroxytryptamine-3 receptor antagonists be administered beyond 24 hours after chemotherapy to prevent delayed emesis? Systematic re-evaluation of clinical evidence and drug cost implications. J Clin Oncol. 2005; 23(6): 1289-1294.

[26] Benedict CR, Arbogast R, Martin L, Patton L, Morrill B, Hahne W. Single-blind study of the effects of intravenous dolasetron mesylate versus ondansetron on electrocardiographic parameters in normal volunteers. J Cardiovasc Pharmacol. 1996; 28(1): 53-59.

[27] Morganroth J, Parisi S, Moresino C, Thorn M, Cullen M. 1156 POSTER High dose palonosetron does not alter ECG parameters including QTc interval in healthy subjects: results of a dose-response, double blind, randomized, parallel E14 study of palonosetron vs. moxifloxacin or

placebo. EJC Supple-ments. 2007; 5(4): 158-159.

[28] dos Santos LV, Souza FH, Brunetto AT, Sasse AD, da Silveira Nogueira Lima JP. Neurokinin-1 recep-tor antagonists for chemotherapy-induced nausea and vomiting: a systematic review. J Natl Cancer Inst. 2012; 104(17): 1280-1292.

[29] Aapro M, Karthaus M, Schwartzberg L, et al. NEPA, a fixed oral combination of netupitant and palono-setron, improves control of chemotherapy-induced nausea and vomiting (CINV) over multiple cycles of chemotherapy: results of a randomized, double-blind, phase 3 trial versus oral palonosetron. Support Care Cancer. 2017; 25(4): 1127-1135.

[30] Rapoport BL, Chasen MR, Gridelli C, et al. Safety and efficacy of rolapitant for prevention of chemo-therapy-induced nausea and vomiting after administration of cisplatin-based highly emetogenic chemo-therapy in patients with cancer: two randomised, active-controlled, double-blind, phase 3 trials. Lancet Oncol. 2015; 16(9): 1079-1089.

[31] Schwartzberg LS, Modiano MR, Rapoport BL, et al. Safety and efficacy of rolapitant for prevention of chemotherapy-induced nausea and vomiting after administration of moderately emetogenic chemo-therapy or anthracycline and cyclophosphamide regimens in patients with cancer: a randomised, active-controlled, double-blind, phase 3 trial. Lancet Oncol. 2015; 16(9): 1071-1078.

[32] McCrea JB, Majumdar AK, Goldberg MR, et al. Effects of the neurokinin1 receptor antagonist aprepitant on the pharmacokinetics of dexamethasone and methylprednisolone. Clin Pharmacol Ther. 2003; 74(1): 17-24.

[33] Ho CM, Ho ST, Wang JJ, Tsai SK, Chai CY. Dexamethasone has a central antiemetic mechanism in decerebrated cats. Anesth Analg. 2004; 99(3): 734-739.

[34] Ioannidis JP, Hesketh PJ, Lau J. Contribution of dexamethasone to control of chemotherapy-induced nausea and vomiting: a meta-analysis of randomized evidence. J Clin Oncol. 2000; 18(19): 3409-3422.

[35] Navari RM, Gray SE, Kerr AC. Olanzapine versus aprepitant for the prevention of chemotherapy-in-duced nausea and vomiting: a randomized phase III trial. J Support Oncol. 2011; 9(5): 188-195.

[36] Navari RM. Olanzapine for the prevention of chemotherapy-induced nausea and vomiting. In: Manage-ment of Chemotherapy-Induced Nausea and Vomiting. Springer; 2016: 107-120.

[37] Navari RM, Nagy CK, Gray SE. The use of olanzapine versus metoclopramide for the treatment of breakthrough chemotherapy-induced nausea and vomiting in patients receiving highly emetogenic che-motherapy. Support Care Cancer. 2013; 21(6): 1655-1663.

[38] National Comprehensive Cancer Network. Antiemetics; 2018. cited 2018. Available from https:// www.nccn.org/professionals/physician_gls/pdf/antiemesis.pdf.

[39] Basch E, Hesketh PJ, Kris MG, et al. Antiemetics: American Society of Clinical Oncology clinical prac-tice guideline update. J Oncol Pract. 2011; 7(6): 395-398.

[40] Ryan JL, Heckler CE, Roscoe JA, et al. Ginger (Zingiber officinale) reduces acute chemotherapy-induced nausea: a URCC CCOP study of 576 patients. Support Care Cancer. 2012; 20(7): 1479-1489.

[41] Lee J, Oh H. Ginger as an antiemetic modality for chemotherapy-induced nausea and vomiting: a sys-tematic review and meta-analysis. Oncol Nurs Forum. 2013; 40(2): 163-170.

［42］Rithirangsriroj K, Manchana T, Akkayagorn L. Efficacy of acupuncture in prevention of delayed chemo-therapy induced nausea and vomiting in gynecologic cancer patients. Gynecol Oncol. 2015; 136(1): 82-86.

［43］DuHamel Katherine N, Redd WH, Vickberg SM. Behavioral interventions in the diagnosis, treatment and rehabilitation of children with cancer. Acta Oncol. 1999; 38(6): 719-734.

［44］Marchioro G, Azzarello G, Viviani F, et al. Hypnosis in the treatment of anticipatory nausea and vomit-ing in patients receiving cancer chemotherapy. Oncology. 2000; 59(2): 100-104.

［45］Husain A, Aptaker L, Spriggs DR, et al. Gastrointestinal toxicity and Clostridium difficile diarrhea in patients treated with paclitaxel-containing chemotherapy regimens. Gynecol Oncol. 1998; 71(1): 104-107.

［46］Emoto A, Aptaker L, Spriggs DR, Barakat RR. Clostridium difficile colitis associated with cisplatin-based chemotherapy in ovarian cancer patients. Gynecol Oncol. 1996; 61(3): 369-372.

［47］Chopra T, Alangaden GJ, Chandrasekar P. Clostridium difficile infection in cancer patients and hemato-poietic stem cell transplant recipients. Expert Rev Anti Infect Ther. 2010; 8(10): 1113-1119.

［48］Cooke JV. Acute leukemia in children. J Am Med Assoc. 1933; 101(6): 432-435.

［49］Sloas MM, Flynn PM, Kaste SC, Patrick CC. Typhlitis in children with cancer: a 30-year experience. Clin Infect Dis. 1993; 17(3): 484-490.

［50］Davila ML. Neutropenic enterocolitis. Curr Opin Gastroenterol. 2006; 22(1): 44-47.

［51］Gomez L, Martino R, Rolston K. Neutropenic enterocolitis: spectrum of the disease and comparison of definite and possible cases. Clin Infect Dis. 1998; 27(4): 695-699.

［52］Bremer CT, Monahan BP. Necrotizing enterocolitis in neutropenia and chemotherapy: a clinical update and old lessons relearned. Curr Gastroenterol Rep. 2006; 8(4): 333-341.

［53］Kronawitter U, Kemeny NE, Blumgart L. Neutropenic enterocolitis in a patient with colorectal carci-noma: unusual course after treatment with 5-fluorouracil and leucovorin—a case report. Interdiscipl Int J Am Cancer Soc. 1997; 80(4): 656-660.

［54］Wade DS, Nava HR, Douglass HO Jr. Neutropenic enterocolitis. Clinical diagnosis and treatment. Can-cer. 1992; 69(1): 17-23.

［55］Kouroussis C, Samonis G, Androulakis N, et al. Successful conservative treatment of neutropenic entero-colitis complicating taxane-based chemotherapy: a report of five cases. Am J Clin Oncol. 2000; 23(3): 309-313.

［56］Ibrahim NK, Sahin AA, Dubrow RA, et al. Colitis associated with docetaxel-based chemotherapy in patients with metastatic breast cancer. Lancet. 2000; 355(9200): 281-283.

［57］Kreis W, Petrylak D, Savarese D, Budman D. Colitis and docetaxel-based chemotherapy. Lancet. 2000; 355(9221): 2164.

［58］Daniele B, Rossi GB, Losito S, Gridelli C, de Bellis M. Ischemic colitis associated with paclitaxel. J Clin Gastroenterol. 2001; 33(2): 159-160.

［59］Tashiro M, Yoshikawa I, Kume K, Otsuki M. Ischemic colitis associated with paclitaxel and carboplatin chemotherapy. Am J Gastroenterol. 2003; 98(1): 231.

［60］Elsayed AG, Srivastava R, Pacioles T, Limjoco T, Tirona MT. Ischemic colitis associated with paclitaxel and carboplatin combination. Case Rep Oncol. 2017; 10(2): 689-693.

[61] Droney J, Ross J, Gretton S, Welsh K, Sato H, Riley J. Constipation in cancer patients on morphine. Support Care Cancer. 2008; 16(5): 453-459.

[62] Anderson H, Scarffe JH, Lambert M, et al. VAD chemotherapy—toxicity and efficacy—in patients with multiple myeloma and other lymphoid malignancies. Hematol Oncol. 1987; 5(3): 213-222.

[63] Singhal S, Mehta J, Desikan R, et al. Antitumor activity of thalidomide in refractory multiple myeloma. N Engl J Med. 1999; 341(21): 1565-1571.

[64] Legha SS. Vincristine neurotoxicity. Pathophysiology and management. Med Toxicol. 1986; 1(6): 421-427.

[65] Dimopoulos MA, Eleutherakis-Papaiakovou V. Adverse effects of thalidomide administration in pa-tients with neoplastic diseases. Am J Med. 2004; 117(7): 508-515.

[66] Leung Riutta T, Kotecha J, Rosser W. Chronic constipation: an evidence-based review. J Am Board Fam Med. 2011; 24(4): 436-451.

[67] Brandt LJ, Prather CM, Quigley EM, et al. Systematic review on the management of chronic constipa-tion in North America. Am J Gastroenterol. 2005; 100(s1): S5.

[68] Stein A, Voigt W, Jordan K. Chemotherapy-induced diarrhea: pathophysiology, frequency and guideline-based management. Ther Adv Med Oncol. 2010; 2(1): 51-63.

[69] Boussios S, Pentheroudakis G, Katsanos K, Pavlidis N. Systemic treatment-induced gastrointestinal tox-icity: incidence, clinical presentation and management. Ann Gastroentol. 2012; 25(2): 106.

[70] Kabbinavar F, Hurwitz HI, Fehrenbacher L, et al. Phase II, randomized trial comparing bevacizumab plus fluorouracil (FU)/leucovorin (LV) with FU/LV alone in patients with metastatic colorectal cancer. J Clin Oncol. 2003; 21(1): 60-65.

[71] Gibson RJ, Stringer AM. Chemotherapy-induced diarrhoea. Curr Opin Support Palliat Care. 2009; 3(1): 31-35.

[72] Grem JL, Shoemaker DD, Petrelli NJ, Douglass HO Jr. Severe life-threatening toxicities observed in study using leucovorin with 5-fluorouracil. J Clin Oncol. 1987; 5(10): 1704-1704.

[73] Leichman CG, Fleming TR, Muggia FM, et al. Phase II study of fluorouracil and its modulation in advanced colorectal cancer: a Southwest Oncology Group study. J Clin Oncol. 1995; 13(6): 1303-1311.

[74] Sloan JA, Goldberg RM, Sargent DJ, et al. Women experience greater toxicity with fluorouracil-based chemotherapy for colorectal cancer. J Clin Oncol. 2002; 20(6): 1491-1498.

[75] Cascinu S, Barni S, Labianca R, et al. Evaluation of factors influencing 5-fluorouracil-induced diarrhea in colorectal cancer patients. Support Care Cancer. 1997; 5(4): 314-317.

[76] Twelves C, Wong A, Nowacki MP, et al. Capecitabine as adjuvant treatment for stage III colon cancer. N Engl J Med. 2005; 352(26): 2696-2704.

[77] Saltz LB, Cox JV, Blanke C, et al. Irinotecan plus fluorouracil and leucovorin for metastatic colorectal cancer. N Engl J Med. 2000; 343(13): 905-914.

[78] Sargent DJ, Niedzwiecki D, O' Connell MJ, Schilsky RL. Recommendation for caution with irinotecan, fluorouracil, and leucovorin for colorectal cancer. N Engl J Med. 2001; 345(2): 144-145, author reply 146.

[79] Abigerges D, Armand JP, Chabot GG, et al. Irinotecan (CPT-11) high-dose escalation using

intensive high-dose loperamide to control diarrhea. J Natl Cancer Inst. 1994; 86(6): 446-449.

［80］Benson AB III, Ajani JA, Catalano RB, et al. Recommended guidelines for the treatment of cancer treatment-induced diarrhea. J Clin Oncol. 2004; 22(14): 2918-2926.

［81］Cascinu S, Fedeli A, Fedeli SL, Catalano G. Octreotide versus loperamide in the treatment of fluorouracil-induced diarrhea: a randomized trial. J Clin Oncol. 1993; 11(1): 148-151.

［82］Lee WM. Drug-induced hepatotoxicity. N Engl J Med. 1995; 333(17): 1118-1127.

［83］Lok AS, Liang RH, Chiu EK, et al. Reactivation of hepatitis B virus replication in patients receiving cytotoxic therapy: report of a prospective study. Gastroenterology. 1991; 100(1): 182-188.

［84］Liang R, Lau GK, Kwong Y. Chemotherapy and bone marrow transplantation for cancer patients who are also chronic hepatitis B carriers: a review of the problem. J Clin Oncol. 1999; 17(1) 394-394.

［85］Yeo W, Chan PK, Zhong S, et al. Frequency of hepatitis B virus reactivation in cancer patients undergo-ing cytotoxic chemotherapy: a prospective study of 626 patients with identification of risk factors. J Med Virol. 2000; 62(3): 299-307.

［86］Yeo W, Zee B, Zhong S, et al. Comprehensive analysis of risk factors associating with Hepatitis B virus (HBV) reactivation in cancer patients undergoing cytotoxic chemotherapy. Br J Cancer. 2004; 90(7): 1306.

［87］Yeo W, Chan PK, Ho WM, et al. Lamivudine for the prevention of hepatitis B virus reactivation in hepatitis B s-antigen seropositive cancer patients undergoing cytotoxic chemotherapy. J Clin Oncol. 2004; 22(5): 927-934.

［88］Bozza C, Cinausero M, Iacono D, Puglisi F. Hepatitis B and cancer: a practical guide for the oncologist. Crit Rev Oncol Hematol. 2016; 98: 137-146.

［89］Kawatani T, Suou T, Tajima F, et al. Incidence of hepatitis virus infection and severe liver dysfunction in patients receiving chemotherapy for hematologic malignancies. Eur J Haematol. 2001; 67(1): 45-50.

［90］Vauthey JN, Pawlik TM, Ribero D, et al. Chemotherapy regimen predicts steatohepatitis and an increase in 90-day mortality after surgery for hepatic colorectal metastases. J Clin Oncol. 2006; 24(13): 2065-2072.

［91］Rollins BJ. Hepatic veno-occlusive disease. Am J Med. 1986; 81(2): 297-306.

［92］Rio B, Andreu G, Nicod A, et al. Thrombocytopenia in venocclusive disease after bone marrow transplan-tation or chemotherapy. Blood. 1986; 67(6): 1773-1776.

［93］Bearman SI. The syndrome of hepatic veno-occlusive disease after marrow transplantation. Blood. 1995; 85(11): 3005-3020.

［94］Mahgerefteh SY, Sosna J, Bogot N, Shapira MY, Pappo O, Bloom AI. Radiologic imaging and interven-tion for gastrointestinal and hepatic complications of hematopoietic stem cell transplantation. Radiology. 2011; 258(3): 660-671.

［95］Pawlik TM, Olino K, Gleisner AL, et al. Preoperative chemotherapy for colorectal liver metastases: im-pact on hepatic histology and postoperative outcome. J Gastrointest Surg. 2007; 11(7): 860-868.

［96］Robinson SM, Wilson CH, Burt AD, Manas DM, White SA. Chemotherapy-associated liver injury in patients with colorectal liver metastases: a systematic review and meta-analysis. Ann Surg Oncol. 2012; 19(13): 4287-4299.

[97] Behrns KE, Tsiotos GG, DeSouza NF, Krishna MK, Ludwig J, Nagorney DM. Hepatic steatosis as a potential risk factor for major hepatic resection. J Gastrointest Surg. 1998; 2(3): 292-298.

第 7 章

化疗相关神经系统并发症

7.1 简介

化疗相关神经毒性是一种常见副作用，随着癌症长期生存者数量的增加而变得愈发普遍。这些毒性可以是周围性的或中枢性的，导致轻微的认知障碍到严重的脑病或痴呆。化疗药物相关的神经毒性是剂量依赖的，可导致药物剂量减少或治疗中断，影响治疗效果。本章将讨论化疗相关神经毒性的发生率、机制、症状和管理，重点分析常见导致神经毒性的化疗药物。评估化疗诱导的周围神经病采用 CTCAE（表 7.1[1]）。同时本章将提供化疗相关周围神经病的评估和治疗流程（图 7.1）[2-5]。

表 7.1 化疗诱导的周围神经病的不良事件通用术语标准 [1]

分级	定义
1	无症状；仅为临床或诊断所见
2	中度；工具性日常生活活动受限
3	严重；自理性日常生活活动受限
4	危及生命；需要紧急治疗

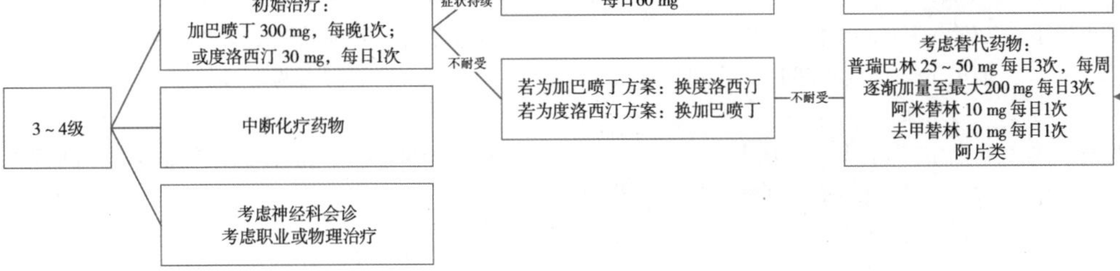

图 7.1 周围神经病的治疗流程 [2-5]

7.2　化疗相关神经毒性

7.2.1　紫杉烷类化疗

紫杉烷类诱导的周围神经病是一种毒性反应，与多西他赛（11% ~ 64%）相比，紫杉醇（57% ~ 83%）的周围神经病的发生率更高[6-10]。尽管紫杉烷类诱导的周围神经病的确切机制尚不明确，但广为接受的假说是紫杉烷类可引起轴突微管结构破坏。紫杉烷类抑制微管蛋白解聚合，并干扰微管形成，涉及神经元轴突。完整的微管结构对轴突运输和神经元存活至关重要，其结构的改变可能导致周围神经病。

表现：紫杉烷类诱导的周围神经病通常表现为手和（或）足呈手套袜套样分布的感觉缺失。症状包括麻木、感觉异常、感觉减退、不稳和失衡，这些症状可能会影响生活质量和功能状态。运动障碍不常见，但肌肉疼痛和无力也时有发生[6,9]。

剂量关系：紫杉烷类诱导的周围神经病随着剂量的逐渐累积而发生，症状通常发生于紫杉醇剂量 > 300 mg/m² 时。严重的周围神经病通常见于多西他赛剂量 > 400 mg/m² 时。紫杉醇的单次大剂量也与风险增加有关——每周 1 次 175 mg/m² 的患者高达 75% 出现严重的周围神经病。关于最小化紫杉醇神经毒性的最佳给药时间间隔，研究结果存在冲突。输注速率也是紫杉醇诱导的周围神经病的危险因素，与 24 h 输注相比，较快的输注（1 或 3 h）与周围神经病发生率升高相关[6,10]。

治疗：目前没有已知的预防性药物，治疗选择也有限。表 7.1 展示了周围神经病的治疗选择。大多数患者在停药后 3 ~ 6 个月内至少部分症状得以缓解。然而，许多患者的症状不会完全缓解。约 40% 的患者在治疗完成数年后仍存在症状。多种药物被评估用于治疗周围神经病（表 7.2）。

表 7.2　化疗相关周围神经病的治疗药物、剂量、作用时间

药物	剂量	备注
度洛西汀[a]	初始：30 mg 每日 1 次 加量：每周加量 30 mg 至目标 60 mg	需要监测 5- 羟色胺综合征及合并用药 突然停药存在戒断综合征风险 与治疗情绪障碍的剂量相似
加巴喷丁	初始：300 mg 每日 1 次 加量：每周加量 300 mg 至目标每日 2700 mg 分次服用	初始治疗在睡前给药以减少镇静作用 肾功能不全患者需调整用量
拉莫三嗪	初始：25 mg 每日 1 次 加量：25 mg 每日 2 次，50 mg 每日 2 次，100 mg 每日 2 次，150 mg 每日 2 次；每 2 周加量 1 次	逐渐加量以减少 Stevens-Johnson 综合征风险

续表

药物	剂量	备注
去甲替林	初始：10 ~ 25 mg 每日 1 次 加量：每周加量 1 次至目标 50 ~ 100 mg 每日 1 次	需要监测 5- 羟色胺综合征及合并用药 初始治疗在睡前给药以减少镇静作用 治疗情绪障碍通常需要比治疗周围神经病的剂量更大
阿米替林	初始：10 mg 每日 1 次 加量：每周加量 10 mg 至目标 50 mg 每日 1 次	需要监测 5- 羟色胺综合征及合并用药 初始治疗在睡前给药以减少镇静作用 治疗情绪障碍通常需要比治疗周围神经病的剂量更大

a：随机试验已研究了一些药物，但只有度洛西汀作为预防措施取得了阳性结果

7.2.2　铂类药物化疗

1. 顺铂：顺铂可引起周围神经病，症状包括麻木、感觉异常和感觉减退；尤其是随着剂量的累积。

机制：铂类诱导的周围神经病的发生归因于背根神经节（dorsal root ganglion，DRG）的损伤，这是由于形成链内加合物和链间交联所致。

剂量关系：顺铂剂量 > 300 mg/m² 时可出现症状，累积剂量 > 600 mg/m² 时 90% 的患者存在周围神经病的证据。虽然其他化疗药物引起的周围神经病通常在治疗完成后改善，但 30% 的铂类诱导的周围神经病患者可出现"惯性效应"，即在停药几个月后仍出现疾病恶化，此后才可能有所改善。大多数患者的症状最终可改善，但在几项长期生存研究中，10% ~ 30% 的患者在治疗后 15 年仍有轻微的周围神经病症状[7,8,10]。

脑病：顺铂对血 - 脑脊液屏障的透过能力有限，静脉给药的脑病报告很少。然而，动脉内给予顺铂后可出现神经毒性，如曾报告头痛、脑病、癫痫发作和皮质盲。

耳毒性：既往已报告顺铂诱导的耳毒性伴高频听力丧失。这种毒性一般归因于耳蜗感觉毛细胞死亡，并随着剂量的累积而发生。其发生率不一，临床试验报告为17% ~ 80%。主要危险因素是顺铂的累积剂量。其他危险因素包括年龄较小、同时进行耳蜗或脑神经放疗以及肾功能不全。对于成人中顺铂诱导的耳毒性，目前尚无有效的治疗或预防措施[11]。维生素 E 和氨磷汀作为预防措施未能在随机对照试验中显示获益，因此不推荐使用[12]。硫代硫酸钠曾作为一种抗耳毒性药物用于研究，其作用是使顺铂失活并防止耳蜗感觉毛细胞死亡。由于担心顺铂失活可能会抵消化疗效果，历史上它并未被推荐作为标准治疗。一项针对 109 名 18 岁以下儿童的试验表明，如果硫代硫酸钠延迟几个小时给药，则化疗效果没有差异。在这项试验中，57 名儿童接受了顺铂 80 mg/m² 加硫代硫酸钠治疗，52 名儿童仅接受了顺铂治疗。硫代硫酸钠20 g/m² 在顺铂给药后 6 h 给药。1 级或更严重的听力丧失在硫代硫酸钠组中占 33%，而在单纯顺铂组中占 65%（P=0.002）。两组患者 3 年无事件生存率和总生存率相似。

但需要进一步在成人群体中进行研究，以确定硫代硫酸钠预防耳毒性的地位 [12,13]。

2. 卡铂：卡铂是第二代铂类药物，其神经毒性低于顺铂。已报告周围神经病和耳毒性，但通常仅在大剂量时出现 [7,8]。

3. 奥沙利铂：奥沙利铂产生两种类型的神经毒性，一种是急性冷诱发神经毒性，通常是短暂的；另一种是慢性剂量依赖性周围神经病 [14]。

急性冷诱发周围神经病：发生于 90% 接受奥沙利铂治疗的人群中，其特征为远端感觉异常、颌部疼痛、手足肌肉收缩和感觉减退。该病在低温时加重，通常在 1 周内恢复。但随着治疗周期的增加，在治疗期间症状也可能不缓解。尽管奥沙利铂诱导的急性神经毒性的机制尚不完全明确，但主要假说是草酸盐（一种奥沙利铂的代谢产物）螯合钙离子，导致电压门控钠离子通道发生变化，以及周围神经过度兴奋 [15]。

慢性剂量依赖性周围神经病：归因于 DRG 损伤，与顺铂类似，是由于形成链内加合物和链间交联所致；只是顺铂在 DRG 中产生的加合物是奥沙利铂的 3 倍，因此比奥沙利铂更容易导致神经毒性。随着奥沙利铂剂量的累积，45% 的患者出现周围神经病。与其他铂类药物类似，患者可出现惯性效应，即在停药几个月后仍出现疾病短暂恶化。然而，几项长期研究发现，大多数患者的周围神经病可逆，仅有 13% 的患者在接受奥沙利铂治疗 4 年后仍有轻微症状 [8,16]。

奥沙利铂诱导的周围神经病的预防措施有限。将输液时间从 2 h 延长到 6 h 未能降低神经毒性发生率 [14]。使用维生素 E、乙酰左旋肉碱、谷氨酰胺、α- 硫辛酸、镁、钙和硫代硫酸钠作为预防药物未能在随机对照试验中显示获益，因此不推荐使用 [12,17]。已证实能够减少周围神经病发生率的措施来自 OPTIMOX-1 和 CONcePT 试验。这些试验发现，转移性结直肠癌患者接受姑息化疗时，交替使用不含奥沙利铂方案可能降低严重周围神经病的风险，同时不影响疗效。在某些临床情况下，对于基于奥沙利铂的治疗有反应的患者，为防止神经毒性的发生，适当替换或暂停奥沙利铂直至疾病进展可能是合适的 [18,19]。

7.2.3　长春花生物碱类

长春花生物碱类可导致多种神经毒性，包括周围神经病和自主神经病。在长春花生物碱中，长春新碱比长春碱和长春瑞滨更具神经毒性。长春新碱还存在剂量依赖性轴突神经病。长春新碱与微管蛋白结合，阻止微管形成，改变其结构并干扰轴突运输。这种损伤导致接受治疗的患者中 57% 出现手指和足趾感觉异常、步态障碍、踝反射消失、远端无力和足下垂 [5]。

危险因素：一些危险因素增加了周围神经病的发生率和严重程度。单次大剂量或累积剂量至 30 ～ 50 mg 与周围神经病增加相关，因此，大多数治疗方案将长春新碱的单次剂量限制在 2 mg。那些存在基础周围神经病的患者风险更高，因此，长春新碱禁用于 Charcot-Marie-Tooth 病患者。其他危险因素包括肝功能损害、年龄较大、同时行放疗以及与 CYP3A4 抑制剂联用[5,8]。

预防：长春新碱诱导的周围神经病目前尚无已知的预防措施。关于长春新碱持续输注而非推注给药是否能减少神经毒性，研究结果尚不确定，因此，这也不是常规推荐。在几项小型试验中发现，一种促肾上腺皮质激素（adrenocorticotropic hormone，ACTH）类似物 Org 2766 能够预防顺铂和长春新碱相关周围神经病，但该药在大型试验中未能显示获益。小型试验显示，使用谷氨酸能够降低周围神经病的发生率，但大型试验仍在研究其长期结果。

预后：尽管一些患者在治疗停止后几个月内出现周围神经病短暂恶化，但大多数长期研究发现，症状在几个月到几年后消失。参见表 7.2 了解周围神经病的预防策略[20]。

自主神经病：如便秘或腹痛，在多达 40% 的患者中发生，需要在所有接受长春花生物碱类药物治疗的患者中启动适当的肠道方案。极少数情况下，可能导致麻痹性肠梗阻或巨结肠[8]。

长春新碱可能会导致包括脑神经的局灶性单神经病变，极少数情况下会出现面部萎缩、眼睑下垂、听力丧失和视网膜损伤[8]。

除非药物过量，否则长春新碱不常发生中枢神经系统毒性。极少数情况下可能会发生抗利尿激素不适当分泌综合征（inappropriate secretion of antidiuretic hormone，SIADH），导致低钠血症、意识混乱和癫痫发作[8]。

7.2.4　抗代谢剂

1. 甲氨蝶呤：甲氨蝶呤（methotrexate，MTX）的急性、亚急性和迟发性神经毒性的发生取决于剂量和给药途径。

机制：作用机制尚不确定，但可能是由于抑制叶酸和甲硫氨酸代谢，引起中枢神经系统叶酸稳态紊乱所致[7,8]。

接受 MTX 鞘注的患者中有 10% 出现无菌性脑膜炎。文献曾报告多达 50% 的患者受到影响，但得益于引入 MTX 微滤技术，这一比例已显著降低。头痛、颈部僵硬、发热、恶心 / 呕吐和背痛等症状在 MTX 鞘注给药后 2 ~ 4 h 发生，并在 72 h 内缓解。这些症状通常是自限性的，不需要治疗。如果需要额外剂量，MTX 鞘注给药的同时鞘注氢化可的松可预防某些无菌性脑膜炎的症状[7,8]。

横贯性脊髓病：在 MTX 鞘注给药后罕有发生。症状从背部或腿痛开始，可迅速进展至截瘫和感觉缺失。发病时间多在 1 ~ 48 h 之间，虽然也有给药几周后发病的报告。尽管症状通常有所改善，但恢复率不同，且大多数患者未能恢复到基线状态。目前缺乏标准的治疗方案，1 例欧洲的病例报告使用 *S*- 腺苷甲硫氨酸（S-adenosylmethionine，SAM）200 mg 每日 3 次、亚叶酸 20 mg 每日 4 次、氰钴胺

100 μg 每日 1 次，以及甲硫氨酸 5 g 每日 1 次后，症状完全缓解。然而，这种治疗方案在常规推荐之前，需要进一步的研究[21]。

亚急性神经毒性：可表现为脑病、癫痫发作、失语或脑卒中样症状。全身大剂量 MTX 给药后，中位发病时间为 2 ～ 10 d。症状通常在 72 h 内消失，不需要治疗。

白质脑病：可在治疗后数月至数年发生，一般认为是 MTX 最重要的迟发毒性，在试验中发生率高达 20%。白质脑病最常表现为进行性认知功能障碍，可导致痴呆、嗜睡和癫痫发作。MTX 停药后，症状可稳定或改善，但临床病程不确定。目前机制未知，但通常发生于静脉大剂量 MTX 重复用药后，伴或不伴近期颅脑放疗。除了尽可能避免同时行颅脑放疗和大剂量 MTX 外，没有其他防止白质脑病的治疗或预防策略[22]。

甲氨蝶呤监测：MTX 几乎完全从尿液中排出，可在酸性尿液（pH < 7）中沉淀，因此保持尿液呈碱性对防止毒性至关重要。此外，这些毒性的风险受药物清除率的影响。因此，应至少每日监测 MTX 水平，直到血浆水平降至 0.1 μmol/L 以下。通常预计在大剂量 MTX 给药后 72 h 内达到这一水平。亚叶酸，一种形式的叶酸，可用于大剂量 MTX 给药后的亚叶酸抢救。

2. 氟尿嘧啶：氟尿嘧啶能够透过血 - 脑脊液屏障，在治疗后数周至数月内罕见地出现小脑共济失调、锥体外系综合征、眼球震颤和构音困难。在二氢嘧啶脱氢酶（dihydropyrimidine dehydrogenase，DPD）缺乏、无法代谢氟尿嘧啶或卡培他滨的患者中，神经毒性更常见。尽管如此，并不推荐在治疗前对 DPD 缺乏进行常规检测[8]。

3. 氟达拉滨：常规剂量氟达拉滨引起的神经毒性并不常见，大多数大型试验报告的发生率不到 1%。这些罕见病例症状通常较轻，包括头痛、嗜睡和意识混乱，并在治疗停止后缓解。剂量 > 90 mg/（m² · d）时，多达 36% 的患者可出现更严重的脑病、皮质盲、癫痫发作和共济失调。目前缺乏已知的治疗或预防措施[7,23-25]。

4. 阿糖胞苷：剂量 > 1 g/（m² · d）的大剂量阿糖胞苷可引起急性小脑综合征，在接受超过 3 g/（m² · d）的患者中，发生率高达 25%。症状在治疗后 2 ～ 5 d 发生，从嗜睡和共济失调到构音困难和眼球震颤。在罕见病例中可出现癫痫发作。累积剂量超过 36 g、肾功能不全、肝功能不全、碱性磷酸酶水平升高或年龄较大的患者风险更高。目前缺乏已知的治疗或预防措施，但若于症状发生时立即停用阿糖胞苷，大多数患者在 2 周内完全恢复[7,26,27]。与鞘注 MTX 类似，鞘注阿糖胞苷也可能罕见地引起无菌性脑膜炎和脊髓病。

5. 奈拉滨：在 I 期和 II 期试验中报告了剂量依赖性副作用，包括中枢神经系统和周围神经系统毒性，65% 的患者可出现某种形式的神经毒性。最常见的表现包括疲劳、嗜睡和意识混乱，这些症状在治疗开始后几周内发生。癫痫发作与幻觉等更严重的毒性不常发生。除了周围神经病外，剂量与毒性严重程度之间似乎没有相关性[7,28,29]。

尽管一些患者在第 1 次治疗后就出现周围神经病，但通常是在多程治疗后出现。目前尚无已知的药物能够预防奈拉滨诱导的神经毒性，治疗措施也仅限于症状管理；90% 的患者在停药后症状消失。周围神经病的治疗参见表 7.2。

6. 异环磷酰胺：异环磷酰胺诱导的脑病在接受治疗的患者中发生率为 10% ~ 30%，一般于给药后 12 ~ 146 h 发生，发病后 48 ~ 72 h 缓解。

症状：最常见的表现包括意识混乱、觉醒水平降低、昏睡和嗜睡。极少数情况下，也可出现锥体外系症状、癫痫发作、幻觉、人格改变和昏迷。

机制：目前提出了几种异环磷酰胺诱导神经毒性的机制。异环磷酰胺是一种前体药物，由 CYP3A4 激活为 2- 和 3- 二氯乙基异环磷酰胺和氯乙醛。氯乙醛导致谷胱甘肽耗竭，这与异环磷酰胺神经毒性有关。另外，后续的研究发现氯乙醛对长链脂肪酸代谢的抑制作用与异环磷酰胺脑病相关[30]。

危险因素：推注或快速输液给药、肾功能损害、低血清白蛋白水平、同时使用阿瑞匹坦、肝功能损害、既往异环磷酰胺诱导的脑病病史、既往顺铂用药史以及体力状况不佳等情况的脑病发生率更高。

预防：关于使用亚甲蓝作为脑病预防措施的数据有限，该药的使用基于机构偏好。亚甲蓝被认为是一种能够抑制氯乙胺转化为氯乙醛，并刺激长链脂肪酸氧化的电子受体。一些病例报告和小型试验研究了该药用于预防的情况。根据这些数据，如果患者具有既往异环磷酰胺神经毒性、肾功能不全或低血清白蛋白水平等危险因素，可以考虑在异环磷酰胺输注期间每 6 小时使用亚甲蓝 50 mg[7,30]。

异环磷酰胺诱导的脑病是自限性的，在停药后 72 h 内缓解。有病例报告使用亚甲蓝、硫胺素 100 mg（每 4 小时 1 次）或右美托咪定治疗[10]。

7.3　化疗诱导的神经认知缺陷（化疗脑）

癌症治疗的进步使得全球癌症幸存者数量不断增加，突显了晚期效应，包括治疗相关认知障碍，俗称化疗脑（chemo-brian）。

表现：症状包括找词困难、记忆下降、注意力下降、处理速度下降和多任务处理困难[31,32]。这些症状可能在治疗期间或治疗停止后不久发生，恢复情况不一。有些患者在 6 个月至 2 年内认知恢复，而另一些患者症状持续终身。不同恶性肿瘤发生率不同，试验中报告在 15% ~ 60%。临床试验未能确定危险因素，但在大多数报告中基线疲劳、抑郁和认知储备下降的人群风险增加。

机制：尽管机制尚未完全明确，但可能存在多种因素导致认知下降，包括具有神经毒性的治疗方案、炎症、脑结构网络破坏和并发症[33,34]。

　　治疗和预防：对于化疗脑，目前尚无已知的药物治疗或预防措施。一些病例报告使用莫达非尼和哌甲酯改善认知功能，但获益有限，尚需随机试验来确定它们在治疗中的地位[32,35]。

（译者：范思远　　审校：陈闽江）

参考文献

［1］Common Terminology Criteria for Adverse Events (CTCAE), Version 5, National Institutes of Health, National Cancer Institute; 2017.

［2］Hershman D, Lacchetti C, Dworkin R, et al. Prevention and management of chemotherapy-induced peripheral neuropathy in survivors of adult cancers: American Society of Clinical Oncology clinical prac-tice guideline. J Clin Oncol. 2014; 32(18): 1941-1967.

［3］Stubblefield M, Burstein H, Burton A, et al. NCCN task force report: management of neuropathy in cancer. J Natl Compr Canc Netw. 2009; 7(suppl 5): S1-S26.

［4］Trivedi M, Hershman D, Crew K, et al. Management of chemotherapy-induced peripheral neuropathy. Am J Hematol Oncol. 2015; 11(1): 4-10.

［5］Park S, Goldstein D, Krishnan A, et al. Chemotherapy-induced peripheral neurotoxicity: a critical analysis. CA Cancer J Clin. 2013; 63: 419-437.

［6］Brewer J, Morrison G, Dolan E, et al. Chemotherapy-induced peripheral neuropathy: currrent status and progress. Gynecol Oncol. 2016; 140: 176-183.

［7］Magge R, DeAngelis L. The double-edged sword: neurotoxicity of chemotherapy. Blood Reviews. 2015; 29: 93-100.

［8］Taillibert S, Rhun E, Chamberlain M. Chemotherapy-related neurotoxicity. Curr Neurol Neurosci Rep. 2016; 16(81).

［9］Velasco R, Bruna J. Taxane-induced peripheral neurotoxicity. Toxics. 2015; 3: 152-169.

［10］Verstappen C, Heimans J, Hoekman K, et al. Neurotoxic complications of chemotherapy in patients with cancer. Drugs. 2003; 63(15): 1549-1563.

［11］Karasawa T, Steyger P. An integrated view of cisplatin-induced nephrotoxicity and ototoxicity. Toxicol Lett. 2015; 237: 219-227.

［12］Beijers AJM, Jongen JLM, Vreugdenhil G. Chemotherapy-induced neurotoxicity: the value of neuropro-tective strategies. Neth J Med. 2012; 70(1): 18-25.

［13］Brock PR, Maibach R, Childs M, et al. Sodium thiosulfate for protection from cisplatin-induced hearing loss. N Engl J Med. 2018; 378: 2376-2385.

［14］Beijers AJM, Vreugdenhil G. A systematic review on chronic oxaliplatin-induced peripheral neuropathy and the relation with oxaliplatin administration. Support Care Cancer. 2014; 22: 1999-2007.

［15］McWhinney S, Goldberg R, McLeod H. Platinum neurotoxicity pharmacogenetics. Mol Cancer Ther. 2009; 8(1): 10-16.

［16］Pachman D, Qin R, Seisler D, et al. Clinical course of oxaliplatin-induced neuropathy: results from the randomized phase III trial N08CB (Alliance). J Clin Oncol. 2015; 33(30): 3416-3422.

[17] Salehi Z, Roayaei M. Effect of vitamin E on oxaliplatin-induced peripheral neuropathy prevention: a randomized controlled trial. Int J Prev Med. 2015; 6: 104.

[18] Hochster HS, Grothey A, Hart L, et al. Improved time to treatment failure with an intermittent oxali-platin strategy: results of CONcePT. Ann Oncol. 2014; 25(6): 1172-1178.

[19] Tournigand C, Cervantes A, Figer A, et al. OPTIMOX1: a randomized study of FOLFOX4 or FOLFOX7 with oxaliplatin in a stop-and-go fashion in advanced colorectal cancer—a GERCOR study. J Clin Oncol. 2006; 24(3): 394-400.

[20] Postma TJ, Benard BA, Huijgens PC, et al. Long term effects of vincristine on the peripheral nervous system. J Neurooncol. 1993; 15: 23-27.

[21] Ackermann R, Semmler A, Maurer G. Methotrexate-induced myelopathy responsive to substitution of multiple folate metabolites. J Neurooncol. 2010; 97: 425-427.

[22] Bhojwani D, Sabin N, Pei D, et al. Methotrexate-induced neurotoxicity and leukoencephalopathy in childhood acute lymphoblastic leukemia. J Clin Oncol. 2014; 32(9): 949-959.

[23] Adkins J, Peters D, Markham A. Fludarabine an update of its pharmacology and use in the treatment of haematological malignancies. Drugs. 1997; 53(6): 1005-1037.

[24] Annaloro C, Costa A, Fracchiolla N, et al. Severe fludarabine neurotoxicity after reduced intensity con-ditioning regimen to allogeneic hematopoietic stem cell transplantation: a case report. Clin Case Rep. 2015; 3(7): 650-655.

[25] Lee M, McKinney A, Brace J, et al. Clinical and imaging features of fludarabine neurotoxicity. J Neuro-ophthalmol. 2010; 30: 37-41.

[26] Hasle H. Cerebellar toxicity during cytarabine therapy associated with renal insufficiency. Cancer Chemother Pharmacol. 1990; 27: 76-78.

[27] Tran P, Xiao-Tang K. Cytarabine induced acute cerebellar syndrome during Hyper-CVAD treatment for B-cell acute lymphoblastic leukemia. Case Rep Neurol. 2017; 9: 114-120.

[28] Berg S, Blaney S, Devidas M. Phase II study of nelarabine (compound 506U78) in children and young adults with refractory T-cell malignancies: a report from the Children's Oncology Group. J Clin Oncol. 205; 23(15): 3376-3382.

[29] Buie L, Epstein S, Lindley C. Nelarabine: a novel purine antimetabolite antineoplastic agent. Clin Ther. 2007; 29(9): 1887-1899.

[30] Nicolao P, Giometto B. Neurological toxicity of ifosfamide. Oncology. 2003; 65(suppl 2): 11-16.

[31] Ahles TA, Root JC, Ryan EL. Cancer- and cancer treatment-associated cognitive change: an update on the state of the science. J Clin Oncol. 2012; 30: 3675.

[32] Hermelink K. Chemotherapy and cognitive function in breast cancer patients: the so-called chemo brain. J Natl Cancer Inst Monogr. 2015; 51: 67-69.

[33] Janelsins MC, Heckler CE, Peppone LJ, et al. Cognitive complaints in survivors of breast cancer after chemotherapy compared with age-matched controls: an analysis from a nationwide, multicenter, prospec-tive longitudinal study. J Clin Oncol. 2017; 35(5): 506-514.

[34] Jim HD, Philips KM, Chait S, et al. Meta-analysis of cognitive functioning in breast cancer survivors previously treated with standard-dose chemotherapy. J Clinc Oncol. 2012; 30(29): 3578.

[35] Hislop J. Yes, Virginia, chemo brain is real. Clinical Breast Cancer. 2015; 15(2): 87-89.

第 8 章

化疗相关肺毒性

8.1 简介

接受全身化疗的患者如果出现呼吸功能异常，其病因常常难以明确。因为接受化疗的患者常常出现因骨髓抑制引起的感染，也有肿瘤进展导致肺受累，进而导致呼吸衰竭的鉴别诊断变得广泛。对于出现呼吸衰竭的恶性肿瘤患者，必须对常见病因进行筛查，如呼吸道感染、充血性心力衰竭、肺栓塞、肺泡出血、放疗相关肺损伤以及化疗药物相关肺毒性。由于药物所致肺损伤是一种排除性诊断，不能用统一的诊断标准来定义，因此需要进行全面的检查，甚至包括肺活检，才能作出诊断。尽管化疗药物引起肺损伤的确切发生率尚不清楚，一些作者认为可能高达 10% ~ 20%[1,2]。关键点在于了解不同抗肿瘤药物导致肺损伤的临床病理特征，保持高度警惕，以便早期干预和避免继续使用造成肺损伤的药物。

化疗药物相关肺部毒性的机制和临床表现多种多样。此外，与传统化疗药物相比，新型靶向药物和免疫治疗药物同样具有明显的肺部毒性。本章将重点讨论细胞毒性化疗药物的肺毒性。

8.1.1 病理生理学

目前已知的细胞毒性药物造成的肺损伤有几种机制，然而大部分机制还不清楚。细胞毒性化疗药物可导致肺泡细胞的直接损伤，产生类似化学性肺炎的模式。细胞因子在介导药物相关肺部毒性中发挥重要作用。肺脏内皮细胞的损害会导致其释放细胞因子，进而导致炎症细胞的激活和浸润，如淋巴细胞和嗜酸性粒细胞。小鼠模型显示，接受吉西他滨和放射治疗（吉西他滨引起肺炎的已知危险因素）导致包括 TNF-α 和 IL-1α 在内的促炎细胞因子水平升高[3]。另外，还有临床前动物模型及临床研究结果显示，TNF-α 和 IL-1β 水平在接受博来霉素后升高[4]。博来霉素及其相关细胞因子导致的成纤维细胞活化会导致胶原沉积[5-7]。吉西他滨和多西他赛可能引起全身性细胞因子介导的毛细血管渗漏综合征，导致非心源性肺水肿。自由基介导的内皮损伤被认为在博来霉素诱导的肺损伤中发挥重要作用，目前有应用地塞米松和阿米福汀等药物减轻博来霉素相关肺损伤的研究[8]。此外，在联合使用其他药物或放疗时可能发生协同机制导致肺损伤加重。例如，既往接受过放疗的患者在应用吉西他滨治疗后其肺损伤发生率增高。

8.1.2　危险因素

有肺部基础疾病的患者，如间质性肺疾病、慢性阻塞性肺疾病（COPD）等，或接受含有肺毒性相关的细胞毒性药物或其他药物联合治疗的患者，其发生肺损伤的风险增加。此外，既往或正在进行胸部放疗的患者在使用含有肺脏毒性的药物，例如吉西他滨时，发生肺炎的风险增加。众所周知，高浓度氧气吸入也会增加博来霉素引起的肺炎风险[4]。

8.1.3　临床表现

虽然临床试验经常报道化疗药物的肺部毒性，但往往缺乏对确切的临床病理特点的描述。一些药物，例如博来霉素引发的肺损伤，具有典型的肺部表现，大部分药物导致的肺损伤的症状和体征是不特异的。临床表现通常是非特异性的，包括咳嗽、呼吸困难、缺氧、发热等。其他不同临床综合征的表现在下文中具体介绍。虽然这些反应大多发生在开始治疗的几小时到几周内，但有些药物，如博来霉素和亚硝基脲类，其肺部毒性可延迟发生[9,10]。

8.2　化疗相关肺毒性的分型

8.2.1　肥大细胞介导的肺毒性

一些药物，如铂类药物、紫杉类药物、利妥昔单抗、阿糖胞苷和依托泊苷，在输液过程中或输液后不久可能会出现急性支气管收缩进而导致呼吸困难和低氧。这些输液反应可能是由肥大细胞或嗜碱性粒细胞激活介导的，并可能导致其他系统的症状体征，包括血管性水肿、低血压、潮红、瘙痒和荨麻疹。这些患者有明显的喘息，肺功能检查结果表现为严重的可逆性气流阻塞。

8.2.2　过敏性肺炎

嗜酸性粒细胞性肺炎和过敏性肺炎是过敏性反应的一个极端。过敏性肺炎通常表现为细胞介导的过程，类似于迟发的Ⅳ型超敏反应。过敏性肺炎患者多在接受细胞毒性药物几小时到几天后出现呼吸困难。胸部影像学表现为新的肺部浸润，可能与嗜酸性粒细胞增多有关。嗜酸性粒细胞性肺炎在影像学上常有弥漫性肺泡或肺泡 - 间质混合性磨玻璃影，在分析支气管肺泡灌洗（BAL）样本时以＞20%的嗜酸细胞为特征。外周血嗜酸性粒细胞也升高。

8.2.3　间质性肺炎

间质性肺炎常表现为影像学上的弥漫性或局灶性磨玻璃影（图 8.1）和小叶间隔增厚。患者可能发热，BAL 的检查结果可能不具有特异性。

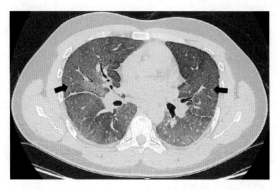

图 8.1　一名接受博来霉素治疗的患者胸部 CT 发现弥漫磨玻璃影（黑色箭头）

8.2.4　肺泡出血

肺泡出血的患者可能表现为呼吸困难，偶尔伴有咯血和影像学上的弥漫性肺部阴影。通过支气管镜检查和血性 BAL 样本，可以确诊。

8.2.5　非心源性肺水肿

接受特定药物治疗的患者，例如阿糖胞苷、吉西他滨和多西他赛等，如出现呼吸道疾病，需考虑非心源性肺水肿，例如毛细血管渗漏综合征（与周围水肿有关，偶尔也会出现血管内容量不足）。

8.2.6　分化综合征

约 1/4 的急性早幼粒细胞白血病（APL）患者在接受全反式维甲酸（ATRA）或三氧化二砷（ATO）治疗后，会出现一种潜在致命的分化综合征。该综合征是由早幼粒细胞向更成熟的中性粒细胞分化而释放炎性细胞因子导致的。这些患者通常会出现急性呼吸衰竭、发热、外周水肿、肺部阴影、低氧血症、低血压、肝肾功能异常、皮疹和浆膜炎导致的胸腔积液和心包积液。

8.2.7　放射回忆性肺炎

在既往接受胸部放疗的患者中，可能在接受放疗的区域出现肺部浸润影，为放射回忆性肺炎（RRP）。与这一种现象有关的药物包括多柔比星、吉西他滨、紫杉醇、卡莫司汀、依托泊苷和曲妥珠单抗。

8.2.8 静脉闭塞性疾病

肺静脉闭塞症（VOD）是一种罕见的肺脏表现，患者在影像学上出现肺动脉高压、小叶中心磨玻璃样改变、小叶间隔增厚及淋巴结病变。

8.2.9 急性呼吸窘迫综合征

博来霉素、阿糖胞苷、吉西他滨、丝裂霉素和达托霉素都可能导致急性肺损伤或急性呼吸窘迫综合征（ARDS）。患者表现为中度至重度低氧血症，可伴有发热等全身症状，BAL 表现为中性粒细胞数量为主。

8.3 怀疑化疗相关肺毒性的诊断流程

细胞毒性化疗相关的肺部毒性的诊断是一种排除性诊断，必须仔细询问病史、合并用药、既往或目前的胸部放疗的情况以及伴随的体征和症状，以排除其他病因，如感染、心源性肺水肿、肺泡出血、肺栓塞或其他药物的反应。通常情况下，除外其他诊断后，且患者的临床表现在停药后有所改善（无论是否接受糖皮质激素的治疗），就可以诊断为药物性肺炎。

8.3.1 影像学检查

胸部 X 线或高分辨率 CT 等胸部影像学检查，虽然没有特异性，但对识别肺损伤的模式和排除其他病因（如静脉血栓栓塞）有参考价值。CT 可以看到弥漫性或局灶性磨玻璃影（图 8.1）或网格影、实变影、小叶中心结节、间隔增厚或与浆膜炎有关的胸腔积液等各种异常情况[11]。与甲氨蝶呤肺损伤相关的一个典型影像学表现是肺门淋巴结异常[12]。

8.3.2 实验室检查

一些患者的白细胞计数（包括中性粒细胞增多、淋巴细胞增多或嗜酸性粒细胞增多）和炎症指标，如红细胞沉降率或 C 反应蛋白值可能升高。另外具有参考意义的检查检验包括 B 型钠尿肽（BNP）、凝血功能和超声心动图，以及血培养和痰液培养。虽然尚未用于常规临床实践，但在药物性肺炎患者中可能会出现血清中由 II 型肺泡细胞表达的涎液化糖链抗原 -6（Krebs von den Lunge-6，KL-6）水平的升高[9]。

8.3.3   支气管镜检查

支气管镜和 BAL 在除外其他病因方面可发挥重要作用，例如感染、恶性肿瘤受累和出血。在一些患者中，以中性粒细胞或嗜酸粒细胞为主的 BAL 标本有助于药物性肺炎的诊断。肺活检可以为呼吸衰竭的患者提供更多的病理生理信息，但是，组织学的发现往往是非特异性的，必须考虑每个患者的风险和受益。组织病理学上观察到的表现可能提示药物引起的机化性肺炎、非特异性间质性肺炎、嗜酸细胞肺炎或肺纤维化的诊断。

8.3.4   肺功能检查

肺功能检查可用于确定呼吸功能受损的程度，对病因方面的诊断没有帮助。

8.4   细胞毒性化疗药物及其作用机制

8.4.1   抗肿瘤类抗生素

博来霉素：自 1966 年人们首次分离出博来霉素以来，它已被广泛用于治疗多种恶性肿瘤，包括霍奇金淋巴瘤和生殖细胞肿瘤。然而约 10% 的患者在接受博来霉素治疗后会出现肺损伤，从而导致该药在临床的应用受限[13]。致死性肺损伤发生在高达 3% 的患者中[14,15]。据报道，在接受三个疗程 BEP（博来霉素、依托泊苷、顺铂）治疗的患者中，有 8% 出现了长期的毒性反应[16]，在接受治疗的霍奇金淋巴瘤患者中，有 15% ~ 18% 出现了长期的毒性反应[17]。丹麦睾丸癌数据库的数据显示，通过监测肺部一氧化碳弥散能力（DLCO）的下降以确定早期停用博来霉素的时机，使博来霉素相关肺损伤的发生率明显降低。

危险因素：一些研究结果显示，博来霉素的肺部毒性似乎随着患者年龄的增长而更为常见[21,22]，尽管亦有研究未得出这两者之间的相关性[20]。体内累计药物剂量超过 400 U 与肺部毒性的发生率有关，一般会避免超过这一累积量[23]。由于博来霉素大多经肾脏代谢，肾功能异常的患者体内药物蓄积和出现毒性的风险增加。其他与肺部毒性增高相关的因素包括较快的输液速度[24]、同时应用其他化疗药物（例如顺铂和吉西他滨[25,26]）、胸部放疗[18,27]、吸烟[4,28]和给予粒细胞集落刺激因子[29-31]。博来霉素的肺部毒性与高吸入氧浓度（FiO_2）之间的关系已在动物模型中得到证实，然而，来自患者的数据仅限于回顾性的病例系列和研究[32-34]。

机制：博来霉素通过与亚铁离子和氧分子形成化合物，造成 DNA 单链和双链的断裂，从而诱发细胞毒性[35-37]。给药后，博来霉素在组织中被博来霉素水解酶迅速灭活，尤其是在肝脏和肾脏。肺部和皮肤中的细胞相对缺乏这种酶，因此更容易受到博来霉素的毒性影响。博来霉素的肺部毒性被认为是由各种途径介导的。在小鼠模型中，较低的博来霉素水解酶活性与对博来霉素的高敏感性和慢性纤维化有关[37,38]。基因多态性可能影响肺脏对博来霉素的毒性反应，有研究表明不同基因表型的小鼠发生肺毒性的敏感性不同[37]。由 T 细胞和细胞因子介导的炎症反应可能是肺毒性的核心，例如无胸腺小鼠显示出对于博来霉素的肺毒性的抵抗[39]。可溶性 Fas 抗原和抗 FasL 抗体成功地抑制了肺损伤的进展，显示了上述分子在发病机制中的作用[40]。动物模型结果显示，在暴露于博来霉素后，肺内 TNF-α 和 IL-1β 水平增高[41,42]。自由基和氧化损伤亦在博来霉素肺毒性中发挥作用[43]。此外，基于细胞因子，如 TNF-α 等，博来霉素直接或间接地激活成纤维细胞，导致胶原蛋白的沉积和纤维化的增加。这一过程也部分由转化生长因子 β（TGF-β）介导[4]。

临床表现：患者往往在开始治疗的 1～6 个月出现呼吸困难、咳嗽或无症状的DLCO 下降。据报道，博来霉素会导致嗜酸性或过敏性肺炎、间质性肺炎、急性肺损伤或 ARDS，甚至肺静脉闭塞性疾病，在少数情况下会延迟表现为肺纤维化的肺部表现（图 8.1）。此外，一些作者报告了在输注博来霉素期间出现胸痛，但往往表现为自限性[44]。

丝裂霉素 -C：丝裂霉素 -C 是一种抗肿瘤的抗生素和细胞周期特异性烷化剂，来自于链霉菌。由于治疗手段的发展，目前丝裂霉素在美国的临床应用主要限于治疗肛门癌。2%～12% 的患者应用丝裂霉素后会出现肺毒性。该药物相关毒性随剂量增加而增加，尤其是超过 20 mg/m^2 时[45,46]。其他可能导致肺毒性风险增加的因素包括吸氧、使用其他具有肺毒性的药物以及胸部放疗。急性支气管痉挛通常是自限性的，见于不到 6% 的患者。在接受丝裂霉素 -C 后的几周内，肺部毒性风险与联合应用长春碱类可能存在关联[47,48]。在发生急性肺损伤或 ARDS 的患者中，也有报道其发生与长春碱类的相关性[49]。另外，慢性间质性肺炎，以及罕见的胸膜疾病和肺静脉闭塞性疾病亦有报道。

多柔比星：多柔比星是一种蒽环类抗肿瘤抗生素，被广泛用于多种肿瘤类型，包括乳腺癌、急性淋巴细胞白血病、霍奇金淋巴瘤和非霍奇金淋巴瘤等。患者在输注聚乙二醇脂质体多柔比星时可能会出现呼吸困难。其他已报道的肺部毒性包括间质性肺炎、机化性肺炎和放射回忆性肺炎[50]。

表柔比星和米托蒽醌：一些拓扑异构酶 Ⅱ 抑制剂，如表柔比星和米托蒽醌，也与肺炎有关，但报告的病例通常接受含其他可能导致肺毒性发生的药物的联合化疗方案[9]。

8.4.2 烷化剂

白消安：白消安通常用于干细胞移植前的预处理。在酪氨酸激酶抑制剂广泛应用之前，白消安被用于治疗慢性髓系白血病（CML）。总体而言，在接受该药物的患者中，约8%会出现肺部毒性。白消安与肺部并发症的发生风险增加有关，因为它经常与其他药物（如环磷酰胺）共同使用。其他危险因素包括辐射、长期白消安暴露或累积剂量超过500 mg[51,52]。白消安肺损伤患者表现为有多种组织病理学改变，包括Ⅰ型肺泡细胞的变性和Ⅱ型肺细胞的不典型增生、单核细胞浸润、弥漫性肺泡损伤和肺泡出血[53]。在临床上，大多数肺部毒性出现干细胞移植后的1个月到1年之间，其可表现为急性肺损伤、慢性肺间质纤维化或肺泡出血。

美法仑：美法仑也是一种用于干细胞移植预处理的药物。在较少情况下，使用美法仑时曾有急性支气管痉挛和肺炎的报告。

环磷酰胺：虽然环磷酰胺的肺部毒性很罕见（＜1%），但由于其广泛的临床应用和严重肺部受累的可能性，临床医生应对环磷酰胺相关肺毒性有所了解。一些患者在接受药物后1～6个月出现可逆性肺炎，而其他患者可能在治疗后数年才出现延迟性肺炎或纤维化。糖皮质激素治疗对迟发的肺炎和纤维化通常无效，最终会发展为终末期肺纤维化[54,55]。这些毒性的危险因素是高浓度FiO_2暴露、放射损伤和有可能产生肺毒性的合并用药。

异环磷酰胺：可引起与环磷酰胺类似的肺毒性。此外，异环磷酰胺可以引起高铁血红蛋白血症。其机制是通过异环磷酰胺的一种代谢产物与谷胱甘肽发生反应，导致红细胞抗氧化剂储备的消耗，从而导致高铁血红蛋白血症的发生。

苯丁酸氮芥：主要用于治疗慢性淋巴细胞白血病。该药物很少观察到肺毒性，但在用药间期甚至停药后仍可能发生肺毒性。此外，苯丁酸氮芥相关肺毒性与用药剂量或疗程之间无明确相关性[56]。肺受累的模式包括慢性间质性肺炎、肺纤维化、机化性肺炎和急性间质性肺炎。

8.4.3 抗代谢药物

甲氨蝶呤：甲氨蝶呤抑制二氢叶酸还原酶，导致DNA合成障碍。甲氨蝶呤相关肺毒性的危险因素包括年龄＞60岁，类风湿性疾病肺部或胸膜受累，曾经使用抗风湿药物，以及糖尿病（治疗糖尿病的高胰岛素血症可导致甲氨蝶呤的多聚谷氨酸化增加）[57]。最常见的毒性模式是过敏性肺炎，通常在治疗后数天至数周内发生，也有患者表现为延迟反应。其他形式的肺毒性包括机化性肺炎、胸腔积液和肺纤维化（图8.2）。甲氨蝶呤相关肺炎有几个使其有别于其他肺部病变的典型特征：通常可逆，一半以上的病例伴有轻度嗜酸性粒细胞增多，与肺部形成的小肉芽肿有关，且在肺毒性缓解后再使用甲氨蝶呤时肺炎复发的概率很低。此外，肺门淋巴结受累的情况见于约 10% 的患者中。造成这种毒性的可能机制包括有丝分裂原蛋白激酶途径的激活、细胞因子环境的改变、肺泡上皮损伤和宿主对潜伏病毒感染的反应，如巨细胞病毒或 EB 病毒[58,59]。

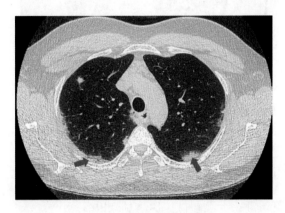

图 8.2 胸部影像学检查

一位患者在胸腔镜活检中最终被诊断为机化性肺炎的双侧胸膜下实变影（红色箭头）；他接受的治疗包含甲氨蝶呤；在甲氨蝶呤停药并延长泼尼松的使用时间后，胸膜下实变改善

阿糖胞苷：阿糖胞苷是一种嘧啶类似物，通过抑制 DNA 聚合酶产生细胞毒性。它被用于治疗急性粒细胞白血病，并经常在干细胞移植前使用。阿糖胞苷的一个特有的肺毒性是非心源性肺水肿，通常在治疗 1 周后发生。患者通常会出现呼吸困难、咳嗽和需氧量增加，并常常伴有低热。组织学检查结果包括肺泡蛋白物质增多，不伴有异型细胞及单核细胞浸润。

吉西他滨：吉西他滨是一种嘧啶类似物，在临床上应用于包括胰腺癌、非小细胞肺癌和膀胱癌等多种肿瘤的治疗。吉西他滨引起的严重肺部毒性罕见（发生率为 0 ~ 5%）[60]。然而当与博来霉素或紫杉类药物联合使用时，肺毒性发生率明显升高。此外，由于吉西他滨是一种放射增敏剂，同时或序贯接受放疗会增加肺毒性的风险。其表现包括支气管痉挛、间质性肺炎、急性嗜酸性粒细胞性肺炎、肺泡出血、毛细血管渗漏综合征和非心源性肺水肿（图 8.3）。

氟达拉滨：氟达拉滨是一种嘌呤类似物，最常用于干细胞移植预处理和治疗慢性淋巴细胞白血病。使用这种药物患者中，有 10% 会出现肺毒性，最常见的表现是间质性肺炎。毒性反应可以发生在治疗的最初几周，也可以延迟发生[61]。由于氟达拉滨会导致严重的免疫抑制，在诊断氟达拉滨相关肺毒性前需要进行广泛的病原学检查以除外感染性病变。

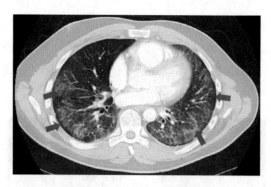

图 8.3　胸部影像学检查

双侧下叶为主的磨玻璃和网格影（红色箭头），典型的近胸膜处不受累（蓝色箭头），提示这位接受吉西他滨的患者其CT表现为非特异性间质性肺炎（NSIP）

8.4.4　亚硝基脲类药物

卡莫司汀和洛莫司汀：卡莫司汀（BCNU）和洛莫司汀（CCNU）等亚硝基脲类药物被用于治疗脑肿瘤、淋巴瘤和干细胞移植前。上述药物已知的三种肺毒性反应包括特发性肺炎综合征、间质性肺炎及迟发性胸膜肺实质弹力纤维增生症（PPFE）。

特发性肺炎综合征（IPS）的特点是急性发作的呼吸困难、低氧、肺炎症状和广泛的肺泡损伤，并伴有影像学上的多肺叶受累，通常在异体或自体造血干细胞移植后12 ～ 19 d出现。虽然目前提到多种IPS的发生机制，其中一项是与曾接受卡莫司汀治疗有关[62,63]。

间质性肺炎：在没有干细胞移植的情况下，在接受这些药物治疗的患者中有10% ～ 30%的患者出现了急性和亚急性间质性肺炎[64]。发病时间通常在治疗后几周至几个月。

胸膜肺实质弹力纤维增生症：一些患者接受治疗后的多达17年后可能出现表现为PPFE的迟发性纤维化。年轻的患者和接受高剂量治疗的患者患PPFE的风险可能会增加。值得注意的是，患者可能在早期没有症状，影像学改变亦不明显，直至出现明显的纤维化[10]。

8.4.5　鬼臼毒素类

依托泊苷：1% ～ 3%的患者在接受静脉依托泊苷治疗时可发生超敏反应（由于药物载体的原因），表现为呼吸困难和支气管痉挛。口服依托泊苷时可出现罕见的弥漫性肺泡损害。另外，依托泊苷是一种放射增敏剂，增加放射回忆性肺炎的发生风险。

8.4.6　紫杉烷类

紫杉醇、多西他赛、白蛋白 - 紫杉醇：在接受紫杉醇和多西他赛的患者中，有出现急性或亚急性间质性肺病或肺炎的报道。然而，白蛋白 - 紫杉醇的报告发病率较低。这些被认为是机体对药物的迟发型Ⅳ型超敏反应，在开始治疗后数小时至数周内发生。肺炎的危险因素包括有基础的肺部疾病、与吉西他滨等药物或放疗等联合使用，以及较高的用药剂量，特别是多西紫杉醇的剂量。接受多西紫杉醇治疗的患者还可能出现毛细血管渗漏综合征，其特点是非心源性肺水肿、周围水肿和胸腔积液。通过地塞米松的预处理和早期使用利尿剂可以在一定程度上改善这种情况。

8.4.7　分化治疗：全反式维甲酸和三氧化二砷

分化综合征是一种独特的综合征，与 APL 的联合治疗（ATRA 和 ATO）相关，约发生在 25% 的患者。在 APL 患者中，异常的 PML/RARA 蛋白阻断早幼粒细胞阶段之后的髓系分化。若这一阻断被 ATRA 逆转，可导致恶性细胞迅速分化为成熟的中幼粒细胞和中性粒细胞。在此过程中许多细胞因子被释放出来导致毛细血管渗漏综合征。此外，成熟的白细胞迁移到肺部和肾脏也会导致器官功能障碍 [65,66]。开始使用 ATRA 时，较高的白细胞计数是后续分化综合征的一个危险因素。患者通常在开始治疗的 4 周内出现发热、周围水肿、呼吸困难、低血压和肾衰竭。

8.4.8　蛋白酶体抑制剂

硼替佐米：硼替佐米已被批准用于治疗多发性骨髓瘤和套细胞淋巴瘤。虽然其肺毒性不很常见，但偶尔会出现严重的致命性肺炎、肺部浸润、ARDS 和罕见的肺动脉高压 [67,68]。

卡非佐米：卡非佐米是第二代蛋白酶体抑制剂，高达 29% 的患者在使用过程中曾出现过短暂的呼吸困难 [69,70]。此外，也有报道卡非佐米治疗后出现罕见的肺动脉高压。

8.5　管理方法

停用可疑药物：如前所述，在排除了引起呼吸衰竭的其他病因后，应停用引起肺毒性的药物。彻底的诊断评估，可以确保不对因其他原因导致的呼吸衰竭的患者进行停药，而这些患者可能从继续治疗中受益。在一些患者中，停药后症状缓解可以作为药物相关肺毒性的诊断依据。对于出现分化综合征和缺氧的 APL 患者，可以继续使用 ATRA 或 ATO，除非临床表现严重到需要高流量氧疗或有创通气支持。

糖皮质激素：由于炎症在细胞毒性化疗药物相关肺毒性的发展中起着关键作用，因此糖皮质激素常常被用来减轻炎症反应。轻至中度肺毒性患者，如停用细胞毒性药物后其症状仍然存在，则应开始使用糖皮质激素。病情危重的患者应立即接受大剂量类固醇治疗。目前没有临床试验确定激素的最佳剂量，剂量根据肺脏受累的严重程度而定。对于明确存在呼吸衰竭的患者，可考虑使用冲击剂量的甲泼尼龙，1 g/d，最长3 d[9]。对于病情较轻的患者，可考虑使用低剂量的甲泼尼龙或泼尼松。对于 APL 患者的分化综合征，应使用地塞米松 10 mg，每天 2 次。某些模式的肺部受累，如嗜酸细胞肺炎、过敏性肺炎和机化性肺炎，相较于主要表现为纤维化改变的肺损伤，激素的疗效更好。在急性症状缓解后，应逐渐减少类固醇激素的使用，同时使用适当的预防性抗生素治疗。

再挑战细胞毒药物：一般来说，再次使用引起肺损伤的药物可能会有诱发更严重反应的危险。某些药物，如甲氨蝶呤，已经成功地进行了再挑战治疗，且没有额外的毒性；任何药物进行再挑战，都需要仔细考虑其风险、获益和替代方案。

支持治疗：对于有急性支气管痉挛或输液反应的患者，建议停止输液，并给予支气管扩张剂、氧疗和必要时使用类固醇激素治疗。尽管氧疗在处理细胞性化疗药物的肺部毒性方面起着重要作用，但较高的 FiO_2 也可能使患者在随后发生肺炎的风险增高（如博来霉素），应避免使用。在使用糖皮质激素治疗期间，适当预防肺孢子菌肺炎并监测感染性并发症是非常重要的。非心源性肺水肿或毛细血管渗漏综合征患者需要利尿治疗。

8.6　监测和预防策略

对于大多数细胞毒性药物，不需要进行常规的肺毒性筛查和评估。然而，对于与肺毒性发生率较高或程度较严重的药物，也有例外。在接受博来霉素治疗的患者中，常规使用肺活量和 DLCO 来早期监测呼吸功能损伤尚存在争议。然而大多数机构会进行基线肺功能检查和 DLCO 评估并定期监测，特别是在累积剂量超过 400 U 时。即使患者没有症状，DLCO 或肺功能检测下降超过 15%，也提示应停止治疗[71]。在 APL 患者中进行的回顾性研究和单臂前瞻性研究显示，预防性使用类固醇激素预防分化综合征的发生对生存结果没有显著改善[72,73]。对先前或正在进行胸部放射治疗的患者应谨慎进行氧疗，避免使用放疗增敏剂，以及密切监测正在接受具有剂量依赖性、累积毒性药物的患者，是预防肺部毒性的其他策略。

（译者：石岳泉　　审校：刘潇衍，徐燕）

参考文献

[1] Rosenow EC 3rd, Limper AH. Drug-induced pulmonary disease. Semin Respir Infect. 1995; 10: 86.

[2] Snyder LS, Hertz MI. Cytotoxic drug-induced lung injury. Semin Respir Infect. 1988; 3: 217.

[3] Rübe CE, Wilfert F, Uthe D, et al. Increased expression of pro-inflammatory cytokines as a cause of

lung toxicity after combined treatment with gemcitabine and thoracic irradiation. Radiother Oncol. 2004; 72(2): 231-241.

[4] Sleijfer S. Bleomycin-induced pneumonitis. Chest. 2001; 120(2): 617-624.

[5] Moseley PL, Hemken C, Hunninghake GW. Augmentation of fibroblast proliferation by bleomycin. J Clin Invest. 1986; 78: 1150-1154.

[6] Sugarman BJ, Aggarwal BB, Figari IS, et al. Recombinant human tumor necrosis factor-alpha: effects on proliferation of normal and transformed cells in vitro. Science. 1985; 230: 943-945.

[7] Schmidt JA, Mizel SB, Cohen D, et al. Interleukin-1: a potential regulator of fibroblast proliferation. J Immunol. 1982; 128: 2177-2182.

[8] Moseley PL, Shasby DM, Brady M, et al. Lung parenchymal injury induced by bleomycin. Am Rev Respir Dis. 1984; 130: 1082-1086.

[9] Vahid B, Marik PE. Pulmonary complications of novel antineoplastic agents for solid tumors. Chest. 2008; 133: 528.

[10] O'Driscoll BR, Hasleton PS, Taylor PM, et al. Active lung fibrosis up to 17 years after chemotherapy with carmustine (BCNU) in childhood. N Engl J Med. 1990; 323: 378.

[11] Torrisi JM, Schwartz LH, Gollub MJ, et al. CT findings of chemotherapy-induced toxicity: what radi-ologists need to know about the clinical and radiologic manifestations of chemotherapy toxicity. Radiol-ogy. 2011; 258: 41.

[12] Limper AH. Chemotherapy-induced lung disease. Clin Chest Med. 2004; 25: 53.

[13] Jules-Elysee K, White DA. Bleomycin-induced pulmonary toxicity. Clin Chest Med. 1990; 11: 1.

[14] Levi JA, Raghaven D, Harvey V, et al. The importance of bleomycin in combination chemotherapy for good-prognosis germ cell carcinoma. J Clin Oncol. 1993; 11: 1300-1305.

[15] Simpson AB, Paul J, Graham J, et al. Fatal bleomycin pulmonary toxicity in the west of Scotland 1991-95; a review of patients with germ cell tumours. Br J Cancer. 1998; 78: 1061-1066.

[16] de Wit R, Roberts JT, Wilkinson PM, et al. Equivalence of three or four cycles of bleomycin, etopo-side, and cisplatin chemotherapy and of a 3- or 5-day schedule in good-prognosis germ cell cancer: a randomi zed study of the European Organization for Research and Treatment of Cancer Genitourinary Tract Cancer Cooperative Group and the Medical Research Council. J Clin Oncol. 2001; 19: 1629.

[17] Hirsch A, van der Els N, Straus DJ, et al. Effect of ABVD chemotherapy with and without mantle or mediastinal irradiation on pulmonary function and symptoms in early-stage Hodgkin's disease. J Clin Oncol. 1996; 14: 1297.

[18] Jóna Á, Miltényi Z, Ujj Z, et al. Late pulmonary complications of treating Hodgkin lymphoma: bleomycin-induced toxicity. Expert Opin Drug Saf. 2014; 13: 1291.

[19] Avivi I, Hardak E, Shaham B, et al. Low incidence of long-term respiratory impairment in Hodgkin lymphoma survivors. Ann Hematol. 2012; 91: 215.

[20] Lauritsen J, Kier MG, Bandak M, et al. Pulmonary function in patients with germ cell cancer treated with bleomycin, etoposide, and cisplatin. J Clin Oncol. 2016; 34: 1492.

[21] Martin WG, Ristow KM, Habermann TM, et al. Bleomycin pulmonary toxicity has a negative impact on the outcome of patients with Hodgkin's lymphoma. J Clin Oncol. 2005; 23: 7614.

[22] O'Sullivan JM, Huddart RA, Norman AR, et al. Predicting the risk of bleomycin lung toxicity in

patients with germ-cell tumours. Ann Oncol. 2003; 14: 91.

[23] Blum RH, Carter SK, Agre K. A clinical review of bleomycin-a new antineoplastic agent. Cancer. 1973; 31: 903.

[24] Cooper KR, Hong WK. Prospective study of the pulmonary toxicity of continuously infused bleomycin. Cancer Treat Rep. 1981; 65: 419.

[25] Haugnes HS, Aass N, Fosså SD, et al. Pulmonary function in long-term survivors of testicular cancer. J Clin Oncol. 2009; 27: 2779.

[26] Macann A, Bredenfeld H, Müller RP, et al. Radiotherapy does not influence the severe pulmonary toxicity observed with the administration of gemcitabine and bleomycin in patients with advanced-stage Hodgkin's lymphoma treated with the BAGCOPP regimen: a report by the German Hodgkin's Lymphoma Study Group. Int J Radiat Oncol Biol Phys. 2008; 70: 161.

[27] Stamatoullas A, Brice P, Bouabdallah R, et al. Outcome of patients older than 60 years with classical Hodgkin lymphoma treated with front line ABVD chemotherapy: frequent pulmonary events suggest limiting the use of bleomycin in the elderly. Br J Haematol. 2015; 170: 179.

[28] Lower EE, Strohofer S, Baughman RP. Bleomycin causes alveolar macrophages from cigarette smokers to release hydrogen peroxide. Am J Med Sci. 1988; 295: 193.

[29] Fosså SD, Kaye SB, Mead GM, et al. Filgrastim during combination chemotherapy of patients with poor-prognosis metastatic germ cell malignancy. European Organization for Research and Treatment of Cancer, Genito-Urinary Group, and the Medical Research Council Testicular Cancer Working Party, Cambridge, United Kingdom. J Clin Oncol. 1998; 16: 716.

[30] Saxman SB, Nichols CR, Einhorn LH. Pulmonary toxicity in patients with advanced-stage germ cell tumors receiving bleomycin with and without granulocyte colony stimulating factor. Chest. 1997; 111: 657.

[31] Younes A, Fayad L, Romaguera J, et al. Safety and efficacy of once-per-cycle pegfilgrastim in support of ABVD chemotherapy in patients with Hodgkin lymphoma. Eur J Cancer. 2006; 42: 2976.

[32] Goldiner PL, Carlon GC, Cvitkovic E, et al. Factors influencing postoperative morbidity and mortality in patients treated with bleomycin. Br Med J. 1978; 1: 1664.

[33] Nygaard K, Smith-Erichsen N, Hatlevoll R, Refsum SB. Pulmonary complications after bleomycin, irradiation and surgery for esophageal cancer. Cancer. 1978; 41: 17.

[34] Gilson AJ, Sahn SA. Reactivation of bleomycin lung toxicity following oxygen administration. A second response to corticosteroids. Chest. 1985; 88: 304.

[35] Chandler DB. Possible mechanisms of bleomycin-induced fibrosis. Clin Chest Med. 1990; 11: 21.

[36] Sikic BI. Biochemical and cellular determinants of bleomycin cytotoxicity. Cancer Surv. 1986; 5: 81.

[37] Harrison JH Jr, Hoyt DG, Lazo JS. Acute pulmonary toxicity of bleomycin: DNA scission and matrix protein mRNA levels in bleomycin-sensitive and -resistant strains of mice. Mol Pharmacol. 1989; 36: 231.

[38] Harrison Jr JH, Lazo JS. Plasma and pulmonary pharmacokinetics of bleomycin in murine strains that are sensitive and resistant to bleomycin-induced pulmonary fibrosis. J Pharmacol Exp Ther. 1988; 247: 1052.

［39］Schrier DJ, Phan SH, McGarry BM. The effects of the nude (nu/nu) mutation on bleomycin-induced pulmonary fibrosis. A biochemical evaluation. Am Rev Respir Dis. 1983; 127: 614.

［40］Kuwano K, Hagimoto N, Kawasaki M, et al. Essential roles of the Fas/Fas ligand pathway in the develop-ment of pulmonary fibrosis. J Clin Invest. 1999; 104: 13-19.

［41］Phan SH, Kunkel SL. Lung cytokine production in bleomycin-induced pulmonary fibrosis. Exp Lung Res. 1992; 18: 29-43.

［42］Santana A, Saxena B, Noble NA, et al. Increased expression of transforming growth factor beta isoforms (beta 1, beta 2, beta 3) in bleomycin-induced pulmonary fibrosis. Am J Respir Cell Mol Biol. 1995; 13: 34-44.

［43］Fantone JC, Phan SH. Oxygen metabolite detoxifying enzyme levels in bleomycin-induced fibrotic lungs. Free Radic Biol Med. 1988; 4: 399.

［44］White DA, Schwartzberg LS, Kris MG, Bosl GJ. Acute chest pain syndrome during bleomycin infusions. Cancer. 1987; 59: 1582.

［45］Verweij J, van Zanten T, Souren T, et al. Prospective study on the dose relationship of mitomycin C-induced interstitial pneumonitis. Cancer. 1987; 60: 756.

［46］Okuno SH, Frytak S. Mitomycin lung toxicity. Acute and chronic phases. Am J Clin Oncol. 1997; 20: 282.

［47］Luedke D, McLaughlin TT, Daughaday C, et al. Mitomycin C and vindesine associated pulmonary toxicity with variable clinical expression. Cancer. 1985; 55: 542.

［48］Thomas P, Pradal M, Le Caer H, et al. [Acute bronchospasm due to periwinkle alkaloid and mitomycin association]. Rev Mal Respir. 1993; 10: 268.

［49］Kris MG, Pablo D, Gralla RJ, et al. Dyspnea following vinblastine or vindesine administration in patients receiving mitomycin plus vinca alkaloid combination therapy. Cancer Treat Rep. 1984; 68: 1029.

［50］Jacobs C, Slade M, Lavery B. Doxorubicin and BOOP. A possible near fatal association. Clin Oncol (R Coll Radiol). 2002; 14: 262.

［51］Ginsberg SJ, Comis RL. The pulmonary toxicity of antineoplastic agents. Semin Oncol. 1982; 9: 34.

［52］Sostman HD, Matthay RA, Putman CE. Cytotoxic drug-induced lung disease. Am J Med. 1977; 62: 608.

［53］Vergnon JM, Boucheron S, Riffat J, et al. [Interstitial pneumopathies caused by busulfan. Histologic, developmental and bronchoalveolar lavage analysis of 3 cases]. Rev Med Interne. 1988; 9: 377.

［54］Malik SW, Myers JL, DeRemee RA, Specks U. Lung toxicity associated with cyclophosphamide use. Two distinct patterns. Am J Respir Crit Care Med. 1996; 154: 1851.

［55］Hamada K, Nagai S, Kitaichi M, et al. Cyclophosphamide-induced late-onset lung disease. Intern Med. 2003; 42: 82.

［56］Khong HT, McCarthy J. Chlorambucil-induced pulmonary disease: a case report and review of the lit-erature. Ann Hematol. 1998; 77: 85.

［57］Alarcón GS, Kremer JM, Macaluso M, et al. Risk factors for methotrexate-induced lung injury in pa-tients with rheumatoid arthritis. A multicenter, case-control study. Methotrexate-Lung Study

Group. Ann Intern Med. 1997; 127: 356.

[58] Kim YJ, Song M, Ryu JC. Inflammation in methotrexate-induced pulmonary toxicity occurs via the p38 MAPK pathway. Toxicology. 2009; 256: 183.

[59] Kim YJ, Song M, Ryu JC. Mechanisms underlying methotrexate-induced pulmonary toxicity. Expert Opin Drug Saf. 2009; 8: 451.

[60] Barlési F, Villani P, Doddoli C, et al. Gemcitabine-induced severe pulmonary toxicity. Fundam Clin Pharmacol. 2004; 18: 85.

[61] Helman DL Jr, Byrd JC, Ales NC, Shorr AF. Fludarabine-related pulmonary toxicity: a distinct clinical entity in chronic lymphoproliferative syndromes. Chest. 2002; 122: 785.

[62] Chen YB, Lane AA, Logan BR, et al. Impact of conditioning regimen on outcomes for patients with lymphoma undergoing high-dose therapy with autologous hematopoietic cell transplantation. Biol Blood Marrow Transplant. 2015; 21: 1046.

[63] Rubio C, Hill ME, Milan S, et al. Idiopathic pneumonia syndrome after high-dose chemotherapy for relapsed Hodgkin's disease. Br J Cancer. 1997; 75: 1044.

[64] Weinstein AS, Diener-West M, Nelson DF, Pakuris E. Pulmonary toxicity of carmustine in patients treated for malignant glioma. Cancer Treat Rep. 1986; 70: 943.

[65] Gordon M, Jakubowski A, Frankel S, et al. Neutrophil (PMN) function in patients with acute promyelo-cytic leukemia (APL) treated with all-trans retinoic acid (ATRA) (abstract). Proc Annu Meet Am Soc Clin Oncol. 1991; 10: A761.

[66] Frankel SR, Eardley A, Heller G, et al. All-trans retinoic acid for acute promyelocytic leukemia. Results of the New York Study. Ann Intern Med. 1994; 120: 278.

[67] Miyakoshi S, Kami M, Yuji K, et al. Severe pulmonary complications in Japanese patients after bortezo-mib treatment for refractory multiple myeloma. Blood. 2006; 107: 3492.

[68] Zappasodi P, Dore R, Castagnola C, et al. Rapid response to high-dose steroids of severe bortezomib-related pulmonary complication in multiple myeloma. J Clin Oncol. 2007; 25: 3380.

[69] Siegel DS, Martin T, Wang M, et al. A phase 2 study of single-agent carfilzomib (PX-171-003-A1) in patients with relapsed and refractory multiple myeloma. Blood. 2012; 120: 2817.

[70] Vij R, Wang M, Kaufman JL, et al. An open-label, single-arm, phase 2 (PX-171-004) study of single-agent carfilzomib in bortezomib-naive patients with relapsed and/or refractory multiple myeloma. Blood. 2012; 119: 5661.

[71] Chu E, DeVita V Jr. Physician's Cancer Chemotherapy Drug Manual 2018. 18th ed. Burlington, MA: Jones & Bartlett Learning; 2018.

[72] Sanz MA, Martín G, González M, et al. Risk-adapted treatment of acute promyelocytic leukemia with all-trans-retinoic acid and anthracycline monochemotherapy: a multicenter study by the PETHEMA group. Blood. 2004; 103: 1237.

[73] Wiley JS, Firkin FC. Reduction of pulmonary toxicity by prednisolone prophylaxis during all-trans retinoic acid treatment of acute promyelocytic leukemia. Australian Leukaemia Study Group. Leukemia. 1995; 9: 774.

第 9 章

化疗的皮肤毒性

9.1　简介

化疗可以通过多种方式影响皮肤，一些化疗药物产生独特的皮肤不良反应。尽管这些不良反应很少危及生命，但它们会给患者带来很大困扰和不适（如脱发、色素沉着），影响患者的生活质量，有时还会导致治疗中断。有时皮肤反应可能与更严重的全身毒性有关。这些不良反应的特点各不相同，取决于具体的化疗药物和肿瘤类型。有些皮肤不良反应在化疗和放疗联合使用时产生，比如光毒性反应。因此，及时识别这些反应对于皮肤科医生和肿瘤科医生都非常重要，以便能够采取适当的处理措施，并维持治疗的连续性。本章将讨论与各种化疗药物有关的皮肤不良反应及一般的诊治原则。

9.2　化疗相关脱发（chemotherapy-induced alopecia，CIA）

9.2.1　毛发生长周期

毛发生长周期包括三个阶段：生长期、退行期和休止期[1]。化疗往往会导致头发和其他部位毛发的脱落，这是因为大多数毛囊处于生长期，而化疗会损害这些增生活跃的细胞[2]。

9.2.2　化疗相关脱发

CIA 是肿瘤科众多治疗方案中常见的令人痛苦的不良反应。它对身体形象、社会心理健康有负面影响，有时还可能影响治疗决策。表 9.1 中列出了可导致 CIA 的化疗药物。众所周知，包括烷化剂、蒽环类、抗代谢药、抗肿瘤抗生素、长春花碱和紫杉烷在内的各类药物更容易引起脱发[3]。化疗后的脱发有两种不同的模式：生长期脱发和休止期脱发。

表 9.1 导致脱发的化疗药物及其严重程度

发生情况	严重脱发	中度脱发	轻度脱发
常见	多柔比星	白消安	博来霉素
	柔红霉素	甲氨蝶呤	顺铂
	环磷酰胺	氮芥	
	异环磷酰胺		
	多西他赛		
	紫杉醇		
	依托泊苷		
不常见	长春新碱	丝裂霉素	氟尿嘧啶
	长春花碱	放线菌素	羟基脲
	长春瑞滨		

1. 生长期脱发：生长期脱发是最常见的模式。它的发生是由于化疗药物靶向处于生长期的活跃毛囊，诱导早衰转化。这会导致毛干变弱，使其容易断裂，并阻止毛干的形成。它表现为头发完全脱落、头发稀疏或头发变脆。由于成人头皮中有 70% ~ 85% 的头发处于生长期，生长期脱发会让患者感到十分痛苦。

2. 休止期脱发：由于化疗后的营养不良、发热、压力和情绪困扰等原因导致，表现为广泛的脱发。

CIA 通常在治疗后 2 ~ 4 周开始，常见于 7 ~ 10 d，在 1 ~ 2 个月达到高峰[4]。脱发以弥漫性或斑片状出现，取决于活跃的生长期毛发的分布情况。当 25% ~ 40% 的头皮毛发脱落时，弥漫性或斑片状脱发就很明显，通常没有自觉症状，但有时可能伴有瘙痒或疼痛。一般来说，头皮毛发最常受累，但腋毛、阴毛、眉毛和体毛也会受到影响。近乎完全的脱发通常在 2 ~ 3 个月出现，并在化疗期间持续。在治疗时处于休止期的毛发可能不会受累。化疗停止后，绝大多数患者会在 1 ~ 3 个月重新长出头发。

脱发的严重程度取决于几个因素，包括使用的具体药物、化疗剂量、治疗时间和药物的血清半衰期。一般来说，CIA 在使用多药方案的患者中更为严重[5]。此外，在同等剂量下，静脉给药造成的脱发通常比口服给药更为严重。

化疗引起的脱发几乎总是可逆的，尽管有关于骨髓移植前使用环磷酰胺和白消安治疗出现永久性脱发的报告[6,7]。最近，有报道称乳腺癌患者在使用紫杉烷类药物化疗后出现严重的、不可逆转的脱发[8,9]。尽管毛发通常会再生，但要提醒患者再生是不可预测的，并且新毛发的厚度、颜色或质地可能不同[10,11]。

9.2.3 CIA 的预防和治疗

迄今为止，CIA 的预防和治疗成效有限。使用围巾或假发似乎是患者的最佳选择。过去几十年来，为了减轻脱发的严重程度，人们一直在研究头皮冷却的方法[12,13]。据推测，在化疗期间使用头皮冷却可以减少毛囊血流、降低化疗药物暴露，从而预防化疗相关脱发。它还可能通过降低毛囊的新陈代谢率来降低它们对化疗毒性作用的易感性。限制头皮冷却使用的主要顾虑在于头皮微转移的风险，通常不建议用于正在接受治愈性化疗的血液系统肿瘤，如白血病或淋巴瘤患者[14]。最近两项前瞻性研究证实了头皮冷却系统预防 CIA 的有效性和安全性，促使美国食品药品监督管理局（FDA）批准了两种头皮冷却设备，以预防实体恶性肿瘤患者的 CIA[15,16]。在这两项研究中，接受紫杉烷类基础方案化疗的乳腺癌患者被随机分为接受头皮冷却治疗或安慰剂治疗，结果表明，约 50% 接受头皮冷却治疗的患者中预防脱发的效果显著。在临床试验中观察到，冷却治疗仪引起的不良反应包括不适、头痛、头皮疼痛和发冷等，但绝大多数患者可以耐受。

9.2.4　药物干预

已对预防 CIA 的多种药物进行了测试，包括米诺地尔、比马前列素和骨化三醇。米诺地尔已被证明可以缩短 CIA 的持续时间，对部分患者可能有益[17,18]。需要进一步的研究来证实这些药物治疗 CIA 的效果。

9.3　超敏反应

几乎所有的化疗药物都可能引起过敏或超敏反应。超敏反应通常少见，发生率约为 5%[19]。某些化疗药，如左门冬酰胺酶、紫杉醇和丝裂霉素 -C，表现出较高的超敏反应发生率，严重时可能导致剂量限制性毒性[20]。表 9.2 列出了可能导致超敏反应的化疗药物。

表 9.2　常见引起超敏反应的化疗药物

药　　物	超敏反应
左门冬酰胺酶	Ⅰ型
博来霉素	Ⅰ型
卡铂	Ⅰ型
顺铂	Ⅰ型，Ⅱ型
苯丁酸氮芥	Ⅰ型，Ⅱ型
环磷酰胺	Ⅰ型
阿糖胞苷	Ⅰ型
多西他赛	Ⅰ型
柔红霉素	Ⅰ型
多柔比星	Ⅰ型
达卡巴嗪	Ⅰ型
依托泊苷	Ⅰ型，Ⅲ型

续表

药　　物	超敏反应
氟尿嘧啶	Ⅰ型
异环磷酰胺	Ⅰ型
氮芥（局部应用）	Ⅳ型
甲氨蝶呤	Ⅰ型，Ⅲ型
丝裂霉素	Ⅰ型，Ⅲ型，Ⅳ型
紫杉醇	Ⅰ型
丙卡巴肼	Ⅲ型

9.3.1　临床表现和治疗

超敏反应通常是免疫介导的，分为Ⅰ、Ⅱ、Ⅲ、Ⅳ型。大多数化疗反应被认为是Ⅰ型，由免疫球蛋白 E（IgE）介导。临床上，Ⅰ型超敏反应的患者可以表现为局限的红斑或瘙痒，也可能发展为危及生命的全身性变态反应。这类反应多发生在化疗后1 h 内，但也可能出现在 24 h 内[20]。患者可能出现恶心、胸闷、呼吸困难、荨麻疹或皮疹，有时沿输液静脉出现红斑条纹。相反，Ⅲ型超敏反应由循环抗原 - 抗体免疫复合物介导，是迟发型药物反应。已报道左门冬酰胺酶和丙卡巴肼通过Ⅲ型超敏反应引起荨麻疹[21]。变应性接触性皮炎是Ⅳ型超敏反应，氮芥是最常见的原因[22]。紫杉醇和其他几种化疗药导致超敏反应的原因可能在于增加稳定性或溶解度的稀释剂或溶剂，而不是药物本身[23]。这些反应是可以预测的，一般需要使用糖皮质激素、H_2 拮抗剂和抗组胺药进行标准预防[24]。

9.3.2　皮试

某些经常引发超敏反应的化疗药物，如博来霉素或门冬酰胺酶，在初次使用之前应进行皮内皮试。然而，皮试阴性并不能排除发生超敏反应的可能性。如果频繁发生超敏反应，该药物可能需要使用 H_1- 抗组胺药、H_2- 抗组胺药和系统糖皮质激素进行常规预防。

9.3.3　继续或停止治疗

一旦发生超敏反应，就要考虑是否继续治疗的问题。在轻度反应的情况下，可以通过降低输液速度和使用预防治疗来再次给药。应考虑使用疗效相当的、无交叉过敏的替代药物。例如在卡铂皮试阳性、顺铂皮试阴性的情况下，可以用顺铂替代卡铂来继续进行含铂的化疗[25,26]。

9.4　肢端红斑

肢端红斑，又称掌跖感觉丧失性红斑（palmoplantar erythrodysesthesia，PPE）或手足综合征，是由许多经典化疗药物和分子靶向疗法引起的不良事件，最常见于多柔比星、卡培他滨、阿糖胞苷、多西他赛和氟尿嘧啶[27-30]。脂质体多柔比星也与肢端红斑有关，发生率高达 48%[31]。据报道，与推注给药相比，连续输注给药发生肢端红斑的频率更高。其他引起肢端红斑的药物包括博来霉素、顺铂、环磷酰胺、依托泊苷、吉西他滨、氟达拉滨、伊达比星、甲氨蝶呤、紫杉醇和长春瑞滨[32-36]。表 9.3 列出了最常见的与肢端红斑有关的化疗药物。发生率为 6% ~ 42%，几乎只见于成人患者，但也可能发生在接受大剂量甲氨蝶呤治疗的儿童中[37]。

表 9.3　常见引起肢端红斑的化疗药物

类型	药物
烷化剂	环磷酰胺
	美法兰
	噻替哌
蒽环类	柔红霉素
	多柔比星（包括多柔比星脂质体）
	伊达比星
抗代谢药	氟尿嘧啶
	卡培他滨
	甲氨蝶呤
	阿糖胞苷
	羟基脲
	巯嘌呤
长春花生物碱	长春新碱
	长春花碱
铂化合物	顺铂
紫杉类	多西他赛
	紫杉醇
其他有丝分裂抑制剂	博来霉素
	依托泊苷
	丝裂霉素

9.4.1　病理生理学

肢端红斑的发病机制推测与手掌和足底的毛细血管有关，这些毛细血管在行走或用手过程中因摩擦或创伤而破裂，从而导致炎症反应。肢端红斑似乎是剂量依赖性的，发生率和严重程度与药物的峰浓度和累积剂量有关。病变可能在化疗后 1 ~ 90 d 出现，通常见于开始治疗后 2 ～ 3 周内 [38]。

9.4.2　临床表现

通常在化疗后出现手掌和足底的刺痛、麻木或烧灼感，伴随剧烈的压痛和（或）瘙痒、肿胀。随后在手掌、足底大小鱼际和脂肪垫出现散在的红色斑块，皮疹可能累及手足背（图 9.1）。关节表面可能出现红斑。严重者可能形成水疱、大疱、表皮剥脱 [40]。手掌可能比足底症状更严重，有时是唯一受累部位。停用相关药物后，皮损逐渐再上皮化直到痊愈。

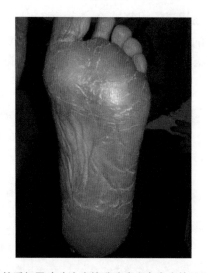

图 9.1　接受氟尿嘧啶治疗的乳腺癌患者发生的手足综合征

［From Miller KK, Gorcey L, McLellan BN. Chemotherapy-induced hand-foot syndrome and nail changes: a review of clinical presentation, etiology, pathogenesis, and management[J]. J Am Acad Dermatol, 2014, 71(4):787–794.］

9.4.3　鉴别诊断

需除外波及手足的早期移植物抗宿主病，有时很难区分，特别是在接受过骨髓移植的患者中。间隔 3 ～ 5 d 进行的连续活检可能有助于区分这两种疾病，以便给予相应治疗。

9.4.4　治疗

肢端红斑的治疗主要是对症处理，包括适当减少药物剂量、使用镇痛剂、抬高四肢、用冰袋进行局部冷敷等。冷水浸泡手足也可能有助于缓解症状，这可能跟血管收缩导致肢端血药浓度降低有关 [41]。使用润肤剂、羊毛脂霜或尿素软膏，或保护性手套也可能有助于预防和治疗肢端红斑 [42]。有报道称维生素 B_6 和糖皮质激素对缓解感觉障碍有效 [43-45]。应鼓励患者报告肢端红斑的所有症状，因为早期识别和干预至关重要。此外，应建议患者避免从事可能增加手掌足底压力的活动[46]。部分患者在症状改善后可以恢复化疗方案，可能需要减少化疗剂量。肢端红斑通常不会造成长期影响。

9.5　化疗药物外渗

化疗药物外渗是指化疗药物从血管渗漏或直接渗透到周围组织，对皮肤造成严重损害[47]。化疗药物外渗的真实发生率差异很大，估计为 0.1% ~ 6%，儿童的发生率更高[48]。组织损伤的严重程度取决于所使用的化疗药物和给药的浓度[49]。细胞毒药物可根据其潜在的局部毒性作用分为刺激剂和起疱剂。

9.5.1　刺激剂

刺激剂是指在注射部位或沿着输注静脉引发局部炎症、酸痛、疼痛、紧绷或静脉炎的药物[50]。临床表现为外渗部位出现红斑、触痛、烧灼感、皮温升高、局部硬化和色素沉着，坏死很少见。这些症状通常是短暂和自限性的，大多数情况下没有持久的后遗症[21]。最常引发这种反应的药物是博来霉素、卡铂、多西他赛、依托泊苷、拓扑替康和右丙亚胺（dexrazoxane）[51]。

9.5.2　起疱剂

起疱剂是指可能造成更严重和持久的组织损伤，甚至诱发组织坏死的化疗药物。许多化疗药物包括放线菌素 D、柔红霉素、多柔比星、丝裂霉素 C、长春碱类、顺铂和紫杉醇等都被归为起疱剂[51]。起疱剂外渗的早期表现往往不太明显，损伤的所有症状可能会在几天到几周之后延迟出现[52]。最初的临床表现类似于刺激剂外渗，包括局部烧灼感、轻度红斑、肿胀和瘙痒。输液速度改变或回抽时不见血液回流是提示化疗药物外渗的征象[53]。在 2 ~ 3 d 内，可能会出现红斑、疼痛、硬结、脱屑或水疱。如果外渗药物的量少，这些症状可能在随后的几周内消失[54]。如果渗出量大，可能会出现坏死、焦痂和溃疡，边缘隆起、发红、疼痛，基底坏死呈黄色（图 9.2）。研究估计大约 1/3 的起疱剂外渗最终可能发展为组织溃疡[55]，且以延迟愈合为特征。在严重的情况下，坏死可能涉及肌腱、神经和血管等组织，有可能出现严重的并发症，包括神经压迫综合征、挛缩、永久性关节僵硬和残留交感神经营养不良[50]。其他罕见表现包括蜂窝织炎、脓肿形成和鳞状细胞癌[54,56]。

9.5.3　评估和治疗

针对有持续肿胀、红斑或疼痛的患者，应怀疑有化疗药物外渗，并及时识别和治疗，以避免延迟的并发症。当确诊外渗后需要立即停止输液，并在拔出静脉导管前抽吸该部位的残留药物[54]。此外，应尝试吸出周围组织中的外渗药物，以限制组织损伤的程度。为了减少组织损伤，可以抬高患肢，并在局部使用热敷或冷敷[57]。研究表明，热敷可使局部血管扩张，从而稀释外渗药物。相反，冷敷可能通过血管收缩和限制外渗促进有毒物质的降解，并且可以减轻炎症和止痛。在发生长春碱类外渗的情况下，应该使用热敷，而不是冷敷，因为在动物模型中发现冷敷会加重长春碱类外渗后继发的溃疡[58]。

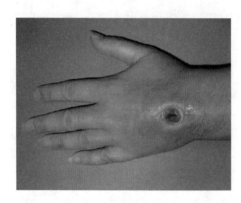

图 9.2　化疗药物外渗后 48 h 出现全层皮肤坏死

（From Goutos I, Cogswell LK, Giele H. Extravasation injuries: a review[J]. J Hand Surg Eur, 2014,39:808–818.）

9.5.4　解毒剂

许多研究评估了不同化疗药物的解毒剂对防止外渗部位的坏死和溃疡的作用[59]。其中包括局部使用二甲基亚砜（DMSO）治疗蒽环类药物外渗，使用透明质酸酶治疗长春碱类和依托泊苷外渗，使用硫代硫酸钠治疗甲氨蝶呤、高浓度达卡巴嗪和顺铂外渗[58,60–62]。目前，右丙亚胺盐酸盐是 FDA 批准的治疗蒽环类药物外渗的药物，据报道，它能显著地促进伤口愈合[63]。大剂量激素可用于治疗奥沙利铂外渗，但不能用于依托泊苷和长春碱类，因为可能加重与这些药物有关的皮肤损伤。

9.5.5　手术干预

对于持续的或进行性的局部症状，应请外科会诊，对于持续 10 d 以上、保守治疗无效的组织坏死或疼痛应考虑手术清创。手术应广泛切除所有坏死组织、只保留健康组织覆盖伤口。一旦伤口清洁干净，可以立即或延迟进行手术重建和植皮。

9.6　色素沉着

皮肤、头发、黏膜和指甲的色素沉着是化疗常见的皮肤表现。它可能发生在不同的解剖部位，色素沉着的增加可能出现在局部，如药物输注的部位，也可能是弥漫性的。

9.6.1　机制

这种不良反应的机制尚未完全阐明，但被认为是对黑素细胞的直接毒性作用的结果，导致黑色素分泌增加[64]。

9.6.2　色素沉着的模式

不同化疗药物引起色素沉着的模式不同，详见表 9.4。

表 9.4　导致色素沉着的化疗药物

药物	临床表现	病程
烷化剂		
白消安	弥漫褐色色素沉着，类似于艾迪生病	停药后可能消退或持续存在
环磷酰胺	弥漫色素沉着或累及掌跖、牙齿、甲板的色素沉着（横向、纵向或弥漫）；罕见牙龈边缘永久性色素沉着带	停药后 6 个月到 1 年消退
异环磷酰胺	肢端色素改变，如手背手掌、足背足底、手指和脚趾的伸侧	病程多变，色素沉着可能在继续治疗的情况下消退，或停药后持续存在
顺铂	局限的色素沉着；在肘、膝、颈部等受压部位或创伤部位出现色素沉着	永久存在，但可能随着时间推移逐渐淡化
抗代谢药物		
氟尿嘧啶	亚曝光部位的色素沉着；反复输注后出现的蛇形静脉上色素沉着；背部、臀部的蛇形褐色条纹；肢端色素沉着；甲板横行色素沉着条带	日光照射后即刻出现反应；色素沉着可能持续数月；持续治疗不会复发
甲氨蝶呤（MTX）	旗帜征（头发中交替出现横向色素沉着条带）	对应每周 1 次 MTX 治疗；在未用药的间期重新出现正常头发
抗肿瘤抗生素		
博来霉素	鞭笞状色素沉着：线状条带或鞭笞状条纹，与轻微创伤有关	色素沉着在停止治疗后很快消退，但也可能持续长达 6 个月
放线菌素	弥漫色素沉着，有时表现为皮肤皱褶部位、创伤诱发的色素沉着	停止治疗后数月消退
柔红霉素	弥漫色素沉着；甲板横向色素沉着带；头皮多环状色素沉着（罕见）	停止治疗后 6 ~ 8 周完全消退；再次用药可能重新出现色素沉着
多柔比星	甲板、手掌、足底、手背、面部、指间和掌纹的局部色素沉着；弥漫性蓝灰色色素沉着（不常见）；甲板水平或纵向的条带	停药后消退
光辉霉素	面部潮红水肿后出现炎症后色素沉着	逐渐消退，伴随轻度脱屑
有丝分裂抑制剂		
紫杉醇	局限的网状色素沉着	停止治疗后 2 ~ 3 个月消退

续表

药物	临床表现	病程
多西他赛	蛇形静脉上色素沉着	停药后数月消退
依托泊苷	非曝光部位的色素沉着	
其他药物		
羟基脲	广泛的色素沉着；甲板纵向条带（少见）；舌和颊黏膜的色素沉着斑	
长春瑞滨	蛇形静脉上色素沉着	

9.6.3　不规则色素沉着

使用氟尿嘧啶后会出现不规则和斑点状的皮肤色素沉着。环磷酰胺可能与面部和四肢的全身性色素沉着和指甲色素沉着有关[65,66]。

9.6.4　静脉上色素沉着

多西他赛会诱发一种特殊的蛇形静脉上色素沉着，可能是由于输注静脉上的炎症后色素沉着的结果[67,68]。与血栓性静脉炎不同，静脉上色素沉着的特点是底层血管通畅。其他化疗药物，包括氟尿嘧啶、长春瑞滨和福莫司汀，也与蛇形静脉上色素沉着的发生有关[69,70]。

9.6.5　甲板色素沉着

使用羟基脲后，可观察到纵向、横向或弥漫性甲板色素沉着[71,72]。蒽环类药物也与甲板弥漫性横向色素沉着和黏膜皮肤色素沉着有关[73,74]。

9.6.6　鞭笞状色素沉着

鞭笞状色素沉着也许是最独特的模式，由博来霉素诱发，伴随剧烈瘙痒（图9.3）[75,76]。最常见累及手指、肘部或膝盖等压力点，但也可观察到全身性色素沉着。博来霉素导致甲板横向或纵向色素沉着已有报道。白消安可能导致弥漫性皮肤色素沉着，临床表现类似于艾迪生病[77]。

9.6.7　其他形式的色素沉着

周疗的甲氨蝶呤可引起旗帜征，即患者头发中色素沉着带与正常颜色交替出现[78]。其他可引起不同形式色素沉着的药物包括顺铂、异环磷酰胺、光辉霉素、依托泊苷、紫杉醇和长春碱类[79-82]。

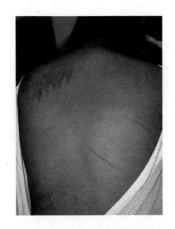

图 9.3　博来霉素引起的鞭笞状色素沉着

［ Huang V, Anadkat M. Dermatologic manifestations of cytotoxic therapy[J]. Dermatol Ther, 2011,24(4):401–410. ］

9.6.8　治疗和恢复

尽管色素沉着可能对某些患者在心理上造成困扰，但在停用化疗药物后的数月内，色素沉着会逐渐淡化。通常，在色素沉着出现后不需要额外的干预，化疗方案的实施也不应受到影响。据报道，氟尿嘧啶相关的色素沉着在治疗结束后 2 ~ 3 个月内消退[82]。炎症后色素沉着预计在数月至数年内消退。医生可建议患者避免阳光暴晒并使用防晒霜，以减少色素沉着的进展。局部使用维 A 酸类药物可能有益于刺激角质形成细胞的快速更新，从而减轻色素沉着。静脉上色素沉着随时间消退，但重复治疗可能诱发病情加重。通常无须干预，使用如氢醌类的局部漂白剂可能没有显著益处。对于甲板色素沉着，几个月内会随着甲板生长逐渐消失。

9.7　光敏性

接受化疗的患者，在有意或无意的紫外线（UV）照射后，可能对日光暴露的敏感性增加。这些光敏反应的临床表现类似于晒伤，表现为红斑、水肿、瘙痒和（或）疼痛等症状，严重时可能出现浅表脱屑或水疱。皮疹消退后可能遗留色素沉着。

各种化疗药物均可引发光敏性皮疹。达卡巴嗪、多柔比星、氟尿嘧啶（全身和局部）、替加氟和长春花碱等药物引起的光毒性反应有详细报道[83,84]。

氟尿嘧啶可能导致日晒伤加重、光分布型色素沉着以及亚急性皮肤型红斑狼疮[85,86]。

替加氟是一种氟尿嘧啶衍生物，可能导致日光暴露部位的扁平苔藓和湿疹样皮疹[87]。

卡培他滨可能引起光分布型扁平苔藓样皮疹，尽管它的光敏性较氟尿嘧啶低，可作为无法因光敏性而耐受氟尿嘧啶的患者的替代药物[88]。

紫杉醇可能引起光分布型多形红斑、日光性甲剥离和原卟啉水平升高[89]。

羟基脲会引起曝光部位的肉芽肿反应[90]。

9.7.1　诊断

当皮疹主要分布于日光暴露区域，如面部、后颈部、胸前 V 区、四肢伸侧，并在受累和未受累部位之间有清楚的界限，则有助于诊断光敏性皮疹。临床表现不典型时，可以进行诊断性试验帮助确诊，包括光试验、光斑贴试验、临床再挑战、光激发试验等。

9.7.2　治疗

治疗包括停用化疗药物和完全避免阳光直射至少 2 周。应建议接受上述药物治疗的患者避免阳光照射，并使用对 UVA 和 UVB 都有防护作用的广谱防晒霜。其他辅助治疗措施包括冷敷、全身性抗组胺药、局部或系统性糖皮质激素，以及钙调神经磷酸酶抑制剂（如他克莫司、吡美莫司），具体取决于皮疹的严重程度。 皮疹出现时应立刻开始治疗。

卟啉：卟啉是用于光动力疗法治疗实体肿瘤的光敏剂。接受卟啉治疗的患者即使采取光防护措施，也面临很大的光毒性风险。此外，由卟啉引起的光敏性持续时间较长，可能在疗程结束后持续长达 6 周。

日光性甲剥离：由于紫外线暴露使甲板的远端 1/3 与甲床分离，称为日光性甲剥离。据报道巯基嘌呤可导致这种现象[91]。

9.8　放射回忆反应

放射回忆反应（放射回忆性皮炎）是指化疗开始后，在先前接受过放疗的区域引发局限性炎症反应的现象。这种反应可以是皮肤的（更常见），也可以是全身性的。受影响的器官可能包括皮肤和黏膜、心脏、肺、食管、胃肠道、膀胱和中枢神经系统。放射回忆反应的确切发病率尚不清楚；然而，据估计，在放疗后进行化疗的患者中，有 2% ~ 12% 的患者会受到影响[92,93]。

9.8.1　相关药物

与放射回忆反应相关的经典药物包括多柔比星和放线菌素[94,95]；然而，达卡巴嗪、紫杉醇、多西他赛、培美曲塞和甲氨蝶呤等药物也有诱发放射回忆性皮炎的报道[96-99]（表 9.5）。

表 9.5　与放射回忆反应有关的化疗药物

类　型	药　物
烷化剂	环磷酰胺
	美法兰
蒽环类	柔红霉素
	多柔比星
抗代谢药物	氟尿嘧啶
	阿糖胞苷
	吉西他滨
	羟基脲
紫杉烷类	多西他赛
	紫杉醇
长春碱类	长春花碱
其他有丝分裂抑制剂	博来霉素
	依托泊苷
	丝裂霉素

9.8.2　临床表现

放射回忆性皮炎可能在放疗后的 8 天至 15 年内发生，症状在化疗给药后数小时至数天内出现[93,100]。静脉给药时，症状可在第 1 次给药时或之后立即出现。相反，在口服化疗药物的情况下，放射回忆性皮炎可能在数月或数年内才会显现[101]。轻度反应通常表现为无症状或疼痛性的红斑。可能出现或不出现类似 I 度烧伤的脱屑、水肿或瘙痒。严重反应与疼痛性水疱、坏死或溃疡有关[101]。周围皮肤正常，无红肿或压痛。反应的严重程度似乎跟放疗与化疗之间的间隔有关，间隔时间较短的反应更为严重[102]。先前使用较高剂量的放疗似乎也与皮疹的严重程度相关。

9.8.3　机制

该反应的确切机制仍然未知，但可能与炎症途径的改变有关。放疗可能降低了炎症反应的阈值，而化疗可能上调炎性细胞因子的产生，导致严重反应[92]。

9.8.4　治疗

治疗通常是支持性的，轻度皮炎通常在不治疗的情况下自愈。冷敷、冰敷和药膏可能缓解症状。局部或全身性糖皮质激素可能显著改善皮炎症状，并可能让化疗得以继续进行。在严重的情况下，应停用化疗药物。放疗诱导的坏死性溃疡愈合缓慢。尽管停用致病药物后放射回忆性皮炎会改善，但应用相同药物再挑战可能会导致复发；因此，除非绝对必要，不建议重新使用化疗药物[92]。

9.9 甲改变

甲改变通常与许多化疗药物引起的其他黏膜皮肤副作用出现的频率相同。甲母质的上皮由快速增殖的细胞组成，这些细胞分化生成甲板，对化疗的细胞毒作用非常敏感[103]。化疗对甲母质的损害导致甲板生成缺陷，进而导致甲板的结构改变[103]。甲改变的严重程度差别很大。它们可能从美容问题（如甲板色素沉着或隆起）到严重损害（如甲剥离、急性甲周炎和甲脱落）。更严重的后果包括疼痛和继发感染，可能影响患者的日常生活。

9.9.1 相关药物及临床表现

紫杉烷类和蒽环类是最常见引起甲毒性的化疗药[103]。最近的一项研究估计，紫杉烷类药物诱发的所有级别的甲改变发生率在应用紫杉醇的患者中为43.7%，应用多西他赛的患者中为34.9%[104]。其他已知可引发各种甲毒性的药物包括氟尿嘧啶、卡培他滨、阿糖胞苷、羟基脲和博来霉素[105]，详见表9.6。

表 9.6　与甲毒性有关的化疗药物

类型	药物	表现
烷化剂	环磷酰胺	Beau 线，甲营养不良
蒽环类	柔红霉素	Mees 线
	多柔比星	Beau 线，甲剥离
抗代谢药物	氟尿嘧啶	甲剥离
	卡培他滨	甲剥离
	阿糖胞苷	Mees 线，甲营养不良
紫杉烷	多西他赛	Beau 线，甲剥离，甲下化脓，甲下出血
	紫杉醇	甲剥离
其他有丝分裂抑制剂	博来霉素	Beau 线，甲脱落，甲剥离

1. 甲色素沉着：甲色素沉着是最常见的化疗相关甲毒性[106]。它通常在治疗开始后的 3 ~ 8 周出现，可能表现为纵向、横向或弥散带状色素沉着[21]。通常与多柔比星、氟尿嘧啶和环磷酰胺的使用有关[107-109]，并且在接受联合治疗的患者中更常见。色素改变是由于化疗药物对甲母质黑素细胞的损害，这似乎与促肾上腺皮质激素（ACTH）、黑素细胞刺激激素（MSH）和紫外线无关。

2. Beau 线：Beau 线是指甲板的白色横向条纹，与色素沉着的发生率几乎一样高。这些沟槽源于对甲母质的毒性损害，与化疗周期相对应，通常相隔 2 ~ 3 mm[110]。随着甲的生长，横纹向末端移动，并在化疗停止后随着甲的生长而消失。横纹的发病机制被认为是继发于化疗后甲板生长的暂时停滞。常见引起 Beau 线的化疗药物包括多西他赛、多柔比星、长春新碱和环磷酰胺[111]。

3. 甲脱落：如果甲生长完全受到抑制约 2 周，会导致甲板与甲床之间的连续性中断，并最终导致甲脱落。这种现象与紫杉类药物和卡培他滨的使用有关[112-114]。

4. 甲剥离：甲剥离是指甲板与甲床的远端分离[115]。由于甲下有空气，分离的区域呈现白色或黄色（图 9.4）。甲剥离最常见于大脚趾。米托蒽醌、氟尿嘧啶、多柔比星和紫杉醇可引起甲剥离[116-118]。多西他赛和紫杉醇均可引起疼痛或化脓性甲剥离[119]。

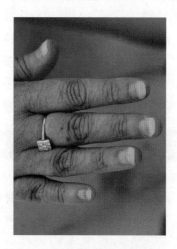

图 9.4　紫杉类导致的甲剥离

［From Miller KK, Gorcey L, McLellan BN. Chemotherapy-induced hand-foot syndrome and nail changes: a review of clinical presentation, etiology, pathogenesis, and management[J]. J Am Acad Dermatol, 2014,71(4):787–794.］

9.9.2　鉴别诊断

由于甲板生长速度较慢，与化疗有关的甲改变通常在用药后数周才出现[117]，有时可能被误诊为甲真菌感染。询问化疗史通常可以明确诊断，通过甲碎屑氢氧化钾涂片、真菌培养或 PAS 染色可以帮助排除其他常见的甲病。

9.9.3　治疗

针对化疗相关甲改变的最佳治疗方案尚不明确。这些改变通常在停止化疗后的几个月内恢复。尚无预防甲改变的建议。患者必须了解潜在的甲毒性，因为对甲改变的过度焦虑可能影响化疗的继续和患者的治疗。应进行足部护理，并采取适当的卫生措施，以防止继发感染的可能性。如果出现疼痛，疼痛管理是一个主要目标，因为甲损害可能疼痛剧烈。根据培养结果，在适当情况下可能需要使用抗生素。冷冻治疗已被提议作为一种降低甲剥离发生率的方法，类似于头皮冷却系统用于预防化疗引起的脱发，初步研究结果令人鼓舞[120]。在多西他赛注射过程中佩戴冰冻手套显著降低和延迟了甲毒性的发生，在佩戴和未佩戴的受试者中，甲剥离发生率分别为 11% 和 51%[121]。

9.10   总结

化疗的皮肤毒性是常见且令人痛苦的不良反应，尽管它们是暂时的，但皮肤毒性仍然是患者关注的核心问题。在开始任何化疗方案之前，有必要与患者讨论各种可能的皮肤不良反应及潜在的替代方法，以避免化疗过程中任何不必要的中断。患者手册和互联网站推荐也可能对患者有价值。如果出现皮肤毒性，采取多学科的管理方法，增加医生之间的互动频率和专科转诊可能有益，有助于最大限度地提高化疗的效果。

（译者：何春霞   审校：渠涛，徐燕）

参考文献

[1] Paus R. Principles of hair cycle control. J Dermatol. 1998; 25(12): 793-802.

[2] Paus RG, Cotsarelis G. The biology of hair follicles. N Engl J Med. 1999; 341(7): 491-497.

[3] Batchelor D. Hair and cancer chemotherapy: consequences and nursing care—a literature study. Eur J Cancer Care. 2001; 10(3): 147-163.

[4] Chon SY, Champion RW, Geddes ER, Rashid RM. Chemotherapy-induced alopecia. J Am Acad Der-matol. 2012; 67(1),e37-e47.

[5] Trueb RM. Chemotherapy-induced hair loss. Skin Ther Lett. 2010; 15(7): 5-7.

[6] Ljungman P, Hassan M, Békássy AN, Ringdén O, Oberg G. Busulfan concentration in relation to per-manent alopecia in recipients of bone marrow transplants. Bone Marrow Transplant. 1995; 15(6): 869-871.

[7] Tran D, Sinclair RD, Schwarer AP, Chow CW. Permanent alopecia following chemotherapy and bone marrow transplantation. Australas J Dermatol. 2000; 41(2): 106-108.

[8] Prevezas C, Matard B, Pinquier L, Reygagne P. Irreversible and severe alopecia following docetaxel or paclitaxel cytotoxic therapy for breast cancer. Br J Dermatol. 2009; 160(4): 883-885.

[9] Tallon B, Blanchard E, Goldberg LJ. Permanent chemotherapy-induced alopecia: case report and review of the literature. J Am Acad Dermatol. 2010; 63(2): 333-336.

[10] Fairlamb DJ. Hair changes following cytotoxic drug induced alopecia. Postgrad Med J. 1988; 64(757): 907.

[11] Yun SJ, Kim S-J. Hair loss pattern due to chemotherapy-induced anagen effluvium: a cross-sectional observation. Dermatology. 2007; 215(1): 36-40.

[12] Grevelman EG, Breed WPM. Prevention of chemotherapy-induced hair loss by scalp cooling. Ann Oncol. 2005; 16(3): 352-358.

[13] Mols F, van den Hurk CJ, Vingerhoets AJ, Breed WP. Scalp cooling to prevent chemotherapy-induced hair loss: practical and clinical considerations. Support Care Cancer. 2008; 17(2): 181-

189.

[14] Forsberg SA. Scalp cooling therapy and cytotoxic treatment. Lancet. 2001; 357(9262): 1134.

[15] Nangia J, Wang T, Osborne C, et al. Effect of a scalp cooling device on alopecia in women undergoing chemotherapy for breast cancer: the SCALP randomized clinical trial. JAMA. 2017; 317(6): 596-605.

[16] Rugo HS, et al. Association between use of a scalp cooling device and alopecia after chemotherapy for breast cancer. JAMA. 2017; 317(6): 606-614.

[17] Rodriguez R, Machiavelli M, Leone B, et al. Minoxidil (Mx) as a prophylaxis of doxorubicin-induced alopecia. Ann Oncol. 1994; 5(8): 769-770.

[18] Duvic M, Lemak NA, Valero V, et al. A randomized trial of minoxidil in chemotherapy-induced alopecia. J Am Acad Dermatol. 1996; 35(1): 74-78.

[19] Gobel BH. Chemotherapy-induced hypersensitivity reactions. Oncol Nurs Forum. 2005; 32(5): 1027-1035.

[20] Weiss RB, Baker Jr JR. Hypersensitivity reactions from antineoplastic agents. Cancer Metastasis Rev. 1987; 6(3): 413-432.

[21] Susser WS, Whitaker-Worth DL, Grant-Kels JM. Mucocutaneous reactions to chemotherapy. J Am Acad Dermatol. 1999; 40(3): 367-398.

[22] Coyle T, Bushunow P, Winfield J, Wright J, Graziano S. Hypersensitivity reactions to procarbazine with mechlorethamine, vincristine, and procarbazine chemotherapy in the treatment of glioma. Cancer. 1992; 69(10): 2532-2540.

[23] Weiss RB, Donehower RC, Wiernik PH, et al. Hypersensitivity reactions from taxol. J Clin Oncol. 1990; 8(7): 1263-1268.

[24] Shepherd GM. Hypersensitivity reactions to chemotherapeutic drugs. Clin Rev Allergy Immunol. 2003; 24(3): 253-262.

[25] Porzio G, Marchetti P, Paris I, Narducci F, Ricevuto E, Ficorella C. Hypersensitivity reaction to carbo-platin: successful resolution by replacement with cisplatin. Eur J Gynaecol Oncol. 2002; 23(4): 335-336.

[26] Libra M, Sorio R, Buonadonna A, et al. Cisplatin may be a valid alternative approach in ovarian carci-noma with carboplatin hypersensitivity. Report of three cases. Tumori. 2003; 89(3): 311-313.

[27] Pirisi M, Soardo G. Chemotherapy-induced acral erythema. N Engl J Med. 1994; 330(18): 1279.

[28] Cetkovska P, Pizinger K, Cetkovský P. High-dose cytosine arabinoside-induced cutaneous reactions. J Eur Acad Dermatol Venereol. 2002; 16(5): 481-485.

[29] Zimmerman GC, Keeling JH, Burris HA, et al. Acute cutaneous reactions to docetaxel, a new chemo-therapeutic agent. Arch Dermatol. 1995; 131(2): 202-206.

[30] Janusch M, Fischer M, WCh Marsch, Holzhausen HJ, Kegel T, Helmbold P. The hand-foot syndrome—a frequent secondary manifestation in antineoplastic chemotherapy. Eur J Dermatol. 2006; 16(5): 494-499.

[31] Lotem M, Hubert A, Lyass O, et al. Skin toxic effects of polyethylene glycol-coated liposomal doxorubi-cin. Arch Dermatol. 2000; 136(12): 1475-1480.

[32] Laack E, Mende T, Knuffmann C, Hossfeld DK. Hand-foot syndrome associated with short infusions of combination chemotherapy with gemcitabine and vinorelbine. Ann Oncol. 2001;

12(12): 1761-1763.

[33] Feizy V, Namazi MR, Barikbin B, Ehsani A. Methotrexate-induced acral erythema with bullous reaction. Dermatol Online J. 2003; 9(1): 14.

[34] Portal I, Cardenal F, Garcia-del-Muro X. Etoposide-related acral erythema. Cancer Chemother Pharmacol. 1994; 34(2): 181.

[35] Vakalis D, Ioannides D, Lazaridou E, Mattheou-Vakali G, Teknetzis A. Acral erythema induced by chemotherapy with cisplatin. Br J Dermatol. 1998; 139(4): 750-751.

[36] Hoff PM, Valero V, Ibrahim N, Willey J, Hortobagyi GN. Hand-foot syndrome following prolonged infusion of high doses of vinorelbine. Cancer. 1998; 82(5): 965-969.

[37] Hueso L, Sanmartín O, Nagore E, et al. [Chemotherapy-induced acral erythema: a clinical and histo-pathologic study of 44 cases.] Actas Dermosifiliogr. 2008; 99(4): 281-290.

[38] Bastida J. Chemotherapy-induced acral erythema due to Tegafur. Acta Derm Venereol. 1997; 77: 72-73.

[39] Demirçay Z, Gürbüz O, Alpdogan TB, et al. Chemotherapy-induced acral erythema in leukemic patients: a report of 15 cases. Int J Dermatol. 1997; 36(8): 593-598.

[40] Waltzer JF, Flowers FP. Bullous variant of chemotherapy-induced acral erythema. Arch Dermatol. 1993; 129(1): 43-45.

[41] Zimmerman GC, Keeling JH, Lowry M, Medina J, Von Hoff DD, Burris HA. Prevention of docetaxel-induced erythrodysesthesia with local hypothermia. J Natl Cancer Inst. 1994; 86(7): 557-558.

[42] Pendharkar D, Goyal H. Novel and effective management of capecitabine-induced hand-foot syndrome. J Clin Oncol. 2004; 22(14 suppl): 8105.

[43] Brown J, Burck K, Black D, Collins C. Treatment of cytarabine acral erythema with corticosteroids. J Am Acad Dermatol. 1991; 24(6): 1023-1025.

[44] Vukelja SJ, Baker WJ, Burris HA 3rd, Keeling JH, Von Hoff D. Pyridoxine therapy for palmar-plantar erythrodysesthesia associated with taxotere. J Natl Cancer Inst. 1993; 85(17): 1432-1433.

[45] Chen M, Zhang L, Wang Q, Shen J. Pyridoxine for prevention of hand-foot syndrome caused by che-motherapy: a systematic review. PLoS One. 2013; 8(8): e72245.

[46] Webster-Gandy JD, How C, Harrold K. Palmar-plantar erythrodysesthesia (PPE): a literature review with commentary on experience in a cancer centre. Eur J Oncol Nurs. 2007; 11(3): 238-246.

[47] Hadaway L. Infiltration and extravasation. Am J Nurs. 2007; 107(8): 64-72.

[48] Kreidieh FY, Moukadem HA, El Saghir NS. Overview, prevention and management of chemotherapy extravasation. World J Clin Oncol. 2016; 7(1): 87-97.

[49] Davis ME, DeSantis D, Klemm K. A flow sheet for follow-up after chemotherapy extravasation. Oncol-ogy Nurs Forum. 1995; 22(6): 979-983.

[50] Boyle D, Engelking C. Vesicant extravasation: myths and realities. Oncol Nurs Forum. 1995; 22(1): 57-67.

[51] Langer SW. Extravasation of chemotherapy. Curr Oncol Rep. 2010; 12(4): 242-246.

[52] Hannon MG, Lee SK. Extravasation injuries. J Hand Surg Am. 2011; 36(12): 2060-2065.

[53] Shenaq SM, Abbase E-HA, Friedman JD. Soft-tissue reconstruction following extravasation of

chemo-therapeutic agents. Surg Oncol Clin N Am. 1996; 5(4): 825-846.

[54] Rudolph R, Larson DL. Etiology and treatment of chemotherapeutic agent extravasation injuries: a review. J Clin Oncol. 1987; 5(7): 1116-1126.

[55] Bertelli G, Gozza A, Forno GB, et al. Topical dimethylsulfoxide for the prevention of soft tissue injury after extravasation of vesicant cytotoxic drugs: a prospective clinical study. J Clin Oncol. 1995; 13(11): 2851-2855.

[56] Picot D, Lauvin R, Hellegouarc'h R. Skin cancer occurring 10 years after the extravasation of doxorubi-cin. N Engl J Med. 1995; 332(11): 754.

[57] Reynolds PM, MacLaren R, Mueller SW, Fish DN, Kiser TH. Management of extravasation injuries: a focused evaluation of noncytotoxic medications. Pharmacotherapy. 2014; 34(6): 617-632.

[58] Bertelli G. Prevention and management of extravasation of cytotoxic drugs. Drug safety. 1995; 12(4): 245-255.

[59] Dorr R. Antidotes to vesicant chemotherapy extravasations. Blood Rev. 1990; 4(1): 41-60.

[60] Ener R, Meglathery S, Styler M. Extravasation of systemic hemato-oncological therapies. Ann Oncol. 2004; 15(6): 858-862.

[61] McBride A. Management of chemotherapy extravasations. Oncology. 2009; 34(suppl 9): 3-11.

[62] Doellman D, Hadaway L, Bowe-Geddes LA, et al. Infiltration and extravasation: update on prevention and management. J Infusion Nurs. 2009; 32(4): 203-211.

[63] El-Saghir N, Otrock Z, Mufarrij A, et al. Dexrazoxane for anthracycline extravasation and GM-CSF for skin ulceration and wound healing. Lancet Oncol. 2004; 5(5): 320-321.

[64] Susser WS, Whitaker-Worth DL, Grant-Kels JM. Mucocutaneous reactions to chemotherapy. J Am Acad Dermatol. 1999; 40(3): 367-398.

[65] Youssef M, Mokni S, Belhadjali H, et al. Cyclophosphamide-induced generalised reticulated skin pig-mentation: a rare presentation. Int J Clin Pharm. 2013; 35(3): 309-312.

[66] Srikant M, Van Veen J, Raithatha A, Reilly JT. Cyclophosphamide-induced nail pigmentation. Br J Hae-matol. 2002; 117(1): 2.

[67] Schrijvers D, Van Den Brande J, Vermorken J. Supravenous discoloration of the skin due to docetaxel treatment. Br J Dermatol. 2000; 142(5): 1069-1070.

[68] Das A, Kumar Dhiraj, Mohanty Swosti, et al. Serpentine supravenous hyperpigmentation induced by docetaxel. Indian J Dermatol Venereol Leprol. 2015; 81(4): 434.

[69] Chan C-C, Lin S-J. Serpentine supravenous hyperpigmentation. N Engl J Med. 2010; 363(5): e8.

[70] Roach EC, Petekkaya I, Gezgen G, Ünlü O, Altundag K. Serpentine supravenous hyperpigmentation resulting from vinorelbine administration. Breast J. 2015; 21(3): 311-312.

[71] Aste N, Fumo G, Contu F, Aste N, Biggio P. Nail pigmentation caused by hydroxyurea: report of 9 cases. J Am Acad Dermatol. 2002; 47(1): 146-147.

[72] Hernandez-Martin A, Ros-Forteza S, de Unamuno P. Longitudinal. transverse, and diffuse nail hyper-pigmentation induced by hydroxyurea. J Am Acad Dermatol. 1999; 41(2 Pt 2): 333-334.

[73] Giacobetti R, Esterly NB, Morgan ER. Nail hyperpigmentation secondary to therapy with doxorubicin. Am J Dis Child. 1981; 135(4): 317-318.

[74] Rothberg H, Place CH, Shteir O. Adriamycin (NSC-123127) toxicity: unusual melanotic reaction.

Cancer Chemother Rep. 1974; 58(5 Pt 1): 749-751.

［75］ Ibrahimi OA, Anderson RR. Bleomycin-induced flagellate hyperpigmentation. N Engl J Med. 2010; 363(24): e36.

［76］ Vennepureddy A, Siddique MN, Odaimi M, Terjanian T. Bleomycin-induced flagellate erythema in a patient with Hodgkin's lymphoma—a case report and review of literature. J Oncol Pharm Pract. 2016; 22(3): 556-560.

［77］ Harrold B. Syndrome resembling Addison's disease following prolonged treatment with busulphan. BMJ. 1966; 1(5485): 463.

［78］ Wheeland RG, Burgdorf WH, Humphrey GB. The flag sign of chemotherapy. Cancer. 1983; 51(8): 1356-1358.

［79］ Al-Lamki Z, Pearson P, Jaffe N. Localized cisplatin hyperpigmentation induced by pressure. A case report. Cancer. 1996; 77(8): 1578-1581.

［80］ Teresi ME, Murry DJ, Cornelius AS. Ifosfamide-induced hyperpigmentation. Cancer. 1993; 71(9): 2873-2875.

［81］ Wyatt AJ, Leonard GD, Sachs DL. Cutaneous reactions to chemotherapy and their management. Am J Clin Dermatol. 2006; 7(1): 45-63.

［82］ Sibaud V, Lebœuf NR, Roche H, et al. Dermatological adverse events with taxane chemotherapy. Eur J Dermatol. 2016; 26(5): 427-443.

［83］ Serrano G, Aliaga A, Febrer I, Pujol C, Camps C, Godes M. Dacarbazine-induced photosensitivity. Photodermatol. 1989; 6(3): 140-141.

［84］ Horio T, Murai T, Ikai K. Photosensitivity due to a fluorouracil derivative. Arch Dermatol. 1978; 114(10): 1498-1500.

［85］ Falkson G, Schulz EJ. Skin changes in patients treated with 5-fluorouracil. Br J Dermatol. 1962; 74: 229-236.

［86］ Almagro BM, Steyls MC, Navarro NL, et al. Occurrence of subacute cutaneous lupus erythematosus after treatment with systemic fluorouracil. J Clin Oncol. 2011; 29(20): e613-e615.

［87］ Horio T, Yokoyama M. Tegaful photosensitivity—lichenoid and eczematous types. Photodermatol. 1986; 3(3): 192-193.

［88］ Hasan T, Nyberg F, Stephansson E, et al. Photosensitivity in lupus erythematosus, UV photoprovocation results compared with history of photosensitivity and clinical findings. Br J Dermatol. 1997; 136(5): 699-705.

［89］ Beutler BD, Cohen PR. Nab-paclitaxel-associated photosensitivity: report in a woman with non-small cell lung cancer and review of taxane-related photodermatoses. Dermatol Pract Concept. 2015; 5(2): 121-124.

［90］ León-Mateos A, Zulaica A, Caeiro JL, et al. Photo-induced granulomatous eruption by hydroxyurea. J Eur Acad Dermatol Venereol. 2007; 21(10): 1428-1429.

［91］ Gould JW, Mercurio MG, Elmets CA. Cutaneous photosensitivity diseases induced by exogenous agents. J Am Acad Dermatol. 1995; 33(4): 551-573.

［92］ Burris HA 3rd, Hurtig J. Radiation recall with anticancer agents. Oncologist. 2010; 15(11): 1227.

［93］ Camidge R, Price A. Characterizing the phenomenon of radiation recall dermatitis. Radiother Oncol. 2001; 59(3): 237-245.

［94］Haffty BG, Vicini FA, Beitsch P, et al. Timing of chemotherapy after MammoSite radiation therapy system breast brachytherapy: analysis of the American Society of Breast Surgeons MammoSite breast brachytherapy registry trial. Int J Radiat Oncol Biol Phys. 2008; 72(5): 1441-1448.

［95］Prindaville B, Horii KA, Canty KM. Radiation recall dermatitis secondary to dactinomycin. Pediatr Dermatol. 2016; 33(5): e278-e279.

［96］Kennedy R, McAleer J. Radiation recall dermatitis in a patient treated with dacarbazine. Clin Oncol. 2001; 13(6): 470-472.

［97］Ge J, Verma V, Hollander A, et al. Pemetrexed-induced radiation recall dermatitis in a patient with lung adenocarcinoma: case report and literature review. J Thorac Dis. 2016; 8(12): E1589-E1593.

［98］Barlési F, Tummino C, Tasei AM, Astoul P. Unsuccessful rechallenge with pemetrexed after a previous radiation recall dermatitis. Lung Cancer. 2006; 54(3): 423-425.

［99］Morkas M, Fleming D, Hahl M. Challenges in oncology: case 2. Radiation recall associated with docetaxel. J Clin Oncol. 2002; 20(3): 867-869.

［100］Burdon J, Bell R, Sullivan J, Henderson M, et al. Adriamycin-induced recall phenomenon 15 years after radiotherapy. JAMA. 1978; 239(10): 931.

［101］Azria D, Magné N, Zouhair A, et al. Radiation recall: a well-recognized but neglected phenomenon. Cancer Treat Rev. 2005; 31(7): 555-570.

［102］D'Angio GJ, Farber S, Maddock CL. Potentiation of X-ray effects by actinomycin D. Radiology. 1959; 73(2): 175-177.

［103］Minisini AM, Tosti A, Sobrero AF, et al. Taxane-induced nail changes: incidence, clinical presentation and outcome. Ann Oncol. 2003; 14(2): 333-337.

［104］Capriotti K, Capriotti JA, Lessin S, et al. The risk of nail changes with taxane chemotherapy: a system-atic review of the literature and meta-analysis. Br J Dermatol. 2015; 173(3): 842-845.

［105］Gilbar P, Hain A, Peereboom V-M. Nail toxicity induced by cancer chemotherapy. J Oncol Pharm Pract. 2009; 15(3): 143-155.

［106］Reddy PK, Prasad AL, Sumathy TK, Reddy RV. Nail changes in patients undergoing cancer chemo-therapy. Int J Res Dermatol. 2017; 3(1): 49-54.

［107］Pratt CB, Shanks EC. Hyperpigmentation of nails from doxorubicin. JAMA. 1974; 228(4): 460.

［108］Falkson G, Schulz E. Skin changes in patients treated with 5-fluorouracil. Br J Dermatol. 1962; 74(6): 229-236.

［109］Dave S, Thappa DM. Peculiar pattern of nail pigmentation following cyclophosphamide therapy. Der-matol Online J. 2003; 9(3): 14.

［110］Llombart-Cussac A, Pivot X, Spielmann M. Docetaxel chemotherapy induces transverse superficial loss of the nail plate. Arch Dermatol. 1997; 133(11): 1466-1467.

［111］Chapman S, Cohen PR. Transverse leukonychia in patients receiving cancer chemotherapy. South Med J. 1997; 90(4): 395-398.

［112］Woo IS, Shim KH, Kim GY, et al. Nail changes during docetaxel containing combination chemo-therapy. Korean J Intern Med. 2004; 19(2): 132.

［113］Chen GY, Chen YH, Hsu MM, et al. Onychomadesis and onycholysis associated with capecitabine. Br J Dermatol. 2001; 145(3): 521-522.

［114］Li A, Li Y, Ge L, Li P, Li W. Onychomadesis associated with chemotherapy: case report and mini literature review. Drug Des Devel Ther. 2017; 11: 2373-2376.

[115] Robert C, Sibaud V, Mateus C, et al. Nail toxicities induced by systemic anticancer treatments. Lancet Oncol. 2015; 16(4): e181-e189.

[116] Creamer J, Mortimer P, Powles T. Mitozantrone-induced onycholysis. A series of five cases. Clin Exp Dermatol. 1995; 20(6): 459-461.

[117] Hussain S, Anderson DN, Salvatti ME, et al. Onycholysis as a complication of systemic chemotherapy: report of five cases associated with prolonged weekly paclitaxel therapy and review of the literature. Cancer. 2000; 88(10): 2367-2371.

[118] Curran CF. Onycholysis in doxorubicin-treated patients. Arch Dermatol. 1990; 126(9): 1244.

[119] Roh MR, Cho JY, Lew W. Docetaxel-induced onycholysis: the role of subungual hemorrhage and sup-puration. Yonsei Med J. 2007; 48(1): 124-126.

[120] Biasotto V, Polesel J, Mazzega Fabbro C, Tabaro G. Efficacy of cryotherapy in paclitaxel-induced nail toxicity: final results from a Phase II clinical study. Ann Oncol. 2017; 28(suppl 6): VI105.

[121] Scotté F, Tourani JM, Banu E, et al. Multicenter study of a frozen glove to prevent docetaxel-induced onycholysis and cutaneous toxicity of the hand. J Clin Oncol. 2005; 23(19): 4424-4429.

化疗的心血管毒性

10.1　简介

　　化疗的心血管毒性具有挑战性，因为心肌组织具有有限的再生能力，这使得心脏容易受到化疗药物的短暂和永久副作用的影响。此外，随着人群心血管疾病发病率的增高以及癌症治疗进展使癌症患者生存期延长，对临床医生和患者而言，化疗导致的心脏毒性成为一个越来越重要的问题。化疗相关心血管毒性的临床表现多种多样，可表现为高血压、心肌缺血、心律失常、血栓栓塞、收缩功能障碍、充血性心力衰竭（CHF）或其他不良事件。这些临床表现可能在治疗期间急性出现，也可在治疗结束后数年后出现。蒽环类药物是最"大名鼎鼎"的犯罪药物（offender），与心肌病和 CHF 有关。心血管毒性并发症未能被及时诊断和治疗可导致严重的心脏病变、治疗延迟或不利于实现诊疗最佳策略。因此，肿瘤学家必须充分了解抗肿瘤药物的心血管并发症，并在发现后采取适当的处理措施。本章讨论抗肿瘤药物的心脏毒性（表 10.1）并描述诊断、预防、监测和治疗这些毒性的一般原则。

表 10.1　常用化疗药物的心血管毒性

药物	左室功能障碍	心律失常	心肌缺血	高血压	血栓栓塞
蒽环类药物					
多柔比星（阿霉素）	+	+	−	−	−
表柔比星	+	−	−	−	−
伊达比星	+	+	−	−	−
多柔比星脂质体	−	−	+	−	−
烷化剂					
环磷酰胺	+	+	−	−	−
异环磷酰胺	+	+	−	−	−
顺铂	−	+	−	−	+
抗微管药物					
长春碱类	−	−	+	+	−
紫杉醇	−	+	+	−	−
多西他赛	+	+	+	−	−

续表

药物	左室功能障碍	心律失常	心肌缺血	高血压	血栓栓塞
抗代谢药物					
5-氟尿嘧啶	–	+	+	–	–
卡培他滨	–	+	+	–	–

10.2 抗肿瘤抗生素

10.2.1 蒽环类药物

蒽环类药物是从一种产色素的杆菌——链霉菌属（streptomyces）中分离出来的一类抗生素，包括柔红霉素、多柔比星（阿霉素）、表柔比星和伊达比星。蒽环类药物是许多治疗性或姑息性方案的关键组成部分，与其他药物联合治疗各种恶性肿瘤，包括乳腺癌、肉瘤、急性白血病和淋巴瘤。它们是一类与心脏毒性最密切相关的抗肿瘤药物。一项已发表研究的荟萃分析指出，与接受非蒽环类化疗的患者相比，接受蒽环类化疗的患者发生左室射血分数（LVEF）下降和 CHF 的可能性高出 5 倍[1]。

1. 机制：关于蒽环类药物诱导的心脏毒性的机制有几种假说，但最广为接受的假说是药物与铁结合后形成自由基，自由基导致 DNA 损伤[2]。通常认为，由于心脏的自由基清除酶较少，心肌比其他组织更容易受到自由基的损伤[3]。其他可能的机制包括线粒体功能障碍导致心肌细胞中三磷酸腺苷（ATP）产生减少和谷胱甘肽过氧化物酶浓度降低。

2. 表现：蒽环类药物引起的心脏毒性可分为三种形式：急性、慢性早发型和慢性晚发型[4,5]。每种形式可进一步分为亚临床型（无 CHF）或临床型（有 CHF）[6]。急性心脏毒性较为罕见，仅在不到 1% 的患者中发生，在输液后可立即出现。它通常表现为由于心肌收缩性下降导致的急性、一过性的 LVEF 下降。在停止治疗后的几周内，这种毒性通常是可逆的[7]。心律失常也可出现急性表现，包括快速性心律失常（室上性或室性）和缓慢性心律失常（心脏传导阻滞）。其他表现包括心肌缺血、左心室扩张。在极少数病例中，可观察到心肌炎和心包炎。心肌炎通常表现为静脉注射化疗后不久出现的胸部不适和气促。电生理异常通常见于 20%～30% 的患者，可表现为 QT 间期延长、ST-T 改变和 QRS 波电压降低[8]。心脏生物标志物的异常也可出现，如血清 B 型利钠肽（BNP）和心肌肌钙蛋白水平升高[9]。急性毒性的临床表现通常在停药后消失。

3. 发病率：慢性早发型心脏毒性见于 1.6%～2.1% 的患者，在治疗期间或治疗结束后 1 年内发生，发病率高峰约在治疗后 3 个月。慢性晚发型心脏毒性见于 1.6%～5% 的患者，在治疗结束至少 1 年后发生。在少数病例中，即使在首次化疗后 10～20 年，心脏毒性的临床表现也不明显[10]。在有慢性发病心脏毒性临床症状的癌症生存者中，有很大比例为中年人，他们在儿童或青年时曾接受蒽环类化疗药物治疗。[11]慢性早发型和晚发型心脏毒性通常表现为 LVEF 的进行性下降，导致扩张型心肌病；或在少数情况下，表现为限制型心肌病[5]。在最严重的情况下，这些患者可进展为严重的左室（LV）收缩功能障碍和临床心力衰竭。这种心力衰竭往往持续进展，并与不良预后相关[12]。

4. 危险因素：目前已知蒽环类药物导致心脏毒性的多种危险因素，其中最重要的危险因素是蒽环类药物的终生累积剂量。评估多柔比星导致心衰的累积概率性研究显示，药物累积剂量 400 mg/m^2 心衰发生率为 3% ~ 5%，550 mg/m^2 的发生率为 7% ~ 26%，700 mg/m^2 的发生率为 18% ~ 48%[12-14]。其他危险因素包括静脉注射、单次剂量较高、女性、基础心脏病、既往纵隔照射史[12]。此外，儿童和老年人（年龄 > 70 岁）似乎更容易受到蒽环类药物导致的细胞毒性的影响[15,16]。此外，同时使用其他已知有心脏毒性作用的药物，如环磷酰胺、放线菌素 D、丝裂霉素、依托泊苷、曲妥珠单抗和紫杉醇，可能加重蒽环类药物诱导的心肌病[17]。

5. 治疗前评估：由于存在显著的心血管毒性，一般认为所有计划接受蒽环类药物治疗的成人患者在开始治疗前应全面评估基线心脏功能（图 10.1）。对于基线 LVEF < 40% 的患者，或目前存在 CHF 或有 CHF 病史且射血分数 < 50% 的患者，一般不推荐蒽环类化疗。即使对于无 CHF 病史和基线 LVEF > 50% 的患者，也建议在治疗开始前优化可控的危险因素，尤其是高血压。治疗期间应根据患者发生心功能异常的危险因素，定期进行常规超声心动图监测。如果超声心动图在技术上不可行或不可用，也可以使用心脏磁共振成像（MRI）或多门控采集（MUGA）扫描[18]。Cardinale 及其同事的一项研究显示使用超声心动图监测心功能检测蒽环类药物相关心脏毒性的重要性[19]。研究者观察到，复查心脏成像可检出在化疗结束后 1 年内的大多数心脏毒性病例。一些临床医生提倡在特定的高危患者人群中，在治疗前后，甚至每 1 ~ 2 个周期进行 LVEF 的量化评估。曲妥珠单抗是一种与心功能异常和临床 CHF 相关的单克隆抗体，因此对蒽环类药物治疗后、计划接受曲妥珠单抗治疗的乳腺癌患者测量 LVEF 至关重要。LVEF 下降超过绝对值的 15% 至基线的 50% 之间，或 LVEF 下降超过绝对值的 40% 时，应考虑停止使用蒽环类药物或转为不含蒽环类药物的方案。研究者还建议，对需要胸部放疗的患者，给予较低剂量的辐射，并使用更精确的、尽可能不照射心脏的放疗方案。

6. 生物标志物：血液心脏生物标志物，特别是血浆肌钙蛋白的增加可用于识别治疗期间的心脏毒性。心肌肌钙蛋白 T 和肌钙蛋白 I 的增加反映心肌细胞的死亡或损伤，而 BNP 的慢性升高则提示心室壁应力增加[20]。肌钙蛋白升高是监测心脏状态的一种有效方法，因为许多研究已证明肌钙蛋白升高与随后的 LVEF 下降之间存在相关性[21-23]。不过生物标志物水平的早期升高尚未与最终的临床终点联系起来，因为临床上明显的心力衰竭迹象往往会在初始治疗数年后才出现。因此，需要更多确凿的研究来证实这些生物标志物用于诊断蒽环类药物诱导的心脏毒性的临床应用价值[24]。

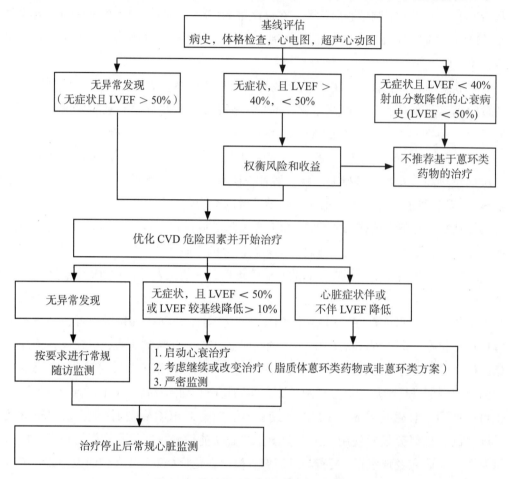

图 10.1　接受蒽环类药物治疗监测的流程

CVD：心血管疾病；LVEF：左室射血分数

7. 心力衰竭的治疗：由蒽环类药物相关心肌病引起的 CHF 患者应停止蒽环类药物治疗，并积极采用目前的 CHF 标准治疗方案，联合应用多种药物，包括血管紧张素转换酶（ACE）抑制剂、利尿剂、β 受体阻滞剂和螺内酯[25,26]。其他的治疗流程措施可考虑患者的个体化因素，并可能取决于癌症状况。

8. 无症状左室功能障碍的治疗：由于心脏毒性而出现无症状 LVEF 下降（＜ 50%）的患者可以使用基于指南的 CHF 治疗，分别使用血管紧张素转换酶抑制剂 / 血管紧张素受体阻滞剂（ARB）单独或联合 β 受体阻滞剂[16]。研究表明，早期启动血管紧张素转换酶抑制剂单药治疗或联合 β 受体阻滞剂治疗与更显著的 LVEF 改善或恢复相关。此外，临床医生应定期随访患者，评估和管理心血管危险因素，包括高血压、糖尿病和血脂异常。

9. 预防：目前有多种方法来预防蒽环类药物引起的心肌病。减少蒽环类药物的累积剂量可限制心脏毒性，因此目前的治疗方案已经较少使用高剂量的蒽环类药物（ >400 mg/m²）。据观察，采用缓慢的持续输注替代快速给药与较低的临床心力衰竭和亚临床心脏损伤的发生率相关[27]。然而，用缓慢输注替代快速给药可能会加剧暴露效应，包括骨髓毒性、黏膜炎和脱发，也可能因住院时间延长而导致患者不适[28]。在急性淋巴细胞白血病的儿童中，没有发现这种治疗策略的作用[29]。用脂质体包被蒽环类药物改变了药代动力学和组织分布，而且不影响抗肿瘤疗效，也已被证明可以降低心脏毒性[1,30-32]。有研究者提出，由于脂质体体积大，不能穿过心脏和其他正常组织中正常内皮的缝隙连接，但更容易通过肿瘤渗漏的血管系统扩散[30]。通常推荐接受阿霉素终生累积剂量大于 450 mg/m² 的患者使用脂质体输注。

右雷佐生：右雷佐生是美国食品药品监督管理局（FDA）批准的唯一一种对蒽环类药物相关心脏毒性具有心脏保护作用的药物[33]。在各种试验中，它被证明可以通过减少 LVEF 下降和心脏标志物释放来降低心脏毒性[31,34]。但是，右雷佐生治疗因可能导致抗肿瘤疗效降低和继发肿瘤（特别是儿童淋巴瘤和白血病）的增加而引发关注，导致其使用受限[35,36]。研究者已在晚期乳腺癌女性和成人肉瘤中对右雷佐生进行了大量评估，目前已批准右雷佐生用于接受蒽环类药物拓展剂量超过 300 mg/m² 的乳腺癌患者。

心脏药物：β 受体阻滞剂、血管紧张素转换酶抑制剂、ARBs 和他汀类药物用于蒽环类药物诱导的心脏毒性的一级预防在随机对照临床试验中进行了评估[37]。使用卡维地洛[38]和奈必洛尔[39]的早期试验提示 β 受体阻滞剂对预防蒽环类药物诱导的左室功能障碍具有保护作用。然而，一项纳入 192 名 HER2 阴性乳腺癌女性的试验未能证明卡维地洛单药治疗在改善 LVEF 下降和心脏舒张功能方面有任何获益[40]。在 OVERCOME 研究中，研究者评估了 β 受体阻滞剂和血管紧张素转换酶抑制剂在蒽环类药物诱导的心脏毒性一级预防中的联合作用[41]。卡维地洛与依那普利联合使用有利于预防蒽环类药物引起的心脏毒性，与安慰剂相比，治疗组患者的 CHF 或死亡发生率较安慰剂组降低。一项随机试验比较了坎地沙坦和美托洛尔在接受辅助化疗的早期乳腺癌患者中的心脏保护作用，坎地沙坦而非美托洛尔在预防蒽环类药物诱导的 LVEF 下降方面有效[42]。此外，一些研究表明他汀类药物似乎在含蒽环类药物的化疗期间具有保护作用[43-45]。在一项对蒽环类药物治疗乳腺癌患者的回顾性分析中，偶然处方的他汀类药物与减少 LVEF 降低及降低 CHF 发生率有关[43]。然而，目前还没有足够的证据支持他汀类药物用于治疗计划接受蒽环类药物治疗的一般人群，因此还需要进行大型多中心临床研究验证。

10.2.2　蒽醌类

米托蒽醌是一种用于治疗急性白血病的蒽醌衍生物。它的研发是为了生产具有广泛的抗肿瘤活性且无明显的心脏毒性的药物。然而，在初期研究中，研究者报道了少量剂量相关的心功能障碍和心律失常的病例[46,47]。与米托蒽醌相关的心脏事件包括LVEF下降、CHF、心律失常以及较为罕见的心肌梗死（MI）[47–49]。系统综述显示，0 ~ 6.7% 的患者出现有症状的米托蒽醌诱导的心脏毒性，0 ~ 80% 的患者出现无症状的米托蒽醌相关心脏毒性[50]。据报道，累积剂量 > 160 mg/m^2 与CHF发病率的显著增高（> 5%）相关[51]。目前大多数专家建议患者接受米托蒽醌的累积剂量不应大于 140 mg/m^2。由米托蒽醌引起的CHF应使用目前标准CHF药物治疗，包括利尿剂、血管紧张素转换酶抑制剂和β受体阻滞剂，有报道提出米托蒽醌相关的CHF通常对CHF的标准治疗有良好反应[48]。

10.2.3　丝裂霉素 C

丝裂霉素是一类抗肿瘤抗生素，主要以烷化剂形式起作用。在接受多次丝裂霉素C治疗的患者中，已报道以CHF为表现的心脏毒性[52,53]。一项关于蒽环类药物引起的心脏毒性研究发现，当丝裂霉素中位累积剂量为 60 mg/m^2 时，心脏毒性的发生率为 10%[54]。此外，有证据提示联合使用丝裂霉素与蒽环类药物具有协同心脏毒性[52,53]。

10.2.4　博来霉素

博来霉素用于治疗淋巴瘤、生殖细胞肿瘤和鳞状细胞肿瘤。除了为大家所熟知的肺毒性，心包炎也是一种与博来霉素相关的罕见但潜在致命的心脏毒性[55,56]。博来霉素治疗被报道与一些急性胸痛综合征相关[57]。通常表现为突发胸骨下胸痛，需支持治疗。此外，在使用基于博来霉素的治疗方案治疗期间及治疗后，人们曾观察到少数冠心病（CAD）、心肌缺血和心肌梗死的病例，但总体发生率 < 1%[58–60]。

10.3　烷化剂

10.3.1　环磷酰胺

环磷酰胺是一种细胞周期非特异性烷化剂，常用于治疗霍奇金淋巴瘤和非霍奇金淋巴瘤、白血病、多发性骨髓瘤和乳腺癌的联合化疗，也常用于移植前的预处理。低剂量环磷酰胺很少导致心脏毒性。环磷酰胺累积总剂量是发生急性心脏毒性的主要预测因素[61]。据报道，2 ～ 4 d 的总剂量＞ 200 mg/kg 会引起有症状的心脏毒性[61]。此外，研究表明儿童中环磷酰胺引起的心脏毒性的发生率比成人低[62]。

1. 表现：环磷酰胺相关心脏毒性的常见表现包括 CHF、心肌炎或两者同时出现[63,64]。患者可出现无症状的 LVEF 下降，通常为一过性，在 3 ～ 4 周内缓解。即使是在没有心脏毒性临床体征的患者中，也可出现心电图（ECG）电压变化，包括 QRS 波幅降低和非特异性 ST 段改变，见于开始环磷酰胺治疗后 5 ～ 14 d[65]。心包炎是少数患者的另一种并发症，表现为急性发作性胸痛和心包摩擦感[64]。此外，在接受高剂量环磷酰胺治疗的患者中有暴发性 CHF 报道[65]。致命的出血性心肌心包炎也有个案报告[66]。

2. 治疗：心力衰竭患者应积极采用目前 CHF 标准治疗方案。心包积液可采用支持治疗或心包穿刺引流。如果怀疑心脏压塞，可能需要心包膜开窗术。

3. 蒽环类药物联合治疗：环磷酰胺和蒽环类药物在各种抗肿瘤方案中经常联合使用，关于环磷酰胺和蒽环类药物相关心肌病的叠加效应的证据较矛盾[67,68]。因此，在处方该联合方案时应谨慎，并应定期进行心脏监测，以防止任何可能的 CHF 的发展，特别是在 50 岁以上的患者中[69]。此外，通过替换为脂质体蒽环类药物和使用心脏保护剂，如右雷佐生，可降低心脏毒性风险。

10.3.2　异环磷酰胺

异环磷酰胺在结构上与环磷酰胺相关，可引起心电图改变，包括 ST 段异常、QRS 波幅降低和左室功能障碍[70,71]。据报道，接受剂量＞ 12.5 g/m² 异环磷酰胺治疗的患者，CHF 的发生率呈剂量依赖性[70]。停药后，心律失常往往可逆。此外，启动支持治疗数日后 CHF 的症状和体征可消失。

10.3.3　顺铂

顺铂是一种基于铂的烷化剂，具有广泛的抗肿瘤活性。顺铂因其肾毒性和神经毒性而"名声显赫"，而心脏毒性是顺铂化疗相关的罕见并发症。因此，通常并不建议进行心脏监测。顺铂被认为可导致各种传导系统异常，包括室上性心动过速、心动过缓、ST-T 改变和左束支传导阻滞[72,73]。此外，顺铂注射可出现导致胸痛、心悸的急性临床综合征，偶尔还会导致提示 MI 的心肌酶升高[74]。顺铂化疗也有各种缺血性和非缺血性心肌病的案例报道[75,76]。另外，顺铂还与其他血管并发症有关，包括雷诺现象和脑缺血事件。顺铂与其他抗癌药物，如甲氨蝶呤、氟尿嘧啶、博来霉素和阿霉素的联合使用，与致命性心肌病和闭塞性血栓栓塞事件相关[77]。

10.4　微管靶向药物

10.4.1　长春碱类

长春碱类，即长春新碱、长春花碱和长春瑞滨，是治疗多种血液系统恶性肿瘤和实体肿瘤化疗方案的重要组成部分。与长春碱类相关的最常见的心血管事件包括心肌缺血、高血压和其他血管闭塞性并发症[78-80]。据报道，心肌梗死病例的典型发病时间为第一剂或随后几剂长春碱类之后数小时至3天。心电图异常通常与急性心肌梗死一致，包括ST段抬高和T波倒置[81]。症状可持续2～24 h，通常可逆[82]。心脏毒性不良事件多与长春花碱有关，但也有少数病例报告与长春新碱和长春瑞滨相关。同时存在心肌缺血的患者发生这些并发症的风险更高。[83]。如果患者出现心肌梗死症状，应立即给予标准的心肌梗死药物治疗。

10.4.2　紫杉醇类

紫杉醇目前被用于治疗多种肿瘤，如卵巢癌、甲状腺癌、肺癌和乳腺癌等。紫杉醇相关的心脏毒性不良事件最常见的是无症状性心动过缓。在一项Ⅱ期研究中，29%接受紫杉醇治疗的患者出现无症状性心动过缓，2名患者进展为高度心脏传导阻滞[84]。另一项3400名接受紫杉醇治疗的患者研究中，4级和5级心脏不良事件（分别为危及生命和死亡）的发生率为0.5%[85]。此外，也有紫杉醇导致心房扑动、房颤、室上性心动过速和室性心律失常的报道[86]。这些心律失常偶见于第一周期的紫杉醇化疗，更常见于第二周期或后续的疗程。严重的传导系统异常可见于有基础心脏疾病或电解质异常的患者。紫杉醇输注也有少数心肌缺血和心肌梗死的个案报道[87,88]。目前，尚不清楚紫杉醇诱导心肌缺血的确切机制，可能与冠状动脉血管痉挛有关[89]。紫杉醇常与蒽环类药物联合使用，紫杉醇导致肾脏排泄减少可能会导致蒽环类药物的心脏毒性作用增加。值得注意的是，当与紫杉醇联合使用时，蒽环类药物导致CHF的累积剂量可能较低[90,91]。因此有研究者建议，当与紫杉醇联合使用时，阿霉素给药的最大累积剂量应减少到380 mg/m^{2}以下。另一方面，采用紫杉醇和阿霉素的序贯给药方式似乎不导致心脏毒性风险的增加[92]。

10.4.3　多西他赛

与紫杉醇类似，多西他赛可以单药使用或与其他多种药物联用治疗各种恶性肿瘤，包括乳腺癌、胃癌、前列腺癌、头颈部癌和非小细胞肺癌。多西他赛相关报道中最常见的心血管不良事件是传导系统异常、心绞痛和循环衰竭[93-95]。有报道显示多西他赛给药后血清 BNP 浓度显著升高[96]。另外有证据表明应用多西他赛对蒽环类药物相关心肌病有潜在的影响[97]。

10.5　抗代谢药物

10.5.1　5- 氟尿嘧啶

5- 氟尿嘧啶（5-FU）是一种合成嘧啶抗代谢药物，常用于多种恶性肿瘤的治疗，包括结直肠癌、胃癌、食管癌、膀胱癌和乳腺癌。5-FU 的心脏毒性作用包括心绞痛到大面积心肌梗死，后者可发展为心源性休克和死亡[98–101]。5-FU 是最常引起心肌缺血的抗肿瘤药物之一，据报道发生率为 1% ~ 18%[102,103]。当长程持续输注 5-FU 或与顺铂联合使用时，缺血事件更为常见[103,104]。此外，既往存在结构性心脏病、冠心病，或既往接受过胸部放疗的患者，发生心血管事件的风险更高[105,106]。因此，应用 5-FU 前，临床医生需要评估患者是否有发生 5-FU 诱导的心脏毒性的潜在危险因素。

1. 发病机制：5-FU 相关心脏事件最常见的发病机制是冠状动脉血管痉挛导致的心肌缺血。

2. 临床表现：心脏毒性的患者通常表现为胸痛，伴或不伴短暂的心电图改变[107]。一些研究对 5-FU 输注患者进行连续动态心电图监测，可观察到无症状心肌缺血的表现，并且结果显示超过一半的患者发生了心电图改变[108–110]。心脏节律异常，如房颤、室性心动过速和室颤等表现，在停止 5-FU 治疗后可能仍然会持续数日。5-FU 导致的不良反应可进展为有症状的急性心肌梗死，临床表现包括胸痛、出汗和气短，伴有心电图提示的心肌损伤改变和左室功能障碍[100]。5-FU 停药后，左室功能障碍可以持续数天甚至数周。也有报道部分病患者经 5-FU 治疗后出现心源性休克、心脏骤停和猝死[107,111]。5-FU 相关心脏毒性导致的死亡率为 2.2% ~ 13%[103,112]。

3. 5-FU 的给药：5-FU 心脏毒性症状的发生因给药方式而异。5-FU 在联合叶酸、奥沙利铂（FLOX）方案中静脉快速给药，或在联合叶酸、氟尿嘧啶和奥沙利铂（FOLFOX）方案中持续输注（24 ~ 96 h）。5-FU 数分钟内短期输注的快速给药方法与胸痛有关，通常在推注期间或给药第一个疗程后立即出现。如果最初疗程未出现症状，则后续出现胸痛症状的可能性较小。胸痛一般为心源性，与心电图 ST 段抬高相关，提示急性 ST 段抬高心肌梗死（首次给药模式）。5-FU 持续输注亦可导致胸痛，一般发生在第一个或第二个疗程中，通常发生在注射开始后 24 ~ 72 h[113]。与经典的心绞痛相比，这种胸痛可能不典型，可以在休息时发生并自行消退。这些症状也可以在随后的化疗中反复发作，甚至在治疗完成后仍持续存在。与快速给药的症状相比，许多患者可以耐受这些症状，并能够按计划完成输液过程。由于输液通常是在门诊进行，不进行心电遥测，因此通常不会监测到心电图的变化。在后续的疗程中，胸疼症状可更为强烈，持续时间更长（持续暴露模式）。

4. 治疗：5-FU 相关的心脏毒性可致命，因此对 5-FU 相关胸痛患者的紧急处理是立即停止化疗。此外，应通过抗心绞痛药物对症状进行经验性治疗，如使用短效舌下硝酸酯类药物和（或）钙通道阻滞剂。这些方法可以终止最高达 69% 的胸痛受累患者的急性症状[114]。后续关键措施是使用心电图监测、测量心肌肌钙蛋白水平，以及必要时行超声心动图，对心肌损伤进行快速评估[115]。此外，需要确定这些症状是否可归因于 5-FU。这是一个两难的问题，因为进一步使用 5-FU 可能会导致症状复发，而停止 5-FU 的化疗方案可能会影响癌症治疗。目前还没有方法确诊 5-FU 诱导的心脏毒性。当疑诊 5-FU 相关心脏毒性时，最安全的方案是选择不含氟嘧啶药物的替代化疗方案。使用硝酸盐和钙拮抗剂的预防性治疗对于防止患者再次出现使用 5-FU 后的缺血症状无效[116,117]。如果仍需要应用 5-FU 方案，应该首先明确导致心脏症状的病理因素并尽可能逆转。对有心血管疾病危险因素的患者可以进行冠状动脉造影，如果血管造影显示有临床意义的冠状动脉狭窄，可尝试血运重建后再使用 5-FU。此外，如果考虑再次使用 5-FU，应采取适当的预防措施，包括使用阿司匹林、钙拮抗剂或长效硝酸酯类药物等心脏保护药物进行预防性治疗，并住院在心脏监测下用药[118]。此外，有报道称，快速输注是一个比持续输注更安全的给药方式，应选择快速输注这种给药方式[119]。需要后续随机临床试验利用不同策略管理患者，以确定最佳策略。

10.5.2 卡培他滨

卡培他滨是一种口服的 5-FU 的前体药，可优先在肿瘤部位产生 5-FU。该药物在乳腺癌、胃癌和结直肠癌等肿瘤中的有效性已得到验证。虽然卡培他滨因给药方便、毒性较轻而受到普及，但多个病例报告已记录了与卡培他滨给药相关的显著心血管不良事件。一般认为卡培他滨相关的心脏毒性发生率比 5-FU 低 1.5% ~ 2%[120]。然而，在一项对转移性乳腺癌和结肠癌化疗患者的回顾性研究中发现，卡培他滨诱导的细胞毒性的发生率与 5-FU 相当[121]。

1. 表现：卡培他滨相关的心脏事件可从心绞痛、可逆的 ST 段改变到心肌梗死、心律失常，甚至心脏骤停[122,123]。胸痛和心悸是卡培他滨致心脏毒性最常见的临床表现[124]。据报道，多数心脏毒性症状往往发生在第一个疗程，在治疗开始后的中位发病时间低于 4 d[105,125]。最常见的心电图异常包括 ST 段改变、窦性心动过速和 QTc 间期延长[115,124]。出现胸痛的患者应立即应用心电图监测和心肌酶进行评估。大多数患者对抗心绞痛药物和支持治疗有效。出现肺水肿、心肌梗死或心律失常的患者，应立即停用卡培他滨。

2. 再挑战：一旦发生心脏毒性，尚不确定调整剂量应用卡培他滨或联合应用预防性抗心绞痛药物进行再挑战是否安全。一项对卡培他滨心脏毒性患者的回顾性研究报道 16 名心脏毒性患者中有 10 名再发症状，且在再挑战时降低剂量或药物预防未能减少再发[126]。此外，对于有 5-FU 诱导心脏毒性病史的患者，也不建议使用卡培他滨[120]。

10.6　总结

由于人口老龄化和老年人中癌症发病率显著增高，化疗引起的心脏毒性正成为癌症治疗中普遍存在的并发症。随着新疗法的发现和获批，临床医生应熟悉各种已知化疗药物引起心脏毒性的可能性，并应及时评估和密切监测在治疗过程中发生的所有心脏事件。此外，部分治疗方法需要进行长期心脏监测，这是因为某些心血管并发症，包括左室功能障碍或 CHF，可能在首次给药 10 多年后发生。

（译者：何其　　审校：吴炜，陈闽江）

参考文献

[1] Smith LA, et al. Cardiotoxicity of anthracycline agents for the treatment of cancer: systematic review and meta-analysis of randomised controlled trials. BMC Cancer. 2010; 10(1): 337.

[2] Giantris A, et al. Anthracycline-induced cardiotoxicity in children and young adults. Crit Rev Oncol Hematol. 1998; 27(1): 53-68.

[3] Doroshow JH. Anthracycline antibiotic-stimulated superoxide, hydrogen peroxide, and hydroxyl radical production by NADH dehydrogenase. Cancer Res. 1983; 43(10): 4543-4551.

[4] Grenier MA, Lipshultz SE. Epidemiology of anthracycline cardiotoxicity in children and adults. Semin Oncol. 1998; 25(4 suppl 10): 72-85.

[5] Lipshultz SE, Alvarez JA, Scully RE. Anthracycline associated cardiotoxicity in survivors of childhood cancer. Heart. 2008; 94(4): 525-533.

[6] Yeh ET, Bickford CL. Cardiovascular complications of cancer therapy: incidence, pathogenesis, diagno-sis, and management. J Am Coll Cardiol. 2009; 53(24): 2231-2247.

[7] Geiger S, et al. Anticancer therapy induced cardiotoxicity: review of the literature. Anticancer Drugs. 2010; 21(6): 578-590.

[8] Frishman WH, et al. Cardiovascular toxicity with cancer chemotherapy. Curr Prob Cancer. 1997; 21(6): 301-360.

[9] Cardinale D, et al. Myocardial injury revealed by plasma troponin I in breast cancer treated with high-dose chemotherapy. Ann Oncol. 2002; 13(5): 710-715.

[10] Curigliano G, et al. Cardiovascular toxicity induced by chemotherapy, targeted agents and radiotherapy: ESMO Clinical Practice Guidelines. Ann Oncol. 2012; 23(suppl 7): vii155-vii166.

[11] Armstrong GT, et al. Modifiable risk factors and major cardiac events among adult survivors of childhood cancer. J Clin Oncol. 2013; 31(29): 3673.

[12] Von Hoff DD, et al. Risk factors for doxorubicin-induced congestive heart failure. Ann Intern

Med. 1979; 91(5): 710-717.

[13] Swain SM, et al. Cardioprotection with dexrazoxane for doxorubicin-containing therapy in advanced breast cancer. J Clin Oncol. 1997; 15(4): 1318-1332.

[14] Wouters KA, et al. Protecting against anthracycline-induced myocardial damage: a review of the most promising strategies. Br J Haematol. 2005; 131(5): 561-578.

[15] Kremer LC, Caron HN. Anthracycline cardiotoxicity in children. N Engl J Med. 2004; 351: 120-121.

[16] Zamorano JL, et al. 2016 ESC position paper on cancer treatments and cardiovascular toxicity de-veloped under the auspices of the ESC Committee for Practice Guidelines: the task force for cancer treatments and cardiovascular toxicity of the European Society of Cardiology (ESC). Eu Heart J. 2016; 37(36): 2768-2801.

[17] van Dalen EC, et al. Different anthracycline derivates for reducing cardiotoxicity in cancer patients. Cochrane Database Syst Rev. 2010; (5): CD005006.

[18] de Geus-Oei LF, et al. Scintigraphic techniques for early detection of cancer treatment-induced cardio-toxicity. J Nucl Med. 2011; 52(4): 560-571.

[19] Cardinale D, et al. Early detection of anthracycline cardiotoxicity and improvement with heart failure therapy. Circulation. 2015; 131(22): 1981-1988.

[20] Todorova VK, et al. Biomarkers for presymptomatic doxorubicin-induced cardiotoxicity in breast cancer patients. PLoS ONE. 2016; 11(8): e0160224.

[21] Auner HW, et al. Prolonged monitoring of troponin T for the detection of anthracycline cardiotoxicity in adults with hematological malignancies. Ann Hematol. 2003; 82(4): 218-222.

[22] Specchia G, et al. Monitoring of cardiac function on the basis of serum troponin I levels in patients with acute leukemia treated with anthracyclines. J Lab Clin Med. 2005; 145(4): 212-220.

[23] Cardinale D, et al. Prognostic value of troponin I in cardiac risk stratification of cancer patients undergo-ing high-dose chemotherapy. Circulation. 2004; 109(22): 2749-2754.

[24] Singh D, Thakur A, Wilson Tang WH. Utilizing cardiac biomarkers to detect and prevent chemotherapy-induced cardiomyopathy. Curr Heart Fail Rep. 2015; 12(3): 255-262.

[25] Cardinale D, et al. Anthracycline-induced cardiomyopathy: clinical relevance and response to pharmaco-logic therapy. J Am Coll Cardiol. 2010; 55(3): 213-220.

[26] Hamo CE, et al. Cancer therapy-related cardiac dysfunction and heart failure. Part 2: prevention, treat-ment, guidelines, and future directions. Circ Heart Fail. 2016; 9(2): e002843.

[27] van Dalen EC, van der Pal HJ, Kremer L. Different dosage schedules for reducing cardiotoxicity in people with cancer receiving anthracycline chemotherapy. Cochrane Database Syst Rev. 2016; 3(3): CD005008.28.

[28] Chatterjee K, et al. Doxorubicin cardiomyopathy. Cardiology. 2010; 115(2): 155-162.

[29] Lipshultz SE, et al. Continuous versus bolus infusion of doxorubicin in children with ALL: long-term cardiac outcomes. Pediatrics. 2012; 130(6): 1003-1011.

[30] Gabizon AA. Pegylated liposomal doxorubicin: metamorphosis of an old drug into a new form of che-motherapy. Cancer Invest. 2001; 19(4): 424-436.

[31] van Dalen EC, et al. Different anthracycline derivates for reducing cardiotoxicity in cancer patients. Cochrane Database Syst Rev. 2006; 18(4): CD005006.

［32］Cortes J, et al. Nonpegylated liposomal doxorubicin (TLC-D99), paclitaxel, and trastuzumab in HER-2-overexpressing breast cancer: a multicenter phase I/II study. Clin Cancer Res. 2009; 15(1): 307-314.

［33］Vejpongsa P, Yeh ET. Prevention of anthracycline-induced cardiotoxicity: challenges and opportunities. J Am Coll Cardiol. 2014; 64(9): 938-945.

［34］Chow EJ, et al. Late mortality after dexrazoxane treatment: a report from the Children's Oncology Group. J Clin Oncol. 2015; 33(24): 2639-2645.

［35］Tebbi CK, et al. Dexrazoxane-associated risk for acute myeloid leukemia/myelodysplastic syndrome and other secondary malignancies in pediatric Hodgkin's disease. J Clin Oncol. 2007; 25(5): 493-500.

［36］Vrooman LM, et al. The low incidence of secondary acute myelogenous leukaemia in children and adoles-cents treated with dexrazoxane for acute lymphoblastic leukaemia: a report from the Dana-Farber Cancer Institute ALL Consortium. Eur J Cancer. 2011; 47(9): 1373-1379.

［37］Abdel-Qadir H, et al. Interventions for preventing cardiomyopathy due to anthracyclines: a Bayesian network meta-analysis. Ann Oncol. 2016; 28(3): 628-633.

［38］Kalay N, et al. Protective effects of carvedilol against anthracycline-induced cardiomyopathy. J Am Coll Cardiol. 2006; 48(11): 2258-2262.

［39］Kaya MG, et al. Protective effects of nebivolol against anthracycline-induced cardiomyopathy: a random-ized control study. Int J Cardiol. 2013; 167(5): 2306-2310.

［40］Avila MS, et al. Carvedilol for prevention of chemotherapy related cardiotoxicity. J Am Coll Cardiol. 2018: 24730.

［41］Bosch X, et al. Enalapril and carvedilol for preventing chemotherapy-induced left ventricular systolic dysfunction in patients with malignant hemopathies: the OVERCOME trial (preventiOn of left Ventricular dysfunction with Enalapril and caRvedilol in patients submitted to intensive ChemOtherapy for the treatment of Malignant hEmopathies). J Am Coll Cardiol. 2013; 61(23): 2355-2362.

［42］Gulati G, et al. Prevention of cardiac dysfunction during adjuvant breast cancer therapy (PRADA): a 2 × 2 factorial, randomized, placebo-controlled, double-blind clinical trial of candesartan and meto-prolol. Eur Heart J. 2016; 37(21): 1671-1680.

［43］Seicean S, et al. Effect of statin therapy on the risk for incident heart failure in patients with breast cancer receiving anthracycline chemotherapy: an observational clinical cohort study. J Am Coll Cardiol. 2012; 60(23): 2384-2390.

［44］Acar Z, et al. Efficiency of atorvastatin in the protection of anthracycline-induced cardiomyopathy. J Am Coll Cardiol. 2011; 58(9): 988-989.

［45］Chotenimitkhun R, et al. Chronic statin administration may attenuate early anthracycline-associated declines in left ventricular ejection function. Can J Cardiol. 2015; 31(3): 302-307.

［46］Saletan S. Mitoxantrone: an active, new antitumor agent with an improved therapeutic index. Cancer Treat Rev. 1987; 14(3-4): 297-303.

［47］Unverferth D, et al. Cardiac evaluation of mitoxantrone. Cancer Treat Rep. 1983; 67(4): 343-350.

［48］Schell FC, et al. Potential cardiotoxicity with mitoxantrone. Cancer Treat Rep. 1982; 66(8): 1641-1643.

[49] Pratt CB, et al. Fatal congestive heart failure following mitoxantrone treatment in two children previously treated with doxorubicin and cisplatin. Cancer Treat Rep. 1983; 67(1): 85-88.

[50] Van Dalen E, et al. Cumulative incidence and risk factors of mitoxantrone-induced cardiotoxicity in children: a systematic review. Eur J Cancer. 2004; 40(5): 643-652.

[51] Posner LE, et al. Mitoxantrone: an overview of safety and toxicity. Invest New Drugs. 1985; 3(2): 123-132.

[52] Villani F, et al. Possible enhancement of the cardiotoxicity of doxorubicin when combined with mitomy-cin C. Med Oncol Tumor Pharmacother. 1985; 2(2): 93-97.

[53] Buzdar AU, et al. Adriamycin and mitomycin C: possible synergistic cardiotoxicity. Cancer Treat Rep. 1978; 62(7): 1005-1008.

[54] Verweij J, et al. A prospective study on the dose dependency of cardiotoxicity induced by mitomycin C. Med Oncol Tumor Pharmacother. 1988; 5(3): 159-163.

[55] Durkin W, et al. Treatment of advanced lymphomas with bleomycin (NSC-125066). Oncology. 1976; 33(3): 140-145.

[56] Yosef RB, Gez E, Catane R. Acute pericarditis following bleomycin: a case report and literature analysis. J Chemother. 1990; 2(1): 70-71.

[57] White DA, et al. Acute chest pain syndrome during bleomycin infusions. Cancer. 1987; 59(9): 1582-1585.

[58] Vogelzang N, Frenning D, Kennedy B. Coronary artery disease after treatment with bleomycin and vinblastine. Cancer Treat Rep. 1980; 64(10-11): 1159-1160.

[59] Schwarzer S, et al. Non-Q-wave myocardial infarction associated with bleomycin and etoposide chemo-therapy. Eur Heart J. 1991; 12(6): 748-750.

[60] Dieckmann K-P, et al. Myocardial infarction and other major vascular events during chemotherapy for testicular cancer. Ann Oncol. 2010; 21(8): 1607-1611.

[61] Dow E, Schulman H, Agura E. Cyclophosphamide cardiac injury mimicking acute myocardial infarc-tion. Bone Marrow Transplant. 1993; 12(2): 169-172.

[62] Goldberg MA, et al. Cyclophosphamide cardiotoxicity: an analysis of dosing as a risk factor. Blood. 1986; 68(5): 1114-1118.

[63] Gardner S, et al. High-dose cyclophosphamide-induced myocardial damage during BMT: assessment by positron emission tomography. Bone Marrow Transplant. 1993; 12(2): 139-144.

[64] Braverman A, et al. Cyclophosphamide cardiotoxicity in bone marrow transplantation: a prospective evaluation of new dosing regimens. J Clin Oncol. 1991; 9(7): 1215-1223.

[65] Gottdiener JS, et al. Cardiotoxicity associated with high-dose cyclophosphamide therapy. Arch Intern Med. 1981; 141(6): 758-763.

[66] Appelbaum F, et al. Acute lethal carditis caused by high-dose combination chemotherapy: a unique clini-cal and pathological entity. Lancet. 1976; 307(7950): 58-62.

[67] Cazin B, et al. Cardiac complications after bone marrow transplantation. A report on a series of 63 con-secutive transplantations. Cancer. 1986; 57(10): 2061-2069.

[68] Steinherz LJ, et al. Cardiac changes with cyclophosphamide. Med Pediatr Oncol. 1981; 9(5): 417-422.

[69] Hertenstein B, et al. Cardiac toxicity of bone marrow transplantation: predictive value of

cardiologic evaluation before transplant. J Clin Oncol. 1994; 12(5): 998-1004.

[70] Quezado ZM, et al. High-dose ifosfamide is associated with severe, reversible cardiac dysfunction. Ann Intern Med. 1993; 118(1): 31-36.

[71] Kandylis K, et al. Ifosfamide cardiotoxicity in humans. Cancer Chemother Pharmacol. 1989; 24(6): 395-396.

[72] Hashimi LA, Khalyl MF, Salem PA. Supraventricular tachycardia. Oncology. 1984; 41(3): 174-175.

[73] Canobbio L, et al. Cardiac arrhythmia: possible complication from treatment with cisplatin. Tumori. 1986; 72(2): 201-204.

[74] Berliner S, et al. Acute coronary events following cisplatin-based chemotherapy. Cancer Invest. 1990; 8(6): 583-586.

[75] Tomirotti M, et al. Ischemic cardiopathy from cis-diamminedichloroplatinum (CDDP). Tumori. 1984; 70(3): 235-236.

[76] Gill D, Pattar S, Kan L. Nonischemic cardiomyopathy due to cisplatin therapy. Am J Ther. 2018; 25(2): e286-e289.

[77] Cheriparambil KM, et al. Acute reversible cardiomyopathy and thromboembolism after cisplatin and 5-fluorouracil chemotherapy: a case report. Angiology. 2000; 51(10): 873-878.

[78] Subar M, Muggia F. Apparent myocardial ischemia associated with vinblastine administration. Cancer Treat Rep. 1986; 70(5): 690-691.

[79] Kantor A, et al. Are vinca alkaloids associated with myocardial infarction? Lancet. 1981; 317(8229): 1111.

[80] Bergeron A, Raffy O, Vannetzel J. Myocardial ischemia and infarction associated with vinorelbine. J Clin Oncol. 1995; 13(2): 531-532.

[81] Yancey R, Talpaz M. Vindesine-associated angina and ECG changes. Cancer Treat Rep. 1982; 66(3): 587.

[82] Cargill R, Boyter A, Lipworth B. Reversible myocardial ischaemia following vincristine containing che-motherapy. Respir Med. 1994; 88(9): 709-710.

[83] Samuels BL, Vogelzang NJ, Kennedy B. Severe vascular toxicity associated with vinblastine, bleomycin, and cisplatin chemotherapy. Cancer Chemother Pharmacol. 1987; 19(3): 253-256.

[84] McGuire WP, et al. Taxol: a unique antineoplastic agent with significant activity in advanced ovarian epithelial neoplasms. Ann Intern Med. 1989; 111(4): 273-279.

[85] Arbuck SG, et al. A reassessment of cardiac toxicity associated with Taxol. J Natl Cancer Inst Monogr. 1993; (15): 117-130.

[86] Rowinsky EK, et al. Cardiac disturbances during the administration of taxol. J Clin Oncol. 1991; 9(9): 1704-1712.

[87] Schrader C, et al. Symptoms and signs of an acute myocardial ischemia caused by chemotherapy with paclitaxel (Taxol) in a patient with metastatic ovarian carcinoma. Eur J Med Res. 2005; 10(11): 498-501.

[88] Esber C, et al. Acute myocardial infarction in patient with triple negative breast cancer after paclitaxel infusion: a case report. Cardiol Res. 2014; 5(3-4): 108-111.

[89] Nguyen-Ho P, Kleiman NS, Verani MS. Acute myocardial infarction and cardiac arrest in a patient

receiving paclitaxel. Can J Cardiol. 2003; 19(3): 300-302.

[90] Gianni L, et al. Paclitaxel by 3-hour infusion in combination with bolus doxorubicin in women with untreated metastatic breast cancer: high antitumor efficacy and cardiac effects in a dose-finding and sequence-finding study. J Clin Oncol. 1995; 13(11): 2688-2699.

[91] Dombernowsky P, et al. Doxorubicin and paclitaxel, a highly active combination in the treatment of metastatic breast cancer. Semin Oncol. 1996; 23(5 suppl 11): 23-27.

[92] Perez EA. Paclitaxel and cardiotoxicity. J Clin Oncol. 1998; 16(11): 3481-3482.

[93] Bissett D, et al. Phase I and pharmacokinetic study of taxotere (RP 56976) administered as a 24-hour infusion. Cancer Res. 1993; 53(3): 523-527.

[94] Fossella FV, et al. Phase II study of docetaxel for advanced or metastatic platinum-refractory non-small-cell lung cancer. J Clin Oncol. 1995; 13(3): 645-651.

[95] Francis P, et al. Phase II trial of docetaxel in patients with platinum-refractory advanced ovarian cancer. J Clin Oncol. 1994; 12(11): 2301-2308.

[96] Shimoyama M, et al. Docetaxel induced cardiotoxicity. Heart. 2001; 86(2): 219.

[97] Malhotra V, et al. Neoadjuvant and adjuvant chemotherapy with doxorubicin and docetaxel in locally advanced breast cancer. Clin Breast Cancer. 2004; 5(5): 377-384.

[98] Labianca R, et al. Cardiac toxicity of 5-fluorouracil: a study on 1083 patients. Tumori. 1982; 68(6): 505-510.

[99] Patel B, et al. 5-Fluorouracil cardiotoxicity: left ventricular dysfunction and effect of coronary vasodila-tors. Am J Med Sci. 1987; 294(4): 238-243.

[100] De Forni M, et al. Cardiotoxicity of high-dose continuous infusion fluorouracil: a prospective clinical study. J Clin Oncol. 1992; 10(11): 1795-1801.

[101] Akhtar SS, Salim KP, Bano ZA. Symptomatic cardiotoxicity with high-dose 5-fluorouracil infusion: a prospective study. Oncology. 1993; 50(6): 441-444.

[102] Tsibiribi P, et al. Cardiotoxicity of 5-fluorouracil in 1350 patients with no prior history of heart disease. Bull Cancer. 2006; 93(3): 10027-10030.

[103] Kosmas C, et al. Cardiotoxicity of fluoropyrimidines in different schedules of administration: a prospec-tive study. J Cancer Res Clin Oncol. 2008; 134(1): 75-82.

[104] Jeremic B, et al. Cardiotoxicity during chemotherapy treatment with 5-fluorouracil and cisplatin. J Che-mother. 1990; 2(4): 264-267.

[105] Jensen SA, Sørensen JB. Risk factors and prevention of cardiotoxicity induced by 5-fluorouracil or capecitabine. Cancer Chemother Pharmacol. 2006; 58(4): 487-493.

[106] Meydan N, et al. Cardiotoxicity of de Gramont's regimen: incidence, clinical characteristics and long-term follow-up. Jpn J Clin Oncol. 2005; 35(5): 265-270.

[107] Alter P, et al. Cardiotoxicity of 5-fluorouracil. Cardiovasc Hematol Agents Med Chem. 2006; 4(1): 1-5.

[108] Rezkalla S, et al. Continuous ambulatory ECG monitoring during fluorouracil therapy: a prospective study. J Clin Oncol. 1989; 7(4): 509-514.

[109] Meyer CC, et al. Symptomatic cardiotoxicity associated with 5-fluorouracil. Pharmacotherapy. 1997; 17(4): 729-736.

[110] Lestuzzi C, et al. Effort myocardial ischemia during chemotherapy with 5-fluorouracil: an

underesti-mated risk. Ann Oncol. 2014; 25(5): 1059-1064.

[111] Ensley JF, et al. The clinical syndrome of 5-fluorouracil cardiotoxicity. Invest New Drugs. 1989; 7(1): 101-109.

[112] Keefe DL, Roistacher N, Pierri MK. Clinical cardiotoxicity of 5-fluorouracil. J Clin Pharmacol. 1993; 33(11): 1060-1070.

[113] Jensen SA, et al. Fluorouracil induces myocardial ischemia with increases of plasma brain natriuretic peptide and lactic acid but without dysfunction of left ventricle. J Clin Oncol. 2010; 28(36): 5280-5286.

[114] Jensen SA, Sorensen JB. Risk factors and prevention of cardiotoxicity induced by 5-fluorouracil or capecitabine. Cancer Chemother Pharmacol. 2006; 58(4): 487-493.

[115] Stewart T, Pavlakis N, Ward M. Cardiotoxicity with 5-fluorouracil and capecitabine: more than just vasospastic angina. Intern Med J. 2010; 40(4): 303-307.

[116] Eskilsson J, Albertsson M. Failure of preventing 5-fluorouracil cardiotoxicity by prophylactic treatment with verapamil. Acta Oncol. 1990; 29(8): 1001-1003.

[117] Oleksowicz L, Bruckner HW. Prophylaxis of 5-fluorouracil-induced coronary vasospasm with calcium channel blockers. Am J Med. 1988; 85(5): 750-751.

[118] Cianci G, et al. Prophylactic options in patients with 5-fluorouracil-associated cardiotoxicity. Br J Cancer. 2003; 88(10): 1507-1509.

[119] Saif MW, et al. Bolus 5-fluorouracil as an alternative in patients with cardiotoxicity associated with infusion 5-fluorouracil and capecitabine: a case series. In Vivo. 2013; 27(4): 531-534.

[120] Frickhofen N, et al. Capecitabine can induce acute coronary syndrome similar to 5-fluorouracil. Ann Oncol. 2002; 13(5): 797-801.

[121] Van Cutsem E, et al. Incidence of cardiotoxicity with the oral fluoropyrimidine capecitabine is typical of that reported with 5-fluorouracil. Ann Oncol. 2002; 13(3): 484-485.

[122] Polk A, et al. Cardiotoxicity in cancer patients treated with 5-fluorouracil or capecitabine: a systematic review of incidence, manifestations and predisposing factors. Cancer Treat Rev. 2013; 39(8): 974-984.

[123] De Gennaro L, et al. Cardiac arrest and ventricular fibrillation in a young man treated with capecitabine: case report and literature review. Int J Cardiol. 2016; 220: 280-283.

[124] Koca D, et al. Clinical and electrocardiography changes in patients treated with capecitabine. Chemo-therapy. 2011; 57(5): 381-387.

[125] Ng M, Cunningham D, Norman AR. The frequency and pattern of cardiotoxicity observed with capecitabine used in conjunction with oxaliplatin in patients treated for advanced colorectal cancer (CRC). Eur J Cancer. 2005; 41(11): 1542-1546.

[126] Manojlovic N, et al. Capecitabine cardiotoxicity-case reports and literature review. Hepatogastroenterology. 2008; 55(85): 1249-1256.

第 11 章

癌症治疗输液反应

11.1 简介

癌症治疗药物有可能引起输液反应（infusion reactions，IRs）。由于 IRs 可能会导致治疗中断并需要昂贵的医疗干预，因此管理 IRs 很重要[1,2]。细胞毒性药物和生物制剂都会引起 IRs。通常，IRs 可以分为过敏性或类过敏性。

过敏性 IRs：过敏性 IRs 本质上是变态反应，通常由免疫球蛋白 E（IgE）介导[2]。不同药物的临床症状大致相同，但 IRs 的病程和严重程度因化疗药物而异，从轻度到重度不等。严重反应很少见，但轻度至中度的发生率较高。IRs 可能会影响身体的任何器官系统，严重程度从轻度皮疹到全身性变态反应不等[3]。轻度至中度的 IR 通常会导致潮红、皮疹、发热、寒战、呼吸困难和轻度低血压。严重反应的典型特征是低血压、支气管痉挛、心功能不全、变态反应等其他症状[1]。

类过敏性 IRs：类过敏性 IRs 与变态反应临床表现类似，但它不是 IgE 介导的，且以非免疫介导的细胞因子和免疫介质释放为特征。

癌症治疗的 IRs 可能与年龄、伴随疾病、心血管疾病或合并药物相关[4,5]。除了意识到特定药物导致 IRs 的潜在风险外，临床医生还必须认识到它们的症状，了解其病理生理机制，并使用最佳风险评估和预防方案。对反应的性质和严重程度的不适当评估可能会对治疗决策产生负面影响。本章回顾了一些常用化疗药物和单克隆抗体严重 IRs 的特点和处理策略。

11.2 输液反应的识别

因为 IRs 通常发生在治疗期间或结束后不久，因此会对患者和临床医生产生严重的负面影响，需要及时识别并立即给予医疗干预以降低 IRs 的风险[3]。

根据患者的症状、状态以及诊疗条件，需个体化处理抗肿瘤药物的 IRs，且根据严重程度不一而不同[6]。虽然严重反应的发生率较低，但如果没有及时干预可能会致命。IRs 还会导致患者严重焦虑、医护人员压力增加，并且占用医疗资源[7]。临床医生必须知晓 IRs 的发生可能性，并制订相应的预防和管理方案[5]。轻度和中度输液反应的症状常常是一过性的，不会出现超敏反应的严重症状。严重输液反应被定义为具有变态反应的特征，例如呼吸系统损害、血管性水肿、低血压或全身性荨麻疹。

11.3 输液反应的预防和治疗

通常用抗组胺药、组胺（H_2）受体拮抗剂和类固醇激素预防输液反应。最常用的药物是苯海拉明（50 mg）、雷尼替丁（50 mg）和地塞米松（4 ~ 10 mg）。一旦怀疑输液反应，应评估反应的严重程度。真正的变态反应需要像任何原因所致的变态反应一样进行治疗，及时进行气道管理、肾上腺素给药和急诊评估。表 11.1 和表 11.2 提供了预防和管理由各种因素引起的 IRs 的详细建议。图 11.1 描述了轻度至中度和重度输液反应的一般治疗流程。

表 11.1 常用人源化和嵌合单克隆抗体的输液反应

药物	严重输液反应的发生率(%)	症状	预防	管理
人源化				
阿仑单抗[4,16]	3	呼吸急促、头晕、低血压、发热、头痛、支气管痉挛、寒战、皮疹	预先给予抗组胺药和糖皮质激素	停止输液；在所有症状缓解后，可以较慢的速度恢复治疗抗组胺药和皮质类固醇可用于预防输液相关事件
贝伐珠单抗[4,9]	< 1	呼吸困难、潮红、皮疹胸痛、寒战、恶心、高血压、喘息、头痛	不建议预防用药	中断治疗；可以在所有症状缓解后以较慢的速度恢复支持疗法
帕博丽珠单抗[4,17]	< 1	发热、寒战	预先给予抗组胺药	停药
曲妥珠单抗[4,18]	< 1	寒战、发热、过敏反应荨麻疹、支气管痉挛、血管性水肿和（或）低血压	不建议预防用药	中断治疗；可以在所有症状缓解后以较慢的速度恢复
嵌合抗体				
利妥昔单抗[2,4,9,16]	~ 10	发热、寒战、皮疹、低血压、恶心、鼻炎、荨麻疹、瘙痒、乏力、血管性水肿、支气管痉挛；可能与肿瘤溶解综合征的特征有关	预防用药：肾上腺素、抗组胺药、糖皮质激素；对先前存在心脏和肺部疾病的患者在所有输液过程中进行密切监测；初始输注速度缓慢	中断治疗；在所有症状缓解后，可以降低50%输注速率恢复治疗
西妥昔单抗[4,9,19,20]	3	寒战、发热、荨麻疹、支气管痉挛、血管性水肿和(或)低血压	减慢输液速度；预防用药：肾上腺素、抗组胺药、糖皮质激素	中断治疗；可以在所有症状缓解后以较慢的速度恢复

表 11.2 常用化疗药物的输液反应

药物	严重输液反应的发生率（%）	描述/症状	预防	管理
蒽环类药物 [4,16]	< 1	瘙痒、皮疹、心动过速、低血压、呼吸困难、恶心、呕吐、头痛、背痛、胸痛、晕厥、潮红、寒战、发热、荨麻疹、血管性水肿	减慢输液速度	脱敏；减慢输液速度
铂类化合物				
卡铂 [2,4,9,16]	12	皮疹、荨麻疹、腹部绞痛、支气管痉挛、低血压、心动过速、呼吸困难、胸痛、瘙痒	对铂类化合物过敏的患者禁用	脱敏；减慢输液速度；中断治疗和对症治疗
奥沙利铂 [2,4,9,16]	< 1	出汗、荨麻疹、瘙痒、皮疹、背痛或胸痛、发热、支气管痉挛、低血压	对铂类化合物过敏的患者禁用	中断治疗；脱敏；减慢输液速度；使用肾上腺素、糖皮质激素和抗组胺药进行对症治疗
紫杉烷类				
多西他赛 [2,4,9,16]	2	出汗、荨麻疹、瘙痒、皮疹、背痛或胸痛、发热、支气管痉挛、低血压	给予皮质类固醇预处理	对于严重反应，立即停药并积极对症治疗；脱敏
紫杉醇 [2,4,9,16]	2 ~ 4	出汗、荨麻疹、瘙痒、皮疹、背痛或胸痛、发热、支气管痉挛、低血压	对紫杉醇或溶解于 Kolliphor 的药物等过敏的患者禁用；预先给予地塞米松	对于严重反应，立即停药并积极对症治疗；脱敏

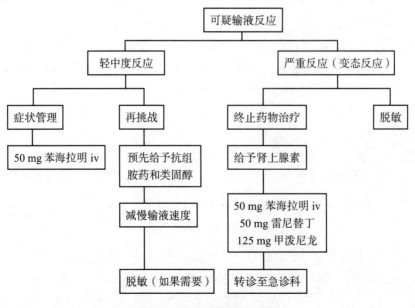

图 11.1 输液反应的处理流程

iv：静脉注射

11.4　皮试

一些专家建议对有发生严重输液反应风险的患者进行皮试。由于很难从皮试中获得准确的结果，因此很少使用。然而，一个值得注意的例外是，对于有铂类药物变态反应高风险的患者，皮试可能有一定的实用性。

11.5　单克隆抗体所致的输液反应

单克隆抗体用于治疗多种类型的癌症以及非恶性疾病。在过去的 2 ~ 3 年里，单克隆抗体的使用急剧增加，目前有几种不同的单克隆抗体应用于临床[8]。单克隆抗体可引起 IRs，症状从轻微到危及生命的变态反应不等[2,9]。轻度至中度的 IRs 通常可以通过减慢输注速度来控制，但严重的反应需要紧急干预。单克隆抗体的输液反应不太常见，但如果管理不当，可能会严重甚至出现致命后果[10]。大多数急性 IRs 可以通过预先脱敏来避免[11,12]。表 11.1 列出了常用的单克隆抗体的 IRs 发生率、预防和管理办法。

11.6　化疗药物导致的输液反应

所有的化疗药物都有可能引起 IRs[13,14]。化疗药物的 IRs 需要及时识别和立即治疗，以避免严重的并发症。化疗引起的 IRs 很少见，而且通常很轻，但有些药物的 IRs 发生率仍然很高[4]。一旦发生反应，尽量减少化疗药物使用，并采用脱敏或相应的治疗和支持措施[15]。表 11.2 列出了常用化疗药物 IRs 的发生率、预防和管理。

11.7　脱敏

反复出现中度或重度输液反应的患者可采取脱敏治疗。脱敏程序通常很复杂，需要在重症监护医师、变态反应科医生以及肿瘤学家的帮助下在重症监护室完成。脱敏治疗的具体方案细节常因机构而异，尚无广泛接受的方案。

11.8　总结

肿瘤药物具有 IRs 的风险，但很难预测，密切监测和及时干预可以降低严重 IRs 的风险。需要了解 IRs 的基本原则，使临床医生能够提供最佳的预防和治疗措施。

（译者：张浩然　　审校：刘潇衍，徐燕）

参考文献

[1] Perreault S, Baker J, Medoff E, et al. Infusion reactions are common after high-dose carmustine in BEAM chemotherapy and are not reduced by lengthening the time of administration. Support Care Cancer. 2017; 25(1): 205-208.

[2] Vogel WH. Infusion reactions: diagnosis, assessment, and management. Clin J Oncol Nurs. 2010; 14(2): E10-E21.

[3] Cmelak AJ, Goldberg RM. Infusion reactions associated with monoclonal antibodies in patients with solid tumors. Introduction. Oncology (Williston Park). 2009; 23(2 suppl 1): 5-6.

[4] Rosello S, Blasco I, García Fabregat L, Cervantes A, Jordan K. Management of infusion reactions to sys-temic anticancer therapy: ESMO Clinical Practice Guidelines. Ann Oncol. 2017; 28(suppl 4): iv100-iv118.

[5] Simons FE, Ardusso LR, Bilò MB, et al. World allergy organization guidelines for the assessment and management of anaphylaxis. World Allergy Organ J. 2011; 4(2): 13-37.

[6] Cortijo-Cascajares S, Jimenez-Cerezo MJ, Herreros de Tejada A. Review of hypersensitivity reactions to antineoplastic agents. Farm Hosp. 2012; 36(3): 148-158.

[7] Chadda S, Larkin M, Jones C, et al. The impact of infusion reactions associated with monoclonal anti-bodies in metastatic colorectal cancer: a European perspective. J Oncol Pharm Pract. 2013; 19(1): 38-47.

[8] Gatto B. Monoclonal antibodies in cancer therapy. Curr Med Chem Anticancer Agents. 2004; 4(5): 411-414.

[9] Lenz HJ. Management and preparedness for infusion and hypersensitivity reactions. Oncologist. 2007; 12(5): 601-609.

[10] Patel DD, Goldberg RM. Cetuximab-associated infusion reactions: pathology and management. Oncol-ogy (Williston Park). 2006; 20(11): 1373-1382; discussion 1382, 1392-1394, 1397.

[11] Hong DI, Bankova L, Cahill KN, Kyin T, Castells MC. Allergy to monoclonal antibodies: cutting-edge de-sensitization methods for cutting-edge therapies. Expert Rev Clin Immunol. 2012; 8(1): 43-52; quiz 53-54.

[12] Vultaggio A, Castells MC. Hypersensitivity reactions to biologic agents. Immunol Allergy Clin North Am. 2014; 34(3): 615-632.

[13] Syrigou E, Makrilia N, Koti I, Saif MW, Syrigos KN. Hypersensitivity reactions to antineoplastic agents: an overview. Anticancer Drugs. 2009; 20(1): 1-6.

[14] Rossi F, Incorvaia C, Mauro M. Hypersensitivity reactions to chemotherapeutic antineoplastic agents. Recenti Prog Med. 2004; 95(10): 476-481.

[15] Zanotti KM, Markman M. Prevention and management of antineoplastic-induced hypersensitivity reac-tions. Drug Saf. 2001; 24(10): 767-779.

[16] Joerger M. Prevention and handling of acute allergic and infusion reactions in oncology. Ann Oncol. 2012; 23(suppl 10): x313-x319.

[17] Garon EB, Rizvi NA, Hui R, et al. Pembrolizumab for the treatment of non-small-cell lung cancer. N Engl J Med. 2015; 372(21): 2018-2028.

［18］Slamon DJ, Leyland-Jones B, Shak S, et al. Use of chemotherapy plus a monoclonal antibody against HER2 for metastatic breast cancer that overexpresses HER2. N Engl J Med. 2001; 344(11): 783-792.

［19］Siena S, Glynne-Jones R, Adenis A, et al. Reduced incidence of infusion-related reactions in metastatic colorectal cancer during treatment with cetuximab plus irinotecan with combined corticosteroid and antihistamine premedication. Cancer. 2010; 116(7): 1827-1837.

［20］Chung CH. Managing premedications and the risk for reactions to infusional monoclonal antibody therapy. Oncologist. 2008; 13(6): 725-732.

第 12 章

靶向治疗相关的毒副作用的机制

12.1 简介

在过去的几年里，分子靶向治疗已经成为新一代的癌症治疗方法，单药治疗或与化疗联合使用被纳入多种血液病和实体瘤的治疗方案中。一般来说，靶向治疗包括特异性影响介导致癌基因或蛋白质活性的单克隆抗体和小分子抑制剂。Hanahan 等 [1] 报道，癌细胞在发展成浸润性肿瘤时通过异常调控增殖、生长、凋亡和血管生成通路获得标志性特征。这主要是通过改变基因或转录实现的，包括染色体易位、体细胞突变、基因扩增、目标蛋白或酶的过度表达和 / 或下调。随着对肿瘤发生的分子机制的深入研究和先进检测技术的出现，人们已经能够有针对性地攻击携带这些变异的肿瘤细胞，同时避免对缺乏这些变异的正常细胞造成伤害。这一技术已经转化并发展为多种治疗肿瘤的靶向药物，在治疗中发挥着重要的作用。其中典型的代表就是伊马替尼，该药物通过抑制 BCR-ABL 易位基因的转录，成功治疗了慢性髓细胞白血病（CML）（图 12.1）。本章将介绍癌症中的分子靶点及其失调机制，因为它们与毒性的产生有关。

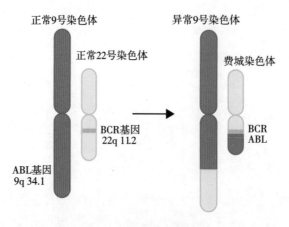

图 12.1　伊马替尼作用机制

染色体易位发生在含有ABL基因的9号染色体和含有BCR基因的22号染色体的长臂之间。这产生了费城染色体，并创造了一个融合基因，它编码了一种具有结构性活性的酪氨酸激酶

12.2　受体酪氨酸激酶（RTKs）

12.2.1　机制

RTKs 是跨膜蛋白，在涉及生长、增殖、分化、新陈代谢和运动的细胞信号通路中发挥着不可或缺的作用。许多癌症中均出现这些受体和（或）其下游效应分子的失调，使它们成为治疗中具有吸引力的分子靶点。RTKs 的基本结构由胞外配体结合区、跨膜 α 螺旋区和胞质结构域组成。后者包括膜旁区域、保守的酪氨酸激酶区和羧基末端区域 [2]。激酶区以三磷酸腺苷（ATP）为底物催化酪氨酸残基在其自身（自磷酸化）和其他信号分子上的磷酸化 [3]。首先，包括生长因子、细胞因子和激素在内的细胞外配体与其单体受体特异性地结合，促进受体二聚体的形成（同源二聚体或异源二聚体）。与其他 RTKs 不同的是，胰岛素受体（IR）以二聚体状态存在，通过配体结合保持稳定 [4]。由配体结合引起的构象变化会释放顺式自抑制，细胞质结构域中的酪氨酸残基发生反式自磷酸化，这诱导了受体的催化活性，并为下游具有 Src 同源 2（SH2）或磷酸酪氨酸结合（PTB）结构域的细胞质信号蛋白提供对接位点 [5]。继而可以导致多种信号转导通路的激活，包括 RAS/ 丝裂原激活的蛋白激酶（MAPK），磷脂酰肌醇 3 激酶（PI3K）/ 蛋白激酶 B（AKT）和 Janus 激酶（JAK）/ 信号转导与转录调节因子（STAT）途径，将细胞外信号转化为基因转录和细胞应答。

12.2.2　在恶性肿瘤中的改变

RTKs 的异常激活是许多肿瘤转化的关键事件。其主要机制包括功能获得突变、导致致癌融合基因的染色体易位、基因扩增、蛋白质过表达和自分泌刺激增加 [6]。在癌症中最常见的 RTKs 包括表皮生长因子受体（EGFR）、HER2、成纤维细胞生长因子受体（FGFR）、胰岛素样生长因子受体（IGFR）、血管内皮生长因子受体（VEGFR）、血小板衍生生长因子受体（PDGFR）、肝细胞生长因子受体（MET）、间变性淋巴瘤激酶（ALK）、KIT 和在转染过程中重排（RET）。

12.2.3　RTKs 抑制剂

RTKs 抑制剂主要分为两大类：单克隆抗体（MAbs）和小分子酪氨酸激酶抑制剂（TKIs）。单抗通过与内源性配体竞争结合到 RTKs 的细胞外结构域（ECD），阻止配体诱导的受体激活和抑制下游信号。此外，单抗也可通过抗体介导和补体介导的细胞毒性以及抗体介导的吞噬作用导致对肿瘤细胞的免疫破坏 [7]。TKIs 通常是口服的低分子量分子，可穿过细胞膜作用于细胞质一侧，抑制酪氨酸激酶的活性，从而阻止自磷酸化和下游信号通路的激活。有三种类型的 TKIs；Ⅰ型 TKIs 与 ATP 竞争结合 ATP 结合部位，是最常见的类型。此类 TKIs 多缺乏特异性，并且由于 ATP 结合位点的保守性导致抑制多种 RTKs。Ⅱ型和Ⅲ型 TKIs 通过诱导 RTKs 的构象变化而抑制 TKIs 的活性，而不依赖于 ATP 竞争[8]。目前，人们已成功开发针对包括 EGFR、HER2、VEGF/VEGFR、ALK、MET、RET 和 KIT 等靶点的 RTKs 用于癌症治疗。与这些靶点相关的毒性主要是由于这些靶点在正常组织中受到抑制。

12.3 RAS/RAF/MEK/ERK通路

12.3.1 机制

RAS/RAF/MEK/ERK 通路是参与生长和增殖的关键通路，在许多肿瘤中处于失调状态[9]。RAS、RAF、MEK 和 ERK 是通路中的关键分子。RAS 是一种三磷酸鸟苷（GTP）结合蛋白，具有内在的 GTP 酶活性，以失活的 GDP 结合状态（RAS-GDP）和激活的 GTP 结合状态（RAS-GTP）两种状态存在。这两种状态之间的循环受鸟嘌呤核苷酸交换因子（GEF）和 GTP 酶激活蛋白（GAP）的调节。GEF，如 SOS（Son of sevenless），促进 GDP 的解离和 GTP 的结合。GAP，如神经纤维素 1（NF1）可增强 RAS 的 GTP 酶活性，导致 GTP 水解，形成非活性状态[10]。当生长因子或细胞因子与细胞表面受体（如 RTKs 或 G 蛋白耦联受体）结合时，信号转导被启动。这为适配蛋白，如生长因子受体结合蛋白（Grb2）和包含 SRC 同源 2 结构域蛋白（SHC）创建了对接位点，这些蛋白将像 SOS 这样的 GEF 招募到细胞膜上，通过 GDP 与 GTP 的交换导致 RAS 激活[11]。该过程导致 RAF 蛋白，即细胞质的丝氨酸 / 苏氨酸激酶的二聚化和激活[12]。RAF 磷酸化并导致 MEK1 和 MEK2 蛋白，即双重酪氨酸和丝氨酸 / 苏氨酸激酶。这反过来导致 ERK1 和 ERK2 激酶的磷酸化和激活，使细胞质底物磷酸化，并转移到细胞核，从而磷酸化和激活转录因子。最终结果是激活了与存活、细胞周期进程、分化、凋亡、迁移以及该通路的反馈控制相关的基因（图 12.2）[11,13-15]。

12.3.2 在癌症中的作用

当突变导致该通路构成性激活时，就会发生致癌转化。可以通过 RAS、RAF、MEK 或 ERK 的激活、RTK 过表达、PI3K 和 Akt 扩增以及 PTEN 和 NF1 等负调控因子的丢失来实现[10,16]。

12.3.3 RAS

RAS 以 H-RAS、K-RAS 和 N-RAS 三种主要亚型存在[17]。30% 的癌症中存在

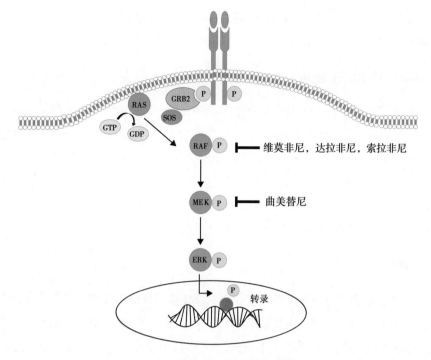

图 12.2　RAS-RAF-MEK-ERK 通路

当生长因子或细胞因子与细胞表面受体、RTK 或 G 蛋白耦联受体结合时，信号被启动；这为 GRB2 创建了结合位点招募 SOS；GDP 转换为 GTP 并激活 RAS；RAS 诱导 RAF 二聚化和激活，进而磷酸化并激活 MEK；MEK 磷酸化并激活 ERK，导致转录因子激活，启动基因表达

RTK：受体酪氨酸激酶；RAS：大鼠肉瘤病毒癌基因同源物；RAF：快速加速纤维肉瘤；MEK：丝裂原活化蛋白激酶；ERK：细胞外调节蛋白激酶；GTP：鸟苷三磷酸；GDP：鸟苷二磷酸；SOS：Son of sevenless；GRB2：生长因子受体结合蛋白 2；P：磷酸

RAS 突变[18]，可导致 RAS 蛋白结构性激活，处于 GTP 结合态，丧失 GTP 酶活性[19]。实体瘤和血液系统恶性肿瘤都存在 RAS 突变，不同细胞起源涉及 RAS 突变类型不同[20]。致癌激活主要通过错义突变导致三个位点之一的氨基酸替换，分别位于密码子 12、13 和 61 上的 G12、G13 和 Q61。G12 和 Q61 分别占 KRAS 和 NRAS 突变的大部分，而三种突变类型在 HRAS 中的突变频率相似[21]。G12 突变使 RAS 对 GAP 失活不敏感。Q61 突变降低了 RAS GTP 的水解[11]。尽管 RAS 在肿瘤发展中具有重要作用，但 RAS 抑制剂，特别是 KRAS 抑制剂，最近才在临床试验中被评估。

12.3.4　RAF

快速加速纤维肉瘤（RAF）激酶属于细胞质丝氨酸 / 苏氨酸蛋白激酶家族，包括 BRAF、ARAF 和 CRAF[12]。BRAF 是人类癌症的常见突变（8%），在黑素瘤中最常见（60%），在结直肠癌、肺癌、甲状腺癌和卵巢癌中也很常见[22,23]。正常情况下，激活的 RAS 与 BRAF 结合，BRAF 磷酸化，形成活性构象，然后与其他 RAF 蛋白形成同源二聚体或异源二聚体，激活丝氨酸 / 苏氨酸激酶活性，磷酸化下游的信号分子 MEK1 和 MEK2[24]。RAF 的活性受到负反馈的严格调控[25]。

12.3.5　癌症中的 BRAF 靶点

BRAF 突变已成功成为癌症治疗靶点。其中，维莫非尼和达拉非尼是 BRAF 的可逆抑制剂，与 ATP 竞争结合激酶域。维莫非尼也被批准用于治疗 BRAF V600E 突变的黑素瘤[26]。达拉非尼不仅被批准作为单药治疗具有 V600E 突变的黑素瘤[27]，还被批准与 MEK 抑制剂曲美替尼联合治疗 BRAF V600E/K 突变的黑素瘤。达拉非尼和曲美替尼的联合应用也已被美国 FDA 批准用于 BRAF V600E 突变的转移性非小细胞肺癌（NSCLC）和 BRAF V600E 突变的间变性甲状腺[28-30]。

12.3.6　MEK

丝裂原活化蛋白激酶（MAPKK）也称为 MEK 或 MAP2K，是由七个基因编码的蛋白激酶家族：MEK1-2 和 MKK3-7。MEK1 和 MEK2 是双特异性激酶，可以磷酸化酪氨酸和丝氨酸 / 苏氨酸残基。它们的底物 ERK1 和 ERK2 是丝氨酸 / 苏氨酸激酶，可以反过来磷酸化细胞核和胞质靶点，引起细胞应答[31]。与 RAS 和 BRAF 不同，MEK 基因突变在癌症中很少见。

12.3.7　靶向治疗

对 BRAF 抑制剂的获得性耐药性促进了下游 MEK 抑制剂的开发。曲美替尼是一种选择性变构 MEK1 和 MEK2 抑制剂，它与 MEK 的非磷酸化形式结合，阻止其被 RAF 激活[32]。它被批准为 BRAF V600E 或 V600K 突变的晚期黑素瘤患者的单一药物治疗。临床试验表明，BRAF 抑制剂达拉非尼和 MEK 抑制剂曲美替尼联合应用比单独用药更有效[33]。

12.4　结论

如上所述，靶向治疗干扰了癌细胞中失调的分子通路。然而，一些靶点在正常细胞中也可表达，尽管表达水平较低但对正常细胞的生存和功能必不可少，这是靶向治疗导致器官毒性的原因。小分子 TKI 的特异性不如单抗，通常会抑制不止一个靶点，导致毒性风险增加。第 13 章将讨论器官相关的毒性，包括其毒性机制和相关的靶向药物。

（译者：张东明　　审校：刘潇衍，陈闽江）

参考文献

［1］ Hanahan D, Weinberg RA. The hallmarks of cancer. Cell. 2000; 100(1): 57-70.

［2］ Hubbard SR. Structural analysis of receptor tyrosine kinases. Prog Biophys Mol Biol. 1999; 71 (3-4): 343-358.

［3］ Hunter T. The Croonian Lecture 1997. The phosphorylation of proteins on tyrosine: its role in cell growth and disease. Philos Trans R Soc Lond B Biol Sci. 1998; 353(1368): 583-605.

［4］ Schlessinger J. Cell signaling by receptor tyrosine kinases. Cell. 2000; 103(2): 211-225.

［5］ Schlessinger J, Lemmon MA. SH2 and PTB domains in tyrosine kinase signaling. Sci STKE. 2003; 2003(191): RE12.

［6］ Du Z, Lovly CM. Mechanisms of receptor tyrosine kinase activation in cancer. Mol Cancer. 2018; 17(1): 58.

［7］ Fauvel B, Yasri A. Antibodies directed against receptor tyrosine kinases: current and future strategies to fight cancer. MAbs. 2014; 6(4): 838-851.

［8］ Hojjat-Farsangi M. Small-molecule inhibitors of the receptor tyrosine kinases: promising tools for tar-geted cancer therapies. Int J Mol Sci. 2014; 15(8): 13768-13801.

［9］ McCubrey JA, Steelman LS, Chappell WH, et al. Roles of the Raf/MEK/ERK pathway in cell growth, malignant transformation and drug resistance. Biochim Biophys Acta. 2007; 1773(8): 1263-1284.

［10］ Downward J. Targeting RAS signalling pathways in cancer therapy. Nat Rev Cancer. 2003; 3(1): 11-22.

［11］ Santarpia L, Lippman SM, El-Naggar AK. Targeting the MAPK-RAS-RAF signaling pathway in can-cer therapy. Expert Opin Ther Targets. 2012; 16(1): 103-119.

［12］ Maurer G, Tarkowski B, Baccarini M. Raf kinases in cancer-roles and therapeutic opportunities. Onco-gene. 2011; 30(32): 3477-3488.

［13］ Meloche S, Pouyssegur J. The ERK1/2 mitogen-activated protein kinase pathway as a master regulator of the G1- to S-phase transition. Oncogene. 2007; 26(22): 3227-3239.

［14］ Mebratu Y, Tesfaigzi Y. How ERK1/2 activation controls cell proliferation and cell death: is subcellular localization the answer? Cell Cycle. 2009; 8(8): 1168-1175.

［15］ Lito P, Rosen N, Solit DB. Tumor adaptation and resistance to RAF inhibitors. Nat Med. 2013; 19(11): 1401-1409.

［16］ Burotto M, Chiou VL, Lee JM, et al. The MAPK pathway across different malignancies: a new perspec-tive. Cancer. 2014; 120(22): 3446-3456.

［17］ Colicelli J. Human RAS superfamily proteins and related GTPases. Sci STKE. 2004; 2004(250): RE13.

［18］ Downward J. Ras signalling and apoptosis. Curr Opin Genet Dev. 1998; 8(1): 49-54.

［19］ Roberts PJ, Der CJ. Targeting the Raf-MEK-ERK mitogen-activated protein kinase cascade for the treatment of cancer. Oncogene. 2007; 26(22): 3291-3310.

［20］ Bos JL. Ras oncogenes in human cancer: a review. Cancer Res. 1989; 49(17): 4682-4689.

［21］ Prior IA, Lewis PD, Mattos C. A comprehensive survey of Ras mutations in cancer. Cancer Res.

2012; 72(10): 2457-2467.

［22］Davies H, Bignell GR, Cox C, et al. Mutations of the BRAF gene in human cancer. Nature. 2002; 417(6892): 949-954.

［23］Xing M. BRAF mutation in papillary thyroid cancer: pathogenic role, molecular bases, and clinical im-plications. Endocr Rev. 2007; 28(7): 742-762.

［24］Kyriakis JM, App H, Zhang XF, et al. Raf-1 activates MAP kinase-kinase. Nature. 1992; 358(6385): 417-421.

［25］Dougherty MK, Muller J, Ritt DA, et al. Regulation of Raf-1 by direct feedback phosphorylation. Mol Cell. 2005; 17(2): 215-224.

［26］Chapman PB, Hauschild A, Robert C, et al. Improved survival with vemurafenib in melanoma with BRAF V600E mutation. N Engl J Med. 2011; 364(26): 2507-2516.

［27］Hauschild A, Grob JJ, Demidov LV, et al. Dabrafenib in BRAF-mutated metastatic melanoma: a multi-centre, open-label, phase 3 randomised controlled trial. Lancet. 2012; 380(9839): 358-365.

［28］Flaherty KT, Infante JR, Daud A, et al. Combined BRAF and MEK inhibition in melanoma with BRAF V600 mutations. N Engl J Med. 2012; 367(18): 1694-1703.

［29］Planchard D, Besse B, Groen HJM, et al. Dabrafenib plus trametinib in patients with previously treated BRAF(V600E)-mutant metastatic non-small cell lung cancer: an open-label, multicentre phase 2 trial. Lancet Oncol. 2016; 17(7): 984-993.

［30］Subbiah V, Kreitman RJ, Wainberg ZA, et al. Dabrafenib and trametinib treatment in patients with locally advanced or metastatic BRAF V600-mutant anaplastic thyroid cancer. J Clin Oncol. 2018; 36(1): 7-13.

［31］Roskoski R Jr. MEK1/2 dual-specificity protein kinases: structure and regulation. Biochem Biophys Res Commun. 2012; 417(1): 5-10.

［32］Samatar AA, Poulikakos PI. Targeting RAS-ERK signalling in cancer: promises and challenges. Nat Rev Drug Discov. 2014; 13(12): 928-942.

［33］Lugowska I, Kosela-Paterczyk H, Kozak K, et al. Trametinib: a MEK inhibitor for management of meta-static melanoma. Onco Targets Ther. 2015; 8: 2251-2259.

第 13 章

靶向治疗的胃肠道毒性

13.1 简介

靶向治疗是一类通过干扰参与肿瘤细胞生长、进展和扩散的特定分子来抑制癌症的药物。靶向治疗作用于特定的分子靶点，而大多数标准化疗作用于许多快速分裂的正常细胞和癌细胞。美国食品药品监督管理局（FDA）已经批准了许多不同的靶向疗法，用于治疗特定类型的癌症。靶向治疗通常比标准化疗药物毒性更小，有时更有效，因为它们被设计为作用于特定的分子靶点，对其他细胞的影响更小。然而，一些治疗方法确实有严重的不良反应。本章讨论靶向治疗最常见的胃肠道不良反应，包括腹泻、恶心、呕吐、肝毒性和消化道穿孔。

13.2 腹泻

靶向治疗引起的腹泻：靶向治疗引起的腹泻是日常临床工作中的一个挑战。症状的频率、严重程度和原因因所使用的药物而异，在接受酪氨酸激酶抑制剂（tyrosine kinase inhibitors，TKIs）的患者中很常见。通常与腹泻相关的靶向治疗包括表皮生长因子受体（endothelial growth factor receptor，EGFR）靶向 TKIs（如厄洛替尼、吉非替尼、阿法替尼、奥西替尼），EGFR 单克隆抗体（monoclonal antibodies，mAbs）（如西妥昔单抗、帕尼单抗）、c-Kit TKIs（如伊马替尼、舒尼替尼、瑞戈非尼）、多激酶 TKIs（如索拉非尼、舒尼替尼、阿西替尼）和丝裂原活化蛋白激酶（mitogen-activated protein kinase，MEK）抑制剂（如曲美替尼、司美替尼）。评估腹泻严重程度最常用的方法是美国国家癌症研究所通用毒性标准（NCI CTC）（表 13.1）。

表 13.1　国家癌症研究所腹泻分级通用术语标准

分级	腹泻的严重程度
1	每日比基线增加粪便＜ 4 次；相比基线造口排出量轻度增加
2	每天比基线增加 4 ~ 6 次大便；需要静脉输液＜ 24 h；相比基线造口排出量中度增加
3	每天比基线增加≥ 7 次大便；失禁；需要静脉输液＞ 24 h；住院指征；相比基线造口排出量严重增加；ADL 自理受限
4	危及生命的后果；需要紧急干预
5	死亡

ADL：日常生活活动

13.2.1　EGFR- 靶向药物

腹泻和 EGFR 通路：EGFR-TKIs 增加氯离子分泌，引起分泌性腹泻[1]。这被认为是通过抑制肠道中的野生型 EGFR 来介导的。EGFR-TKIs 的腹泻的发生率和严重程度高于 EGFR-mAbs。所有级别的腹泻发生率高达 60%，在 EGFR-TKIs 病例中有 6% ~ 9% 发生 3 级腹泻。EGFR-mAbs 可引起 21% 病例的 2 级腹泻和 1% ~ 2% 的 3 级腹泻[2-4]。

作用机制：EGFR，也被称为 Erb1 或 HER1，通过激活细胞间信号通路发挥作用，特别是丝裂原激活蛋白激酶（RAS/MAPK）和磷酸肌醇 -3 激酶（phosphoinositide-3 kinase，PI3K）/AKT 通路[5,6]，导致有丝分裂、抗凋亡、血管生成和促侵袭性细胞机制的上调。EGFR 在许多癌症中过度表达，如乳腺癌、结肠直肠癌、头颈部肿瘤、非小细胞肺癌（non–small-cell lung cancer，NSCLC）、卵巢癌和胰腺癌，使其成为癌症定向治疗的有用靶点[7-15]。

EGFR TKIs：EGFR TKIs 与三磷酸腺苷（adenosine triphosphate，ATP）竞争，抑制 EGFR 酪氨酸激酶活性。FDA 批准的 TKIs 包括吉非替尼、厄洛替尼、阿法替尼和奥希替尼。吉非替尼和厄洛替尼是可逆的 TKIs，用于有 EGFR 外显子 19 缺失或外显子 21 替换突变 L858R 的转移性 NSCLC。厄洛替尼也被用于胰腺癌[16]。阿法替尼是一种不可逆的 HER2、EGFR 和 HER4 靶向 TKIs，用于转移性 NSCLCs[17]。奥希替尼是一种不可逆的 TKIs，被批准用于在 EGFR TKIs 治疗期间或治疗后进展时发生 T790M 突变的转移性 NSCLC[18]；它也被批准作为具有增敏 EGFR 突变的 NSCLC 的一线治疗[19]。吉非替尼、厄洛替尼和阿法替尼分别导致 39% ~ 49.7%、48% 和 22% 的病例出现腹泻。

抗 EGFR 单克隆抗体：西妥昔单抗和帕尼单抗是 FDA 批准的抗 EGFR 单克隆抗体。FDA 于 2004 年首次批准西妥昔单抗用于治疗晚期结直肠癌。最近，西妥昔单抗也被批准与放疗联合治疗头颈部鳞状细胞癌[13,14]。帕尼单抗于 2006 年被批准用于治疗转移性结直肠癌[15]。西妥昔单抗是一种人鼠嵌合单克隆免疫球蛋白 G1（immunoglobulin

G1，IgG1），可与 EGFR 的细胞外配体结合域结合，阻止酪氨酸激酶激活和下游 EGFR 信号转导，促进 EGFR 内化和抗体依赖的细胞介导的细胞毒性作用（antibody-dependent cell-mediated cytotoxicity，ADCC）[11]。西妥昔单抗或帕尼单抗联合化疗比单药治疗更常发生腹泻[20,21]。接受西妥昔单抗和化疗的患者腹泻总发生率约为 80%，接受帕尼单抗和化疗的患者腹泻总发生率约为 70%[22-24]。

13.2.2　c-KIT 靶向药物

腹泻和 c-KIT 通路：腹泻是在伊马替尼治疗期间最常见的不良反应之一。20% ~ 26% 的患者在治疗期间出现腹泻。舒尼替尼和瑞戈非尼分别导致 44% 和 34% ~ 40% 的患者出现腹泻。KIT 在 Cajal 肠道细胞中的高表达可能是伊马替尼或舒尼替尼引起腹泻的潜在机制[25]。

作用机制：干细胞生长因子受体、c-KIT 或 CD117 可调节细胞的增殖和分化。干细胞因子二聚体与 KIT 相互作用，诱导受体二聚体，导致细胞间蛋白的自抑制和转磷酸化及细胞间信号通路的激活[26]。通常这条通路在肥大细胞存活和功能、色素沉着、配子形成、造血干细胞分化和胃起搏器细胞发育中起着重要的作用。癌症中 c-KIT 的失调主要是通过 c-KIT 过度表达和基因突变发生的。c-KIT 突变发生于胃肠道间质瘤（gastrointestinal stromal tumor，GIST）[27]、急性髓系白血病（acute myeloid leukemia，AML）[28]、生殖细胞肿瘤[29,30]、黑素瘤[31]、肥大细胞增多症[32]和鼻窦 NK/T 细胞淋巴瘤[33]。

c-KIT TKIs：FDA 批准的药物是伊马替尼、舒尼替尼和瑞戈非尼。伊马替尼抑制 CML 中的 BCR-ABL 激酶，也可以抑制其他受体酪氨酸激酶，包括 c-KIT 和 PDGF，目前已被批准用于 c-KIT 阳性的 GIST 肿瘤[34,35]。舒尼替尼是一种第二代多激酶 TKIs，用于疾病进展的 GIST。瑞戈非尼也是一种多激酶抑制剂，已被批准用于伊马替尼和舒尼替尼均无效的 GIST 患者[36]。

13.2.3　VEGF 靶向药物

腹泻和血管内皮生长因子（vascular endothelial growth factor，VEGF）通路：引起腹泻的 VEGF 靶向 TKIs 包括索拉非尼、舒尼替尼（44%）、帕唑帕尼（52%，3 级腹泻）、阿西替尼（11%）、凡德他尼（52% 任何分级腹泻、5.6% 高级别腹泻）、瑞戈非尼（34% ~ 40%）、仑伐替尼和卡博替尼（64%）。

作用机制：VEGF 家族包括 5 种糖蛋白：VEGFA、VEGFB、VEGFC、VEGFD 和胎盘生长因子（PGF），它们与酪氨酸激酶家族的受体 VEGFR1、VEGFR2 和 VEGFR3 相互作用并激活它们[37]。在与配体相互作用后，VEGFR 激活下游信号通路，导致内皮细胞效应，包括增殖、存活、迁移、血管舒张和通透性增加[38]。VEGFR 在

NSCLC[39]、胃癌[40]、乳腺癌[41]、白血病[42]、前列腺癌[43]和肝细胞癌[44]中的肿瘤细胞和内皮细胞上表达。VEGF 信号转导也具有促进肿瘤血管生成和远处转移的重要作用。

VEGF 靶向治疗：VEGF 通路抑制剂包括 TKIs、抗 VEGF 或 VEGFRs 单克隆抗体和可溶性 VEGF 受体。FDA 批准的 TKIs 包括索拉非尼、舒尼替尼、帕唑帕尼、阿西替尼、凡德他尼、瑞戈非尼、乐伐替尼、卡博替尼和普纳替尼。索拉非尼已被批准用于晚期肾细胞癌的治疗，目前正在进行肝细胞癌、转移性黑素瘤和 NSCLC 的晚期临床试验。贝伐珠单抗是一种抗 VEGF 的单抗，已被批准用于结肠直肠癌[45]、乳腺癌[46]、宫颈癌[47]、卵巢癌[48]、肾细胞癌[49]、胶质母细胞瘤[50]和 NSCLC[51]。

13.2.4 CDK4/6 抑制剂

腹泻和 CDK4/6 抑制剂：帕博西尼和瑞博西利经常引起低级别（1 级和 2 级）腹泻，而阿贝西利通常引起 3 级腹泻[52]。阿贝西利单药治疗用于激素受体（HR）阳性、HER2 阴性的转移性乳腺癌患者，通常会在治疗开始后 1 周内引起腹泻。大多数病例的腹泻缓解迅速，中位持续时间分别为 7.5 d（2 级）和 4.5 d（3 级）。

作用机制：细胞周期蛋白 D- 细胞周期蛋白依赖性激酶 4/6-Rb（cyclin D-cyclin–dependent kinase 4/6-Rb，CDK4/6）通路控制从 G_1（第一生长期）到 S 期（DNA 复制期）的转换。有丝分裂生长因子信号激活 RAS/MAPK 和 PI3K 通路，通过增加转录和减少蛋白酶体降解，导致细胞周期蛋白 D（D1、D2 和 D3）的上调[53]。细胞周期蛋白 D 与 CDK4 和 CDK6 结合，形成 DNA 复制所需的复合物[54]。细胞周期蛋白 D1 在乳腺癌、头颈部鳞状细胞癌（head and neck squamous cell carcinoma，HNSCC）、NSCLC、结肠直肠癌、子宫内膜癌、胰腺癌、黑素瘤和神经母细胞瘤中过度表达[55,56]。

CDK4/6 靶向治疗：CDK4 和 CDK6 已成为 HR 阳性、HER2 阴性乳腺癌的治疗靶点。FDA 批准的 CDK4/6 抑制剂有帕博西尼、瑞博西利和阿贝西利。

13.2.5 丝裂原活化蛋白激酶抑制剂

腹泻和丝裂原活化蛋白激酶（MEK）抑制剂：曲美替尼和司美替尼是 MEK1 和 MEK2 的选择性抑制剂。45% ~ 50% 的使用这些药物的患者会出现任何程度的腹泻。

作用机制：MEK 是由 7 个基因组成的蛋白激酶家族：MEK1-2 和 MKK3-7。MAPK 信号通路包括 RAS、RAF、MEK 酶和细胞外信号调节激酶（ERK），是细胞增殖的重要通路。MEK1 和 MEK2 具有磷酸化酪氨酸和丝氨酸 / 苏氨酸残基的能力，它们的底物 ERK1 和 ERK2 能够磷酸化细胞核和胞质靶点，引起细胞反应[57]。

MEK 抑制剂：曲美替尼是一种选择性的 MEK1 和 MEK2 抑制剂，已被批准作为伴有丝氨酸 / 丝氨酸激酶（BRAF）V600E 或 V600K 突变的晚期黑素瘤患者的单药治疗。[58]

13.2.6 腹泻的处理

目前还没有针对不同级别的靶向治疗引起的腹泻的具体指南。必须根据严重程度对患者进行口服或肠外输液，以防止极端情况下的腹泻相关并发症，如脱水、电解质失衡和低血容量性休克（表 13.2）。

表 13.2　按分级处理腹泻的建议处理[59]

等级	处理
1	继续使用激酶抑制剂；处方：洛哌丁胺或可待因 排除感染原因 饮食调整
2	暂停激酶抑制剂，直到症状缓解至 1 级或基线；以低剂量重启治疗 继续使用洛哌丁胺或可待因 排除感染原因 饮食调整
3	停止激酶抑制剂；定期使用洛哌丁胺或可待因 住院进行静脉补液和补充电解质 排除感染原因 如果腹泻持续超过 24 h、发热或有 3/4 级中性粒细胞减少，给予包括氟喹诺酮在内的抗生素 暂停激酶抑制剂直到 < 1 级，然后低剂量重启治疗
4	永久停用激酶抑制 住院进行静脉补液和补充电解质 考虑结肠镜检查评估结肠炎并排除感染性原因 如果 24 h 内无改善、患者出现发热或 3/4 级中性粒细胞减少，则使用抗生素

13.2.7 腹泻的药物管理

1.阿片类药物：洛哌丁胺是阿片类药物，在肠道局部具有活性，是治疗腹泻的首选。它可以减少排便量、排便频次、便急和大便失禁。其他的阿片类药物还包括阿片酊、吗啡和可待因。洛哌丁胺的初始剂量为 4 mg，后续每 2 ～ 4 小时服用 2 mg（最大日剂量为 16 mg）。如果腹泻持续 48 h 以上，应考虑使用其他药物，如地芬诺酯/阿托品、奥曲肽或阿片酊。地芬诺酯 2.5 mg/阿托品 0.025 mg 复方片剂，应按需服用 1 ～ 2 片起，每日最大剂量不应超过 20 mg/0.2 mg。阿片酊的推荐剂量是每 3 ～ 4 小时 10 ～ 15 滴[60]。

2.奥曲肽：奥曲肽是一种生长抑素类似物，可减少多种激素的分泌。它抑制胰岛素、胰高血糖素、血管活性肠肽（vasoactive intestinal peptide，VIP）和胃酸的释放。奥曲肽还可以延长肠道通过时间，减少分泌、增加液体和电解质的吸收。奥曲肽起始剂量 100 ～ 150 μg 每 8 小时静脉或皮下注射，剂量可滴定至 500 μg，每 8 小时一次[61]。

3.类固醇激素：无论单独使用糖皮质激素还是联合洛哌丁胺进行治疗都是有争议的，因此尚不推荐。

4. 非处方药：非处方含铋类药物可以缓解腹泻和痉挛。

13.2.8　腹泻的非药物管理

（1）避免乳制品饮食；

（2）鼓励低纤维饮食；

（3）鼓励食用高钾食物；

（4）避免辛辣食物、高脂肪食物和高纤维食物；

（5）避免咖啡因和酒精摄入。

13.3　靶向治疗相关恶心和呕吐

恶心和呕吐是靶向治疗的常见不良反应。其发生率取决于所使用的药物类型、剂量和给药途径（静脉注射药物引起恶心和呕吐的速度比口服药物更快）。其他危险因素包括女性、年龄小于 50 岁、焦虑症史或晕动病史。容易引起恶心和呕吐的靶向治疗药物有间变性淋巴瘤激酶（anaplastic lymphoma kinase，ALK）抑制剂（如克唑替尼、阿来替尼）、细胞间质上皮转换因子（mesenchymal epithelial transition factor，c-MET）激酶抑制剂（如卡博替尼）、CDK4/6 抑制剂（如帕博西尼、瑞博西尼、阿贝西利）和多聚 ADP 核糖聚合酶（poly ADP-ribose polymerase，PARP）抑制剂（如奥拉帕利）。

13.3.1　ALK 靶向治疗与恶心和呕吐

1 ~ 2 级恶心或呕吐常见于服用克唑替尼（39% ~ 56%）和阿来替尼时[62]。将克唑替尼与食物一起服用是缓解恶心的有效办法。昂丹司琼、甲氧氯普胺或苯海拉明等止吐药可用于预防恶心和呕吐。但昂丹司琼应避免用于有 QT 间期延长风险的患者。

作用机制：ALK 是一种受体酪氨酸激酶，属于胰岛素受体超家族。ALK 蛋白（也称为 CD246）最初是在间变性大细胞淋巴瘤中作为一种具有组成性活性的融合基因产物被鉴定出来[63]。ALK 正常情况下表达于大脑、小肠、结肠、前列腺和睾丸细胞中[64]。ALK 蛋白由位于 2 号染色体（2p23 片段）上的 ALK 基因编码。引起人类癌症的 ALK 变异中最常见的是产生致癌融合基因的染色体重排。目前已经确定 ALK 的多个融合伴侣，例如核仁磷酸蛋白 - 间变性淋巴瘤激酶（nucleophosmin-anaplastic lymphoma kinase，NPM-ALK），这是在 ALK 阳性间变性大细胞淋巴瘤（anaplastic large cell lymphoma，ALCL）中发现的一种致癌蛋白[65]。在肾细胞癌[66,67]和食管癌中分别发现了 TPM3-ALK 和 TPM4-ALK 易位，在 NSCLC、乳腺癌和结直肠癌中发现了 EML4-ALK 易位[68-70]。检出 ALK 重排的患者往往比较年轻（确诊时中位年龄 50 岁），并且通常是不吸烟者。在神经母细胞瘤、NSCLC 和炎性乳腺癌中观察到

ALK 基因扩增。在家族性神经母细胞瘤[71]、未分化甲状腺癌[72] 和 NSCLC[73] 观察到 ALK 基因突变。

ALK 靶向治疗：首个临床获批的 ALK 抑制剂是克唑替尼，由 FDA 批准用于 ALK 阳性的 NSCLC。[74] 克唑替尼是一种口服 TKI，最初是作为 c-MET 抑制剂开发，但后来发现可以抑制 ALK。它还可以抑制肝细胞生长因子受体（hepatocyte growth factor receptor，HGFR）、ROS1（c-ros）和 Recepteur d'Origine Nantais（RON）。克唑替尼的治疗效果受到继发性耐药的限制，因此开发出更有效的第二代 ALK 抑制剂。其他 FDA 获批的 ALK 抑制剂还有赛瑞替尼[75,76]、阿来替尼[77,78] 和布加替尼[79]。

13.3.2 c-MET 靶向治疗与胃肠道副作用

卡博替尼最常见的胃肠道副作用是恶心和呕吐。卡博替尼是 CYP3A4 的底物。临床医生应注意，抑制这种酶的药物可能会增加卡博替尼的副作用。应避免食用葡萄柚，因其可能会增加血药浓度[80]。

c-MET：c-MET 也被称为 HGFR，它是由 c-MET 原癌基因编码的一种受体酪氨酸激酶[81]。它对肝细胞生长因子（也叫扩散因子）具有高亲和力。前体蛋白经历蛋白水解裂解形成异二聚体，配体结合后可诱导受体二聚体化，随后激活细胞间信号通路，如 RAS/MAPK、PI3K/AKT、SRC 和 JAK/STAT 通路，然后引起细胞反应，包括细胞增殖、迁移、侵袭、血管生成、凋亡保护和转移[82,83]。c-MET 受体酪氨酸激酶可通过基因突变、扩增、蛋白质过表达和（或）配体依赖的自分泌/旁分泌机制激活[84]。c-MET 的过度表达在头颈部肿瘤、肺癌、胃癌、结直肠癌、乳腺癌和脑肿瘤中均有发现[85]。而基因突变则在 NSCLC、胃癌、肝细胞癌和乳头状肾癌中被观察到[86-89]。c-MET 和 HGF 的共表达在乳腺癌和胶质瘤中有报道[90-92]。c-MET 和 EGFR 通路之间存在相互作用，其中 EGFR 信号可引起配体依赖性的 c-MET 激活[90]。

c-MET 靶向治疗：已经开发出几种抑制 c-MET 信号通路的策略，包括选择性 c-MET 激酶抑制剂（如 tivantinib）、非选择性 c-MET 激酶抑制剂（如卡博替尼）、抗 c-MET 单克隆抗体和抗 HGF 单克隆抗体[93]。卡博替尼是一种多靶点激酶抑制剂，用于治疗晚期肾细胞癌和甲状腺髓样癌。

13.3.3 药物管理[94-104]

（1）5- 羟色胺（5-HT$_3$）拮抗剂阻断 5-HT$_3$ 在中枢神经系统（central nervous system，CNS）中的作用。大脑中的 5-HT$_3$ 在引起恶心和呕吐中发挥重要作用。5-HT$_3$ 拮抗剂有昂丹司琼、格雷司琼、多拉司琼、帕洛诺司琼。

（2）NK-1 拮抗剂通常与其他止吐药联合使用，以延缓恶心和呕吐，例如阿瑞匹坦（口服制剂）、罗拉吡坦（静脉制剂）。

（3）多巴胺拮抗剂可以防止多巴胺与大脑中引发恶心和呕吐的区域结合，例如丙氯拉嗪、甲氧氯普胺。

（4）抗焦虑药物也能减轻恶心和呕吐，例如劳拉西泮、阿普唑仑、奥氮平。

（5）类固醇激素具有有效的止吐作用，例如地塞米松、甲泼尼龙。

（6）大麻类药物，尽管尚未被广泛接受，但在治疗恶心和呕吐方面也表现出一定的潜力。

13.3.4　非药物管理 [94-104]

几种非药物治疗方案可以单独或与止吐药联合用于轻度恶心患者，目前相关研究有限，包括：

（1）少食多餐；

（2）清流质饮食；

（3）硬糖；

（4）清淡饮食；

（5）避免高脂肪、油炸或辛辣食物；

（6）鼓励每顿饭后保持坐位 1 h 以上；

（7）认知行为疗法，包括生物反馈技术、意象引导和自我催眠。

13.4　肝毒性

靶向治疗与肝毒性：肝损伤是靶向治疗在临床中的明显不良反应。可表现为肝细胞坏死、胆汁淤积性肝损伤，严重者可发生肝硬化。已知导致肝毒性的靶向治疗类型包括 TKIs（如舒尼替尼、瑞戈非尼等 c-KIT TKIs）、多靶点受体 TKIs（帕唑帕尼）、MEK 抑制剂（曲美替尼）、抗 HER2 靶向药物（拉帕替尼）和抗 EGFR 靶向药物（吉非替尼、厄洛替尼）。TKIs 还与药物性肝损伤（drug-induced liver injury，DILI）风险增加有关。

13.4.1　肝毒性的评估

表 13.3 描述了评估肿瘤靶向治疗引起肝毒性时最常用的分级系统。

舒尼替尼：舒尼替尼是一种可口服的多靶点激酶抑制剂。其靶点包括 VEGFR1、VEGFR2、血小板来源的生长因子受体（platelet-derived growth factor receptors，PDGFRs）α 和 β、c-KIT 和 FMS 样酪氨酸激酶 3 配体（FMS-like tyrosine kinase-3 ligand，FLT3L）。舒尼替尼也可由 CYP3A4 代谢。因此，舒尼替尼可以引起肝毒性[106]。

表 13.3　根据 NCI CTCAE 评估肝毒性的分级标准 [105]

分级	肝毒性的严重程度
1	出现以下任一情况且无胆管梗阻或肿瘤进展证据： ALP > ULN，且 ≤ 2.5 × ULN； ALT 或 AST > ULN，且 ≤ 3 × ULN； 胆红素 ≥ ULN，且 ≤ 1.5 × ULN，其中 ≥ 35% 是直接胆红素
2	出现以下任一情况且无胆管梗阻或肿瘤进展证据： ALP > 2.5 × ULN，且 < 5.0 × ULN； ALT 或 AST > 3 × ULN，且 < 5.0 × ULN； 胆红素 > 1.5 × ULN，且 < 3.0 × ULN；其中 ≥ 35% 是直接胆红素； INR ≥ 1.5
3 或 4	出现以下任一情况且无胆管梗阻或肿瘤进展证据： ALT，AST 或 ALP ≥ 5.0 × ULN； 胆红素 ≥ 3.0 × ULN，其中 ≥ 35% 是直接胆红素； INR ≥ 2.5； 肝功能衰竭的临床症状

ALT：Alanine aminotransferase，丙氨酸氨基转移酶；AST：aspartate aminotransferase，天门冬氨酸氨基转移酶；CTCAE：common terminology criteria for adverse events，常用不良事件评价标准；INR：international normalized ratio，国际标准化比值；NCI：National Cancer Institute，美国国家癌症研究所；ULN：upper limit of normal，正常上限

瑞戈非尼：瑞戈非尼是一种基于二苯脲的多靶点激酶抑制剂，靶点包括 VEGFR1、VEGFR2、VEGFR23、TIE2、KIT、RET、RAF1、BRAF、PDGFR 和成纤维细胞生长因子受体（fibroblast growth factor receptor，FGFR）。瑞戈非尼与舒尼替尼类似，由 CYP3A4 代谢与肝毒性相关。

帕唑帕尼：帕唑帕尼是一种血管生成抑制剂，通过靶向 PDGFR、VEGFR 和 c-KIT 发挥作用。在 18% 的病例中，帕唑帕尼与血清丙氨酸氨基转移酶（alanine aminotransferase，ALT）和天门冬氨酸氨基转移酶（aspartate aminotransferase，AST）水平升高（至少高于正常上限 3 倍）相关。此外，报告显示高达 25% 的患者发生 4 级肝毒性。接受帕唑替尼治疗的患者中，有 36% 出血清胆红素水平升高 [107]。

拉帕替尼：拉帕替尼是一种抑制 ERBB1（HER1/EGFR）和 ERRB2（HER2/EGFR2）的 TKIs，与 ALT 和 AST 升高（正常高限 3 倍以上）以及胆红素升高（正常高限 2 倍以上）有关，也被 CYP3A4 代谢，与肝毒性相关 [108]。

曲美替尼：曲美替尼是一种选择性 MEK1 和 MEK2 抑制剂，与达拉非尼联用时，与 60% 的患者碱性磷酸酶水平升高有关。

13.4.2　管理

肝毒性是靶向治疗的常见副作用，但较少为致命性，多数情况下发生较为诡异难以预测。因此，目前尚无明确的方法来预防靶向治疗相关肝毒性。但是，以下建议可

供考虑以降低肝毒性发生风险[109]：

（1）避免高风险副作用药物联合使用；

（2）应用抗病毒药物预防病毒性肝炎再激活；

（3）定期监测肝功能；

（4）对于 3 级或 4 级肝毒性，建议停止用药；

（5）接受靶向治疗的患者应避免其他肝毒性物质大量摄入，如酒精和对乙酰氨基酚。

13.5　胃肠道穿孔

胃肠道穿孔、瘘管形成和（或）腹腔内脓肿形成是分子靶向治疗的罕见但严重副作用。胃肠道穿孔与抗 VEGF 治疗（2.4% 的病例为贝伐珠单抗）、c-KIT 靶向 TKIs、MEK 抑制剂和索拉非尼（＜ 1%）相关。穿孔的危险因素包括穿孔部位的肿瘤、腹腔扩散、急性憩室炎、肠梗阻、近期结肠镜或乙状结肠镜检查史以及腹盆放射史。胃肠道穿孔的潜在机制尚不清楚，但似乎与小血管血栓形成和伤口愈合受损有关。一些肠穿孔患者需要进行肠切除吻合[110]。

（翻译：曾燕霖，刘新宇　　审校：芦波，谭蓓）

参考文献

[1] Frieling T, Heise J, Wassilew SW. Multiple colon ulcerations, perforation and death during treatment of malignant melanoma with sorafenib. Dtsch Med Wochenschr. 2009; 134: 1464-1466.

[2] Van Cutsem E, Peeters M, Siena S, et al. Open-label phase III trial of panitumumab plus best support-ive care compared with best supportive care alone in patients with chemotherapy-refractory metastatic colorectal cancer. J Clin Oncol. 2007; 25: 1658-1664.

[3] Davila M, Bresalier RS. Gastrointestinal complications of oncologic therapy. Nat Clin Pract Gastroenterol Hepatol. 2008; 5: 682-696.

[4] Vincenzi B, Schiavon G, Pantano F, Santini D, Tonini G. Predictive factors for chemotherapy-related toxic effects in patients with colorectal cancer. Nat Clin Pract Oncol. 2008; 5: 455-465.

[5] Hynes NE, Lane HA. ERBB receptors and cancer: the complexity of targeted inhibitors. Nat Rev Cancer. 2005; 5(5): 341-354.

[6] Goffin JR, Zbuk K. Epidermal growth factor receptor: pathway, therapies, and pipeline. Clin Ther. 2013; 35(9): 1282-1303.

[7] Normanno N, De Luca A, Bianco C, et al. Epidermal growth factor receptor (EGFR) signaling in cancer. Gene. 2006; 366(1): 2-16.

[8] Gan HK, Kaye AH, Luwor RB. The EGFRvIII variant in glioblastoma multiforme. J Clin Neurosci. 2009; 16(6): 748-754.

［9］ Tang CK, Gong XQ, Moscatello DK, et al. Epidermal growth factor receptor vIII enhances tumorigenic-ity in human breast cancer. Cancer Res. 2000; 60(11): 3081-3087.

［10］ Moscatello DK, Holgado-Madruga M, Godwin AK, et al. Frequent expression of a mutant epidermal growth factor receptor in multiple human tumors. Cancer Res. 1995; 55(23): 5536-5539.

［11］ Garcia de Palazzo IE, Adams GP, Sundareshan P, et al. Expression of mutated epidermal growth factor receptor by non-small cell lung carcinomas. Cancer Res. 1993; 53(14): 3217-3220.

［12］ Kurai J, Chikumi H, Hashimoto K, et al. Antibody-dependent cellular cytotoxicity mediated by cetux-imab against lung cancer cell lines. Clin Cancer Res. 2007; 13(5): 1552-1561.

［13］ Vermorken JB, Mesia R, Rivera F, et al. Platinum-based chemotherapy plus cetuximab in head and neck cancer. N Engl J Med. 2008; 359(11): 1116-1127.

［14］ Jonker DJ, O'Callaghan CJ, Karapetis CS, et al. Cetuximab for the treatment of colorectal cancer. N Engl J Med. 2007; 357(20): 2040-2048.

［15］ Van Cutsem E, Peeters M, Siena S, et al. Open-label phase III trial of panitumumab plus best support-ive care compared with best supportive care alone in patients with chemotherapy-refractory metastatic colorectal cancer. J Clin Oncol. 2007; 25(13): 1658-1664.

［16］ Moore MJ, Goldstein D, Hamm J, et al. Erlotinib plus gemcitabine compared with gemcitabine alone in patients with advanced pancreatic cancer: a phase III trial of the National Cancer Institute of Canada Clinical Trials Group. J Clin Oncol. 2007; 25(15): 1960-1966.

［17］ Miller VA, Hirsh V, Cadranel J, et al. Afatinib versus placebo for patients with advanced, metastatic non-small-cell lung cancer after failure of erlotinib, gefitinib, or both, and one or two lines of chemotherapy (LUX-Lung 1): a phase 2b/3 randomised trial. Lancet Oncol. 2012; 13(5): 528-538.

［18］ Mok TS, Wu YL, Ahn MJ, et al. Osimertinib or platinum-pemetrexed in EGFR T790M-positive lung cancer. N Engl J Med. 2017; 376(7): 629-640.

［19］ Soria JC, Ohe Y, Vansteenkiste J, et al. Osimertinib in untreated EGFR-mutated advanced non-small-cell lung cancer. N Engl J Med. 2018; 378(2): 113-125.

［20］ Sobrero AF, Maurel J, Fehrenbacher L, et al. EPIC: phase III trial of cetuximab plus irinotecan af-ter fluoropyrimidine and oxaliplatin failure in patients with metastatic colorectal cancer. J Clin Oncol. 2008; 26: 2311-2319.

［21］ Bokemeyer C, Bondarenko I, Makhson A, et al. Fluorouracil, leucovorin, and oxaliplatin with and with-out cetuximab in the first-line treatment of metastatic colorectal cancer. J Clin Oncol. 2008; 27: 663-671.

［22］ Reynold N, Wagstaff AJ. Cetuximab in the treatment of metastatic colorectal cancer. Drugs. 2004; 64: 109-118.

［23］ Peeters M, Price TJ, Cervantes A, et al. Randomized phase III study of panitumumab with fluorouracil, leucovorin, and irinotecan (FOLFIRI) compared with FOLFIRI alone as second-line treatment in pa-tients with metastatic colorectal cancer. J Clin Oncol. 2010; 28: 4706-4713.

［24］ Hecht JR, Mitchell E, Chidiac T, et al. A randomized phase IIIb trial of chemotherapy, bevacizumab, and panitumumab compared with chemotherapy and bevacizumab alone for metastatic colorectal cancer. J Clin Oncol. 2008; 27: 672-680.

[25] Deininger M, O'Brien SG, Ford JM, Druker BJ. Practical management of patients with chronic myeloid leukemia receiving imatinib. J Clin Oncol. 2003; 21: 1637-1647.

[26] Liang J, Wu YL, Chen BJ, et al. The C-kit receptor-mediated signal transduction and tumor-related diseases. Int J Biol Sci. 2013; 9(5): 435-443.

[27] Hirota S, Isozaki K, Moriyama Y, et al. Gain-of-function mutations of c-kit in human gastrointestinal stromal tumors. Science. 1998; 279(5350): 577-580.

[28] Cammenga J, Horn S, Bergholz U, et al. Extracellular KIT receptor mutants, commonly found in core bind-ing factor AML, are constitutively active and respond to imatinib mesylate. Blood. 2005; 106(12): 3958-3961.

[29] Kemmer K, Corless CL, Fletcher JA, et al. KIT mutations are common in testicular seminomas. Am J Pathol. 2004; 164(1): 305-313.

[30] Hoei-Hansen CE, Kraggerud SM, Abeler VM, et al. Ovarian dysgerminomas are characterised by fre-quent KIT mutations and abundant expression of pluripotency markers. Mol Cancer. 2007; 6: 12.

[31] Beadling C, Jacobson-Dunlop E, Hodi FS, et al. KIT gene mutations and copy number in melanoma subtypes. Clin Cancer Res. 2008; 14(21): 6821-6828.

[32] Chatterjee A, Ghosh J, Kapur R. Mastocytosis: a mutated KIT receptor induced myeloproliferative dis-order. Oncotarget. 2015; 6(21): 18250-18264.

[33] Hongyo T, Li T, Syaifudin M, et al. Specific c-kit mutations in sinonasal natural killer/T-cell lymphoma in China and Japan. Cancer Res. 2000; 60(9): 2345-2347.

[34] Heinrich MC, Griffith DJ, Druker BJ, et al. Inhibition of c-kit receptor tyrosine kinase activity by STI 571, a selective tyrosine kinase inhibitor. Blood. 2000; 96(3): 925-932.

[35] FDA grants imatinib (Gleevec) full approval for adjuvant treatment of GIST. Oncology (Williston Park). 2012; 26(3): 264, 309.

[36] Demetri GD, Reichardt P, Kang YK, et al. Efficacy and safety of regorafenib for advanced gastroin-testinal stromal tumours after failure of imatinib and sunitinib (GRID): an international, multicentre, randomised, placebo-controlled, phase 3 trial. Lancet. 2013; 381(9863): 295-302.

[37] Shibuya M. Vascular endothelial growth factor (VEGF) and its receptor (VEGFR) signaling in angio-genesis: a crucial target for anti- and pro-angiogenic therapies. Genes Cancer. 2011; 2(12): 1097-1105.

[38] Simons M, Gordon E, Claesson-Welsh L. Mechanisms and regulation of endothelial VEGF receptor signalling. Nat Rev Mol Cell Biol. 2016; 17(10): 611-625.

[39] Tanno S, Ohsaki Y, Nakanishi K, et al. Human small cell lung cancer cells express functional VEGF receptors, VEGFR-2 and VEGFR-3. Lung Cancer. 2004; 46(1): 11-19.

[40] Wang X, Chen X, Fang J, et al. Overexpression of both VEGF-A and VEGF-C in gastric cancer cor-relates with prognosis, and silencing of both is effective to inhibit cancer growth. Int J Clin Exp Pathol. 2013; 6(4): 586-597.

[41] Liang Y, Brekken RA, Hyder SM. Vascular endothelial growth factor induces proliferation of breast cancer cells and inhibits the anti-proliferative activity of anti-hormones. Endocr Relat Cancer. 2006; 13(3): 905-919.

[42] Song G, Li Y, Jiang G. Role of VEGF/VEGFR in the pathogenesis of leukemias and as treatment targets (Review). Oncol Rep. 2012; 28(6): 1935-1944.

［43］Li R, Younes M, Wheeler TM, et al. Expression of vascular endothelial growth factor receptor-3 (VEG-FR-3) in human prostate. Prostate. 2004; 58(2): 193-199.

［44］Yamaguchi R, Yano H, Nakashima Y, et al. Expression and localization of vascular endothelial growth factor receptors in human hepatocellular carcinoma and non-HCC tissues. Oncol Rep. 2000; 7(4): 725-729.

［45］Hurwitz H, Fehrenbacher L, Novotny W, et al. Bevacizumab plus irinotecan, fluorouracil, and leucovorin for metastatic colorectal cancer. N Engl J Med. 2004; 350(23): 2335-2342.

［46］Miller K, Wang M, Gralow J, et al. Paclitaxel plus bevacizumab versus paclitaxel alone for metastatic breast cancer. N Engl J Med. 2007; 357(26): 2666-2676.

［47］Tewari KS, Sill MW, Penson RT, et al. Bevacizumab for advanced cervical cancer: final overall survival and adverse event analysis of a randomised, controlled, open-label, phase 3 trial (Gynecologic Oncology Group 240). Lancet. 2017; 390(10103): 1654-1663.

［48］Garcia A, Singh H. Bevacizumab and ovarian cancer. Ther Adv Med Oncol. 2013; 5(2): 133-141.

［49］Yang JC, Haworth L, Sherry RM, et al. A randomized trial of bevacizumab, an anti-vascular endothelial growth factor antibody, for metastatic renal cancer. N Engl J Med. 2003; 349(5): 427-434.

［50］Cohen MH, Shen YL, Keegan P, et al. FDA drug approval summary: bevacizumab (Avastin) as treat-ment of recurrent glioblastoma multiforme. Oncologist. 2009; 14(11): 1131-1138.

［51］Planchard D. Bevacizumab in non-small-cell lung cancer: a review. Expert Rev Anticancer Ther. 2011; 11(8): 1163-1179.

［52］Williams GH, Stoeber K. Cell cycle, CDKs and cancer: a changing paradigm. Nat. Rev. Cancer. 2009; 9(3): 153-166.

［53］Hamilton E, Infante JR. Targeting CDK4/6 in patients with cancer. Cancer Treat Rev. 2016; 45: 129-138.

［54］O'Leary B, Finn RS, Turner NC. Treating cancer with selective CDK4/6 inhibitors. Nat Rev Clin Oncol. 2016; 13(7): 417-430.

［55］Musgrove EA, Caldon CE, Barraclough J, et al. Cyclin D as a therapeutic target in cancer. Nat Rev Can-cer. 2011; 11(8): 558-572.

［56］Molenaar JJ, Ebus ME, Koster J, et al. Cyclin D1 and CDK4 activity contribute to the undifferentiated phenotype in neuroblastoma. Cancer Res. 2008; 68(8): 2599-2609.

［57］Samatar AA, Poulikakos PI. Targeting RAS-ERK signalling in cancer: promises and challenges. Nat Rev Drug Discov. 2014; 13(12): 928-942.

［58］Lugowska I, Kosela-Paterczyk H, Kozak K, et al. Trametinib: a MEK inhibitor for management of meta-static melanoma. Onco Targets Ther. 2015; 8: 2251-2259.

［59］Ther Adv Med Oncol. 2015; 7(2): 122-136 Mar.

［60］Zidan J, Haim N, Beny A, Stein M, Gez E, Kuten A. Octreotide in the treatment of severe chemother-apy-induced diarrhea. Ann Oncol. 2001; 12: 227-229.

［61］Karthaus M, Ballo H, Abenhardt W, et al. Prospective, double-blind, placebo-controlled, multicenter, randomized phase III study with orally administered budesonide for prevention of irinotecan (Cpt-11)-induced diarrhea in patients with advanced colorectal cancer. Oncology. 2005; 68: 326-332.

［62］Camidge DR, Bang YJ, Kwak EL, et al. Activity and safety of crizotinib in patient with ALK-positive NSCLC: updated result from a phase 1 study. Lancet Oncol. 2012; 13: 1011-1013.

［63］Morris SW, Kirstein MN, Valentine MB, et al. Fusion of a kinase gene, ALK, to a nucleolar protein gene, NPM, in non-Hodgkin's lymphoma. Science. 1994; 263(5151): 1281-1284.

［64］Wahara T, Fujimoto J, Wen D, et al. Molecular characterization of ALK, a receptor tyrosine kinase ex-pressed specifically in the nervous system. Oncogene. 1997; 14(4): 439-449.

［65］Pulford K, Morris SW, Turturro F. Anaplastic lymphoma kinase proteins in growth control and cancer. J Cell Physiol. 2004; 199(3): 330-358.

［66］Sukov WR, Hodge JC, Lohse CM, et al. ALK alterations in adult renal cell carcinoma: frequency, clinicopathologic features and outcome in a large series of consecutively treated patients. Mod Pathol. 2012; 25(11): 1516-1525.

［67］Sugawara E, Togashi Y, Kuroda N, et al. Identification of anaplastic lymphoma kinase fusions in re-nal cancer: large-scale immunohistochemical screening by the intercalated antibody-enhanced polymer method. Cancer. 2012; 118(18): 4427-4436.

［68］Soda M, Choi YL, Enomoto M, et al. Identification of the transforming EML4-ALK fusion gene in non-small-cell lung cancer. Nature. 2007; 448(7153): 561-566.

［69］Toyokawa G, Seto T. Anaplastic lymphoma kinase rearrangement in lung cancer: its biological and clini-cal significance. Respir Investig. 2014; 52(6): 330-338.

［70］Takahashi T, Sonobe M, Kobayashi M, et al. Clinicopathologic features of non-small-cell lung cancer with EML4-ALK fusion gene. Ann Surg Oncol. 2010; 17(3): 889-897.

［71］Mosse YP, Laudenslager M, Longo L, et al. Identification of ALK as a major familial neuroblastoma predisposition gene. Nature. 2008; 455(7215): 930-935.

［72］Murugan AK, Xing M. Anaplastic thyroid cancers harbor novel oncogenic mutations of the ALK gene. Cancer Res. 2011; 71(13): 4403-4411.

［73］Wang YW, Tu PH, Lin KT, et al. Identification of oncogenic point mutations and hyperphosphorylation of anaplastic lymphoma kinase in lung cancer. Neoplasia. 2011; 13(8): 704-715.

［74］Sharma GG, Mota I, Mologni L, et al. Tumor resistance against ALK targeted therapy-where it comes from and where it goes. Cancers (Basel). 2018; 10(3): 62.

［75］Shaw AT, Spigel DR, Tan DS, et al. MINI01.01: whole body and intracranial efficacy of ceritinib in ALK-inhibitor naive patients with ALK+ NSCLC and brain metastases: results of ASCEND 1 and 3: topic: medical oncology. J Thorac Oncol. 2016; 11(11S): S256.

［76］Crino L, Ahn MJ, De Marinis F, et al. Multicenter phase II study of whole-body and intracranial activ-ity with ceritinib in patients with ALK-rearranged non-small-cell lung cancer previously treated with chemotherapy and crizotinib: results from ASCEND-2. J Clin Oncol. 2016; 34(24): 2866-2873.

［77］Larkins E, Blumenthal GM, Chen H, et al. FDA approval: alectinib for the treatment of meta-static, ALK-positive non-small cell lung cancer following crizotinib. Clin Cancer Res. 2016; 22(21): 5171-5176.

［78］Peters S, Camidge DR, Shaw AT, et al. Alectinib versus crizotinib in untreated ALK-positive non-small-cell lung cancer. N Engl J Med. 2017; 377(9): 829-838.

[79] Markham A. Brigatinib: first global approval. Drugs. 2017; 77(10): 1131-1135.

[80] Cabozantinib tablet (cabometyx) UK Summary of Product Characteristics, UK Electronic Medicines Compendium, September 2026. https: //www.medicines.org.uk/emc/ medicine/32431#gref.

[81] Bottaro DP, Rubin JS, Faletto DL, et al. Identification of the hepatocyte growth factor receptor as the c-met proto-oncogene product. Science. 1991; 251(4995): 802-804.

[82] Blumenschein Jr GR, Mills GB, Gonzalez-Angulo AM. Targeting the hepatocyte growth factor-cMET axis in cancer therapy. J Clin Oncol. 2012; 30(26): 3287-3296.

[83] Nakamura T. Structure and function of hepatocyte growth factor. Prog Growth Factor Res. 1991; 3(1): 67-85.

[84] Mo HN, Liu P. Targeting MET in cancer therapy. Chronic Dis Transl Med. 2017; 3(3): 148-153.

[85] Viticchie G, Muller PAJ. c-MET and other cell surface molecules: interaction, activation and functional consequences. Biomedicines. 2015; 3(1): 46-70.

[86] Danilkovitch-Miagkova A, Zbar B. Dysregulation of Met receptor tyrosine kinase activity in invasive tumors. J Clin Invest. 2002; 109(7): 863-867.

[87] Lee JH, Han SU, Cho H, et al. A novel germ line juxtamembrane Met mutation in human gastric cancer. Oncogene. 2000; 19(43): 4947-4953.

[88] Schmidt L, Duh FM, Chen F, et al. Germline and somatic mutations in the tyrosine kinase domain of the MET proto-oncogene in papillary renal carcinomas. Nat Genet. 1997; 16(1): 68-73.

[89] Ma PC, Kijima T, Maulik G, et al. c-MET mutational analysis in small cell lung cancer: novel juxtamem-brane domain mutations regulating cytoskeletal functions. Cancer Res. 2003; 63(19): 6272-6281.

[90] Tuck AB, Park M, Sterns EE, et al. Coexpression of hepatocyte growth factor and receptor (Met) in hu-man breast carcinoma. Am J Pathol. 1996; 148(1): 225-232.

[91] Koochekpour S, Jeffers M, Rulong S, et al. Met and hepatocyte growth factor/scatter factor expression in human gliomas. Cancer Res. 1997; 57(23): 5391-5398.

[92] Abounader R, Ranganathan S, Lal B, et al. Reversion of human glioblastoma malignancy by U1 small nuclear RNA/ribozyme targeting of scatter factor/hepatocyte growth factor and c-met expression. J Natl Cancer Inst. 1999; 91(18): 1548-1556.

[93] Jo M, Stolz DB, Esplen JE, et al. Cross-talk between epidermal growth factor receptor and c-Met signal pathways in transformed cells. J Biol Chem. 2000; 275(12): 8806-8811.

[94] Fauci AS, Braunwald E, Kasper DL, et al. Harrison's Principles of Internal Medicine. 17th ed. New York: McGraw-Hill Medical; 2008.

[95] Camp-Sorrell D, Hawkins RA. Clinical Manual for the Oncology Advanced Practice Nurse. 2nd ed. Pitts-burgh: Oncology Nursing Society; 2006.

[96] Cope DG, Reb AM. An Evidence-Based Approach to the Treatment and Care of the Older Adult with Cancer. Pittsburgh: Oncology Nursing Society; 2006.

[97] Houts PS, Bucher JA. Caregiving. Rev. ed. Atlanta: American Cancer Society; 2003.

[98] Kaplan M. Understanding and Managing Oncologic Emergencies: A Resource for Nurses. Pittsburgh: Oncol-ogy Nursing Society; 2006.

[99] Kuebler KK, Berry PH, Heidrich DE. End-of-Life Care: Clinical Practice Guidelines. Philadelphia:

W.B. Saunders Co; 2002.

[100] National Comprehensive Cancer Network. Palliative Care. Version 1.2015. www.nccn.org/profession-als/physician_gls/pdf/palliative.pdf.

[101] Oncology Nursing Society. Cancer symptoms. www.cancersymptoms.org.

[102] Ripamonti C, Bruera E. Gastrointestinal Symptoms in Advanced Cancer Patients. New York: Oxford Uni-versity Press; 2002.

[103] Varricchio CG. A Cancer Source Book for Nurses. 8th ed. Sudbury, MA: Jones and Bartlett; 2004.

[104] Yarbro CH, Frogge MH, Goodman M. Cancer Symptom Management. 3rd ed. Sudbury, MA: Jones and Bartlett; 2004.

[105] US Department of Health and Human Services, National Institutes of Health, National Cancer Insti-tute (NCI). Common Terminology Criteria for Adverse Events (CTCAE). Ver. 5.0. https://ctep.cancer.gov/protocolDevelopment/electronic_applications/docs/CTCAE_v5_Quick_Reference_5x7.pdf.

[106] Mueller E, Rockey M, Rashkin M. Sunitinib-related fulminant hepatic failure: case report and review of literature. Pharmacotherapy. 2008; 28: 1066-1070.

[107] Strenberg C, Davis I, Mardiak J, Szczylik C, et al. Pazopanib in locally advanced or metastatic renal cell carcinoma: results of a randomized phase 3 trial. J Clin oncol. 2010; 28: 1061-1068.

[108] Teng WC, Oh JW, New LS, et al. Mechanism-based inactivation of cytochrome p450 3A4 lapatinib. Mol Pharmacol. 2010; 78: 693-703.

[109] Abou-Alfa GK, et al. Phase 2 study of sorafenib in patient with advance hepatocellular carcinoma. J Clin Oncol. 2006; 24: 4293-4300.

[110] Kabbinavar FF, Schulz J, McCleod M, et al. Addition of bevacizumab to bolus fluorouracil and leu-covorin in first-line metastatic colorectal cancer: results of a randomized phase II trial. J Clin Oncol. 2005; 23: 3697-3705.

第 14 章

靶向治疗的肺毒性

14.1 简介

在 20 世纪 90 年代之前，恶性肿瘤的主要治疗方法是细胞毒性化疗，其在同一肿瘤类型中疗效也各有差异。随着对肿瘤驱动突变（恶性肿瘤细胞发生发展依赖的关键基因突变）的深入了解，靶向治疗诞生了。通过抑制肿瘤发生的驱动信号途径，这些靶向药物在很多细胞毒性化疗不敏感的肿瘤中取得很好疗效。伊马替尼（imatinib）是针对慢性粒细胞白血病 BCR-ABL1 融合基因的酪氨酸激酶抑制剂，曲妥珠单抗是针对人类表皮生长因子受体 2（HER2）阳性乳腺癌的单克隆抗体类药物，这两个药物几乎是最早发明的靶向治疗药物。这些药物的出现标志着靶向治疗时代的到来，现在靶向治疗已经被广泛应用于各种实体肿瘤和血液系统恶性肿瘤。随着基因测序的广泛应用，新的治疗靶点不断被发现，随之而来的是新的靶向药物的研发，未来将会有更多的靶向治疗方法。

分子靶向治疗存在一些局限性。在致癌物或环境暴露因素诱导的恶性肿瘤中，常存在多种基因突变，仅打击单一通路会导致疗效较差或因多种逃逸途径而出现早期耐药。这种类型的肿瘤包括与吸烟有关的非小细胞肺癌（NSCLC）或由紫外线（UV）辐射引起的黑色素瘤。即使在依赖于驱动基因突变的恶性肿瘤中，肿瘤细胞最终也会通过替代信号通路而对靶向药物产生耐药性。

在当前时代，分子靶向治疗在多种肿瘤的治疗中发挥重要作用。临床前研究表明，这些药物与其他治疗方法联合应用可增加疗效。目前，临床试验正在探索将这些分子靶向治疗与免疫治疗联合应用。因此，在可预见的未来，靶向治疗药物的临床应用将继续增加。

随着靶向治疗的广泛使用，开具处方的临床医生必须了解其潜在的毒性，并密切监测治疗期间的患者。本章将讨论靶向治疗的肺毒性。与其他药物一样，靶向治疗引起的肺毒性可能是特异性反应，或者可能与药物的累积剂量有关。对应用潜在肺毒性药物治疗的患者，早期发现并干预药物肺毒性可以显著降低发病率和死亡率。在接下来的章节中，我们将从发病机制、危险因素和临床表现等方面，描述各类靶向治疗特异性的肺毒性。

14.2　药物及作用机制

14.2.1　表皮生长因子受体（EGFR）酪氨酸激酶抑制剂

美国 NSCLC 患者中近 15% 有 EGFR 基因突变，在亚洲患者中超过 60%，可能与亚洲患者吸烟者数量较少有关[1,2]。EGFR 基因突变患者预后优于其他 NSCLC 患者，通常对 EGFR 酪氨酸激酶抑制剂（TKIs）治疗有良好反应。目前在临床实践中使用的 EGFR TKIs 包括第一代可逆性 TKI（厄洛替尼和吉非替尼），第二代不可逆 TKIs（阿法替尼），以及第三代 TKIs（奥希替尼）。FLAURA 研究显示了一线治疗采用奥希替尼对比厄洛替尼或吉非替尼，奥希替尼具有更好的总生存期和无进展生存期，其耐受性更好，可减少颅内转移，而且对 T790M 耐药突变的肺癌具有疗效，因此已成为许多医生的一线治疗选择[3,4]。

发病率：在一项对 15 项临床试验的荟萃分析中，共有 2201 名患者接受了第一代和第二代 EGFR TKI，与药物毒性相关最常见的死因是肺炎（11 名死亡，占报告的总死亡人数的 65%）[5]。但总体而言，EGFR TKIs 引起的间质性肺疾病（ILD）的发生率不到 5%，但报道的相关死亡率从奥希替尼的 0.6% 到吉非替尼 31% 不等[6,7]。

危险因素：肺毒性的危险因素包括既往存在的肺部疾病、吸烟和放射线暴露[7-9]。在对超过 1900 名日本患者进行的分析中，男性（6.6%）比女性（3.3%）出现吉非替尼引起的 ILD 发病率更高[8]。患者通常在治疗的前几个月出现症状。

病理生理学：EGFR 信号通路对肺泡壁的更新和修复至关重要。它们表达在 II 型肺泡上皮细胞上。通过抑制 EGFR 通路和损伤修复机制，EGFR TKIs 不仅可诱导肺泡损伤，还可以增加对感染、放疗或其他药物介导的其他损伤的易感性[7,10,11]。

14.2.2　特异性 EGFR 靶向药物

吉非替尼：据报道，上市后分析显示吉非替尼相关 ILD 的发生率在美国（0.3%）和亚洲（2%）略有不同[6]。患者通常表现为呼吸困难，伴有或不伴有咳嗽，低热，症状的中位发生时间在 24 ~ 42 d。Endo 等[12] 开展了多中心研究，分析了 ILD 的各种影像学表现，并将其分为 4 种主要模式：①非特异性的磨玻璃影；②多灶性实变影；③斑片状磨玻璃影伴间隔增厚；④广泛磨玻璃影或实变伴牵张性支气管扩张（图 14.1）。大多数患者表现为磨玻璃影或广泛的肺实质受累（第 4 类），反映了弥漫性肺泡损伤。第 4 类模式与最高死亡率相关。组织病理表现包括间质性肺炎或纤维化以及其他较少见的表现，如弥漫性肺泡损伤、机化性肺炎、超敏反应或嗜酸性肺炎[13]。

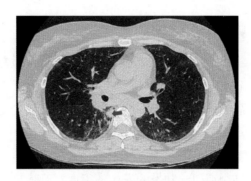

图 14.1　胸部 CT

1名接受吉非替尼治疗的EGFR突变型非小细胞肺癌患者肺部CT提示下肺磨玻璃伴有牵张性支气管扩张（黄箭头），符合非特异性间质性肺炎改变红色箭头指示肿瘤

厄洛替尼：厄洛替尼相关 ILD 总体发生率约为 1.1%[14]（图 14.2）。在对 9907 名接受厄洛替尼治疗的日本患者进行的 4 期 POLARSTAR 监测研究分析中，报告的 ILD 发生率为 3.4% ~ 5.1%[15]。ILD 的危险因素包括既往存在的肺纤维化或肺疾病、放疗以及使用其他可能产生肺毒性的药物，如吉西他滨。临床表现和影像学表现与吉非替尼引起的肺部疾病相似。

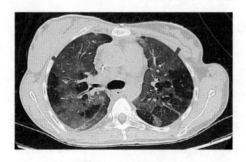

图 14.2　胸部 CT

Ⅳ期EGFR突变型NSCLC厄洛替尼治疗的患者出现两肺弥漫磨玻璃影（红色箭头）

阿法替尼：阿法替尼是一种不可逆的 ErbB 家族 TKIs。LUX-Lung 3 试验显示[16]，230 名患者中有 3 名发生 ILD。LUX-Lung 6 试验显示，242 名患者中有 1 名因阿法替尼引起的致命性 ILD[17]。

奥希替尼：奥希替尼的总体肺炎发生率约为 3.5%[18]。奥希替尼是一种不可逆的 EGFR TKIs，它选择性抑制 EGFR 敏感突变以及耐药突变 T790M，但对野生型 EGFR 的活性较低，这可能是与厄洛替尼或吉非替尼相比所观察到的较低的 3 级和 4 级不良事件的可能原因[4]。临床表现似乎与其他 EGFR TKIs 相似。文献中描述了奥希替尼的一种独特肺部表现，即在中位治疗后时间 8.7 周（范围为 1.6 ~ 43 周）出现的短暂无症状肺部浸润，持续中位时间为 6 周（范围为 1 ~ 11 周）。具有这些无症状一过性浸润的患者可以在密切监测下继续接受治疗。

14.2.3　间变性淋巴瘤激酶（ALK）抑制剂

2007 年，在 2% ~ 7% 的 NSCLC 患者中确定了 ALK 重排的作用，进而开发了 ALK 抑制剂以靶向 EML4-ALK 融合基因。自 2011 年以来，在临床实践中使用的 ALK 抑制剂包括克唑替尼（一种多靶点小分子 TKIs）和第二代药物（如赛瑞替尼、阿来替尼和布加替尼）。尽管克唑替尼是首个获批的靶向药物，但在全球 ALEX 研究中，阿来替尼在无进展生存期和中枢神经系统控制方面表现更优，而且毒性比克唑替尼更低[20]。尽管整体 ALK 抑制剂引起肺炎的发生率很低，但其中许多可能是严重和危及生命的。在早先使用 ALK 抑制剂克唑替尼和赛瑞替尼的患者中，1% ~ 4% 的患者出现肺炎。阿来替尼出现肺炎的发生率（0.4%）较低，但布加替尼的肺部毒性发生率较高，ALTA 试验中 90 mg 组和 180 mg 组（90 mg 导入后剂量增加至 180 mg）分别有 3.7% 和 9.1% 的患者发生了肺毒性的报告。布加替尼治疗的 9 d 内，有 6.4% 的患者发生肺炎，中位发病时间为 2 d，因此，对于使用布加替尼的患者，在初始治疗的前几周，应密切监测呼吸系统症状[21, 22]。

14.2.4　BCR-ABL1 酪氨酸激酶抑制剂

伊马替尼是一种抑制 BCR-ABL 的 TKIs，即费城染色体的异常基因产物，同时可抑制其他靶点，如血小板衍生生长因子受体（PDGFR）、干细胞因子和 c-KIT。伊马替尼在慢性粒细胞白血病（CML）、费城染色体阳性急性淋巴细胞性白血病（ALL）、某些嗜酸性粒细胞增多综合征和胃肠道间质瘤（GIST）中具有临床活性。该药物与多种肺毒性相关，包括胸腔积液、间质性肺炎[23-27]、过敏性肺炎[28] 和嗜酸性肺炎。

伊马替尼最常见的肺部并发症是由相关体液潴留引起的，可以导致胸腔积液和肺水肿。在 CML 患者中，1.3% 新诊断的患者和 2% ~ 6% 其他在使用伊马替尼的 CML 患者中出现严重的体液潴留[29]。GIST 患者的严重体液潴留发生率更高，为 9% ~ 13.1%。

在 27 名伊马替尼诱导的 ILD 患者的最大病例系列研究中，间质性肺炎的中位发病时间为 49 d（范围为 10 ~ 282 d）。值得注意的是，治疗的剂量或疗程与肺炎的进展之间无明显相关性[27]。41% 的患者既往具有肺部疾病，表明该患者人群存在易感因素。这些患者的影像学表现呈超敏反应模式（30%）（图 14.3A ~ C）、间质性肺炎（26%）和机化性肺炎（15%）（图 14.4），支气管血管束分布型（15%），11% 呈结节型。5 名患者进行了经支气管肺活检显示出不同程度炎症变化和纤维化。27 例患者中有 5 例出现外周嗜酸性粒细胞增多。

达沙替尼：达沙替尼是第二代 BCR-ABL TKIs，与 ABL 基因的活性和非活性构象结合，在体外抑制 BCR/ABL 细胞生长方面的效力是伊马替尼的 325 倍。主要用于 CML 的治疗，但其肺部不良事件发生率最高。

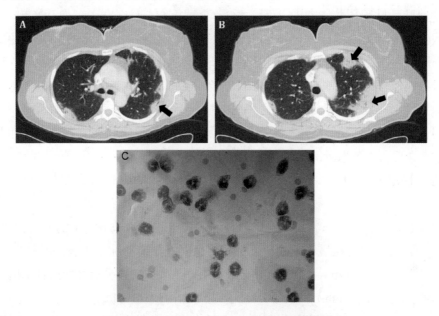

图 14.3　患者胸部 CT 及支气管肺泡灌洗液涂片

伊马替尼治疗患者的胸部外周致密实变影（A，B）（黑箭头）；支气管肺泡灌洗液涂片提示嗜酸性粒细胞占40%，符合慢性嗜酸性粒细胞肺炎诊断（C）

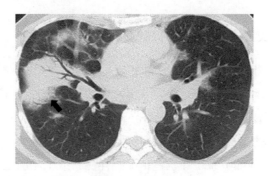

图 14.4　胸部 CT

伊马替尼治疗患者胸部CT显示致密实变影，经支气管肺活检符合机化性肺炎诊断

达沙替尼的最常见肺毒性是胸腔积液的发生。胸腔积液的中位发生时间为 11 个月（范围为 3.6 ～ 18.6 个月）[30]。对比达沙替尼和伊马替尼的 DASISION 研究的 5 年分析显示，达沙替尼组的胸腔积液发生率为 28%，而伊马替尼组仅为 0.8%[31]。65 岁以上的患者胸腔积液的发生率更高。有报道称，胸腔积液的复发率可高达 15%[30]。与胸腔积液发生相关的其他风险因素，包括既往有肺部疾病的患者接受更高剂量（140 mg）治疗。

达沙替尼治疗的患者中，估计有 5% 的患者出现肺动脉高压，但由于所有报道的患者均未进行确定性右心导管检查，确切的发病率尚不清楚[31]。根据法国肺动脉高压登记研究的数据，暴露 8 ~ 48 个月后出现肺动脉高压，该登记研究的患者出现毛细血管前肺动脉高压[32]。证据表明，酪氨酸激酶受体（RTKs），如 PDGFR、成纤维细胞生长因子 2、c-KIT、c-Src 和表皮生长因子，在肺动脉高压的发病机制中起着重要作用。例如，Src 酪氨酸激酶途径对于肺平滑肌细胞中的 K^+ 通道激活是必需的，从而导致肌肉松弛。抑制这一途径的 TKIs 会导致肺血管收缩和后续的血管重塑，从而导致肺动脉高压[33]。与伊马替尼和尼洛替尼不同，达沙替尼是一种强效的 RTKs 抑制剂，可能是其肺动脉高压发生率更高的原因[34-36]。尽管在某些患者中肺动脉高压可以逆转，但大多数患者即使停药后也无法完全恢复。

达沙替尼的其他较少见的肺毒性是肺炎，这种情况通常在中断治疗后是可逆的。

博苏替尼（bosutinib）：使用博苏替尼的患者中，有高达 8% 的人可出现胸腔积液[38]。此外，也有报道称使用博苏替尼的患者既往肺动脉高压病情加重[39]。

尼洛替尼（nilotinib）：肺毒性很少，仅在不到 1% 的接受治疗的患者中出现。

泊那替尼（ponatinib）：对于 CML 患者，在出现 T315I 耐药突变时，泊那替尼是首选药物。使用泊那替尼的患者中，1% 的患者可出现胸腔积液。其他肺部毒性很少见。有报道称，1 例曾经使用达沙替尼的患者在使用泊那替尼治疗时发生了肺动脉高压。

14.2.5 血管内皮生长因子（VEGF）抑制剂

舒尼替尼、索拉非尼和培唑帕尼：舒尼替尼、索拉非尼和培唑帕尼是口服多靶点激酶抑制剂，用于治疗肾细胞癌、肝细胞癌、甲状腺癌和胃肠道间质瘤（GIST）。与其他抗血管生成药物相似，舒尼替尼可导致肺出血。在临床试验中，接受舒尼替尼治疗的患者中，有高达 26% 的患者主诉呼吸困难，但只有 6% 的患者出现 3 级或更高级别的毒性[40]。其他呼吸系统症状包括流感样症状或上呼吸道感染和鼻咽炎。

咳嗽、呼吸困难和上呼吸道症状在索拉非尼治疗中不太常见。对于发生索拉非尼诱导的肺损伤的患者中（发生率 < 1%，发病高峰为 2 ~ 4 周），在影像学上出现弥漫性肺泡损伤的患者的死亡率为 41%[41]。

在使用培唑帕尼治疗的患者中，可观察到一种独特的肺部毒性，即气胸，据报道，在接受治疗的患者中有 3% ~ 14% 的患者出现气胸。肺转移并有胸膜或胸膜下受累的患者似乎存在更高的气胸发生率，可能是由于肿瘤坏死导致的胸膜瘘形成[42,43]。

贝伐珠单抗：贝伐珠单抗是一种抗 VEGF 的重组单克隆抗体，用于治疗非小细胞肺癌、结直肠癌和胶质母细胞瘤等恶性肿瘤。在肺癌患者中，贝伐珠单抗使用可能会导致 14% ~ 25% 的患者出现中央型肿瘤空洞[44,45]。在一项 II 期临床试验中，肺鳞癌患者肺出血和咯血的发生率高（13 名中有 4 名），因此不建议将其用于肺鳞癌的治疗 [46]。在其他肿瘤类型中，贝伐珠单抗引起肺出血的发生率不高。贝伐珠单抗的另一个独特副作用是在接受过放射治疗或同时接受放化疗的患者中发生气管食管瘘。由于贝伐珠单抗与静脉血栓栓塞的风险增加相关，所以如果患者新发呼吸困难和低氧血症，应在鉴别诊断中考虑到肺栓塞。

14.2.6　人表皮生长因子受体 2（HER2）抑制剂

曲妥珠单抗：曲妥珠单抗用于治疗 HER2 阳性乳腺癌和表达 HER2 的胃癌患者。与其他单克隆抗体类似，使用该药物治疗的患者中有 20% ~ 40% 出现输注反应。这些反应通常表现为肺部症状，如声音嘶哑和气促。当曲妥珠单抗与其他化疗药物联合使用时，输注反应发生率更高 [47]。在上市后分析中，接受该药物治疗的患者中，0.3%的患者出现严重的输注反应，表现为过敏样反应 [48]。

曲妥珠单抗引起的其他罕见但潜在致命的肺毒性包括间质性肺炎 [49,50]、机化性肺炎 [51]、胸腔积液、非心源性肺水肿、急性呼吸窘迫综合征和肺纤维化 [52]。这些患者的支气管肺泡灌洗液可能显示出主要为嗜酸性粒细胞或中性粒细胞为主。除了既往存在间质性肺病的患者外，有广泛肺转移的患者也风险增高。

阿多曲妥珠单抗 - 美坦新（Ado-trastuzumab emtansine，T-DM1）：T-DM1 是一种曲妥珠单抗的抗体药物耦联物（ADC），用于曾接受曲妥珠单抗治疗的晚期乳腺癌患者。与曲妥珠单抗相比，输液反应的发生频率要低得多，且通常非常轻微。在接受 T-DM1 治疗的患者中，有 0.8% 的患者出现 ILD，其严重程度可能导致急性呼吸窘迫综合征。

帕妥珠单抗：13% 的患者在输注期间出现超敏反应，但大多数超敏反应很轻，3 级及以上超敏反应不到 1%。

14.2.7　CD20 靶向药物

利妥昔单抗：利妥昔单抗是一种针对 B 淋巴细胞表面 CD20 分子的鼠 - 人嵌合单克隆抗体。通过与 CD20 结合，激活抗体依赖性细胞毒性和补体依赖性细胞毒性，用于治疗慢性淋巴细胞白血病（CLL）、非霍奇金淋巴瘤和中枢神经系统淋巴瘤，以及许多需要免疫抑制的其他非恶性疾病，如自身免疫性溶血性贫血和类风湿关节炎等。

超过 50% 的患者在首次使用该药物时会出现输液反应，但伴有支气管痉挛或低血压的严重反应发生率＜ 10%，这些通常发生在输注开始后 2 h 内。一些患者在输注利妥昔单抗后也可能出现肺部浸润影和急性呼吸窘迫综合征。这些反应是由利妥昔单抗对 B 淋巴细胞的细胞毒作用而释放的细胞因子和肿瘤坏死因子 α 引起的。因此，CLL、套细胞淋巴瘤或肿瘤负荷高的恶性肿瘤的患者更有可能对利妥昔单抗产生反应。

在这些患者中，使用利妥昔单抗的分次给药方案可能更安全。后续给药时，输注反应往往不那么严重。

肺间质性肺炎是罕见的，但在接受含利妥昔单抗的化疗方案治疗淋巴瘤的患者中也有报道[53,54]。

14.2.8　EGFR 靶向抗体

西妥昔单抗：西妥昔单抗是一种重组嵌合型单克隆抗体，与 EGFR 结合并抑制其与 EGFR 配体的结合，从而激活受体相关激酶。西妥昔单抗主要用于治疗 KRAS 野生型结直肠癌和头颈癌。西妥昔单抗与严重的输液反应有关，可能与支气管痉挛和声音嘶哑等气道阻塞症状的快速发作有关。尽管注射前使用抗组胺药物，但报道称接受该药物的患者中有 2% ~ 5% 出现输液反应[55]。ILD 是西妥昔单抗的一种罕见但可能致命的不良反应。在最初的临床试验中，1570 名患者中有 4 名发生 ILD，其中 1 名是致命的。老年患者或有肺疾病史的患者似乎风险会增加[56]。

帕尼单抗：帕尼单抗是一种靶向 EGFR 的重组人源单克隆抗体，在结直肠癌的治疗中具有重要的临床应用价值。因为它没有小鼠成分并且 Fab 片段上缺乏半乳糖 1，3-α- 半乳糖，输注反应较西妥昔单抗少（1%）。肺纤维化在少于 1% 的患者中有报道，但它可能是致命的。在既往存在肺纤维化的患者中，使用 4 剂帕尼单抗后有显著的纤维化进展，导致死亡。因此，先前存在肺部疾病的患者一般被排除在临床试验之外。

14.2.9　丝裂原活化蛋白激酶（MEK）抑制剂

曲美替尼：曲美替尼是 MEK 1 和 MEK 2 的可逆性抑制剂。其可与 BRAF 抑制剂联合应用于携带 BRAF V600 突变的黑素瘤患者。在 MEKINIST 和 METRIC 临床试验中，ILD 的发病率分别为 2% 和 2.4%，发病时间中位数为 5.3 个月[57]。一旦发生 ILD，建议永久停药，因为目前没有关于这种药物肺损伤可逆性的足够数据。

14.2.10　聚腺苷二磷酸核糖聚合酶（PARP）抑制剂

奥拉帕利、尼拉帕利和瑞卡帕布：PARP 抑制剂用于治疗 BRCA 突变的乳腺癌患者。在接受奥拉帕利治疗的患者中，肺炎的发生率不到 1%，但是有些与患者死亡相关。应用尼拉帕利的患者中，23% 出现鼻咽炎、20% 出现呼吸困难、16% 出现咳嗽[58]。瑞卡帕布也可以有与尼拉帕利相似的呼吸系统表现。

14.2.11　细胞周期蛋白依赖性激酶（CDK）4/6 抑制剂

阿贝西利：阿贝西利用于治疗激素阳性、HER2 阴性的晚期乳腺癌。在 MONARCH 2 试验中，接受阿贝西利和氟维司群联合治疗的患者中，有多达 5% 的患者出现静脉血栓栓塞。此外，在 MONARCH 1 试验（一项针对 132 名女性的阿贝西利单臂开放性研究中）接受该药物的患者中，咳嗽的发生率最高可达 19%。

14.2.12　磷酸肌醇 -3- 激酶（PI3K）抑制剂

艾代拉利司（idelalisib）：艾代拉利司抑制 PI3K 的 δ 亚型，这种分子在恶性 B 淋巴细胞中呈高表达，因此在 CLL、小淋巴细胞淋巴瘤和滤泡性淋巴瘤等临床应用中具有重要作用。据报告，在接受治疗的患者中，有 4% 的患者患有严重和致命性肺炎，因此美国 FDA 建议密切监测肺部症状，对氧饱和度下降超过 5% 的患者进行全面评估。其他报道的表现包括肺炎（25%）、咳嗽（29%）和呼吸困难（17%）。

库潘尼西（copanlisib）：库潘尼西用于难治性滤泡性淋巴瘤，也与严重肺炎相关。此外，使用该药物的患者中，高达 17% 的患者出现感染，其中肺炎最常见。特别是这些患者发生肺孢子菌肺炎（PJP）的风险增加，因此建议在高风险人群治疗前开始行预防 PJP 治疗。

14.2.13　mTOR 抑制剂

依维莫司：依维莫司已用于治疗晚期激素受体阳性、HER2 阴性乳腺癌、晚期肾细胞癌和神经内分泌肿瘤等。接受此药物治疗的患者有 8% ~ 14% 报道出现肺炎，大部分为轻型 [60,61]。与大多数其他药物一样，存在基础肺部疾病的患者易发生肺毒性。在这些患者中支气管肺泡灌洗显示淋巴细胞或嗜酸性粒细胞样本。这些患者最常见的影像学表现是肺底局限性实变和磨玻璃影 [62]。

坦罗莫司：坦罗莫司用于晚期肾细胞癌和子宫内膜癌患者，据报道可引起高达 5% 的患者发生肺炎；但是，肺部受累通常较轻，且在近一半的患者中可能是无症状的 [63]。

14.3　肺毒性的药物治疗

如前所述，尽管大多数靶向治疗的肺毒性发生率低，但其中一些可能是致命的，因此需要密切监测，对这种不良反应保持警惕。如果患者在治疗期间出现呼吸困难、咳嗽、低氧血症或其他呼吸系统症状，建议进行全面检查以确定呼吸困难的病因，包括胸部 X 线检查、排除感染的检查，心血管病因和静脉血栓栓塞。有时候侵袭性检查，如支气管镜检查和支气管肺泡灌洗（加或不加经支气管肺活检）可能提供关键信息，支持治疗相关的肺毒性的诊断。

停药：如果疑似药物引起的肺毒性，应立即停止该药物。很少一部分无症状或轻度症状患者，例如依维莫司相关性肺炎患者，药物可以在密切监测下继续使用。作为延伸，FDA 关于依维莫司的标签提示，对于应用标准剂量每日 10 mg 依维莫司发生中度至重度症状的患者，可暂时停用该药物，但在症状缓解后，如有临床指征，可以降低剂量至每日 5 mg 重新应用。一些药物相关的肺部疾病，停药可能会使得肺部症状逆转，而另一些可能需要糖皮质激素的进一步药物干预。

糖皮质激素：糖皮质激素是治疗药物性肺炎的主要药物。糖皮质激素的最佳剂量取决于肺部受累的严重程度、症状和缺氧程度。一旦呼吸系统症状改善，激素应在一段时间内逐渐减量（至少 4 周）。一些患者可能需要更长时间的糖皮质激素减量，且该方案应根据每个患者的临床情况进行个体化调整。有些患者尽管使用了糖皮质激素治疗，病情仍然迅速恶化。EGFR 抑制剂（如吉非替尼和厄洛替尼）相关 ILD 的部分患者中对糖皮质激素耐药。

替代剂量：在某些情况下，可采用替代给药方案。例如，对于达沙替尼相关的胸腔积液，每日 100 mg 而不是每次 70 mg、每日 2 次的替代给药策略，可以降低进一步胸腔积液的风险而不影响药物的疗效[64]。注意，对于某些适应证，每日 140 mg 或每日 180 mg 的剂量可能是合适的。利尿剂和糖皮质激素可用于治疗这种人群的胸腔积液。内皮素受体拮抗剂和钙通道阻滞剂已用于治疗与达沙替尼相关的肺动脉高压，但其在改变达沙替尼引起的肺动脉高压的临床病程中的确切作用尚不清楚[32]。

支气管痉挛反应：对于与超敏反应相关的支气管痉挛，应立即给予 β_2 受体激动剂和糖皮质激素。如果反应发生在输液期间，则应停止输液。对于输液反应发生率较高的单克隆抗体，应在输注前预防性使用对乙酰氨基酚和苯海拉明。但利妥昔单抗输注前预防性使用糖皮质激素不会降低严重输液反应的发生率[65]。在有风险的患者中，可以使用剂量分割以降低利妥昔单抗输液反应的风险。任何出现过敏性休克的患者都应该使用肾上腺素。

14.4　再挑战治疗

对于大部分药物相关的肺毒性，建议永久停用引起不良反应的药物。但对于某些特定药物，如伊马替尼，剂量降低后再使用，少数患者能够成功再次使用而不会出现 ILD 复发的情况[27]。另外，对于达沙替尼引起的肺动脉高压等特定毒性反应，是再次使用该药物的绝对禁忌证。然而，有些文献报道，在达沙替尼诱发肺动脉高压后使用更有选择性的激酶抑制剂如尼洛替尼取得了成功[66]。对于达沙替尼造成其他肺部毒性反应的患者，在没有其他选择的情况下，可以考虑再次使用较低剂量的达沙替尼[67]。对于吉非替尼相关肺炎的患者，换用厄洛替尼后未出现重大肺部不良事件[68,69]。对于输注利妥昔单抗发生输液反应的患者，后续输液反应的可能性较低。对于轻度反应，降低输注速率通常耐受良好。然而，反复发生输液反应的患者，输注前应使用类固醇激素（氢化可的松 100 mg 或地塞米松 10 ~ 12 mg）以及对乙酰氨基酚和苯海拉明预处理。对于某些患者，如果继续使用利妥昔单抗后仍然发生输液反应，则可能需要进行脱敏方案。

14.5　肺毒性的非药物治疗

选择合适的患者对减少肺毒性的风险是非常重要的。例如，广泛肺转移或胸膜转移的患者应避免使用培唑帕尼，肺鳞癌患者应避免使用贝伐珠单抗。对接受过放射治疗的患者，应仔细评估其随后发生肺毒性的风险。此外，由于已有肺部疾病的患者在治疗过程中肺毒性风险增加，建议谨慎处理。

在肺毒性的管理中，支持治疗和对症处理起着重要的作用。如有必要，需给予氧疗和通气支持治疗。对于有胸腔积液的患者，如应用达沙替尼的患者，如果胸腔积液复发，可能需要进行治疗性胸腔穿刺甚至胸膜固定术。抗血管生成药物继发出血的患者应根据需要使用血液制品支持治疗。在严重出血的情况下，可能需要进行支气管镜介入止血、支气管动脉栓塞或手术治疗。

（译者：张顺　　审校：刘潇衍，徐燕）

参考文献

［1］Kawaguchi T, Koh Y, Ando M, et al. Prospective analysis of oncogenic driver mutations and environmen-tal factors: Japan molecular epidemiology for lung cancer study. J Clin Oncol. 2016; 34: 2247.

［2］Shi Y, Au JS, Thongprasert S, et al. A prospective, molecular epidemiology study of EGFR mutations in Asian patients with advanced non-small-cell lung cancer of adenocarcinoma histology (PIONEER). J Thorac Oncol. 2014; 9: 154.

［3］Ramalingam SS, Vansteenkiste J, Planchard D, et al. FLAURA Investigators. Overall Survival with Osimertinib in Untreated, EGFR-Mutated Advanced NSCLC. N Engl J Med. 2020 Jan 2; 382(1): 41-50. doi: 10.1056/NEJMoa1913662. Epub 2019 Nov 21. PMID: 31751012.

［4］Soria JC, Ohe Y, Vansteenkiste J, et al. Osimertinib in untreated EGFR-mutated advanced non-small-cell lung cancer. N Engl J Med. 2018; 378: 113-125.

［5］Ding PN, Lord SJ, Gebski V, et al. Risk of treatment-related toxicities from EGFR tyrosine kinase in-hibitors: a meta-analysis of clinical trials of gefitinib, erlotinib, and afatinib in advanced EGFR-mutated non-small cell lung cancer. J Thorac Oncol. 2017; 12(4): 633-643.

［6］Cohen MH, Williams GA, Sridhara R, et al. FDA drug approval summary: gefitinib (ZD1839) (Iressa) tablets. Oncologist. 2003; 8: 303.

［7］Kudoh S, Kato H, Nishiwaki Y, et al. Interstitial lung disease in Japanese patients with lung cancer: a cohort and nested case-control study. Am J Respir Crit Care Med. 2008; 177: 1348.

［8］Ando M, Okamoto I, Yamamoto N, et al. Predictive factors for interstitial lung disease, antitumor response, and survival in non-small-cell lung cancer patients treated with gefitinib. J Clin Oncol. 2006; 24: 2549-2556.

[9] Chiang CL, Chen YW, Wu MH, Huang HC, Tsai CM, Chiu CH. Radiation recall pneumonitis induced by epidermal growth factor receptor-tyrosine kinase inhibitor in patients with advanced nonsmall-cell lung cancer. J Chin Med Assoc. 2016; 79(5): 248-255.

[10] Miettinen PJ, Warburton D, Bu D, et al. Impaired lung branching morphogenesis in the absence of functional EGF receptor. Dev Biol. 1997; 186: 224.

[11] Takano T, Ohe Y, Kusumoto M, et al. Risk factors for interstitial lung disease and predictive factors for tumor response in patients with advanced non-small cell lung cancer treated with gefitinib. Lung Cancer. 2004; 45: 93.

[12] Endo M, Johkoh T, Kimura K, Yamamoto N. Imaging of gefitinib-related interstitial lung disease: multi-institutional analysis by the West Japan Thoracic Oncology Group. Lung Cancer. 2006; 52: 135.

[13] Cleverley JR, Screaton NJ, Hiorns MP, Flint JD, Müller NL. Drug-induced lung disease: high-resolution CT and histological findings. Clin Radiol. 2002; 57(4): 292-299.

[14] https://www.accessdata.fda.gov/drugsatfda_docs/label/2010/021743s14s16lbl.pdf.

[15] Yoshioka H, Komuta K, Imamura F, et al. Efficacy and safety of erlotinib in elderly patients in the phase IV POLARSTAR surveillance study of Japanese patients with non-small-cell lung cancer. Lung Cancer. 2014; 86: 201.

[16] Sequist LV, Yang JC, Yamamoto N, et al. Phase III study of afatinib or cisplatin plus pemetrexed in pa-tients with metastatic lung adenocarcinoma with EGFR mutations. J Clin Oncol. 2013; 31: 3327.

[17] Wu YL, Zhou C, Hu CP, et al. Afatinib versus cisplatin plus gemcitabine for first-line treatment of Asian patients with advanced non-small-cell lung cancer harbouring EGFR mutations (LUX-Lung 6): an open-label, randomised phase 3 trial. Lancet Oncol. 2014; 15: 213.

[18] https://www.accessdata.fda.gov/drugsatfda_docs/label/2017/208065s006lbl.pdf.

[19] Noonan SA, Sachs PB, Camidge DR. Transient asymptomatic pulmonary opacities occurring during osimertinib treatment. J Thorac Oncol. 2016; 11(12): 2253-2258.

[20] Peters S, Camidge DR, Shaw AT, et al. Alectinib versus crizotinib in untreated ALK-positive non-small-cell lung cancer. N Engl J Med. 2017; 377: 829.

[21] https://www.accessdata.fda.gov/drugsatfda_docs/label/2017/208772lbl.pdf.

[22] Gettinger SN, Bazhenova LA, Langer CJ, et al. Activity and safety of brigatinib in ALK-rearranged non-small-cell lung cancer and other malignancies: a single-arm, open-label, phase 1/2 trial. Lancet Oncol. 2016; 17: 1683.

[23] Rosado MF, Donna E, Ahn YS. Challenging problems in advanced malignancy: case 3. imatinib mesyl-ate-induced interstitial pneumonitis. J Clin Oncol. 2003; 21: 3171.

[24] Yokoyama T, Miyazawa K, Kurakawa E, et al. Interstitial pneumonia induced by imatinib mesylate: pathologic study demonstrates alveolar destruction and fibrosis with eosinophilic infiltration. Leukemia. 2004; 18: 645.

[25] Ma CX, Hobday TJ, Jett JR. Imatinib mesylate-induced interstitial pneumonitis. Mayo Clin Proc. 2003; 78: 1578.

［26］Lin JT, Yeh KT, Fang HY, Chang CS. Fulminant, but reversible interstitial pneumonitis associated with imatinib mesylate. Leuk Lymphoma. 2006; 47: 1693.

［27］Ohnishi K, Sakai F, Kudoh S, Ohno R. Twenty-seven cases of drug-induced interstitial lung disease associated with imatinib mesylate. Leukemia. 2006; 20: 1162.

［28］Bergeron A, Bergot E, Vilela G, et al. Hypersensitivity pneumonitis related to imatinib mesylate. J Clin Oncol. 2002; 20: 4271.

［29］https: //www.accessdata.fda.gov/drugsatfda_docs/label/2008/021588s024lbl.pdf.

［30］Latagliata R, Breccia M, Fava C, et al. Incidence, risk factors and management of pleural effusions during dasatinib treatment in unselected elderly patients with chronic myelogenous leukaemia. Hematol Oncol. 2013; 31: 103.

［31］Cortes JE, Saglio G, Kantarjian HM, et al. Final 5-year study results of DASISION: The Dasatinib Versus Imatinib Study in Treatment-Naïve Chronic Myeloid Leukemia Patients trial. J Clin Oncol. 2016; 34: 2333.

［32］Montani D, Bergot E, Gunther S, et al. Pulmonary arterial hypertension in patients treated by dasatinib. Circulation. 2012; 125(17): 2128-2137.

［33］Quilot FM, Georges M, Favrolt N, et al. Pulmonary hypertension associated with ponatinib therapy. Eur Respir J. 2016; 47(2): 676-679.

［34］Nagaraj C, Tang B, Bálint Z, et al. Src tyrosine kinase is crucial for potassium channel function in human pulmonary arteries. Eur Respir J. 2013; 41(1): 85-95.

［35］Dahal BK, Cornitescu T, Tretyn A, et al. Role of epidermal growth factor inhibition in experimental pulmonary hypertension. Am J Respir Crit Care Med. 2010; 181(2): 158-167.

［36］Tu L, Dewachter L, Gore B, et al. Autocrine fibroblast growth factor-2 signaling contributes to altered endothelial phenotype in pulmonary hypertension. Am J Respir Cell Mol Biol. 2011; 45(2): 311-322.

［37］Dumitrescu D, Seck C, ten Freyhaus H, et al. Fully reversible pulmonary arterial hypertension associated with dasatinib treatment for chronic myeloid leukaemia. Eur Respir J. 2011; 38(1): 218-220.

［38］Khoury HJ, Cortes JE, Kantarjian HM, et al. Bosutinib is active in chronic phase chronic myeloid leuke-mia after imatinib and dasatinib and/or nilotinib therapy failure. Blood. 2012; 119: 3403.

［39］Hickey PM, Thompson AA, Charalampopoulos A, et al. Bosutinib therapy resulting in severe deteriora-tion of pre-existing pulmonary arterial hypertension. Eur Respir J. 2016; 48(5): 1514-1516.

［40］https: //www.accessdata.fda.gov/drugsatfda_docs/label/2017/021938s033lbl.pdf.

［41］Horiuchi-Yamamoto Y, Gemma A, Taniguchi H, et al. Drug-induced lung injury associated with sorafenib: analysis of all-patient post-marketing surveillance in Japan. Int J Clin Oncol. 2013; 18: 743.

［42］van der Graaf WT, Blay JY, Chawla SP, et al. Pazopanib for metastatic soft-tissue sarcoma (PALETTE): a randomised, double-blind, placebo-controlled phase 3 trial. Lancet. 2012; 379: 1879.

［43］Verschoor AJ, Gelderblom H. Pneumothorax as adverse event in patients with lung metastases of soft tissue sarcoma treated with pazopanib: a single reference centre case series. Clin Sarcoma

Res. 2014; 4: 14.

[44] Crabb SJ, Patsios D, Sauerbrei E, et al. Tumor cavitation: impact on objective response evaluation in trials of angiogenesis inhibitors in non-small-cell lung cancer. J Clin Oncol. 2009; 27: 404.

[45] Marom EM, Martinez CH, Truong MT, et al. Tumor cavitation during therapy with antiangiogenesis agents in patients with lung cancer. J Thorac Oncol. 2008; 3: 351.

[46] Johnson DH, Fehrenbacher L, Novotny WF, et al. Randomized phase II trial comparing bevacizum-ab plus carboplatin and paclitaxel with carboplatin and paclitaxel alone in previously untreated locally advanced or metastatic non-small-cell lung cancer. J Clin Oncol. 2004; 22: 2184.

[47] Fountzilas G, Tsavdaridis D, Kalogera-Fountzila A, et al. Weekly paclitaxel as first-line chemotherapy and trastuzumab in patients with advanced breast cancer. A Hellenic Cooperative Oncology Group phase II study. Ann Oncol. 2001; 12: 1545.

[48] Cook-Bruns N. Retrospective analysis of the safety of Herceptin immunotherapy in metastatic breast cancer. Oncology. 2001; 61(suppl 2): 58.

[49] Pepels MJ, Boomars KA, van Kimmenade R, Hupperets PS. Life-threatening interstitial lung disease associated with trastuzumab: case report. Breast Cancer Res Treat. 2009; 113: 609.

[50] Bettini AC, Tondini C, Poletti P, et al. A case of interstitial pneumonitis associated with Guillain-Barré syndrome during administration of adjuvant trastuzumab. Tumori. 2008; 94: 737.

[51] Radzikowska E, Szczepulska E, Chabowski M, Bestry I. Organising pneumonia caused by trastuzumab (Herceptin) therapy for breast cancer. Eur Respir J. 2003; 21: 552.

[52] https: //www.accessdata.fda.gov/drugsatfda_docs/label/2010/103792s5250lbl.pdf.

[53] Burton C, Kaczmarski R, Jan-Mohamed R. Interstitial pneumonitis related to rituximab therapy. N Engl J Med. 2003; 348: 2690.

[54] Ennishi D, Terui Y, Yokoyama M, et al. Increased incidence of interstitial pneumonia by CHOP com-bined with rituximab. Int J Hematol. 2008; 87: 393.

[55] https: //www.accessdata.fda.gov/drugsatfda_docs/label/2012/125084s0228lbl.pdf.

[56] Satoh T, Gemma A, Kudoh S, et al. Incidence and clinical features of drug-induced lung injury in patients with advanced colorectal cancer receiving cetuximab: results of a prospective multicenter registry. Jpn J Clin Oncol. 2014; 44: 1032.

[57] https: //www.accessdata.fda.gov/drugsatfda_docs/label/2017/204114s005lbl.pdf.

[58] https: //www.accessdata.fda.gov/drugsatfda_docs/label/2017/208447lbl.pdf.

[59] Dickler MN, Tolaney SM, Rugo HS, et al. MONARCH 1, a phase II study of abemaciclib, a CDK4 and CDK6 inhibitor, as a single agent, in patients with refractory HR+/HER2−metastatic breast cancer. Clin Cancer Res. 2017; 23(17): 5218-5224.

[60] White DA, Schwartz LH, Dimitrijevic S, et al. Characterization of pneumonitis in patients with advanced non-small cell lung cancer treated with everolimus (RAD001). J Thorac Oncol. 2009; 4: 1357.

[61] Motzer RJ, Escudier B, Oudard S, et al. Efficacy of everolimus in advanced renal cell carcinoma: a double-blind, randomised, placebo-controlled phase III trial. Lancet. 2008; 372: 449.

[62] White DA, Camus P, Endo M, et al. Noninfectious pneumonitis after everolimus therapy for advanced renal cell carcinoma. Am J Respir Crit Care Med. 2010; 182: 396.

[63] Dabydeen DA, Jagannathan JP, Ramaiya N, et al. Pneumonitis associated with mTOR inhibitors

therapy in patients with metastatic renal cell carcinoma: incidence, radiographic findings and correlation with clinical outcome. Eur J Cancer. 2012; 48: 1519.

[64] Porkka K, Khoury HJ, Paquette RL, et al. Dasatinib 100 mg once daily minimizes the occurrence of pleural effusion in patients with chronic myeloid leukemia in chronic phase and efficacy is unaffected in patients who develop pleural effusion. Cancer. 2010; 116: 377.

[65] Coiffier B, Lepage E, Briere J, et al. CHOP chemotherapy plus rituximab compared with CHOP alone in elderly patients with diffuse large-B-cell lymphoma. N Engl J Med. 2002; 346: 235.

[66] Orlandi EM, Rocca B, Pazzano AS, Ghio S. Reversible pulmonary arterial hypertension likely related to long-term, low-dose dasatinib treatment for chronic myeloid leukaemia. Leuk Res. 2012; 36: e4.

[67] Bergeron A, Réa D, Levy V, et al. Lung abnormalities after dasatinib treatment for chronic myeloid leukemia: a case series. Am J Respir Crit Care Med. 2007; 176: 814.

[68] Fukui T, Otani S, Hataishi R, et al. Successful rechallenge with erlotinib in a patient with EGFR-mutant lung adenocarcinoma who developed gefitinib-related interstitial lung disease. Cancer Chemother Phar-macol. 2010; 65: 803.

[69] Chang SC, Chang CY, Chen CY, Yu CJ. Successful erlotinib rechallenge after gefitinib-induced acute interstitial pneumonia. J Thorac Oncol. 2010; 5: 1105.

第 15 章

靶向治疗的皮肤毒性

15.1　简介

靠向治疗是一组迅速发展的抗癌药物，与传统的全身性化疗相比，它们有望提供更好的耐受性和更高的疗效。抑制新型通路或分子产生了一些无法预见的不良反应，这些不良反应与化疗的不良反应相似，但又有所不同。皮肤毒性是靶向治疗中最常见的药物不良反应，它可以表现为良性、可逆的不良反应，也可能是危及生命、需要停药的严重不良反应。治疗这些不良反应带来了不同的挑战。因此，了解它们的临床表现和作用机制对提供适当的治疗至关重要。

15.2　痤疮样皮疹

发病率：痤疮样皮疹是酪氨酸激酶抑制剂（tyrosine kinase inhibitors，TKI）最常见的不良反应，据报道，在接受治疗的病例中，有 50% ~ 100% 的患者出现这种皮疹[1]。这种皮疹不仅会影响患者的生活质量，还可能降低患者对治疗的依从性。例如，痤疮样皮疹在靶向表皮生长因子受体（EGFR）的药物中非常常见。与吉非替尼或厄洛替尼相比，阿法替尼的发病率（81% ~ 100%）和 3 级皮疹的发生率（15%）最高[2-4,5]，西妥昔单抗的发病率略低，为 75% ~ 91%[6]。

15.3　皮疹的发生机制和EGFR通路

表皮中增殖的角质形成细胞通常表达丰富的 EGFR，它作为一种受体与许多分子结合，如表皮生长因子（EGF）、转化生长因子 -α（TGF-α）、肝素结合 EGF（HB-EGF）、双调蛋白（amphiregulin，AR）、表皮调节素（EREG）、β 细胞素（BTC）、epigen（EPG）和神经调节素 1-4（NRG1-4）。这种受体 - 配体相互作用激活细胞内酪氨酸激酶结构域，导致自身磷酸化，最终激活细胞内信号通路，特别是 RAS/ 丝裂原活化的蛋白激酶（MAPK）和 PI3K/AKT 通路，从而促进增殖、存活和迁移[7]。

抗 EGFR TKIs 与 ATP 竞争并抑制 EGFR 酪氨酸激酶活性，从而导致角质形成细胞凋亡，抑制细胞生长，同时促进细胞黏附性和分化。这还触发了炎性趋化因子的释放，如趋化因子配体 2、配体 5 和趋化因子 10/γ 干扰素诱导蛋白 10。角质形成细胞内的这些变化导致了在临床上观察到的皮肤变化[8]。

15.4　已批准的EGFR靶向疗法

美国 FDA 批准的 EGFR TKIs 包括第一代 TKIs，吉非替尼和厄洛替尼，第二代 TKIs 阿法替尼，以及第三代 TKIs 奥希替尼。吉非替尼和厄洛替尼是可逆的 TKIs，用于治疗具有 EGFR 外显子 19 缺失或外显子 21 替换突变 L858R 的转移性非小细胞肺癌（NSCLC）[9]。厄洛替尼也用于胰腺癌[10]。阿法替尼是一种不可逆的 HER2、EGFR 和 HER4 TKIs，用于转移性 NSCLC[11]。奥希替尼是一种不可逆的 TKIs，用于既往经 EGFR TKIs 治疗时或治疗后出现疾病进展，并且存在 T790M 突变的 NSCLC[12]。奥希替尼最近还获批作为具有 EGFR 敏感突变的 NSCLC 的一线治疗[13]。奥希替尼避开了野生型 EGFR，对皮肤和胃肠道的毒性较小[14]。

西妥昔单抗和帕尼单抗是 FDA 批准的抗 EGFR 单克隆抗体（mAbs）。西妥昔单抗是一种人 - 鼠嵌合单克隆免疫球蛋白 G1（IgG1），与 EGFR 细胞外配体结合域的亲和力高于内源性配体。这阻止了酪氨酸激酶的激活和下游 EGFR 信号转导，并促进了 EGFR 的内化。这还促进了抗体依赖性细胞介导的细胞毒性（ADCC）并诱导凋亡[15,16]。西妥昔单抗具有 7 d 的长半衰期，可以结合野生型和突变型 EGFR Ⅷ。它用于转移性结直肠癌和头颈鳞状细胞癌[17,18]。帕尼单抗是一种全人源免疫球蛋白 G2（IgG2），可以阻止配体结合并促进受体内化和降解。它用于转移性结直肠癌[19]。

15.4.1　临床表现

与 EGFR 靶向治疗相关的皮疹类似于寻常痤疮，表现为以毛囊为中心的伴疼痛或瘙痒的丘疹或脓疱[20]。然而，与痤疮不同的是，不会出现粉刺，皮疹具有单一的形态。这种皮疹通常累及面部、头皮、上胸和上背部，但不累及眼周区域以及手掌和足底[21]。皮疹以剂量依赖的方式出现，停药后通常会消失[22,23]。它在治疗的第 1 ~ 2 周内发展，一般在 3 ~ 4 周内达到顶峰，最终减轻，但可能持续数月[24]。在出现皮疹之前，可能出现麻木、红斑、水肿、感觉异常等前驱症状。与伴嗜酸性粒细胞增多和系统症状的药物反应（DRESS）不同，皮疹通常不累及黏膜，尽管在 12% ~ 35% 的病例中可能出现干眼症和口干症[8]。与小分子 TKIs 相比，单克隆抗体引起的皮疹更严重和广泛[25]。

15.4.2　组织病理学

EGFR 靶向治疗相关皮疹的组织病理表现与寻常痤疮不同。寻常痤疮的特征性表现为痤疮丙酸杆菌定植相关的皮脂腺肥大和炎症浸润[26]，而 EGFR 靶向治疗相关皮疹表现为无菌性炎症反应。然而，受累区域可能会继发单纯疱疹病毒或金黄色葡萄球菌感染[27-29]。它被广泛描述为具有两种独特的模式：角化过度的毛囊漏斗伴真皮浅层炎症细胞浸润，或中性粒细胞化脓性毛囊炎[30]。

15.4.3　分级

采用美国国家癌症研究所不良事件通用术语标准（NCI-CTCAE）5.0 版的分级标准（表 15.1）[31]。

表 15.1　美国国家癌症研究所不良事件通用术语标准（NCI-CTCAE）5.0 版分级标准 ᵃ

分级	占体表面积的百分比	临床表现
1	< 10%	+/- 瘙痒或疼痛
2	10% ~ 30%	生活自理能力受限，伴心理影响
3	> 30%	生活自理能力受限，伴局部继发感染，需要口服抗生素治疗
4	任何面积	严重继发感染，危及生命，需要静脉抗生素治疗
5	任何面积	死亡

ᵃ 这是评估肿瘤治疗相关皮肤毒性最常用的标准[31]

临床分级系统通常用来指导治疗。有趣的是，皮疹的严重程度可以预测治疗反应，常被用作治疗反应的替代标志物[32]。

15.4.4　痤疮样皮疹的管理

治疗方案分为预防性和治疗性。预防性治疗具有先发制人的特点，基于各种研究结果显示预防性治疗有利于减轻皮疹的严重程度，尽管对皮疹的绝对发生率没有显著影响。

1.药物治疗：药物治疗可分为局部治疗或口服治疗。口服治疗主要包括抗生素，尽管还有其他补充治疗方法。前面提到的皮疹分级系统对决策至关重要。对于轻度（1级）皮疹的管理不需要进行干预，尽管局部外用糖皮质激素乳膏可能有潜在益处。通常对中度（2级）皮疹使用口服抗生素和局部外用激素治疗[33,34]。对于重度（3级）皮疹，通常需要暂停治疗2 ~ 4周[35]，一旦皮疹好转，可以恢复治疗。如果皮疹在暂时停止治疗后仍然持续，可以考虑永久停止治疗。

（1）外用激素：外用1% 氢化可的松乳膏常用于治疗1 ~ 3级皮疹。该做法基于个案报道和专家意见，缺乏随机对照临床试验证据。

（2）抗生素：口服四环素类抗生素，如多西环素和米诺环素，已被研究用于预防和治疗 2 ～ 3 级痤疮样皮疹。在一项泛加拿大皮疹试验中，接受厄洛替尼治疗的晚期 NSCLC 患者被随机分为三组：预防性米诺环素、治疗性米诺环素和无治疗组，所有等级皮疹的发生率在三组间没有显著性差异，但预防性米诺环素组出现任何级别的皮疹的平均时间显著延后 [36]。米诺环素 100 mg 已被证明可以减少接受西妥昔单抗治疗患者的皮损数量，降低中至重度瘙痒的发生率 [37]。米诺环素还有一个额外的好处，与四环素和多西环素相比，它不会增加光敏性风险。多西环素 100 mg 和四环素 250 mg 可降低 2 级或以上皮疹的严重程度 [38]。值得注意的是，多西环素对于肾功能损伤患者是一个合适的选择。

（3）其他治疗

维 A 酸类药物：外用维 A 酸类药物促进基因转录并导致下游维 A 酸类药物信号通路的激活 [39,40]，诱导 HBEGF 和双调蛋白（amphiregulin），它们是 EGFR 的配体 [41]。维 A 酸类药物包括异维 A 酸、他扎罗汀和阿达帕林。阿达帕林还能抑制角质形成细胞的增殖，减少白细胞迁移，并具有抗环氧化酶活性，从而发挥抗炎作用 [40,42]。由于局部皮肤刺激，他扎罗汀的依从性较低，而且在 4 周时并未显示出明显的改善效果，因此不推荐使用 [37]。异维 A 酸和阿达帕林已被证明有效，但证据基于病例报告而不是大型前瞻性试验 [43-45]。

维生素 K：维生素 K_3（甲萘醌）被推荐用于预防，并在西妥昔单抗相关皮肤毒性方面进行了研究。一项研究报道，维生素 K_3 缩短了皮肤毒性改善的中位时间（8 d vs. 18 d）[46]。

2. 非药物治疗：痤疮样皮疹的高发病率使得患者教育成为治疗过程中的关键环节，以确保持续治疗的依从性。在为患者开具相关药物处方后，应将有关指导纳入支持性护理计划中。这些指导包括保持皮肤清洁和使用保湿剂；选用不含乙醇（酒精）和香料的润肤霜；避免使用热水淋浴以及可能导致皮肤干燥的产品。由于抑制 EGFR 介导的信号转导可能引起 UVB 介导皮肤损伤，因此建议患者使用防晒霜。尽管没有充足证据支持单独使用防晒霜作为预防策略，但一些药物试验中的患者将其作为日常护理的一部分。因此，它与其他方法相结合的有效性不容忽视。

15.5　手足皮肤反应

15.5.1　发病率

手足皮肤反应（hand-foot skin reaction，HFSR）在不同多激酶抑制剂间的发病率存在显著差异，从最高的 61%（瑞戈非尼）到 34%（索拉非尼），甚至低至 4.5%（帕唑帕尼）[49]。同一药物的发病率也因治疗的肿瘤类型而异。这一现象部分归因于涉及的分子通路和达到的靶点抑制程度的不同。

15.5.2 机制

1. 多激酶抑制剂与 HFSR 的机制：新生血管生成对肿瘤细胞的生长和转移至关重要，并通过血管内皮生长因子（VEGF）及其受体（VEGFR）介导[50]。VEGF 家族包括五种糖蛋白：VEGFA、VEGFB、VEGFC、VEGFD 和胎盘生长因子（PGF），它们与三种属于 RTK 家族的受体互相作用并激活：VEGFR1、VEGFR2 和 VEGFR3[51]。在与配体相互作用后，VEGFR 激活下游信号通路，主要是 PLCγ/PKC/RAF/MAPK 和 PI3K/AKT 通路。这导致内皮细胞的增殖、存活、迁移、血管扩张和通透性增加[52]。抑制这些通路会导致微血管结构的改变以及内皮和血管修复机制的破坏，从而导致手掌和足底等易受摩擦、热或反复外伤影响的部位的血管损伤[53]。抗血管生成 TKIs 还抑制包括 PDGFR、C-KIT、EGFR、FGFR、RET 和 RAF 激酶在内的其他通路。有人认为，HFSR 是由于多途径阻断所致。因此，像贝伐珠单抗这类特异性受体药物仅针对 VEGF，很少引起 HFSR[54,55]。

2. 获批的多激酶抑制剂：抗血管生成 TKIs 通常是多激酶抑制剂，除了抑制 VEGFR 外，还抑制其他激酶，如 PDGFR、c-KIT、EGFR、FGFR、RET 和 RAF 激酶。FDA 批准的具有针对 VEGFR 活性的药物包括索拉非尼、舒尼替尼、帕唑帕尼、阿西替尼、凡德他尼、瑞戈非尼、仑伐替尼、卡博替尼和普纳替尼[56-59]。

15.5.3 临床表现

HFSR 是在接受多激酶抑制剂和 BRAF 抑制剂治疗的患者中出现的一种剂量限制性皮肤毒性。它与传统的细胞毒化疗药物如卡培他滨和蒽环类药物引起的手足综合征（HFS）相似[60]。然而，HFSR 在临床上和组织病理学上与 HFS 不同。HFSR 通常在靶向治疗开始后数天至数周内发生，而 HFS 则在数周至数月内发生。HFSR 的一些症状与 HFS 相似，包括感觉异常、红斑和脱屑。此外，HFSR 的特点是在跟骨头、掌跖骨头等受压和摩擦部位出现肿胀、水疱伴疼痛，边界清晰[61-65]。数周后，皮损部位皮肤增厚、疼痛，影响关节活动范围、功能和生活质量[66]。末梢感觉异常和麻木通常在病变之前出现。与痤疮样皮疹一样，治疗反应与 HFSR 之间存在相关性，瑞戈非尼除外[67-70]。

15.5.4 组织病理学

组织病理检查提示表皮增生、乳头瘤样改变、角化过度和角化不全。也可能出现角化不良、空泡变性伴表皮内水疱形成[71]。

15.5.5　分级

没有专门针对 HFSR 的分级，但普遍采用 HFS 的分级系统（表 15.2）[72,73]。

表 15.2　美国国家癌症研究所不良事件通用术语标准（NCI-CTCAE）4.0 和 5.0 版分级标准（手足综合征）

分级	NCI-CTCAE 4.0 & 5.0[31,72,73]	症状[74]
1	轻微皮肤改变或皮炎（如红斑，水肿或角化过度），不伴疼痛	麻木，感觉异常，灼热，刺痛，肿胀，发红或手足不适；不影响日常生活
2	伴有疼痛的皮肤改变（如脱屑，水疱，水肿或角化过度），限制工具性日常生活活动	以下一种或多种症状：手足皮肤发红疼痛、肿胀、皮肤增厚；症状会引起不适，但不影响生活自理能力
3	伴有疼痛的严重皮肤改变（如脱屑、水疱、出血、水肿或角化过度）；限制生活自理能力	以下一种或多种症状：脱屑、开放性溃疡、起疱、皮肤增厚、手足剧烈疼痛、严重不适；无法工作或影响生活自理能力
4	—	—
5	—	—

15.5.6　HFSR 的管理

需要由肿瘤科医生、皮肤科医生、足科医生、初级保健医生和护士组成的多学科团队进行 HFRS 管理[74-76]。在治疗之前，认识并积极控制可能导致 HFSR 发展的危险因素非常重要，如糖尿病、真菌感染、周围神经病变和其他相关疾病[77]。建议由有经验的专业人士使用 Skindex 或皮肤病生活质量指数等量表来评估生活质量[78,79]。

1. 药物治疗：药物治疗取决于症状的分级。治疗应在继续支持措施的同时进行。对于 1 级症状，可局部外用10% ~ 40% 的尿素或 10% 水杨酸和利多卡因乳膏。如果发展为 2 级毒性，可以外用 0.05% 的氯倍他索软膏等糖皮质激素[71]。如果症状在使用激素药膏后仍持续，也可以考虑降低靶向治疗的剂量[62,80]。含有神经酰胺的水胶体敷料已被证实可以延缓 1 级 HFSR 的发生，也可以考虑使用[81]。3 级毒性通常需要外用抗生素，并至少暂停靶向治疗 7 d 以促进症状消退[77]。重要的是在患者每次就诊时加强教育，以确保患者持续使用支持和预防措施。

2. 非药物治疗：在开始应用可能导致 HFSR 的药物之前，应考虑采取支持性措施。包括仔细检查手足是否存在老茧或角化过度的皮肤病变，这些可能导致 HFSR。建议修剪指甲或使用磨脚石去除胼胝，同时每天使用非尿素类保湿剂[82]。预防性使用 10% 尿素软膏可以降低所有级别皮疹的发生率，改善患者的生活质量，但并未改变索拉非尼治疗相关的剂量的减少、中断或停药[83]。教育患者了解诱发因素可以减轻皮肤毒性的严重程度。包括避免摩擦、挤压皮肤、避免剧烈活动、过热和束缚性鞋类等。大量使用保湿剂以及使用厚棉手套和袜子来防止受伤和摩擦也可能有益[82]。

15.6   口腔炎

15.6.1   发病率

几乎所有靶向治疗药物都可能引起口腔炎[84]。在血管生成抑制剂中，所有级别的口腔炎发病率为 7% ~ 29%，具体取决于所使用的药物。与其他多靶点酪氨酸激酶抑制剂比较，舒尼替尼的发病率较高，任何级别的口腔炎发病率为 16.5% ~ 27%[85-87]。值得注意的是，多靶点血管生成抑制剂的 3 级或以上口腔炎的发病率高达 4%。一项荟萃分析发现，CDK 4/6 抑制剂具有较高的相对风险，RR 值 2.62 ~ 4.87。哺乳动物雷帕霉素靶蛋白（mTOR）抑制剂相关口腔炎（mIAS）被认为是一类不良反应[88]，无论使用哪种具体的 mTOR 抑制剂，任何级别和高级别（≥ 3）口腔炎的发生率分别为 33.5% ~ 52.9% 和 4.1% ~ 5.4%[89]。

15.6.2   临床表现

狭义的口腔炎定义为口腔内壁的炎症，导致肿胀和痛性溃疡，广义的口腔炎包括了所有类型的黏膜损伤，包括黏膜敏感、味觉改变、口干和颌骨坏死。[90] 口腔炎的症状是剂量依赖性的，具体表现取决于靶向治疗的类型。与血管生成抑制剂有关的症状包括弥漫性黏膜过敏和感觉障碍[91]、中度红斑[92]、口腔黏膜的疼痛性炎症。口腔炎也可能表现为口腔内的烧灼感，尤其在摄入辛辣或热的食物时[91]。症状最早在 EGFR 抑制剂治疗 9 d 后出现，而血管生成抑制剂则在治疗开始后数周内出现。溃疡性病变更常见于经典化疗，但舒尼替尼或索拉非尼也可能导致线性舌溃疡。常见的受累部位是唇黏膜、颊黏膜、舌表面、口底和软腭[93]。

15.6.3   分级

CTCAE 分级系统将口腔黏膜炎分为 5 级（表 15.3）[31,94]。该分级系统用于指导患者的治疗。

表 15.3   美国国家癌症研究所不良事件通用术语标准（NCI-CTCAE）（口腔黏膜炎）

1 级	无症状或轻微症状，无须干预
2 级	中度疼痛，不影响进食，需要调整饮食
3 级	重度疼痛，影响进食
4 级	危及生命，需要紧急干预
5 级	死亡

15.6.4　作用机制

口腔炎的发病机制与 HFSR 类似。EGF 作为促分裂原诱导黏液和前列腺素合成，在维持口腔黏膜完整性中发挥重要作用[95]。EGF 促进细胞生长和正常更新，以应对日常的磨损和消耗。此外，抑制胃肠道鳞状上皮成熟会促进溃疡形成[96]。mIAS 的确切病生理机制尚不清楚，但推测可能与 mTOR 信号通路下游效应的改变有关。mTOR 通路负责调控细胞外和细胞内介质和生长因子的信号转导，从而控制下游的翻译、代谢和生长[97]。mTOR 抑制剂可能会阻止这些细胞外和细胞内事件，导致 CD4$^+$CD25$^+$ 调节 T 细胞的表达降低，CD8$^+$T 细胞浸润增加，热激蛋白 27 和白介素 -10 上调，从而引起反复发作的阿弗他溃疡[98,99]。然而，还有其他可能的解释。口腔微生物群机制提示[100]，某些优势种类，如拟杆菌目可能参与反复溃疡的发病机制[101]。编码某些促炎细胞因子的特定基因多态性也可能与口腔炎发生风险升高有关[102]。

抗血管生成的 TKIs 通常是多激酶抑制剂，除了抑制 VEGFR 外，还抑制其他激酶，包括 PDGFR、c-KIT、EGFR、FGFR、RET 和 RAF 激酶。FDA 批准的具有抗 VEGFR 活性的药物包括：索拉非尼、舒尼替尼、帕唑帕尼、阿西替尼、凡德他尼、瑞戈非尼[103]、仑伐替尼[104]、卡博替尼[105] 和普纳替尼[106]。索拉非尼和舒尼替尼以引发黏膜炎而闻名。

mTOR 抑制剂联合内分泌药物（依维莫司和依西美坦）已被批准用于治疗转移性乳腺癌[107]。它们还被批准用于治疗不同类型的实体瘤和结节性硬化症[108]。如前所述，mTOR 抑制剂与 mIAS 有关。

15.6.5　口腔炎的管理

1. 非药物治疗：黏膜敏感是患者常见的主诉，可能需要进行饮食调整，如避免刺激性食物和吸烟[91]。在治疗开始之前，应对患者的口腔进行全面评估，不仅要评估已有的风险因素，如龋齿、义齿和断裂的牙齿，还要建立基线，以便在治疗后发现新的变化[109]。评估应由专业的医护人员进行，并在整个治疗过程中持续[110]。教育患者保持良好的口腔卫生至关重要[111-113]。良好的口腔护理包括使用软毛牙刷刷牙和刷舌头，使用牙线和漱口。如果口腔溃疡限制了牙刷的使用，应特别注意使用较软的、无磨损性材料或泡沫棉签 / 纱布来保持良好的口腔卫生。含酒精的漱口水可能会刺激黏膜并导致干燥，应避免使用[114]。

2. 药物治疗：治疗取决于口腔炎的分级。一般来说，不建议对 1 级病变进行干预。含曲安奈德的牙膏可每天涂抹 2 ~ 3 次，用于治疗溃疡引起的疼痛和炎症[115]。还可使用含激素的漱口水[116,117]。对于持续存在或伴有明显疼痛的 2 级 mIAS，可考虑病变内注射激素或局部激光治疗（波长为 633 ~ 685 nm 或 780 ~ 830 nm，能量密度为

$2 \sim 3 \, \text{J/cm}^2$）[118]。对于 2 级毒性，应联合口服红霉素（$250 \sim 350 \, \text{mg}$）或米诺环素。对于 3 级毒性，可外用氯倍他索软膏，口服红霉素 500 mg/d 或米诺环素 100 mg/d。此外，建议对 mIAS 给予系统糖皮质激素治疗，如泼尼松 $30 \sim 60$ mg/d 或 1 mg/kg 口服 1 周，然后逐渐减量[116]。根据个案评估，可使用抗真菌药物[119]。同痤疮样皮疹一样，对于 1、2 级口腔炎，应维持靶向治疗剂，而对于 3 级口腔炎，可能需要暂时停药 $2 \sim 4$ 周[120]。

15.7　脱发

15.7.1　发病率

脱发是许多靶向治疗药物常见的不良反应。所有级别脱发的发生率（14.7%）与细胞毒化疗药物（65%）相比，要低得多[121,122]。尽管脱发不会危及生命，但它显著影响了患者的自我形象和整体生活质量。有报道表明，由于这种药物不良反应的伤害性质，造成患者对治疗的依从性差，甚至拒绝继续治疗[123,124]。脱发发生率最高的是维莫德吉（59.9%），其次是索拉非尼（29%）和维莫非尼（23.7%）[121]。值得注意的是，脱发发生率在同一类的靶向药物之间存在差异，如舒尼替尼（6.9%）和索拉非尼。这是因为这些药物通常作用于多个靶点。一项纳入 2007 名患者的荟萃分析报告显示，CDK 4/6 抑制剂导致脱发的发生率高达 33%[125]。

15.7.2　临床表现

靶向药物相关脱发的发生时间和模式并不一致。脱发可能呈额部、弥漫性或斑片状，但通常是可逆的，不会导致全秃[126]。脱发通常是非瘢痕性的[127,128]，可能伴有瘙痒。然而，与感染有关的脱发可能会出现瘢痕，如与厄洛替尼有关的毛囊炎[129,130]。发生时间从治疗开始后数周至数月不等，通常在停止治疗后 $1 \sim 6$ 个月内恢复。然而，在再生过程中，头发的质量（易断）、生长速度、头发结构（细、卷曲）和颜色（棕色到橙色或红色）可能受到影响[110,131,132]。这些变化主要见于头发，也可见于身体其他部位的毛发。尽管免疫治疗引起脱发并不常见，但已有关于伊匹木单抗在头皮、眉毛、面部、外阴和躯干等部位引起严重脱发的报道，临床和组织病理表现上与斑秃类似[133]。

15.7.3　分级

根据治疗开始后头发的脱落程度，脱发分为两个级别。1 级脱发定义为头发初始体积减少不到 50%，无须佩戴假发。2 级脱发定义为头发初始体积减少超过 50%，需要佩戴假发，并伴有心理社会后遗症[134]。此外，在大多数 CDK4/6 抑制剂研究中，

脱发的分级并未详细说明，除了 PALOMA-3 试验外，其中大部分为 1 级脱发，仅 1%
的患者表现为 2 级脱发 [135]。

15.7.4　作用机制

靶向药物相关脱发有两种发病机制 [136]。第一种是休止期脱发，当大量头发从生
长期过渡到休止期时会发生，导致不超过 50% 的头发丢失。第二种是生长期脱发，
这是由于根鞘细胞受损，导致头发衰弱，最终引起脱发。化疗相关脱发主要与非选择
性细胞毒性有关 [137]，但靶向治疗相关脱发并非如此，其发病机制是由于阻断了广泛
的致癌分子和通路。Sonic Hedgehog（Shh）、血管内皮生长因子受体（VEGFR）和
丝裂原活化蛋白激酶（MAPK）是最常见的相关通路。表皮生长因子受体（EGFR）
在毛囊生物学和表皮稳态中起关键作用。EGFR 位于外毛根鞘 [138]，对生长期到退行
期的过渡至关重要 [139]，其阻断会导致毛囊解体，将毛囊推向休止期 [140,141]。成纤维
细胞生长因子（FGF）刺激生长期头发生长 [142]，PDGF 信号有助于毛囊生长期的诱
导和维持 [143]。Shh 通路在皮肤中的抑制会导致（可逆的）脱发和休止期毛发生长停
滞 [144]，这解释了为什么维莫德吉会引起脱发。

CDK 4/6 抑制剂：CDK 4/6 抑制剂与较高的脱发发生率相关。CDK4 和 CKD6
靶向治疗已成功应用于 ER+HER2– 乳腺癌治疗。目前已批准三种选择性 CDK4 和
CDK6 抑制剂，与抗雌激素疗法联合用于治疗晚期雌激素受体阳性（ER+）乳腺癌，
分别是帕博西尼（palbociclib）、瑞博西尼（ribociclib）和阿贝西利（abemaciclib）。
在化疗和（或）激素治疗进展后，阿贝西利也获批作为单药治疗 [145]。

15.7.5　脱发的管理

1.药物治疗：目前没有药物可预防脱发，但有时会超适应证使用5%的米诺地尔，
每天 2 次。米诺地尔已被证明可以缩短脱发的时间，但不能防止脱发 [146,147]。也可使
用含氯倍他索的溶液或洗发水。无论脱发程度如何，都不需要调整剂量或停止治疗，
因为脱发不会危及生命。然而，脱发仍需要经常监测，并应定期评估。此外，充分的
脱发检查包括评估营养缺乏，因为由于化疗或靶向治疗引起的胃肠道吸收不良，这些
问题可能会同时发生。这些检查包括评估甲状腺功能、维生素 D 水平、铁四项和蛋
白质缺乏 [131]。

2.非药物治疗：患者应被告知靶向治疗可能导致脱发这一潜在不良反应。这对于
保持依从性和确保继续治疗是必要的 [123,124]。一些患者可能需要通过咨询等支持形式
来减轻与脱发相关的痛苦和创伤 [148]。此外，建议经常梳头，这有助于松动卷曲的头发，
使头发变得不那么易断 [149]。如果受到影响的是睫毛，修剪它们可能很重要，因为向
内卷曲可能导致角膜炎 [150]。可以使用脱毛治疗，包括激光脱毛和依氟鸟氨酸乳膏 [151]。

15.8　皮肤鳞状细胞癌

15.8.1　发病率

在接受 BRAF 抑制剂治疗的患者中，各研究报告的皮肤鳞状细胞癌（cuSCC）发病率各不相同，从低至 3.92% 到高达 33.33%[152]。在一项纳入了 24 项研究，包括 7442 名患者的荟萃分析中，BRAF 抑制剂相关所有级别 cuSCC 的发病率约为 12.5%、高级别 cuSCC 为 11.6%[153]。亚组分析显示，在不同的肿瘤类型、特定药物或研究设计中，发病率没有差异。有趣的是，使用双联 BRAF 抑制剂的患者中，所有级别和高级别 cuSCC 的发病率均低于使用单药的患者[154]。

15.8.2　临床表现

cuSCC 发生在 BRAF 抑制剂治疗开始后的 2 ~ 6 个月[155,156]。平均而言，病变发生在 3 个月内，确诊的中位时间为 61 ~ 68 d[158]。cuSCC 在两性中都有发生，但老年人居多，40 岁以下罕见[157,158]。在体格检查时，皮损通常为非侵袭性，平均直径 8.7 mm，外观为丘疹状或结节状[159]。侵袭性病变区别于非侵袭性病变的特征在于中央栓塞的血管、黏着的鳞屑和红晕。迄今为止，尚未报道由 BRAF 抑制剂治疗引起的转移性 cuSCC[154,159]。

15.8.3　组织病理学

大多数 cuSCC 分化良好，但也有少数病例出现侵袭性梭形细胞变异型的报道[160–162]。组织病理学上，病变可分为角化棘皮瘤样或疣状，两者都表现为浸润性分叶和不典型角质形成细胞。可通过是否存在乳头瘤样增生、角化过度、棘层肥厚和空泡细胞来鉴别两者，这些是疣状病变的特征[163,164]。

1. cuSCC 发生机制与 BRAF 通路：BRAF 突变在约 8% 的人类癌症中发现，包括黑素瘤、甲状腺癌、卵巢癌和结直肠癌[165,166]。在 90% 的 BRAF 突变黑素瘤中，涉及在 600 位点将谷氨酸替换为缬氨酸（V600E）[167]。这导致丝裂原活化的蛋白激酶（MAPK）持续激活，并在缺乏生长因子信号刺激下活化下游细胞通路[168]，导致不受控制的细胞生长、增殖和癌细胞的分化。BRAF 抑制剂抑制了 MAPK 通路，无意中导致 cuSCC 发病率增加。确切的发病机制尚不清楚，但已提出两种假设。这两种假设机制基本上发生在野生型 BRAF 细胞和那些由于紫外线损伤皮肤而导致致癌 RAS 突变的细胞中。第一个假设涉及 RAS 介导的 BRAF-CRAF 二聚体化以及随后通过 CRAF 激活途径[169,170]。第二个假设涉及活化的 RAS（被 EGFR 上游激活）和 BRAF 抑制剂结合的 BRAF/

BRAF 同源二聚体或 BRAF 抑制剂结合的 BRAF/CRAF 异二聚体的转录激活[169,171]。这种激活被认为是剂量依赖性的，发生在低浓度的 BRAF 抑制剂。此外，已经在体外阐明突变 RAS 细胞系在用 BRAF 抑制剂处理后过度增殖。有证据表明，BRAF 抑制剂在缺乏 BRAF 突变的细胞中矛盾地激活了 MAPK 通路[172]。

2.已批准的 BRAF 抑制剂：维莫非尼和达拉非尼是可逆的 BRAF 抑制剂，与 ATP 竞争结合到激酶结构域。维莫非尼已获批用于治疗 BRAF V600E 突变的黑素瘤，其中 600 位密码子的谷氨酸被缬氨酸替换[173]。达拉非尼已获批作为单药治疗 V600E 突变阳性的黑素瘤[174]。此外，它还获批用于与 MEK 抑制剂曲美替尼联合治疗携带 BRAF V600E/K 突变的黑素瘤。达拉非尼和曲美替尼联合应用还获得了美国 FDA 批准，用于治疗携带 BRAF V600E 突变的转移性 NSCLC 和甲状腺未分化癌[175-177]。

15.8.4　CuSCC 的管理

1.非药物治疗：向患者普及 BRAF 抑制剂的副作用非常重要，以避免中断治疗。预防方法包括避免长时间阳光暴露和避免使用含酒精的护肤品。患者应定期进行皮肤科随访，以持续评估可能的 cuSCC。支持性措施包括使用防晒霜防止 UVB 损伤、使用日常保湿霜以及使用无酒精、无刺激性护肤品保持良好的护肤习惯。

2.药物治疗：已报道，与单独使用 BRAF 抑制剂相比，BRAF 抑制剂和 MEK 抑制剂联合治疗时 cuSCC 的发生率明显降低[154]。手术治疗是目前 BRAF 抑制剂相关 cuSCC 的标准治疗方法。这种方法适用于单个、首次出现的病变，但多发或复发病变的切除相对麻烦，这种情况下可采用药物治疗。包括系统应用维 A 酸类如阿维 A[178-181] 和 5- 氟尿嘧啶[182-184]。这两种药物已成功治疗现有病变，并且降低了 cuSCC 的复发率[183]。越来越多的证据表明，人乳头瘤病毒（HPV）[185,186]和人多瘤病毒（HPyV）[187,188]与 BRAF 抑制剂相关 cuSCC 有关，因此提出了使用抗病毒治疗的可能性。

（译者：何春霞　　审校：渠涛，徐燕）

参考文献

［1］Fabbrocini G, Panariello L, Caro G, Cacciapuoti S. Acneiform rash induced by EGFR inhibitors: review of the literature and new insights. Skin Appendage Disorders. 2015; 1: 31-37.

［2］Kato T, Yoshioka H, Okamoto I, et al. Afatinib versus cisplatin plus pemetrexed in Japanese patients with advanced non-small cell lung cancer harboring activating EGFR mutations: subgroup analysis of LUX-Lung 3. Cancer Sci. 2015; 106: 1202-1211.

［3］Sequist LV, Yang JC-H, Yamamoto N, et al. Phase III study of afatinib or cisplatin plus pemetrexed in patients with metastatic lung adenocarcinoma with EGFR mutations. J Clin Oncol. 2013; 31: 3327-3334.

［4］Wu Y-L, Zhou C, Hu C-P, et al. Afatinib versus cisplatin plus gemcitabine for first-line treatment of Asian patients with advanced non-small-cell lung cancer harbouring EGFR mutations (LUX-Lung 6): an open-label, randomised phase 3 trial. Lancet Oncol. 2014; 15: 213-222.

［5］Takeda M, Nakagawa K. Toxicity profile of epidermal growth factor receptor tyrosine kinase inhibitors in patients with epidermal growth factor receptor gene mutation-positive lung cancer. Mol Clin Oncology. 2017; 6(1): 3-6.

［6］Heidary N, Naik H, Burgin S. Chemotherapeutic agents and the skin: an update. J Am Acad Dermatol. 2008; 58: 545-570.

［7］Goffin JR, Zbuk K. Epidermal growth factor receptor: pathway, therapies, and pipeline. Clin Ther. 2013; 35(9): 1282-1303.

［8］Lichtenberger BM, Gerber PA, Holcmann M, et al. Epidermal EGFR controls cutaneous host defense and prevents inflammation. Sci Transl Med. 2013; 5: 199ra111.

［9］Riely GJ, Pao W, Pham D, et al. Clinical course of patients with non-small cell lung cancer and epidermal growth factor receptor exon 19 and exon 21 mutations treated with gefitinib or erlotinib. Clin Cancer Res. 2006; 12(3 Pt 1): 839-844.

［10］Moore MJ, Goldstein D, Hamm J, et al. Erlotinib plus gemcitabine compared with gemcitabine alone in patients with advanced pancreatic cancer: a phase III trial of the National Cancer Institute of Canada Clinical Trials Group. J Clin Oncol. 2007; 25(15): 1960-1966.

［11］Miller VA, Hirsh V, Cadranel J, et al. Afatinib versus placebo for patients with advanced, metastatic non-small-cell lung cancer after failure of erlotinib, gefitinib, or both, and one or two lines of chemotherapy (LUX-Lung 1): a phase 2b/3 randomised trial. Lancet Oncol. 2012; 13(5): 528-538.

［12］Mok TS, Wu YL, Ahn MJ, et al. Osimertinib or platinum-pemetrexed in EGFR T790M-positive lung cancer. N Engl J Med. 2017; 376(7): 629-640.

［13］Soria JC, Ohe Y, Vansteenkiste J, et al. Osimertinib in untreated EGFR-mutated advanced non-small-cell lung cancer. N Engl J Med. 2018; 378(2): 113-125.

［14］Choo JR, Tan CS, Soo RA. Treatment of EGFR T790M-positive non-small cell lung cancer. Target Oncol. 2018; 13(2): 141-156.

［15］Kurai J, Chikumi H, Hashimoto K, et al. Antibody-dependent cellular cytotoxicity mediated by cetux-imab against lung cancer cell lines. Clin Cancer Res. 2007; 13(5): 1552-1561.

［16］Liu B, Fang M, Schmidt M, et al. Induction of apoptosis and activation of the caspase cascade by an-ti-EGF receptor monoclonal antibodies in DiFi human colon cancer cells do not involve the c-jun N-terminal kinase activity. Br J Cancer. 2000; 82(12): 1991-1999.

［17］Vermorken JB, Mesia R, Rivera F, et al. Platinum-based chemotherapy plus cetuximab in head and neck cancer. N Engl J Med. 2008; 359(11): 1116-1127.

［18］Jonker DJ, O'Callaghan CJ, Karapetis CS, et al. Cetuximab for the treatment of colorectal cancer. N Engl J Med. 2007; 357(20): 2040-2048.

［19］Van Cutsem E, Peeters M, Siena S, et al. Open-label phase III trial of panitumumab plus best support-ive care compared with best supportive care alone in patients with chemotherapy-refractory metastatic colorectal cancer. J Clin Oncol. 2007; 25(13): 1658-1664.

［20］Lacouture ME, Lai SE. The PRIDE (Papulopustules and/or paronychia, Regulatory abnormalities of hair growth, Itching, and Dryness due to Epidermal growth factor receptor inhibitors) syndrome. Br J Dermatol. 2006; 155(4): 852-854.

[21] Belloni B, Schonewolf N, Rozati S, Goldinger SM, Dummer R. Cutaneous drug eruptions associated with the use of new oncological drugs. Chem Immunol Allergy. 2012; 97: 191-202.

[22] Harandi A, Zaidi AS, Stocker AM, Laber DA. Clinical efficacy and toxicity of anti-EGFR therapy in common cancers. J Oncol. 2009; 2009: 567486.

[23] Giovannini M, Gregorc V, Belli C, et al. Clinical significance of skin toxicity due to EGFR-targeted therapies. J Oncol. 2009; 2009: 849051.

[24] Fukuoka M, Yano S, Giaccone G, et al. Multi-institutional randomized phase II trial of gefitinib for previously treated patients with advanced non-small-cell lung cancer (The IDEAL 1 Trial) [corrected]. J Clin Oncol. 2003; 21: 2237-2246.

[25] Jacot W, Bessis D, Jorda E, et al. Acneiform eruption induced by epidermal growth factor receptor inhibi-tors in patients with solid tumours. Br J Dermatol. 2004; 151(1): 238-241.

[26] Gridelli C, Maione P, Amoroso D, et al. Clinical significance and treatment of skin rash from erlotinib in non-small cell lung cancer patients: results of an Experts Panel Meeting. Crit Rev Oncol Hematol. 2008; 66: 155-162.

[27] Eilers RE, Gandhi M, Patel JD, et al. Dermatologic infections in cancer patients treated with epidermal growth factor receptor inhibitor therapy. J Natl Cancer Inst. 2010; 102(1): 47-53.

[28] Kardaun SH, van Duinen KF. Erlotinib-induced florid acneiform rash complicated by extensive impe-tiginization. Clin Exp Dermatol. 2008; 33(1): 46-49.

[29] Lord HK, Junor E, Ironside J. Cetuximab is effective, but more toxic than reported in the Bonner trial. Clinical Oncology. 2008; 20(1): 96.

[30] Lacouture ME. Mechanisms of cutaneous toxicities to EGFR inhibitors. Nat Rev Cancer. 2006; 6: 803-812.

[31] United States Department of Health and Human Services National Institutes of Health National Can-cer Institute (NCI). Common Terminology Criteria for Adverse Events (CTCAE). Bethesda, MD: NCI; 2017 Ver. 5.0 https: //ctep.cancer.gov/protocolDevelopment/electronic_applications/docs/CTCAE_v5_Quick_Reference_5x7.pdf.

[32] Wacker B, Nagrani T, Weinberg J, Witt K, Clark G, Cagnoni PJ. Correlation between development of rash and efficacy in patients treated with the epidermal growth factor receptor tyrosine kinase inhibitor erlotinib in two large phase III studies. Clin Cancer Res. 2007; 13: 3913-3921.

[33] Micantonio T, Fargnoli MC, Ricevuto E, et al. Efficacy of treatment with tetracyclines to prevent acne-iform eruption secondary to cetuximab therapy. Arch Dermatol. 2005; 141: 1173-1174.

[34] Sapadin AN, Fleischmajer R. Tetracyclines: nonantibiotic properties and their clinical implications. J Am Acad Dermatol. 2006; 54: 258-265.

[35] Melosky B. Supportive care treatments for toxicities of anti-EGFR and other targeted agents. Curr Oncol. 2012; 19(suppl 1): S59-S63.

[36] Melosky B, Anderson H, Burkes RL, et al. Pan Canadian Rash Trial: a randomized phase III trial evaluating the impact of a prophylactic skin treatment regimen on epidermal growth factor receptor-tyrosine kinase inhibitor-induced skin toxicities in patients with metastatic lung cancer. J Clin Oncol. 2016; 34(8): 810-815.

[37] Scope A, Agero ALC, Dusza SW, et al. Randomized double-blind trial of prophylactic oral minocycline and topical tazarotene for cetuximab-associated acne-like eruption. J Clin Oncol. 2007; 25: 5390-5396.

[38] Jatoi A, Rowland K, Sloan JA, et al. Tetracycline to prevent epidermal growth factor receptor inhibitor-induced skin rashes. Cancer. 2008; 113: 847-853.

[39] Duvic M, Nagpal S, Asano AT, Chandraratna RAS. Molecular mechanisms of tazarotene action in pso-riasis. J Am Acad Dermat. 1997; 37(Part 3): S18-S24.

[40] Shroot B, Michel S. Pharmacology and chemistry of adapalene. J Am Acad Dermatol. 1997; 36(suppl): S96-S103.

[41] Rittie L, Varani J, Kang S, Voorhees JJ, Fisher GJ. Retinoid-induced epidermal hyperplasia is mediated by epidermal growth factor receptor activation via specific induction of its ligands, heparin-binding EGF and amphiregulin in human skin in vivo. J Invest Dermatol. 2006; 126: 732-739.

[42] Bikowski JB. Mechanisms of the comedolytic and anti-inflammatory properties of topical retinoids. J Drugs Dermatol. 2005; 4: 41-47.

[43] DeWitt CA, Siroy AE, Stone SP. Acneiform eruptions associated with epidermal growth factor receptor-targeted chemotherapy. J Am Acad Dermatol. 2007; 56: 500-505.

[44] Tachihara M, Tokunaga S, Tamura D, Kobayashi K, Ya Funada, Nishimura Y. Successful treatment with adapalene for EGFR-TKI-induced acneiform eruptions. Jpn J Lung Cancer. 2014; 54: 978-982.

[45] Vezzoli P, Marzano AV, Onida F, et al. Cetuximab-induced acneiform eruption and the response to isotretinoin. Acta Derm Venereol. 2008; 88: 84-86.

[46] Ocvirk J, Rebersek M. Management of cutaneous side effects of cetuximab therapy with vitamin K1 creme. Radiol Oncol. 2008; 42: 215-224.

[47] Hirsh V. Managing treatment-related adverse events associated with EGFR tyrosine kinase inhibitors in advanced non-small-cell lung cancer. Curr Oncol. 2011; 18: 126-138.

[48] Herbst RS, LoRusso PM, Purdom M, et al. Dermatologic side effects associated with gefitinib therapy: clinical experience and management. Clin Lung Cancer. 2003; 4: 366-369.

[49] Balagula Y, Wu S, Xiao S, Feldman DR, Lacouture ME. The risk of hand foot skin reaction to pazopanib, a novel multikinase inhibitor: a systematic review of literature and meta-analysis. Invest New Drugs. 2012; 30: 1773-1781.

[50] Hanahan D, Weinberg RA. The hallmarks of cancer. Cell. 2000; 100(1): 57-70.

[51] Shibuya M. Vascular endothelial growth factor (VEGF) and its receptor (VEGFR) signaling in angio-genesis: a crucial target for anti- and pro-angiogenic therapies. Genes Cancer. 2011; 2(12): 1097-1105.

[52] Simons M, Gordon E, Claesson-Welsh L. Mechanisms and regulation of endothelial VEGF receptor signalling. Nat Rev Mol Cell Biol. 2016; 17(10): 611-625.

[53] Belum VR, Wu S, Lacouture ME. Risk of hand-foot skin reaction with the novel multikinase inhibitor regorafenib: a meta-analysis. Invest New Drugs. 2013; 31: 1078-1086.

[54] Chu D, Lacouture ME, Fillos T, Wu S. Risk of hand-foot skin reaction with sorafenib: a systematic review and meta-analysis. Acta Oncol. 2008; 47: 176-186.

[55] Azad NS, Aragon-Ching JB, Dahut WL, et al. Hand-foot skin reaction increases with cumulative sorafenib dose and with combination anti-vascular endothelial growth factor therapy. Clin Cancer Res. 2009; 15: 1411-1416.

[56] Cook KM, Figg WD. Angiogenesis inhibitors: current strategies and future prospects. CA Cancer J Clin. 2010; 60(4): 222-243.

[57] Kudo M, Finn RS, Qin S, et al. Lenvatinib versus sorafenib in first-line treatment of patients with unresectable hepatocellular carcinoma: a randomised phase 3 non-inferiority trial. Lancet. 2018; 391(10126): 1163-1173.

[58] Choueiri TK, Escudier B, Powles T, et al. Cabozantinib versus everolimus in advanced renal-cell carci-noma. N Engl J Med. 2015; 373(19): 1814-1823.

[59] Cortes JE, Kantarjian H, Shah NP, et al. Ponatinib in refractory Philadelphia chromosome-positive leu-kemias. N Engl J Med. 2012; 367(22): 2075-2088.

[60] Hoesly FJ, Baker SG, Gunawardane ND, Cotliar JA. Capecitabine-induced hand-foot syndrome com-plicated by pseudomonal superinfection resulting in bacterial sepsis and death: case report and review of the literature. Arch Dermatol. 2011; 147: 1418-1423.

[61] Degen A, Alter M, Schenck F, et al. The hand-foot-syndrome associated with medical tumor therapy—classification and management. J Dtsch Dermatol Ges. 2010; 8: 652-661.

[62] Lipworth AD, Robert C, Zhu AX. Hand-foot syndrome (hand-foot skin reaction, palmar-plantar eryth-rodysesthesia): focus on sorafenib and sunitinib. Oncology. 2009; 77: 257-271.

[63] Sibaud V, Delord JP, Chevreau C. Sorafenib-induced hand-foot skin reaction: a Koebner phenomenon. Target Oncol. 2009; 4: 307-310.

[64] Lai SE, Kuzel T, Lacouture ME. Hand-foot and stump syndrome to sorafenib. J Clin Oncol. 2007; 25: 341-343.

[65] Boone SL, Jameson G, Von Hoff D, Lacouture ME. Blackberry-induced hand-foot skin reaction to sunitinib. Invest New Drugs. 2009; 27: 389-390.

[66] Autier J, Escudier B, Wechsler J, et al. Prospective study of the cutaneous adverse effects of sorafenib, a novel multikinase inhibitor. Arch Dermatol. 2008; 144: 886-892.

[67] Jain L, Sissung TM, Danesi R, et al. Hypertension and hand-foot skin reactions related to VEGFR2 genotype and improved clinical outcome following bevacizumab and sorafenib. J Exp Clin Cancer Res. 2010; 29: 95.

[68] Otsuka T, Eguchi Y, Kawazoe S, et al. Skin toxicities and survival in advanced hepatocellular carcinoma patients treated with sorafenib. Hepatol Res. 2012; 2: 879-886.

[69] Poprach A, Pavlik T, Melichar B, et al. Skin toxicity and efficacy of sunitinib and sorafenib in metastatic renal cell carcinoma: a national registry-based study. Ann Oncol. 2012; 23: 3137-3143.

[70] Nakano K, Komatsu K, Kubo T, et al. Hand-foot skin reaction is associated with the clinical outcome in patients with metastatic renal cell carcinoma treated with sorafenib. Jpn J Clin Oncol. 2013; 43: 1023-1029.

[71] Lacouture ME, Wu S, Robert C, et al. Evolving strategies for the management of hand-foot skin reaction associated with the multitargeted kinase inhibitors sorafenib and sunitinib. Oncologist. 2008; 13(9): 1001-1011.

[72] National Cancer Institute. Cancer Therapy Evaluation Program, Common Terminology Criteria for

Adverse Events, Version 3.0. Bethesda, MD: National Cancer Institute; 2006. http: //ctep.cancer. gov/protocolDevelopment/electronic_applications/docs/ctcaev3.pdf.

[73] National Cancer Institute. Cancer Therapy Evaluation Program, Common Terminology Criteria for Ad-verse Events, Version 4.0. Bethesda, MD: National Cancer Institute; 2009. http: //evs.nci.nih. gov/ftp1/CTCAE/CTCAE_4.03_2010-06-14_QuickReference_8.5x11.pdf.

[74] Skin reactions and cancer therapy—guidelines for identifying and managing skin-related side effects during your therapy. West Haven, CT; Emeryville, CA: Bayer Healthcare Pharmaceuticals, Onyx Phar-maceuticals; 2006: 1-12.

[75] Manchen E, Robert C, Porta C. Management of tyrosine kinase inhibitor-induced hand-foot skin reaction: viewpoints from the medical oncologist, dermatologist, and oncology nurse. J Support Oncol. 2011; 9: 13-23.

[76] Anderson R, Jatoi A, Robert C, et al. Search for evidence-based approaches for the prevention and palliation of hand-foot skin reaction (HFSR) caused by the multikinase inhibitors (MKIs). Oncologist. 2009; 14: 291-302.

[77] McLellan B, Ciardiello F, Lacouture ME, Segaert S, Van Cutsem E. Regorafenib-associated hand-foot skin reaction: practical advice on diagnosis, prevention, and management. Ann Oncol. 2015; 26(10): 2017-2026.

[78] Chren MM, Lasek RJ, Sahay AP, Sands LP. Measurement properties of Skindex-16: a brief quality-of-life measure for patients with skin diseases. J Cutan Med Surg. 2001; 5: 105-110.

[79] Lewis V, Finlay AY. 10 years' experience of the Dermatology Life Quality Index (DLQI). J Investig Dermatol Symp Proc. 2004; 9: 169-180.

[80] Peuvrel L, Dreno B. Dermatological toxicity associated with targeted therapies in cancer: optimal man-agement. Am J Clin Dermatol. 2014; 15(5): 425-444.

[81] Shinohara N, Nonomura N, Eto M, et al. A randomized multicenter phase II trial on the efficacy of a hydrocolloid dressing containing ceramide with a low-friction external surface for hand-foot skin reac-tion caused by sorafenib in patients with renal cell carcinoma. Ann Oncol. 2013; 25(2): 472-476.

[82] De Wit M, Boers-Doets CB, Saettini A, et al. Prevention and management of adverse events related to regorafenib. Support Care Cancer. 2014; 22(3): 837-846.

[83] Bozkurt DB, Kara B, Oguz KI, Demiryurek H, Aksungur E. Hand-foot syndrome due to sorafenib in hepatocellular carcinoma treated with vitamin E without dose modification; a preliminary clinical study. J Buon. 2011; 16(4): 759-764.

[84] Dietrich EM, Antoniades K. Molecularly targeted drugs for the treatment of cancer: oral complications and pathophysiology. Hippokratia. 2012; 16(3): 196-199.

[85] Motzer RJ, Hutson TE, Glen H, et al. Lenvatinib, everolimus, and the combination in patients with metastatic renal cell carcinoma: a randomised, phase 2, open-label, multicentre trial. Lancet Oncol. 2015; 16: 1473-1482.

[86] Armstrong AJ, Halabi S, Eisen T, et al. Everolimus versus sunitinib for patients with met-astatic non-clear cell renal cell carcinoma (ASPEN): a multicentre, open-label, randomised phase 2 trial. Lancet Oncol. 2016; 17: 378-388.

[87] Choueiri TK, Escudier B, Powles T, et al. Cabozantinib versus everolimus in advanced renal-cell

carci-noma. N Engl J Med. 2015; 373: 1814-1823.

［88］Martins F, de Oliveira MA, Wang Q, et al. A review of oral toxicity associated with mTOR inhibitor therapy in cancer patients. Oral Oncol. 2013; 49: 293-298.

［89］Shameem R, Lacouture M, Wu S. Incidence and risk of high-grade stomatitis with mTOR inhibitors in cancer patients. Cancer Investig. 2015; 33: 70-77.

［90］Al-Ansari S, Zecha JA, Barasch A, de Lange J, Rozema FR, Raber-Durlacher JE. Oral mucositis induced by anticancer therapies. Curr Oral Health Rep. 2015; 2: 202-211.

［91］Yuan A, Kurtz SL, Barysauskas CM, Pilotte AP, Wagner AJ, Treister NS. Oral adverse events in cancer patients treated with VEGFR-directed multitargeted tyrosine kinase inhibitors. Oral Oncol. 2015; 51: 1026-1033.

［92］Boers-Doets CB, Epstein JB, Raber-Durlacher JE, et al. Oral adverse events associated with tyrosine kinase and mammalian target of rapamycin inhibitors in renal cell carcinoma: a structured literature review. Oncologist. 2012; 17: 135-144.

［93］United States Department of Health and Human Services, National Institutes of Health, National Cancer Institute (NCI). Common Terminology Criteria for Adverse Events (CTCAE). Bethesda, MD: NCI; 2010 Ver. 4.03 http: //evs.nci.nih.gov/ftp1/CTCAE/CTCAE_4.03_2010-06-14_ QuickReference_5x7.pdf.

［94］Kollmannsberger C, Bjarnason G, Burnett P, et al. Sunitinib in metastatic renal cell carcinoma: recom-mendations for management of non-cardiovascular toxicities. Oncologist. 2011; 16: 543-553.

［95］Widakowich C, de Castro G Jr, de Azambuja E, Dinh P, Awada A. Review: side effects of approved molecular targeted therapies in solid cancers. Oncologist. 2007; 12: 1443-1455.

［96］Ferrara N, Davis-Smyth T. The biology of vascular endothelial growth factor. Endocr Rev. 1997; 18: 4-25.

［97］Katholnig K, Linke M, Pham H, Hengstschlager M, Weichhart T. Immune responses of macrophages and dendritic cells regulated by mTOR signalling. Biochem. Soc. Trans. 2013; 41: 927-933.

［98］Lewkowicz N, Lewkowicz P, Dzitko K, et al. Dysfunction of CD4+ CD25 high T regulatory cells in patients with recurrent aphthous stomatitis. J Oral Pathol Med. 2008; 37: 454-461.

［99］Boers-Doets CB, Raber-Durlacher JE, Treister NS, et al. Mammalian target of rapamycin inhibitor-associated stomatitis. Future Oncol. 2013; 9: 1883-1892.

［100］Bankvall M, Sjoberg F, Gale G, Wold A, Jontell M, Ostman S. The oral microbiota of patients with recurrent aphthous stomatitis. J Oral Microbiol. 2014; 6: 25739.

［101］Hijazi K, Lowe T, Meharg C, Berry SH, Foley J, Hold GL. Mucosal microbiome in patients with recur-rent aphthous stomatitis. J Dent Res. 2015; 94: 87S-94S.

［102］Slebioda Z, Szponar E, Kowalska A. Recurrent aphthous stomatitis: genetic aspects of etiology. Postepy Dermatol Alergol. 2013; 30: 96-102.

［103］Cook KM, Figg WD. Angiogenesis inhibitors: current strategies and future prospects. CA Cancer J Clin. 2010; 60(4): 222-243.

［104］Kudo M, Finn RS, Qin S, et al. Lenvatinib versus sorafenib in first-line treatment of patients with unresectable hepatocellular carcinoma: a randomised phase 3 non-inferiority trial. Lancet. 2018;

391(10126): 1163-1173.

[105] Choueiri TK, Escudier B, Powles T, et al. Cabozantinib versus everolimus in advanced renal-cell carci-noma. N Engl J Med. 2015; 373(19): 1814-1823.

[106] Cortes JE, Kantarjian H, Shah NP, et al. Ponatinib in refractory Philadelphia chromosome-positive leukemias. N Engl J Med. 2012; 367(22): 2075-2088.

[107] Rugo HS, Pritchard KI, Gnant M, et al. Incidence and time course of everolimus-related adverse events in postmenopausal women with hormone receptor-positive advanced breast cancer: insights from BO-LERO-2. Ann Oncol. 2014; 25: 808-815.

[108] Rugo HS, Hortobagyi GN, Yao J, et al. Meta-analysis of stomatitis in clinical studies of everolimus: incidence and relationship with efficacy. Ann Oncol. 2016; 27: 519-525.

[109] Elad S, Raber-Durlacher JE, Brennan MT, et al. Basic oral care for hematology-oncology patients and hematopoietic stem cell transplantation recipients: a position paper from the joint task force of the Multinational Association of Supportive Care in Cancer/International Society of Oral Oncology (MASCC/ISOO) and the European Society for Blood and Marrow Transplantation (EBMT). Support Care Cancer. 2015; 23: 223-236.

[110] Lacouture ME, Anadkat MJ, Bensadoun RJ, et al. on behalf of the MASCC Skin Toxicity Study Group. Clinical practice guidelines for the prevention and treatment of EGFR inhibitor-associated dermato-logic toxicities. Support Care Cancer. 2011; 19: 1079-1095.

[111] Lalla RV, Bowen J, Barasch A, et al. MASCC/ISOO clinical practice guidelines for the management of mucositis secondary to cancer therapy. Cancer. 2014; 120: 1453-1461.

[112] McGuire DB, Fulton JS, Park J, et al. Systematic review of basic oral care for the management of oral mucositis in cancer patients. Support Care Cancer. 2013; 21: 3165-3177.

[113] Peterson DE, O'Shaughnessy JA, Rugo HS, et al. Oral mucosal injury caused by mammalian target of rapamycin inhibitors: emerging perspectives on pathobiology and impact on clinical practice. Cancer Med. 2016; 5: 1897-1907.

[114] Brown CG, Yoder LH. Stomatitis: an overview: protecting the oral cavity during cancer treatment. Am J Nurs. 2002; 102(suppl 4): 20-23.

[115] Clark D. How do I manage a patient with aphthous ulcers. J Can Dent Assoc. 2013; 79: d48.

[116] Peterson DE, Boers-Doets CB, Bensadoun RJ, Herrstedt J, Guidelines Committee ESMO. Manage-ment of oral and gastrointestinal mucosal injury: ESMO Clinical Practice Guidelines for diagnosis, treatment, and follow-up. Ann Oncol. 2015; 26: v139-v151.

[117] Shameem R, Lacouture M, Wu S. Incidence and risk of high-grade stomatitis with mTOR inhibitors in cancer patients. Cancer Investig. 2015; 33: 70-77.

[118] Zecha JA, Raber-Durlacher JE, Nair RG, et al. Low-level laser therapy/photobiomodulation in the management of side effects of chemoradiation therapy in head and neck cancer: part 2: proposed ap-plications and treatment protocols. Support Care Cancer. 2016; 24: 2793-2805.

[119] Porta C, Osanto S, Ravaud A, et al. Management of adverse events associated with the use of everolimus in patients with advanced renal cell carcinoma. Eur J Cancer. 2011; 47: 1287-1298.

[120] Rugo HS. Dosing and safety implications for oncologists when administering everolimus to patients with hormone receptor-positive breast cancer. Clin Breast Cancer. 2016; 16: 18-22.

[121] Belum VR, Marulanda K, Ensslin C, et al. Alopecia in patients treated with molecularly targeted

anti-cancer therapies. Ann Oncol. 2015; 26: 2496-2502.

[122] Trueb RM. Chemotherapy-induced alopecia. Semin Cutan Med Surg. 2009; 28(1): 11-14.

[123] Rosman S. Cancer and stigma: experience of patients with chemotherapy-induced alopecia. Patient Educ Couns. 2004; 52(3): 333-339.

[124] Browall M, Gaston-Johansson F, Danielson E. Postmenopausal women with breast cancer: their experi-ences of the chemotherapy treatment period. Cancer Nurs. 2006; 29(1): 34-42.

[125] Lasheen S, Shohdy KS, Kassem L, Abdel-Rahman O. Fatigue, alopecia and stomatitis among patients with breast cancer receiving cyclin-dependent kinase 4 and 6 inhibitors: a systematic review and meta-analysis. Expert Rev Anticancer Ther. 2017; 17(9): 851-856.

[126] Owczarek W, Slowinska M, Lesiak A, et al. The incidence and management of cutaneous adverse events of the epidermal growth factor receptor inhibitors. Adv Dermatol Allergol. 2017; 34(5): 418-428.

[127] Robert C, Mateus C, Spatz A, et al. Dermatologic symptoms associated with the multikinase inhibitor sorafenib. J Am Acad Dermatol. 2009; 60(2): 299-305.

[128] Osio A, Mateus C, Soria JC, et al. Cutaneous side-effects in patients on long-term treatment with epidermal growth factor receptor inhibitors. Br J Dermatol. 2009; 161(3): 515-521.

[129] Hepper DM, Wu P, Anadkat MJ. Scarring alopecia associated with the epidermal growth factor recep-tor inhibitor erlotinib. J Am Acad Dermatol. 2011; 64(5): 996-998.

[130] Hoekzema R, Drillenburg P. Folliculitis decalvans associated with erlotinib. Clin Exp Dermatol. 2010; 35(8): 916-918.

[131] Lacouture M. Dermatologic Principles and Practice in Oncology: Conditions of the Skin, Hair, and Nails in Cancer Patients. New York: Wiley-Blackwell; 2014.

[132] Soba ń ska K, Szałek E, Grześkowiak E. Cutaneous toxicity of small-molecular EGFR inhibitors. Farm Współ. 2013; 6: 33-40.

[133] Jaber SH, Cowen EW, Haworth LR, et al. Skin reactions in a subset of patients with stage IV melanoma treated with anti-cytotoxic T-lymphocyte antigen 4 monoclonal antibody as a single agent. Arch Derma-tol. 2006; 142(2): 166-172.

[134] Services H. Common Terminology Criteria for Adverse Events v4.0 (CTCAE). http: //evs.nci. nih.gov/ftp1/CTCAE/CTCAE_ 4.03_2010-06-14_QuickReference_5x7.pdf.

[135] Verma S, Huang Bartlett C, Schnell P, et al. Palbociclib in combination with fulvestrant in women with hormone receptor-positive/HER2-negative advanced metastatic breast cancer: detailed safety analysis from a multicenter, randomized, placebo-controlled, phase III study (PALOMA-3). Oncologist. 2016; 21(10): 1-11.

[136] Trüeb RM. Chemotherapy-induced alopecia. Semin Cutan Med Surg. 2009; 28: 11-14.

[137] Paus R, Haslam IS, Sharov AA, Botchkarev VA. Pathobiology of chemotherapy-induced hair loss. Lan-cet Oncol. 2013; 14(2): e50-e59.

[138] Nanney LB, Magid M, Stoscheck CM, King LE Jr. Comparison of epidermal growth factor binding and receptor distribution in normal human epidermis and epidermal appendages. J Invest Dermatol. 1984; 83(5): 385-393.

[139] Philpott MP, Kealey T. Effects of EGF on the morphology and patterns of DNA synthesis in isolated human hair follicles. J Invest Dermatol. 1994; 102(2): 186-191.

［140］Hansen LA, Alexander N, Hogan ME, et al. Genetically null mice reveal a central role for epidermal growth factor receptor in the differentiation of the hair follicle and normal hair development. Am J Pathol. 1997; 150(6): 1959-1975.

［141］Lacouture ME. Mechanisms of cutaneous toxicities to EGFR inhibitors. Nat Rev Cancer. 2006; 6(10): 803-812.

［142］Kawano M, Komi-Kuramochi A, Asada M, et al. Comprehensive analysis of FGF and FGFR expres-sion in skin: FGF18 is highly expressed in hair follicles and capable of inducing anagen from telogen stage hair follicles. J Invest Dermatol. 2005; 124(5): 877-885.

［143］Tomita Y, Akiyama M, Shimizu H. PDGF isoforms induce and maintain anagen phase of murine hair follicles. J Dermatol Sci. 2006; 43(2): 105-115.

［144］Wang LC, Liu ZY, Gambardella L, et al. Regular articles: conditional disruption of hedgehog sig-naling pathway defines its critical role in hair development and regeneration. J Invest Dermatol. 2000; 114(5): 901-908.

［145］Vijayaraghavan S, Moulder S, Keyomarsi K. et al. Inhibiting CDK in cancer therapy: current evidence and future directions. Target Oncol. 2018; 13(1): 21-38.

［146］Duvic M, Lemak NA, Valero V, et al. A randomized trial of minoxidil in chemotherapy-induced alope-cia. J Am Acad Dermatol. 1996; 35: 74-78.

［147］Rodriguez R, Machiavelli M, Leone B, et al. Minoxidil (Mx) as a prophylaxis of doxorubicine induced alopecia. Ann Oncol. 1994; 5: 769-770.

［148］Choi EK, Kim IR, Chang O, et al. Impact of chemotherapy-induced alopecia distress on body image, psychosocial well-being, and depression in breast cancer patients. Psychooncology. 2014; 23(10): 1103-1110.

［149］Macdonald JB, Macdonald B, Golitz LE, et al. Cutaneous adverse effects of targeted therapies Part I: Inhibitors of the cellular membrane. J Am Acad Dermatol. 2015; 72(2): 203-218.

［150］Melichar B, Nemcova I. Eye complications of cetuximab therapy. Eur J Cancer Care (Engl). 2007; 16: 439-443.

［151］Sobań ska K, Szałek E, Grześkowiak E. Cutaneous toxicity of small-molecular EGFR inhibitors. Farm Współ. 2013; 6: 33-40.

［152］Puzanov I, Amaravadi RK, McArthur GA, et al. Long-term outcome in BRAF(V600E) melanoma patients treated with vemurafenib: patterns of disease progression and clinical management of limited progression. Eur J Cancer. 2015; 51: 1435-1443.

［153］Ling P. Incidence and relative risk of cutaneous squamous cell carcinoma with single-agent BRAF inhib-itor and dual BRAF/MEK inhibitors in cancer patients: a meta-analysis. Oncotarget. 2017; 8(47): 83280-83291.

［154］Wu JH, Cohen DN, Rady PL, Tyring SK. BRAF inhibitor-associated cutaneous squamous cell carci-noma: new mechanistic insight, emerging evidence for viral involvement and perspectives on clinical management. Br J Dermatol. 2017; 177: 914-923.

［155］Chapman PB, Hauschild A, Robert C, et al. Improved survival with vemurafenib in melanoma with BRAF V600E mutation. N Engl J Med. 2011; 364: 2507-2516.

［156］Flaherty KT, Puzanov I, Kim KB, et al. Inhibition of mutated, activated BRAF in metastatic melanoma. N Engl J Med. 2010; 363: 809-819.

［157］Anforth RM, Blumetti TC, Kefford RF, et al. Cutaneous manifestations of dabrafenib (GSK2118436): a se-lective inhibitor of mutant BRAF in patients with metastatic melanoma. Br J Dermatol. 2012; 167: 1153-1160.

［158］Anforth R, Menzies A, Byth K, et al. Factors influencing the development of cutaneous squamous cell carcinoma in patients on BRAF inhibitor therapy. J Am Acad Dermatol. 2015; 72: 809-815.

［159］Belum VR, Rosen AC, Jaimes N, et al. Clinico-morphological features of BRAF inhibition-induced proliferative skin lesions in cancer patients. Cancer. 2015; 121: 60-68.

［160］Cohen DN, Lumbang WA, Boyd AS, et al. Spindle cell squamous carcinoma during BRAF inhibitor therapy for advanced melanoma: an aggressive secondary neoplasm of undetermined biologic potential. JAMA Dermatol. 2014; 150: 575-577.

［161］Ziemer M, Ponitzsch I, Simon JC, et al. Spindle cell squamous cell carcinoma arising from verrucous hyperplasia during BRAF inhibitor therapy for melanoma. J Dtsch Dermatol Ges. 2015; 13: 326-328.

［162］Sufficool KE, Hepper DM, Linette GP, et al. Histopathologic characteristics of therapy-associated cutaneous neoplasms with vemurafenib, a selective BRAF kinase inhibitor, used in the treatment of melanoma. J Cutan Pathol. 2014; 41: 568-575.

［163］Cohen DN, Lawson SK, Shaver AC, et al. Contribution of beta-HPV infection and UV damage to rapid-onset cutaneous squamous cell carcinoma during BRAF-inhibition therapy. Clin Cancer Res. 2015; 21: 2624-2634.

［164］Boussemart L, Routier E, Mateus C, et al. Prospective study of cutaneous side-effects associated with the BRAF inhibitor vemurafenib: a study of 42 patients. Ann Oncol. 2013; 24: 1691-1697.

［165］Davies H, Bignell GR, Cox C, et al. Mutations of the BRAF gene in human cancer. Nature. 2002; 417(6892): 949-954.

［166］Xing M. BRAF mutation in papillary thyroid cancer: pathogenic role, molecular bases, and clinical implications. Endocr Rev. 2007; 28(7): 742-762.

［167］Wan PT, Garnett MJ, Roe SM, et al. Mechanism of activation of the RAF-ERK signaling pathway by oncogenic mutations of B-RAF. Cell. 2004; 116(6): 855-867.

［168］Boussemart L, Malka-Mahieu H, Girault I, et al. eIF4F is a nexus of resistance to anti-BRAF and anti- MEK cancer therapies. Nature. 2014; 513: 105-109. https: //doi.org/10.1038/nature13572.

［169］Heidorn SJ, Milagre C, Whittaker S, et al. Kinase-dead BRAF and oncogenic RAS cooperate to drive tumor progression through CRAF. Cell. 2010; 140(2): 209-221.

［170］Hatzivassiliou G, Song K, Yen I, et al. RAF inhibitors prime wild-type RAF to activate the MAPK pathway and enhance growth. Nature. 2010; 464(7287): 431-435.

［171］Poulikakos PI, Zhang C, Bollag G, et al. RAF inhibitors transactivate RAF dimers and ERK signalling in cells with wild-type BRAF. Nature. 2010; 464(7287): 427-430.

［172］Robert C, Arnault JP, Mateus C. RAF inhibition and induction of cutaneous squamous cell carcinoma. Curr Opin Oncol. 2011; 23: 177-182.

［173］Chapman PB, Hauschild A, Robert C, et al. Improved survival with vemurafenib in melanoma with BRAF V600E mutation. N Engl J Med. 2011; 364(26): 2507-2516.

［174］Hauschild A, Grob JJ, Demidov LV, et al. Dabrafenib in BRAF-mutated metastatic melanoma: multi-centre, open-label, phase 3 randomised controlled trial. Lancet. 2012; 380(9839): 358-365.

［175］Flaherty KT, Infante JR, Daud A, et al. Combined BRAF and MEK inhibition in melanoma with BRAF V600 mutations. N Engl J Med. 2012; 367(18): 1694-1703.

［176］Planchard D, Besse B, Groen HJM, et al. Dabrafenib plus trametinib in patients with previously treated BRAF(V600E)-mutant metastatic non-small cell lung cancer: an open-label, multicentre phase 2 trial. Lancet Oncol. 2016; 17(7): 984-993.

［177］Subbiah V, Kreitman RJ, Wainberg ZA, et al. Dabrafenib and trametinib treatment in patients with locally advanced or metastatic BRAF V600-mutant anaplastic thyroid cancer. J Clin Oncol. 2018; 36(1): 7-13.

［178］Anforth R, Blumetti TC, Clements A, et al. Systemic retinoids for the chemoprevention of cutaneous squamous cell carcinoma and verrucal keratosis in a cohort of patients on BRAF inhibitors. Br J Derma-tol. 2013; 169: 1310-1313.

［179］George R, Weightman W, Russ GR, et al. Acitretin for chemoprevention of non-melanoma skin can-cers in renal transplant recipients. Australas J Dermatol. 2002; 43: 269-273.

［180］Lebwohl M, Tannis C, Carrasco D. Acitretin suppression of squamous cell carcinoma: case report and literature review. J Dermatolog Treat. 2003; 14(suppl 2): 3-6.

［181］Chon SY, Sambrano BL, Geddes ER. Vemurafenib-related cutaneous side effects ameliorated by acitre-tin. J Drugs Dermatol. 2014; 13: 586-588.

［182］Fathi R, Kamalpour L, Gammon B, et al. A novel treatment approach for extensive, eruptive, cutane-ous squamous cell carcinomas in a patient receiving BRAF inhibitor therapy for metastatic melanoma. Dermatol Surg. 2013; 39: 341-344.

［183］Viros A, Hayward R, Martin M, et al. Topical 5-fluorouracil elicits regressions of BRAF inhibitor-induced cutaneous squamous cell carcinoma. J Invest Dermatol. 2013; 133: 274-276.

［184］Mays R, Curry J, Kim K, et al. Eruptive squamous cell carcinomas after vemurafenib therapy. J Cutan Med Surg. 2013; 17: 419-422.

［185］Wang J, Aldabagh B, Yu J, et al. Role of human papillomavirus in cutaneous squamous cell carcinoma: a meta-analysis. J Am Acad Dermatol. 2014; 70: 621-629.

［186］Farzan SF, Waterboer T, Gui J, et al. Cutaneous alpha, beta and gamma human papillomaviruses in rela-tion to squamous cell carcinoma of the skin: a population-based study. Int J Cancer. 2013; 133: 1713-1720.

［187］Falchook GS, Rady P, Hymes S, et al. Merkel cell polyomavirus and HPV-17 associated with cutaneous squamous cell carcinoma arising in a patient with melanoma treated with the BRAF inhibitor dab-rafenib. JAMA Dermatol. 2013; 149: 322-326.

［188］Cohen DN, Lawson SK, Shaver AC, et al. Contribution of beta-HPV infection and UV damage to rapid-onset cutaneous squamous cell carcinoma during BRAF-inhibition therapy. Clin Cancer Res. 2015; 21: 2624-2634.

第 16 章

靶向治疗的心血管毒性

16.1　简介

　　心血管毒性是肿瘤靶向治疗中值得注意的不良反应之一，其程度可以从轻微到严重，且不同类别的靶向药物可导致不同的心血管毒性。常见的心脏不良事件包括心电图（ECG）改变、QT 间期延长、高血压、心律失常、心包疾病和心力衰竭。心脏毒性会限制这些药物的使用，并作为停药的指征。心脏基础病或心脏危险因素可增加心脏毒性发病率或严重程度。不良事件通用术语标准（CTCAE）对药物心血管不良反应进行了描述和分级。本章将回顾已知的可引起心血管毒性靶向治疗，并详细讨论每种心脏毒性及管理方法。表 16.1 显示基于美国国家癌症研究所（NCI）CTCAE 5.0 版本对心血管毒性的分级。

表 16.1　常见心脏不良反应（根据 NCI CTCAE 5.0 版分级）

CTCAE 项目	1 级	2 级	3 级	4 级	5 级
心力衰竭	无症状，伴随实验室检查（如 BNP）或心脏影像异常	中等活动或劳力下有症状	静息或轻度活动或劳力下有症状；住院；新发症状	威胁生命的情况；符合紧急处理指征（如持续性静脉药物治疗或机械性血流动力学支持）	死亡
左室收缩功能障碍	—	—	由于射血分数降低导致症状，对干预有反应	由于射血分数降低导致难治性或控制不良的心衰；符合多种干预的指征，如心室辅助装置，静脉血管升压药物支持，心脏移植	死亡
QTc 间期延长	平均 QTc 为 450~480 ms	平均 QTc 为 481~500 ms	平均 QTc ≥ 501 ms；较基线改变 > 60 ms	尖端扭转型室性心动过速；多形性室性心动过速；严重心律失常的症状或体征	死亡

续表

CTCAE 项目	1 级	2 级	3 级	4 级	5 级
高血压	收缩压 120 ~ 139 mmHg，或舒张压 80 ~ 89 mmHg	若既往血压正常，收缩压 140 ~ 159 mmHg 或舒张压 90 ~ 99 mmHg；具有改变基线治疗方案的指征；复发性或持续性（≥ 24 h）；有症状性血压升高，舒张压增加 > 20 mmHg，或血压 > 140/90 mmHg；具有单药治疗指征或已启动治疗	收缩压 ≥ 160 mmHg，或舒张压 ≥ 100 mmHg；具有药物干预指征；使用多种药物或较以往降压治疗强度显著增加	威胁生命的情况（恶性高血压，暂时或永久的神经损害，高血压危象）；具有紧急干预的指征	死亡

CTCAE：不良事件通用术语标准；ms：毫秒；NCI：国家癌症研究所。改编自美国国家卫生研究院，美国国家癌症研究所. 不良事件通用术语标准（CTCAE），5.0版，2017[EB/OL]. https://ctep.cancer.gov/protocoldevelopment/electronic_applications/docs/CTCAE_v5_Quick_Reference_8.5x11.pdf

16.2　与心脏毒性相关的靶向治疗

16.2.1　HER2 靶向抗体（曲妥珠单抗、帕妥珠单抗、T-DM1）

曲妥珠单抗和帕妥珠单抗是针对 HER2 受体的单克隆抗体。它们特异性地针对 erbB2 受体酪氨酸激酶。曲妥珠单抗主要用于 HER2-neu- 阳性乳腺癌和转移性 HER2-neu- 阳性胃癌。这些药物本身有导致心肌病和心力衰竭的风险，如与蒽环类药物同时应用，患者发生心力衰竭的风险更进一步增加。T-DM1（多曲妥珠单抗恩坦辛）是一种抗体药物耦联物，由曲妥珠单抗、硫代连接剂和微管抑制剂组成。该药物已被批准用于一线或二线 HER2-neu- 阳性转移性乳腺癌。

1. 作用机制：erbB2/neu 是表皮生长因子家族的成员，许多癌症会出现该基因扩增。在乳腺癌和卵巢癌中 erbB2/neu 的过表达与不良预后相关。25% ~ 30% 的乳腺癌患者会过表达 erbB2/neu。

2. 心脏毒性机制：神经调节蛋白（neu-differentiation factors）和 heregulin（具有乙酰胆碱受体诱导活性和胶质生长因子的配体）联合 erbB2 与心肌细胞发育相关[1]，并可以抑制心脏干细胞的生长，导致其缺乏心脏分化和血管形成的能力[2]。因此，中断这一途径可导致心脏毒性。临床表现从无症状的心功能下降到有症状性充血性心力衰竭。已报告的症状包括心动过速、心悸、下肢水肿、劳力性呼吸困难和临床心力衰竭[3]。

16.2.2　靶向 HER2 的酪氨酸激酶抑制剂（TKIs）（拉帕替尼）

拉帕替尼是一种针对 EGFR1 和 HER2 的 TKIs，可抑制 HER2 下游信号通路。拉帕替尼在肝脏中代谢，因此肝损害患者需要调整剂量。拉帕替尼已与化疗联合使用，主要是卡培他滨。最常见的不良反应是腹泻、皮疹和厌食症。一项比较联合拉帕替尼和卡培他滨与单独使用卡培他滨的临床试验，在联合治疗组中没有出现明显的症状性心脏不良事件。此外，没有关于因左室射血分数（LVEF）降低而停止治疗或减少剂量的报道。然而，在联合治疗组的 163 名女性中有 4 名报告了无症状的心脏事件。联合治疗组的 4 名女性中有 1 名出现变异型心绞痛，但是她的症状在停止治疗后有所改善。由于 LVEF 下降，她应用的剂量减少到每天 1000 mg，此后未出现心脏事件的复发[4]。

16.2.3　多靶点 TKIs 治疗（索拉非尼、舒尼替尼、帕唑帕尼、阿昔替尼、凡德他尼、瑞戈非尼、仑伐替尼、卡博替尼）

1. 作用机制：关于血管内皮生长因子（VEGF）通路和 VEGF 抑制剂作用机制的概述详见本书其他章节。在此介绍抑制 VEGF 对心脏组织的具体影响。

2. TKIs 在多种恶性肿瘤中具有抗肿瘤活性：这类 TKIs 具有抗 VEGF 活性，由于其 ATP 结合位点区域的结构相似性，TKIs 也可广谱拮抗其他多种生长因子受体如 EGFR、FGFR 和 RET。由于这些药物的作用不局限于 VEGF 受体，也不限于其他生长因子受体，因此这些药物被称为多靶点 TKIs，或抗血管生成 TKIs。临床使用的抗血管生成 TKIs 包括索拉非尼［抑制 VEGFR2、Fms 样酪氨酸激酶 3（FLT3）、PDGFR 和成纤维细胞生长因子受体（FGFR）-1］；舒尼替尼（抑制 c-KIT、VEGFR1-3、PDGFR-α，PDGFR-β、FLT3、CSF-1R、RET）；帕唑帕尼（VEGFR1-3、PDGFR-α、PDGFR-β、FGFR1、FGFR3、c-KIT）；阿昔替尼（选择性 VEGFR 抑制剂）；凡德他尼（抑制 VEGFR、RET、EGFR）；瑞戈非尼（靶向 VEGFFR1-3、RET、c-KIT、PDGFR-α 和 PDGFR-β，FGFR1 和 FGFR2、其他膜结合和细胞内激酶）和仑伐替尼（靶向 VEGFR、RET 和 FGFR）。

3. 心脏毒性机制：VEGF 是一种上调内皮细胞一氧化氮合酶（ecNOS）的蛋白质，该合酶上调一氧化氮（NO）的产生，从而调节血管舒张、提高微血管通透性和促进血管生成[5]。VEGF 抑制剂诱导的高血压是通过抑制 NO 的产生来介导的[6]。

4. 心脏毒性类型：一般来说，与抗 VEGF 药物相关的心脏毒性包括高血压、血栓栓塞性疾病、左室功能不全、心肌缺血、QT 延长和血栓性血管病[5]。

16.2.4　BCR/ABL 和 c-KIT 抑制剂（伊马替尼、达沙替尼、尼罗替尼、博舒替尼、帕纳替尼）

BCR/ABL 和 c-KIT 靶向药物的心脏毒性机制与多靶点 TKIs 相似。

1. 伊马替尼：伊马替尼可通过坏死、自噬和凋亡诱导心肌细胞死亡。在动物实验中评价了伊马替尼诱导的心脏毒性的机制。多种基因在心脏中出现剂量相关的表达量增加，包括一些与内质网应激反应、蛋白折叠、血管发育和心肌重构相关的基因[7]。

2. 达沙替尼：达沙替尼已被批准用于慢性髓系白血病（CML）的一线治疗。与达沙替尼治疗相关的最常见的不良事件是血细胞减少，特别是中性粒细胞减少和血小板减少。其他一些显著的不良反应包括体液潴留、胸腔积液、皮疹、头痛和胃肠道紊乱。与达沙替尼相关的最常见的心脏毒性是体液潴留，特别是胸腔积液。

3. 尼罗替尼：尼罗替尼可导致 QT 间期延长，因此在与其他延长 QT 间期的药物联合使用时必须特别谨慎。

4. 博舒替尼：博舒替尼用于治疗 CML。它主要在肝脏中由 CYP3A4 代谢；因此，应尽可能避免同时将博舒替尼与 CYP3A 抑制剂和诱导剂同时使用。此外，p- 糖蛋白抑制剂可以增加博舒替尼的血药浓度，也应避免同时使用。大多数博舒替尼相关的心脏毒性在 BELA 研究中均有报道。BELA 研究是一项比较博舒替尼和伊马替尼在 CML 一线治疗中的 III 期研究。该研究中，常见导致停药的心脏相关原因为心律失常、心包积液、右束支传导阻滞、充血性心力衰竭（CHF）和 QT 间期延长。目前也有因心脏毒性而导致博舒替尼减量的报道[8]。

5. 帕纳替尼：帕纳替尼是 CML 的治疗药物，常用于慢性期、加速期或急变期 CML 的二线治疗，特别是在 T315I 阳性的患者中。帕纳替尼也适用于费城染色体阳性的急性淋巴细胞白血病（Ph+ALL）。帕纳替尼与多种心脏毒性相关，包括高血压、周围血管疾病、动脉缺血、脑缺血、冠心病、动脉闭塞性疾病和肠系膜闭塞性疾病。

16.2.5 VEGF 抑制剂（阿柏西普）

阿柏西普是一种可溶性诱饵受体（decoy receptor），可与 VEGF（VEGF-A 和 VEGF-B）和胎盘生长因子（PlGF）的所有亚型结合。VEGF 与其受体的结合促进内皮细胞增殖并导致血管生成。

16.2.6 ALK 抑制剂（艾乐替尼、克唑替尼、塞瑞替尼、布加替尼）

间变性淋巴瘤激酶（ALK）是一种融合致癌基因，通常在非小细胞肺癌（NSCLC）中发生重排。ALK 抑制剂，如艾乐替尼、布加替尼、克唑替尼和塞瑞替尼，适用于携带 ALK 基因重排的转移性 NSCLC。

1. 克唑替尼和艾乐替尼：克唑替尼最初是作为一种 c-MET 抑制剂而被研发，后来发现该药物在 ALK 基因重排的肿瘤中具有活性，并成为首个被 FDA 批准用于上述疾病的药物[10,11]。克唑替尼也可抑制 ROS1 受体酪氨酸激酶。克唑替尼的剂量为 250 mg，每日 2 次。然而，基于随机试验的结果，阿来替尼的剂量为每次 600mg，每日两次，相比克唑替尼已成为更常用的一线治疗药物[11]。据报道，克唑替尼和阿来替尼均有导致心动过缓和 QT 间期延长的心脏不良反应。

2. 塞瑞替尼：塞瑞替尼的剂量为 450 mg，每日 1 次。ASCEND-4 试验是一项开放标签Ⅲ期研究，除 1 例接受塞瑞替尼治疗的患者发生 5 级心肌梗死外，其他患者没有出现明显的心脏不良反应。塞瑞替尼目前也被批准用于一线治疗 ALK 重排阳性转移性 NSCLC[9]。

3. 布加替尼：布加替尼是第二代 ALK 抑制剂，研究显示疗效优于克唑替尼，并已被批准用于 ALK 阳性肿瘤的一线治疗。布加替尼剂量为每日 90 mg，连服 7 d；如果耐受则增加剂量到每天 180 mg。布加替尼最常报道的心脏不良反应是高血压。

16.2.7　PARP 抑制剂（尼拉帕利、奥拉帕利）

尼拉帕利是一种聚 ADP- 核糖聚合酶（PARP）抑制剂，批准用于治疗卵巢、输卵管或原发性腹膜癌。尼拉帕利同时阻断 PARP1 和 PARP2 酶。研究发现，在 BRCA 活性丧失和肿瘤抑制的 PTEN 蛋白功能突变的模型中，尼拉帕利可以抑制肿瘤生长[12]。根据体重和血小板计数，尼拉帕利的剂量为每天 200 mg 或 300 mg。奥拉帕利用于治疗 HER2 阴性遗传性 BRCA 突变（gBRCAm）的转移性乳腺癌、晚期卵巢癌、胰腺癌和前列腺癌。除了用于复发性卵巢癌的维持治疗外，一般应用于具有同源重组缺陷（常表现为 BRCA 突变）的患者。奥拉帕利的剂量是片剂 300 mg 或胶囊 400 mg，每日 2 次。尼拉帕利和奥拉帕利最常见的不良反应是血细胞减少，包括血小板减少、贫血和中性粒细胞减少。据报道，尼拉帕利和奥拉帕利有心脏方面的不良反应，其中最常见的是高血压、心动过速和心悸[13]。

16.2.8　CDK4/6 抑制剂（瑞博西尼、帕博西尼、阿贝西利）

CDK4/6 抑制剂联合内分泌治疗用于许多 ER/PR 阳性、HER2 阴性、转移性乳腺癌患者的一线治疗。目前批准的三种药物是瑞博西尼、帕博西尼和阿贝西利。在使用帕博西尼和来曲唑的 PALOMA-2 试验中，没有详细描述心脏不良反应[14]。上述研究中未纳入基线 QT 间期延长的患者，然而，后续有使用这类药物导致 QT 间期延长的报道。

16.2.9　BRAF 抑制剂（维莫非尼、达拉非尼）

1. 维莫非尼：是一种可口服的 BRAF 抑制剂，已被批准用于治疗具有 BRAF V600E 突变的转移性黑素瘤。维莫非尼由 CYP3A4 代谢，因此在治疗期间需要避免使用 CYP3A4 诱导剂和抑制剂，因为这些药物可以改变维莫非尼的药物浓度。

2. 达拉非尼 / 曲美替尼：达拉非尼是一种 BRAF 抑制剂，已被批准用于不可切除的Ⅲ期和Ⅳ期黑素瘤患者。达拉非尼在一项比较单药达拉非尼和达卡巴嗪的Ⅲ期临床试验后获得批准[15]。曲美替尼是一种 MEK 抑制剂，它与达拉非尼联合使用可提高疗效。达拉非尼与曲美替尼联合使用可与心脏毒性相关。1 名接受联合化疗的患者射血分数（EF）下降，停止治疗后有所改善[16]。也有达拉非尼和曲美替尼联合治疗引发心肌病的病例报道[16]。由于存在曲美替尼导致心脏毒性的报道，应用曲美替尼需要进行基线超声心动图评估，并在治疗期间定期监测。如果 EF 下降 ≥ 10%，应停止治疗，并重新评估心功能。如果心功能得到改善，该药物可以以低剂量再次使用。对于出现有症状性心力衰竭的患者，应停止治疗。如果 EF 最初下降超过 20%，应永久停止治疗。

16.2.10 EGFR 抑制剂（厄洛替尼、吉非替尼、奥希替尼）

1. 厄洛替尼：皮疹和腹泻是该药物的主要不良反应，也有呼吸困难和肺炎相关报道，但心脏不良反应的发生率相对较低[17]。有报道称厄洛替尼引起心肌病导致 EF 下降，停用后病情有所改善[17]。

2. 吉非替尼：在体内和体外的大鼠模型中，阐述了吉非替尼诱导的心脏毒性和心肌肥厚。其机制是心脏细胞凋亡和氧化应激途径的改变[17]。除了少量液体潴留的报道，未报道明显的临床心脏不良反应。

3. 奥希替尼：奥希替尼已被批准作为具有 EGFR 敏感突变的转移性 NSCLC 患者的一线治疗。奥希替尼可导致 QT 间期延长。对于有 QT 间期延长史或易患倾向的人群，以及正在服用已知导致 QT 间期延长药物的患者，应监测心电图和电解质。1 级或 2 级毒性可能需要暂时中断治疗。如果发现临床显著的严重 QT 间期延长，应永久停用奥希替尼（根据 FDA 的建议）。由于人群中有 1.4% 存在心肌病的患者，因此建议用药前进行基线超声心动图并定期评估 LVEF。基于 FLAURA 研究，奥希替尼获批用于 EGFR 阳性转移性 NSCLC 一线治疗，但是与第一代 EGFR-TKI 组（5%）相比，奥希替尼组（10%）患者 QT 间期变化的比例更高[18]。

16.3 靶向治疗的常见心脏毒性反应

16.3.1 高血压

1. 舒尼替尼：舒尼替尼是一种多靶点 TKIs，用于治疗肾细胞癌（RCC）[19,20]及伊马替尼治疗后二线治疗胃肠道间质瘤（GIST）[21]。舒尼替尼的剂量因适应证而不同，每天 37.5 ~ 50 mg 不等。在各种临床试验中，舒尼替尼的高血压发生率为 15.3% ~ 29.6%[20,22]。接受舒尼替尼治疗的患者应监测高血压和 LVEF 的变化，特别是有心脏病史的患者[23]。

2. 帕唑帕尼：帕唑帕尼是另一种多靶点 TKIs，具有与舒尼替尼相似的不良反应。在一项使用帕唑帕尼的 Ⅱ 期和 Ⅲ 期前瞻性临床试验的荟萃分析中，所有级别的高血压总发生率为 39.5%，3 级和 4 级高血压的总发生率为 6.5%[24]。在服用阿西替尼（42%）[25] 和帕佐帕尼（36%）的患者中，与索拉非尼（29%）[25] 和舒尼替尼（22%）相比，全级别高血压的发生率较高。

3. 仑伐替尼：仑伐替尼是一种对 VEGFR 激酶具有特殊活性的多激酶抑制剂，也有较高的高血压发病率报道。相关危险因素包括既往有高血压、肥胖症和年龄 > 60 岁的病史 [26]。定期评估高血压是必要的，特别是在开始治疗的最初几个月。必要时可以处方抗高血压药物来提高 VEGF TKIs 的药物耐受性。控制不佳、长期高血压可导致心肌病、LVEF 降低和 CHF。

4. 雷莫芦单抗：雷莫芦单抗是一种靶向 VEGFR2 的单克隆抗体，与高血压和动脉血栓形成事件的风险增加有关。

5. 阿柏西普：阿柏西普已被批准用于转移性结肠癌联合 FOLFIRI（FU、亚叶酸和伊立替康）治疗基于奥沙利铂化疗后进展的患者。给药剂量为 4 mg/kg。关键性试验 VELOUR 试验为一项 Ⅲ 期研究，评价了阿柏西普和 FOLFIRI、安慰剂和 FOLFIRI 作为转移性结直肠癌的二线治疗，这项研究促成了该药物的批准。对照组有 19.1% 的患者出现 3 级高血压，而对照组只有 1.5%；然而，研究组中只有 1 例患者出现 4 级高血压。考虑到这种风险，需对患者进行基线心电图和血压评估。目前暂无针对血压监测的具体指南，医生必须进行临床判断 [27]。治疗包括治疗 1 级和 2 级高血压的降压药。如果患者出现严重的高血压，建议暂时停药。在某些情况下，可能需要永久停用。

6. ALK 抑制剂：接受选择性 ALK 抑制剂的患者可发展为高血压。使用布加替尼的患者中有 21% 的患者出现了高血压，其中 5.9% 患有 3 级高血压 [28]。建议进行基线高血压筛查和定期血压评估。如果血压升高，则建议进行降压治疗。需要注意的是，ALK 抑制剂可引起心动过缓，因此应谨慎使用可能引起心动过缓的抗高血压药物，如 β 受体阻滞剂。

7. PARP 抑制剂：一些 PARP 抑制剂，如尼拉帕尼和奥拉帕尼，会引起高血压、心动过速和心悸，因此接受这些药物的患者应接受常规监测 [13]。然而，出现心血管毒性反应患者的实际比例尚无详细描述。减少剂量和使用抗高血压药物可能有助于改善 PARP 抑制剂相关的未控制的高血压。

16.3.2　充血性心力衰竭

心力衰竭是一种临床综合征，其心功能下降无法充分满足机体需求。CHF 的特征是呼吸急促和下肢水肿，其病理生理机制是心排血量不足导致的液体潴留。纽约心脏协会（NYHA）已经描述了心力衰竭的功能分期。

1. HER2 靶向治疗（曲妥珠单抗、帕妥珠单抗、恩美曲妥珠单抗）相关 CHF：有回顾性研究分析了 II 期和 III 期试验中发生 CHF 的患者的曲妥珠单抗相关毒性的发生率。与接受紫杉醇和曲妥珠单抗化疗的患者（13%）相比，同时接受曲妥珠单抗和蒽环类药物化疗的患者心脏毒性的风险增加（27%）。据报道，单独使用曲妥珠单抗的心脏毒性在 3% ~ 7%。在发生心肌病的患者中，75% 有症状[29]。

在开始 HER2 靶向治疗之前，应通过心电图或多门控采集（MUGA）扫描（用于评估心功能的放射性核素扫描）来确定基线心功能。这些检测应每 3 个月或在患者出现症状时重复一次。定期评估肌钙蛋白 I 和 BNP 前体水平可能有助于早期发现心力衰竭[3]。在停止治疗后，大多数患者的心功能都有改善。治疗通常可以在心脏功能恢复到基线水平后重新开始。心脏毒性的剂量调整是根据辅助曲妥珠单抗临床试验的数据确定的，如 NSABP B-31 试验和 NCCTG N9831 试验。由于心脏毒性通常既不是剂量依赖性也不是时间依赖性，因此临床医生在预先判断其发生上有所困难[30]。心脏毒性的风险一般为暂时的，只有在患者接受积极治疗时才会发生。没有证据表明患者在治疗结束后出现晚期心脏不良反应[31]。

抗体药物 T-DM1 的耦联物恩美曲妥珠单抗恩坦辛在 MARIANNE 研究中报道了心脏毒性。在接受 T-DM1 单药治疗的患者中，有 0.8% 的患者 EF 降低小于 50% 且心功能降低超过 15%，而在曲妥珠单抗联合紫杉醇、T-DM1 联合帕妥珠单抗的患者中这一比例分别为 4.5% 和 2.5%。[32]。

2. VEGF 抑制剂相关 CHF

（1）舒尼替尼：在各种不同适应证的临床试验中，接受多靶点 TKIs 的患者的 CHF 发生率增高。在一项研究中，可观察到 LVEF 降低的发生率显著升高，这项研究促使舒尼替尼获批用于肾细胞癌。在 I / II 期试验中，75 名持续使用舒尼替尼的患者中有 8 名（11%）发生了心血管事件，其中 6 名患者（8%）有 CHF 记录。在舒尼替尼获批剂量治疗的 36 名患者中有 10 名（28%）LVEF 减少至少 10%，7 名患者（19%）LVEF 减少 15% 或以上[23]。在另一项研究中，舒尼替尼治疗的患者中全级别和高级别 CHF 的总发生率分别为 4.1% 和 1.5%。这些患者发生全级别和高级别 CHF 的相对风险分别为 1.81% 和 3.30%[33]。尽管在这种情况下 CHF 的发生率非常高，但 CHF 和左室功能障碍通常对停止舒尼替尼治疗和启动抗心衰药物治疗反应良好。另一项关于舒尼替尼治疗转移性肾细胞癌和 GIST 的回顾性研究报道，接受舒尼替尼治疗的患者中有 2.7% 出现心力衰竭。平均发病时间为治疗开始后 22 d。值得注意的是，一些接受舒尼替尼治疗的 GIST 患者即使在停止治疗后也未出现心功能障碍的逆转。

一项对 175 名接受舒尼替尼治疗的转移性肾细胞癌患者的多中心研究分析显示，17 名（9.7%）出现 3 级高血压，33 名（18.9%）出现一定程度的心脏异常，175 名患者中有 12 名出现 3 级 CHF。基于这一分析，高血压和冠心病被认为是心功能不全的独立预测因素[34]。

（2）贝伐珠单抗：与贝伐珠单抗相关的心力衰竭见于一些临床试验中的零星报道。

（3）帕唑帕尼：肉瘤患者的 PALETTE 试验指出，帕唑帕尼与心脏功能下降有关。其中帕唑帕尼治疗组 6.7% 的患者心功能降低，相比之下安慰剂治疗组中有 2.4% 出现心功能降低[35]。

（4）仑伐替尼和瑞戈非尼：已有仑伐替尼治疗的患者出现心功能障碍的报道。在接受瑞戈非尼治疗的患者中，也有双心室 CHF 和心肌缺血的不良反应的报道。

一项系统回顾和荟萃分析旨在确定接受多靶点 TKIs 治疗的患者中 CHF 发生率，共计纳入来自 16 个 Ⅲ 期临床试验和 5 个 Ⅱ 期临床试验的 10 647 名患者。在接受 VEGFR TKIs 治疗的患者中，有 2.39% 的患者发生了任意级别 CHF，而非 TKIs 组的患者为 0.75%。接受 VEGFR TKIs 的患者中，1.19% 的患者发生高级别 CHF，而非 TKIs 组患者发生率为 0.65%。TKIs 组所有级别和高级别 CHF 与非 TKIs 组 CHF 的相对风险（*RR*）分别为 2.69（*P* < 0.001，95% *CI*：1.86 ～ 3.87）和 1.65（*P*=0.227，95% *CI*：0.73 ～ 3.70）。相对特异性 TKIs（阿西替尼）的 *RR* 与相对非特异性 TKIs（舒尼替尼、索拉非尼、凡德他尼、帕唑帕尼）结果相似[36]。在接受阿西替尼治疗的患者中曾观察到潜在致命性的心力衰竭。

应进行基线超声心动图或 MUGA 扫描，此后应定期监测心功能。FDA 建议对出现严重心力衰竭的患者永久停用舒尼替尼。对于 EF 比基线值下降程度达到 20% ～ 50% 的患者，建议减少剂量或中断治疗。

3. BCR/ABL 靶向治疗相关 CHF：在一项对 103 名接受伊马替尼治疗的 CML 患者的临床研究中，没有报道明显的心脏不良反应。然而，随后的病例观察报告其存在心脏毒性，包括使用伊马替尼治疗后 LVEF 降低[37]。另一项关于伊马替尼用于 GIST 的研究报道的心脏毒性发生率较低（0.2% ～ 0.4%）[38]。在一些患者中，NT-proBNP 水平略有升高，但无显著统计学意义[39]。一项对 90 名长期使用伊马替尼治疗 CML 的患者的研究（中位治疗时间为 3.3 年）评估了 EF，在这项研究中，平均 EF 为（68 ± 7）%；基于此项研究，伊马替尼即使长期使用，其相关的心脏毒性也相对少见[40]。并不是所有接受伊马替尼治疗的患者都需要进行常规心脏监测[39]。在 BELA 研究中，博舒替尼组和伊马替尼组在心脏和血管不良事件方面没有差异[41]。心力衰竭的总发生率为 2.9%，3 级和 4 级毒性的总发生率为 0.8%。因心脏毒性反应引起的博舒替尼停药率比其他研究更高。

4. BRAF 抑制剂相关 CHF：曲美替尼单药治疗以及曲美替尼和达非尼联合治疗均有心肌病报道[16]。应获得基线超声心动图，然后在患者接受治疗期间定期进行检查。如果 EF 下降达到或超过 10%，应停止治疗，并监测患者的改善情况。如果心脏功能恢复，该药物可以恢复较低的剂量。对于出现症状性心力衰竭的患者，应永久停止治疗。如果 EF 最初下降大于 20%，应迅速并永久地停止治疗。

5. EGFR 抑制剂相关 CHF：据报道，接受奥希替尼治疗的患者中心肌病发生率为1.4%。此数据基于 FLAURA 的研究，该研究促使奥希替尼获批用于 NSCLC 的一线治疗 [18]。建议进行基线超声心动图和定期评估 LVEF。应根据美国心脏病学院 / 美国心脏协会（ACC/AHA）的建议进行心力衰竭的治疗。

16.3.3　血栓栓塞事件

1. VEGF 靶向药物相关的动脉血栓栓塞事件：使用 VEGF TKIs 药物可引起动脉血栓栓塞事件（ATE），特别是索拉非尼和舒尼替尼。根据荟萃分析，估计 ATE 的发病率约为 1.4%[42]。使用帕唑帕尼（3%）和仑伐替尼（5%）也会增高 ATE 的发生率。在发生 ATE 后，应立即停用 VEGF TKIs 并应接受 ATE 的标准治疗。根据美国临床药学院（ACCP）指南，ATE 高危患者应接受阿司匹林进行预防。不推荐在发生严重ATE 事件后的 6 ~ 12 个月内使用 VEGF TKIs。

根据使用含贝伐珠单抗的化疗方案治疗晚期结直肠癌的报道，贝伐珠单抗与血栓栓塞事件发生率增高相关 [43]。在一项回顾了 471 名贝伐单抗治疗转移性结直肠癌患者心血管危险因素的研究中，发现贝伐珠单抗与 ATE 风险的轻微增加相关。年龄、既往有 ATE 病史和血管危险因素似乎并没有增加发生 ATE 的风险。在这项特殊的研究中，使用阿司匹林预防贝伐珠单抗患者 ATE 的效果尚不确定 [43]。一项对 20 项随机试验中超过 13 000 名患者进行的荟萃分析评估了 ATE 的相对风险，在接受转移性结直肠癌治疗的患者中发病率最高（3.2%，95% *CI*：1.9 ~ 5.4），在接受治疗的乳腺癌患者中发病率最低（0.7%，95% *CI*：0.1 ~ 3.6），但贝伐珠单抗已不再被批准适用于乳腺癌患者。NSCLC 和 RCC 患者中 ATE 的发生率分别为 2.5%（95% *CI*：1.8 ~ 3.7）和 2.3%（95% *CI*：1.4 ~ 3.7）[44]。

2. 阿柏西普：在 VELOUR 研究中，与安慰剂和 FOLFIRI 治疗组相比，阿柏西普和 FOLFIRI 治疗组发生动脉血栓栓塞事件的风险增加（1.8% *vs.* 0.5%），发生静脉血栓栓塞事件也同样增加（7.9% *vs.* 6.3%）[27]。

3. 普纳替尼相关的动脉血栓栓塞事件：在Ⅲ期随机试验 EPIC 研究中，普纳替尼被用于治疗 CML。EPIC 研究因使用普纳替尼的同期试验中观察到 ATE 增加而终止。本研究的初步数据表明，与伊马替尼相比，普纳替尼会增加发生 ATE 的风险 [45]，虽然这些血管闭塞事件的直接机制尚不清楚。

16.3.4　静脉血栓栓塞事件（VTE）

基于舒尼替尼、索拉非尼、帕唑帕尼、凡德他尼和阿西替尼的Ⅱ期和Ⅲ期随机试验的荟萃分析研究了 VTE 的发生率。根据这些荟萃分析，未发现使用这些药物增加静脉血栓栓塞的风险[46]。因此，这些药物并不被认为会增加静脉血栓栓塞的风险，并且可以在既往有 VTE 病史的患者中安全应用[46,47]。一般来说，一旦患者在接受靶向治疗时出现 VTE，可以暂时停用，建立充分的抗凝治疗后即刻恢复靶向治疗。美国国家综合癌症网络（NCCN）指南不建议在使用这些药物期间进行常规抗凝治疗。与所讨论的 TKIs 类似，雷莫芦单抗与 VTE 和 ATE 的风险增加无关[48]。

16.3.5　心律失常

QT 间期延长：QT 间期延长可出现在多种靶向治疗中。接受此类药物的患者应进行基线心电图监测，并进行定期电解质监测。应相应补充电解质，特别是钾和镁。需要注意药物相互作用，避免同时应用多种导致 QT 间期延长药物。虽然 QT 间期延长通常不会引起症状，但可导致包括快速性心律失常在内的持续尖端扭转型室性心动过速，具有临床意义。

1. VEGF TKIs：舒尼替尼可出现剂量依赖性的 QT 间期延长。与舒尼替尼相比，索拉非尼对 QT 延长的影响较小。所有患者在开始这些药物治疗前应进行基线心电图评估，此后定期监测，尽管并无指南规定复查的时间间隔。另外建议避免同时应用其他可能延长 QT 间期的药物。帕唑替尼和阿西替尼与 QT 间期延长并不存在统计学显著的关联[49]。

2. 靶向 TKIs 的 BCR/ABL

（1）尼洛替尼：推荐剂量 800 mg/d 的尼洛替尼与 QT 间期延长相关。当 QT 间期 > 480 ms 时，应停止治疗。目前建议 QT 间期恢复至小于 450 ms 时恢复治疗。通常可以恢复到之前的剂量。如果 QT 间期延长复发，则可以考虑减量。如果在减量后仍然出现 QT 间期延长，则建议永久停止治疗。

（2）博舒替尼：博舒替尼也与 QT 间期延长和心律失常有关。在两项主要研究中报道了 QT 间期延长和心律失常（总体发生率为 5.7%，3 级和 4 级发生率为 1.5%）[8]。据报道，停用博舒替尼的心脏原因包括心律失常、心包积液、右束支传导阻滞、CHF 和 QT 间期延长[8]。

3. ALK 抑制剂：阿来替尼通常用于 ALK 阳性转移性 NSCLC 的一线治疗。ALEX 试验为一项比较阿来替尼和克唑替尼的Ⅲ期试验。此试验中，使用阿来替尼的患者中 1% 出现心动过缓等心脏疾病，而使用克唑替尼后出现此类疾病的患者为 6%[11]。此外，在 J-ALEX 研究中将克唑替尼与阿来替尼进行对比，6% 应用克唑替尼的患者出现窦性心动过缓。随后的病例报告也证实了心动过缓的报告[50]。塞瑞替尼中也可观察到 QT 间期延长[9]。对于接受克唑替尼和塞瑞替尼治疗的患者，如果患者出现严重的 QT 间期延长，应暂停治疗，当 QT 间期恢复到基线时重新使用药物。复发性 QT 间期延长需要停止治疗。

4. CDK 4/6 抑制剂：在使用 CDK 4/6 抑制剂（如瑞博西尼和阿贝西利）治疗的患者中，也有 QT 间期延长的报道。使用 600 mg 剂量治疗的患者中，3.3% 的患者 QT 间期大于 480 ms。这种不良反应是剂量依赖性的，因此基线 QT 间期延长的患者被排除在此研究之外。在此研究中，如果患者出现 QT 间期延长，则需要减少剂量、中断治疗和停药[51]。阿贝西利获批使用是基于 MONARCH-3 试验。这种特殊的药物与同类其他药物具有相同的心脏不良反应特征。

5. BRAF 抑制剂：维莫非尼也被认为与 QT 间期延长相关。与其他引起 QT 间期延长的药物类似，对于基线 QT 间期延长的患者，应避免使用该药物。

6. EGFR 抑制剂：奥西替尼也会导致 QT 间期延长。心脏毒性如 QT 间期的变化，在奥西替尼组患者中出现的百分比［29 例（10%）］高于第一代 EGFR TKIs 组［13 例（5%）］[18]。

1.3.6 胸腔积液

博舒替尼：博舒替尼是一种治疗 CML 的 BCR/ABL TKIs，与胸腔积液相关。据报道，18.5% 应用博舒替尼的患者出现胸腔积液，大多数发生在接受治疗开始后 3 个月内[52]。大量胸腔积液可能需要胸腔穿刺、吸氧和利尿。病情严重的患者，应考虑减少剂量和中断治疗。对于 3 级胸腔积液，应停止治疗，直到积液好转。与博舒替尼相关的另一个重要的心脏毒性是液体潴留，表现为外周水肿[53]。

（译者：何其　　审校：吴炜，陈闽江）

参考文献

［1］Lee KF, Simon H, Chen H, et al. Requirement for neuregulin receptor erbB2 in neural and cardiac development. Nature. 1995; 378: 394-398.

［2］Barth AS, Zhang Y, Li T, et al. Functional impairment of human resident cardiac stem cells by the car-diotoxic antineoplastic agent trastuzumab. Stem Cells Transl Med. 2012; 1: 289-297.

［3］Keefe DL. Trastuzumab-associated cardiotoxicity. Cancer. 2002; 95: 1592-1600.

［4］Geyer CE, Forster J, Lindquist D, et al. Lapatinib plus capecitabine for HER2-positive advanced breast cancer. N Engl J Med. 2006; 355: 2733-2743.

［5］Hood JD, Meininger CJ, Ziche M, et al. VEGF upregulates ecNOS message, protein, and NO produc-tion in human endothelial cells. Am J Physiol. 1998; 274: H1054-H1058.

［6］Robinson ES, Khankin EV, Choueiri TK, et al. Suppression of the nitric oxide pathway in metastatic renal cell carcinoma patients receiving vascular endothelial growth factor-signaling inhibitors. Hypertens. 2010; 56: 1131-1136.

［7］Herman EH, Knapton A, Rosen E, et al. A multifaceted evaluation of imatinib-induced cardiotoxicity in the rat. Toxicol Pathol. 2011; 39: 1091-1106.

[8] Cortes JE, Kim DW, Kantarjian HM, et al. Bosutinib versus imatinib in newly diagnosed chronic-phase chronic myeloid leukemia: results from the BELA trial. J Clin Oncol. 2012; 30: 3486-3492.

[9] Soria JC, Tan DSW, Chiari R, et al. First-line ceritinib versus platinum-based chemotherapy in advanced ALK-rearranged non-small-cell lung cancer (ASCEND-4): a randomised, open-label, phase 3 study. Lancet. 2017; 389: 917-929.

[10] Christensen JG, Zou HY, Arango ME, et al. Cytoreductive antitumor activity of PF-2341066, a novel inhibitor of anaplastic lymphoma kinase and c-Met, in experimental models of anaplastic large-cell lym-phoma. Mol Cancer Ther. 2007; 6: 3314-3322.

[11] Peters S, Camidge R, Shaw AT, et al. Alectinib versus crizotinib in untreated ALK-positive non-small-cell lung cancer (ALEX). N Engl J Med. 2017; 377: 829-838.

[12] Sandhu SK, Schelman WR, Wilding G, et al. The poly(ADP-ribose) polymerase inhibitor niraparib (MK4827) in BRCA mutation carriers and patients with sporadic cancer: a phase 1 dose-escalation trial. Lancet Oncol. 2013; 14: 882-892. http: //www.ncbi.nlm.nih.gov/pubmed/23810788.

[13] Moore KN, Mirza MR, Matulonis UA. The poly (ADP ribose) polymerase inhibitor niraparib: manage-ment of toxicities. Gynecol Oncol. 2018; 149: 214-220.

[14] Finn RS, Martin M, Rugo HS, et al. Palbociclib and letrozole in advanced breast cancer. N Engl J Med. 2016; 375: 1925-1936.

[15] Long GV, Hauschild A, Santinami M, et al. Adjuvant dabrafenib plus trametinib in stage III BRAF-mutated melanoma. N Engl J Med. 2017; 377: 1813-1823.

[16] Banks M, Crowell K, Proctor A, et al. Cardiovascular effects of the MEK inhibitor, trametinib: a case report, literature review, and consideration of mechanism. Cardiovasc Toxicol. 2017; 17: 487-493.

[17] Shepherd FA, Rodrigues Pereira J, Ciuleanu T, et al. Erlotinib in previously treated non-small-cell lung cancer. N Engl J Med. 2005; 353: 123-132.

[18] Soria JC, Ohe Y, Vansteenkiste J, et al. Osimertinib in untreated EGFR-mutated advanced non-small-cell lung cancer. N Engl J Med. 2018; 378: 113-125.

[19] Motzer RJ, Rini BI, Bukowski RM, et al. Sunitinib in patients with metastatic renal cell carcinoma. JAMA. 2006; 295: 2516.

[20] Motzer RJ, Hutson TE, Tomczak P, et al. Sunitinib versus interferon alfa in metastatic renal-cell carci-noma. N Engl J Med. 2007; 356: 115-124.

[21] Demetri GD, van Oosterom AT, Garrett CR, et al. Efficacy and safety of sunitinib in patients with advanced gastrointestinal stromal tumour after failure of imatinib: a randomised controlled trial. Lancet. 2006; 368: 1329-1338.

[22] Zhu X, Stergiopoulos K, Wu S. Risk of hypertension and renal dysfunction with an angiogenesis inhibi-tor sunitinib: systematic review and meta-analysis. Acta Oncol. 2009; 48: 9-17.

[23] Chu TF, Rupnick MA, Kerkela R, et al. Cardiotoxicity associated with tyrosine kinase inhibitor sunitinib. Lancet. 2007; 370: 2011-2019.

[24] Qi WX, Lin F, Sun Y, et al. Incidence and risk of hypertension with pazopanib in patients with cancer: a meta-analysis. Cancer Chemother Pharmacol. 2013; 71: 431-439.

［25］Rini BI, Escudier B, Tomczak P, et al. Comparative effectiveness of axitinib versus sorafenib in advanced renal cell carcinoma (AXIS): a randomised phase 3 trial. Lancet. 2011; 378: 1931-1939.

［26］Hamnvik OPR, Choueiri TK, Turchin A, et al. Clinical risk factors for the development of hypertension in patients treated with inhibitors of the VEGF signaling pathway. Cancer. 2015; 121: 311-319.

［27］Van Cutsem E, Tabernero J, Lakomy R, et al. Addition of aflibercept to fluorouracil, leucovorin, and irinotecan improves survival in a phase III randomized trial in patients with metastatic colorectal cancer previously treated with an oxaliplatin-based regimen. J Clin Oncol. 2012; 30: 3499-3506.

［28］Kim DW, Tiseo M, Ahn MJ, et al. Brigatinib in patients with crizotinib-refractory anaplastic lymphoma kinase-positive non-small-cell lung cancer: a randomized, multicenter phase II trial. J Clin Oncol. 2017; 35: 2490-2498.

［29］Seidman A, Hudis C, Pierri MK, et al. Cardiac dysfunction in the trastuzumab clinical trials experience. J Clin Oncol. 2002; 20: 1215-1221.

［30］Tripathy D, Slamon DJ, Cobleigh M, et al. Safety of treatment of metastatic breast cancer with trastu-zumab beyond disease progression. J Clin Oncol. 2004; 22: 1063-1070.

［31］Goldhar HA, Yan AT, Ko DT, et al. The temporal risk of heart failure associated with adjuvant trastu-zumab in breast cancer patients: a population study. J Natl Cancer Inst. 2016; 108: djv301.

［32］Perez EA, Barrios C, Eiermann W, et al. Trastuzumab emtansine with or without pertuzumab versus trastuzumab plus taxane for human epidermal growth factor receptor 2-positive, advanced breast cancer: primary results from the phase III MARIANNE study. J Clin Oncol. 2017; 35: 141-148.

［33］Richards CJ, Je Y, Schutz FAB, et al. Incidence and risk of congestive heart failure in patients with renal and nonrenal cell carcinoma treated with sunitinib. J Clin Oncol. 2011; 29: 3450-3456.

［34］Di Lorenzo G, Autorino R, Bruni G, et al. Cardiovascular toxicity following sunitinib therapy in meta-static renal cell carcinoma: a multicenter analysis. Ann Oncol. 2009; 20: 1535-1542.

［35］van der Graaf WTA, Blay JY, Chawla SP, et al. Pazopanib for metastatic soft-tissue sarcoma (PAL-ETTE): a randomised, double-blind, placebo-controlled phase 3 trial. Lancet. 2012; 379: 1879-1886.

［36］Ghatalia P, Morgan CJ, Je Y, et al. Congestive heart failure with vascular endothelial growth factor recep-tor tyrosine kinase inhibitors. Crit Rev Oncol Hematol. 2015; 94: 228-237.

［37］Ribeiro AL, Marcolino MS, Bittencourt HNS, et al. An evaluation of the cardiotoxicity of imatinib mesylate. Leuk Res. 2008; 32: 1809-1814.

［38］Ben Ami E, Demetri GD. A safety evaluation of imatinib mesylate in the treatment of gastrointestinal stromal tumor. Expert Opin Drug Saf. 2016; 15: 571-578.

［39］Perik PJ, Rikhof B, de Jong FA, et al. Results of plasma N-terminal pro B-type natriuretic peptide and cardiac troponin monitoring in GIST patients do not support the existence of imatinib-induced cardio-toxicity. Ann Oncol. 2008; 19: 359-361.

［40］Marcolino MS, Boersma E, Clementino NCD, et al. The duration of the use of imatinib mesylate is only weakly related to elevated BNP levels in chronic myeloid leukaemia patients. Hematol Oncol. 2011; 29: 124-130.

[41] Gambacorti-Passerini C, Cortes JE, Lipton JH, et al. Safety of bosutinib versus imatinib in the phase 3 BELA trial in newly diagnosed chronic phase chronic myeloid leukemia. Am J Hematol.2014 Oct; 89(10): 947-953. doi: 10.1002/ajh.23788. Epub 2014 Jul 21. PMID: 24944159; PMCID: PMC4305212.

[42] Choueiri TK, Schutz FAB, Je Y, et al. Risk of arterial thromboembolic events with sunitinib and sorafenib: a systematic review and meta-analysis of clinical trials. J Clin Oncol. 2010; 28: 2280-2285.

[43] Tebbutt NC, Murphy F, Zannino D, et al. Risk of arterial thromboembolic events in patients with ad-vanced colorectal cancer receiving bevacizumab. Ann Oncol Off J Eur Soc Med Oncol. 2011; 22: 1834-1838.

[44] Schutz FAB, Je Y, Azzi GR, et al. Bevacizumab increases the risk of arterial ischemia: a large study in cancer patients with a focus on different subgroup outcomes. Ann Oncol Off J Eur Soc Med Oncol. 2011; 22: 1404-1412.

[45] Lipton JH, Chuah C, Guerci-Bresler A, et al. EPIC: a phase 3 trial of ponatinib compared with ima-tinib in patients with newly diagnosed chronic myeloid leukemia in chronic phase (CP-CML). Blood. 2014: 124.

[46] Sonpavde G, Je Y, Schutz F, et al. Venous thromboembolic events with vascular endothelial growth factor receptor tyrosine kinase inhibitors: a systematic review and meta-analysis of randomized clinical trials. Crit Rev Oncol Hematol. 2013; 87: 80-89.

[47] Qi WX, Min DL, Shen Z, et al. Risk of venous thromboembolic events associated with VEGFR-TKIs: a systematic review and meta-analysis. Int J Cancer. 2013; 132: 2967-2974.

[48] Arnold D, Fuchs CS, Tabernero J, et al. Meta-analysis of individual patient safety data from six random-ized, placebo-controlled trials with the antiangiogenic VEGFR2-binding monoclonal antibody ramuci-rumab. Ann Oncol Off J Eur Soc Med Oncol. 2017; 28: 2932-2942.

[49] Ghatalia P, Je Y, Kaymakcalan MD, et al. QTc interval prolongation with vascular endothelial growth factor receptor tyrosine kinase inhibitors. Br J Cancer. 2015; 112: 296-305.

[50] Ou SHI, Azada M, Dy J, et al. Asymptomatic profound sinus bradycardia (heart rate ≤45) in non-small cell lung cancer patients treated with crizotinib. J Thorac Oncol. 2011; 6: 2135-2137.

[51] Hortobagyi GN, Stemmer SM, Burris HA, et al. Ribociclib as first-line therapy for hr-positive, advanced breast cancer. N Engl J Med. 2016; 375: 1738-1748.

[52] Latagliata R, Stagno F, Annunziata M, et al. Frontline dasatinib treatment in a "real-life" cohort of patients older than 65 years with chronic myeloid leukemia. Neoplasia. 2016; 18: 536-540.

[53] Khoury HJ, Guilhot F, Hughes TP, et al. Dasatinib treatment for Philadelphia chromosome-positive leukemias. Cancer. 2009; 115: 1381-1394.

第 17 章

免疫相关不良事件的机制

17.1 简介

免疫治疗的起源可以追溯到 20 世纪初期，当时 Paul Ehrlich 做出了一个假设：宿主免疫系统在恶性细胞的早期识别和消除中发挥了重要作用[1]。直到 21 世纪，许多研究者才共同建立了这一理论。研究者提出了肿瘤免疫监视和免疫编辑这两个概念[2,3]，解释了免疫系统与肿瘤发生之间复杂的相互作用[4,5]。Macfarlane Burnet 和 Lewis Thomas 提出的免疫监视理论指出细胞免疫在人体中进行持续监视，并能够识别和消除癌变早期的恶性细胞。随后在小鼠模型中，研究者探究了无胸腺小鼠恶性肿瘤的发生率，但是实验结果并不一致，并且未能明确免疫抑制与癌症发生之间的关系[6-8]。人们对免疫和癌症发生领域的兴趣直到 20 世纪 90 年代有了新发现之后才被激发。

随着人们对免疫系统和恶性肿瘤细胞之间相互作用的理解逐渐加深，免疫编辑理论有了进一步的发展。免疫编辑可以用三个 "E" 来描述，它们代表了三个不同的阶段。第一个 "E" 代表 "消除（elimination）"，指免疫细胞识别并消除恶性细胞。第二个 "E" 代表 "平衡（equilibrium）"，指逃避消除的肿瘤细胞突变体与免疫系统达到平衡。尽管免疫系统一直在进化，以不断消除突变，但机体同时在不断地产生新的原癌基因突变，导致肿瘤细胞并不能被完全清除，最终机体免疫系统与肿瘤细胞之间相互制衡。肿瘤细胞产生的多种细胞因子和趋化因子，例如干扰素 γ、CXCL10、CXCL9、CXCL11 等和浸润性免疫细胞一同调节肿瘤微环境中免疫细胞和肿瘤细胞的相互作用。第三个 "E" 代表 "逃逸（escape）"，进化的肿瘤细胞能够逃避免疫系统识别并开始迅速增殖[5]。这种逃逸是由多种方式介导的，例如主要组织相容性复合体 1（MHC 1）表达下降、抗原拟态、趋化因子的改变导致免疫抑制细胞的增加［例如调节性 T 细胞（Treg）和髓样抑制细胞（MDSCs）］以及免疫检查点的上调导致 T 细胞耗竭。

人们早在 1777 年就尝试利用宿主免疫来治疗肿瘤，肯特公爵的外科医生曾试图通过给自己注射恶性细胞来研制癌症疫苗，然而试验并不成功，直到 1891 年 William

Coley 发现灭活链球菌和黏质沙雷菌对软组织肉瘤的治愈率为 10%[9]。在 20 世纪，随着细胞因子被逐渐认识，大剂量白介素（IL）-2 成功用于黑素瘤和肾细胞癌的治疗。在过去十年中，随着免疫检查点抑制剂的发现，免疫治疗取得了突飞猛进的发展。与高剂量 IL-2 相比，免疫检查点抑制剂的耐受性更好。同时免疫检查点抑制剂在多种恶性肿瘤中疗效显著，目前已获准用于晚期黑素瘤、非小细胞肺癌、头颈部鳞状细胞癌、经典霍奇金淋巴瘤、尿路上皮癌、肾细胞癌患者和晚期微卫星不稳定性（MSI）高 / 错配修复缺陷肿瘤等。由于免疫治疗会干扰调节免疫稳态的生理途径，因此在免疫治疗时会出现一系列类似于自身免疫性疾病的不良反应。这些不良事件称为免疫相关不良事件（irAE）。本章将探讨免疫相关不良事件的潜在病理生理机制，从描述免疫耐受的生理通路开始，然后探讨这些通路的改变如何导致自身免疫反应。

17.2　参与免疫稳态调节的生理途径

先天免疫系统和适应性免疫系统在正常宿主产生免疫反应时都发挥着重要作用。先天免疫是非特异性的，不需要 MHC 呈递抗原；适应性免疫的作用更多，可引起抗原特异性免疫细胞的激活和增殖。在生理条件下，适应性免疫受到共刺激信号和抑制信号的严格调节。T 细胞激活需要两个信号：第一个信号为 T 细胞受体与 MHC 呈递的抗原肽结合，第二个信号为 T 细胞上的共刺激分子与抗原呈递细胞上的配体结合。在幼稚 T 细胞中，CD28 与 B7-1 和 B7-2（也分别称为 CD80 和 CD86）结合在下游信号转导中起重要作用，介导促炎细胞因子的分泌，如 IL-12 和干扰素 -γ，最后导致幼稚 T 细胞克隆增殖。抑制信号能使 T 细胞克隆在抗原刺激消退时减慢。

T 细胞受体（TCR）和 B 细胞受体（BCR）的多样性是三个独立基因片段重组的结果——V 基因、D 基因和 J 基因。B 细胞和 T 细胞分别在骨髓（B 细胞）和胸腺（T 细胞）中分化。研究估计，此过程产生的 TCR 和 BCR 中有 20% ~ 50% 可以与自身抗原具有亲和力[10]；然而，人群中只有一小部分会出现自身免疫的临床表现。抑制信号或免疫检查点通过下调自身反应性细胞，在自身抗原的免疫耐受中发挥重要作用，例如细胞毒性 T 淋巴细胞抗原 4（CTLA-4）、程序性细胞死亡 -1（PD-1）、T 细胞免疫球蛋白和黏蛋白结构域 3（TIM3）和淋巴细胞激活基因 3（LAG3）。淋巴器官中 T 细胞的激活介导 CTLA-4 的表达，CTLA-4 与 CD28 同源，但比 CD28 结合 B7-1 和 B7-2 的亲和力高得多，因此介导了 T 细胞反应的负调节。PD-1 在调节外周组织中的 T 细胞反应中起重要作用，PD-1 与其配体 PD-L1 和 PD-L2 结合，导致抗原特异性 T 细胞凋亡增加，但同时使 Treg 细胞凋亡减少，从而抑制免疫反应。

17.3 免疫相关不良事件（irAE）的病理生理

肿瘤细胞可以上调免疫检查点通路以逃避宿主免疫系统。免疫检查点抑制剂通过阻止免疫检查点的抑制作用，从而重新激活对恶性细胞的免疫反应，以起到其抗肿瘤的作用，但这也会干扰前文中提到的免疫稳态过程，并可能导致免疫介导的不良事件。目前，尚不清楚 irAE 的确切病理生理学机制，但新出现的证据表明免疫系统的诸多方面都可能发挥作用。下文描述了 irAE 的潜在机制以及支持证据。

17.4 共享抗原、新抗原的交叉呈递和T细胞表位扩散

共享抗原：各种器官细胞之间的共享抗原和单克隆抗体所针对的调节蛋白可能是使用免疫检查点抑制剂出现毒性作用的原因之一。例如，接受 CTLA-4 单克隆抗体治疗的患者免疫介导的垂体炎发生率较高，这是因为正常垂体也表达 CTLA-4[11,12]。

表位扩散：研究发现与天然同源的肿瘤相关抗原可以在正常细胞上表达，这可能促进恶性细胞的免疫耐受。表位扩散是免疫反应从靶向特定表位到靶蛋白次优势表位的多样化过程。免疫治疗可增强机体的免疫反应，免疫抑制剂靶向肿瘤细胞和正常组织上的这些共享或同源抗原，这可能导致免疫相关毒性。在一份关于免疫检查点抑制剂治疗后的 2 例暴发性心肌炎病例的报告中，肿瘤细胞上肌肉特异性抗原（结蛋白和肌钙蛋白）的高表达进一步支持了这一观点[13]。同样，黑素瘤细胞和黑色素细胞出现的共享抗原可以解释在接受免疫治疗的黑素瘤患者中白斑病的较高发病率的现象[14]。

新抗原的交叉呈递：癌症免疫治疗的作用机制之一是通过抗原扩散，其中 T 细胞介导的肿瘤细胞的破坏使肿瘤相关抗原的释放增加，产生二次免疫反应。因此，免疫治疗通过 T 细胞的产生和增殖来重塑循环 T 细胞的免疫库。在这些多样化的 T 细胞克隆型中，一部分可能与正常组织上的抗原发生交叉反应，并导致自身免疫[15]。在接受 CTLA-4 抑制剂治疗的转移性前列腺癌患者的外周血单核细胞（PBMC）回顾性分析中，发现 T 细胞受体库（TCR）的多样化与 irAE 的发展相关，尤其是大范围低频克隆型 TCR[16]；与未发生 irAE 的患者相比，发生 irAE 患者的基线新克隆 T 细胞占比明显更高。在这种情况下，造成组织炎症和 irAE 的原因可能是克隆性 T 细胞数量的扩大，而不是自身抗原介导的 T 细胞激活。转移性前列腺癌患者的 CLTA-4 抑制剂和雄激素剥夺治疗的 Ⅱ 期试验揭示了 CD8$^+$T 细胞的克隆增殖与随后的 irAE 发生之间的相关性[17]。

17.5　其他免疫细胞的失调

维持免疫稳态和有效免疫反应之间的平衡受到多种免疫细胞和调节性细胞因子的严格控制。免疫检查点抑制剂会破坏这种平衡，引发不受控制的免疫反应，从而导致 irAE。下文描述了在 irAE 发生过程中发挥作用的一些关键免疫反应调节因子。

（1）调节性 T 细胞：FOXP3 Treg 在抑制自身反应性 T 细胞以及调节适应性 T 细胞反应方面起着重要的作用。Treg 同时在维持黏膜对胃肠道共生菌的耐受性方面也起着重要的作用。研究表明，共生菌可以在肠道内诱导生成适应性 Treg 和 IL-10，使这些细菌能够在肠道内持续存在但不会诱发炎症反应。在很多炎症性肠病的临床前模型中，强调了肠道中 Treg 耗竭与炎症性肠病发生之间的相关性[18]。研究人员已证实 CTLA-4 在 Tregs 表面有基础表达且在抑制功能中至关重要。在免疫治疗后，观察到效应 T 细胞与 Treg 的比值增高。一旦 Treg 维持的这种稳态失调，可能引起一些 irAE，特别是结肠炎。研究人员比较免疫检查点抑制剂引起的结肠炎患者和炎症性肠病患者的组织病理学，发现这两个人群中的黏膜 Tregs 数量相似[19]。然而，其他研究表明用抗 CTLA-4 抗体治疗后，伴有和不伴有结肠炎患者之间的黏膜 Tregs 数量并没有差异[20]。

（2）嗜酸性粒细胞：患者组织病理学研究中发现，一些发生皮肤相关 irAE 的患者有嗜酸性粒细胞浸润，这类似于各种自身免疫性皮肤病[21]。此外，回顾性研究还表明，治疗早期嗜酸性粒细胞计数升高与后续 irAE 的发展相关[22,23]。

17.6　自身抗体

尽管大多数 irAE 是 T 细胞介导的毒性结果，但一些 irAE 和体液免疫相关。因为许多患者没有记录治疗前抗体滴度，所以证明这些自身抗体因果关系很困难。因此很难区分患者是在治疗前存在抗体，还是免疫治疗后产生新自身抗体。研究表明使用免疫检查点抑制剂治疗后甲状腺功能障碍与抗甲状腺球蛋白抗体相关[24]。Iwama 等[11]在小鼠模型中发现，使用 CTLA-4 单克隆抗体后发生垂体炎的小鼠中检测到垂体抗体，这些抗体直接结合垂体细胞中正常表达的 CTLA-4，导致补体过度激活和淋巴细胞浸润垂体。在检查点抑制相关的大疱性类天疱疮皮肤病中，可以在血清中检测到 BP180 和 BP230 的特异性抗体[25]。在一些由检查点抑制剂诱发的糖尿病患者中，检测到自身抗体，例如抗谷氨酸脱羧酶，且被认为是发病机制的核心[26]。在风湿病中，先前存在的抗体或新出现的抗体，例如抗环瓜氨酸肽等，与类风湿关节炎或其他自身免疫现象的发展有关[27]。

17.7　细胞因子

免疫检查点抑制剂激活效应 T 细胞，引起促炎细胞因子激增和炎症细胞聚集，从而导致器官损伤。细胞因子释放综合征（CRS）是一种可能危及生命的不良反应，CRS 常出现在白血病治疗和嵌合抗原受体 T 细胞（CART）治疗期间。CRS 与许多细胞因子的高循环水平相关，例如 IL-6 和 γ- 干扰素 [28]。IL-6 和 CRS 的发生息息相关，因此使用托珠单抗（一种人源化 IL-6R 单克隆抗体）阻断这种细胞因子可有效治疗 CRS。

检查点抑制剂可引起免疫失调，其另一个下游效应是调节性细胞因子之间的失衡。在接受易普利姆玛治疗的黑素瘤患者中，较高水平的促炎细胞因子 IL-17 与后续结肠炎的发生有关 [29]。另一方面，抗炎细胞因子水平，例如 IL-10 在发生 irAE 的患者中降低 [30]。

17.8　遗传多态性

PD-1 和 CTLA-4 基因的遗传多态性与自身免疫之间的关联已得到充分证实 [31]。一部分患者在接受免疫治疗后发生 irAE，这些患者在免疫通路的关键调节基因中具有种系遗传多态性，这可能是他们易发生 irAE 的原因。同样，高危 HLA 基因型与 1 型糖尿病等疾病有关，文献中有关于具有这些高危基因型的患者在免疫治疗后发展为 1 型糖尿病的报道 [26]。一组报告指出 T 细胞受体 β 可变基因中的某些种系多态性与 irAE 的发生相关，这可能是由于这些 T 细胞受体与 HLA 相互作用模式的改变，导致自身抗原反应性增加 [32]。另一组报告指出，基因中的某些单核苷酸多态性可以影响 PD-1 介导 T 细胞反应，同时与纳武利尤单抗的不良反应有关 [33]。

17.9　免疫反应的环境调节

越来越多的证据表明，宿主免疫的环境调节，尤其是肠道微生物群，与免疫检查点抑制剂的疗效和毒性有关。小鼠模型证实了肠道微生物组在宿主免疫系统成熟和黏膜免疫调节中的关键作用 [34]，因此，宿主肠道微生物组的组成可能使它们更易患 irAE。研究表明，肠道微生物中较多数量的共生细菌（拟杆菌）与结肠炎的低发病率有关 [35,36]，厚壁菌门的细菌与结肠炎风险增加有关 [36]。

17.10 特异性免疫治疗制剂与其相关毒性

17.10.1 细胞因子

细胞因子是最早用于临床实践的免疫治疗药物之一。高剂量 IL-2 被批准用于黑素瘤和肾细胞癌患者，它能够产生持久疗效并治愈一小部分患者，但是输注高剂量细胞因子会导致细胞因子风暴，其表现为低血压、心律失常、肺水肿和发热，严重时可危及生命，这些都是细胞因子风暴引发炎症导致的直接后果。一些新型细胞因子超激动剂导致细胞因子风暴的可能性减小。

17.10.2 免疫检查点抑制剂

目前批准用于临床的免疫检查点抑制剂靶向 PD-1、PD-L1 和 CTLA-4。使用 PD-1/PD-L1 抑制剂观察到的免疫相关毒性的概况和发生率与使用 CTLA-4 抑制剂不同。结肠炎和垂体炎在 CTLA-4 抑制剂中更常见，而肺炎在 PD-1 和 PD-L1 抑制剂中更常见。这可能反映了这些蛋白质在免疫调节的不同阶段中的作用，CTLA-4 调节 T 细胞活化的启动阶段，而 PD-1 调节外周组织的效应阶段。总体而言，与 PD-1/PD-L1 抑制剂相比，CTLA-4 抑制剂的 irAE 发生率更高。PD-1/CTLA-4 抑制剂联合治疗和单独使用任何一种抑制剂相比，irAE 的发生率更高。原发疾病的部位也会影响 irAE 中器官的受累，例如肺炎在接受免疫治疗的非小细胞肺癌患者中更为常见，其原因可能是官特异性免疫反应导致炎症局限于该部位。

17.10.3 嵌合抗原受体 T（CAR T）细胞

CART 细胞治疗已被批准用于难治性急性淋巴细胞白血病（ALL）和弥漫性大 B 细胞淋巴瘤（DLBCL）患者。由于 IL-6 等细胞因子异常升高，CAR T 细胞治疗导致细胞因子释放综合征（CRS）的发生率非常高。靶向 IL-6 治疗（托珠单抗）能够成功减轻 CRS 的症状。

17.10.4 双特异性抗体（BiTE）

BiTE 是将 T 细胞上表达的 CD3 分子与特定抗原连接起来的抗体。在博纳吐单抗的目标分子是 CD19，博纳吐单抗最近被批准用于费城染色体阴性的 B-ALL 中，并且与 CRS 和继发于免疫失调的神经毒性有关。

17.10.5 溶瘤病毒

使用溶瘤病毒（talimogene laherparepvec 或 T-VEC）可能导致 irAE，例如肾小球肾炎、肺炎、结肠炎和血管炎，这种病毒的免疫刺激特性可能介导了这些不良反应。

17.11 结论

免疫介导的毒性是免疫治疗导致免疫耐受丧失的结果。随着在免疫治疗药物的临床使用方面获得更多经验，人们也对免疫相关毒性的各种机制有更深入的了解。由于人体内外、不同个体之间免疫调节的复杂性，全面了解免疫介导的毒性将需要对每个个体进行深入研究。理解 irAE 的机制将有助于医生针对不同患者选择不同的免疫治疗，并为 irAE 提供最佳治疗方法。

（译者：刘蕴欣　　审校：刘潇衍，陈闽江）

参考文献

[1] Ehrlich P. Ueber den jetzigen Stand der Karzinomforschung. Ned Tijdschr Geneeskd. 1909; 5: 273-290.

[2] Burnet FM. Immunological surveillance in neoplasia. Transplant Rev. 1971; 7: 3-25.

[3] Burnet FM. The concept of immunological surveillance. Prog Exp Tumor Res. 1970; 13: 1-27.

[4] Dunn GP, Old LJ, Schreiber RD. The three Es of cancer immunoediting. Annu Rev Immunol. 2004; 22: 329-360.

[5] Dunn GP, Bruce AT, Ikeda H, et al. Cancer immunoediting: from immunosurveillance to tumor escape. Nat Immunol. 2002; 3: 991-998.

[6] Stutman O. Immunodepression and malignancy. Adv Cancer Res. 1975; 22: 261-422.

[7] Nishizuka Y, Nakakuki K, Usui M. Enhancing effect of thymectomy on hepatotumorigenesis in Swiss mice following neonatal injection of 20-methylcholanthrene. Nature. 1965; 205: 1236-1238.

[8] Burstein NA, Law LW. Neonatal thymectomy and non-viral mammary tumours in mice. Nature. 1971; 231: 450-452.

[9] Ichim CV. Revisiting immunosurveillance and immunostimulation: implications for cancer immuno-therapy. J Transl Med. 2005; 3(1): 8.

[10] Goodnow CC, Sprent J, Fazekas de St Groth B, et al. Cellular and genetic mechanisms of self tolerance and autoimmunity. Nature. 2005; 435(7042): 590-597.

[11] Iwama S, De Remigis A, Callahan MK, et al. Pituitary expression of CTLA-4 mediates hypophysitis secondary to administration of CTLA-4 blocking antibody. Sci Transl Med. 2014; 6: 230ra45.

[12] Caturegli P, Di Dalmazi G, Lombardi M, et al. Hypophysitis secondary to cytotoxic T-lymphocyte-

associated protein 4 blockade: insights into pathogenesis from an autopsy series. Am J Pathol. 2016; 186: 3225-3235.

[13] Johnson DB, Balko JM, Compton ML, et al. Fulminant myocarditis with combination immune check-point blockade. N Engl J Med. 2016; 375(18): 1749-1755.

[14] Larsabal M, Marti A, Jacquemin C, et al. Vitiligo-like lesions occurring in patients receiving anti-programmed cell death-1 therapies are clinically and biologically distinct from vitiligo. J Am Acad Dermatol. 2017; 76: 863-870.

[15] Gulley JL, Madan RA, Pachynski R, et al. Role of antigen spread and distinctive characteristics of immunotherapy in cancer treatment. J Natl Cancer Inst. 2017; 109(4).

[16] Oh DY, Cham J, Zhang L, et al. Immune toxicities elicted by CTLA-4 blockade in cancer patients are associated with early diversification of the T-cell repertoire. Cancer Res. 2017; 77(6): 1322-1330.

[17] Subudhi SK, Aparicio A, Gao J, et al. Clonal expansion of CD8 T cells in the systemic circulation precedes development of ipilimumab-induced toxicities. Proc Natl Acad Sci U S A. 2016; 113(42): 11919-11924.

[18] Yamada A, Arakaki R, Saito M, et al. Role of regulatory T cell in the pathogenesis of inflammatory bowel disease. World J Gastroenterol. 2016; 22(7): 2195-2205.

[19] Coutzac C, Adam J, Soularue E, et al. Colon immune-related adverse events: anti-CTLA-4 and anti-PD-1 blockade induce distinct immunopathological entities. J Crohns Colitis. 2017; 11(10): 1238-1246.

[20] Lord JD, Hackman RC, Moklebust A, et al. Refractory colitis following anti-CTLA4 antibody therapy: analysis of mucosal FOXP3+ T cells. Dig Dis Sci. 2010; 55: 1396-1405.

[21] Jaber SH, Cowen EW, Haworth LR, et al. Skin reactions in a subset of patients with stage IV melanoma treated with anti-cytotoxic T-lymphocyte antigen 4 monoclonal antibody as a single agent. Arch Derma-tol. 2006; 142(2): 166-172.

[22] Schindler K, Harmankaya K, Kuk D, et al. Correlation of absolute and relative eosinophil counts with immune-related adverse effects in melanoma patients treated with ipilimumab. J Clin Oncol. 2014; 32 (suppl 15): 9096.

[23] Diehl A, Yarchoan M, Yang T, et al. Relationship of lymphocyte and eosinophil counts and immune-related adverse events in recipients of programmed death-1 (PD-1) inhibitor therapy: a single-center retrospective analysis. J Clin Oncol. 2017; 35(15 suppl): e14586.

[24] Osorio JC, Ni A, Chaft JE, et al. Antibody-mediated thyroid dysfunction during T-cell checkpoint blockade in patients with non-small-cell lung cancer. Ann Oncol. 2017; 28: 583-589.

[25] Naidoo J, Schindler K, Querfeld C, et al. Autoimmune bullous skin disorders with immune checkpoint inhibitors targeting PD-1 and PD-L1. Cancer Immunol Res. 2016; 4: 383-389.

[26] Chae YK, Chiec L, Mohindra N, et al. A case of pembrolizumab-induced type-1 diabetes mellitus and discussion of immune checkpoint inhibitor-induced type 1 diabetes. Cancer Immunol Immunother. 2017; 66(1): 25-32.

[27] Belkhir R, Burel SL, Dunogeant L, et al. Rheumatoid arthritis and polymyalgia rheumatica occurring after immune checkpoint inhibitor treatment. Ann Rheum Dis. 2017; 76(10): 1747-1750.

[28] Lee DW, Gardner R, Porter DL, et al. Current concepts in the diagnosis and management of

cytokine release syndrome. Blood. 2014; 124(2): 188-195.

［29］Tarhini AA, Zahoor H, Lin Y, et al. Baseline circulating IL-17 predicts toxicity while TGF-β1 and IL-10 are prognostic of relapse in ipilimumab neoadjuvant therapy of melanoma. J ImmunoTherapy of Cancer. 2015; 3(1): 39.

［30］Sun J, Schiffman J, Raghunath A, et al. Concurrent decrease in IL-10 with development of immune-related adverse events in a patient treated with anti-CTLA-4 therapy. Cancer Immun. 2008; 8: 9.

［31］Patil PD, Burotto M, Velcheti V. Biomarkers for immune-related toxicities of checkpoint inhibitors: current progress and the road ahead. Expert Rev Mol Diagn. 2018; 18(3): 297-305.

［32］Looney T, Linch E, Lowman G, et al. Evaluating the link between T cell receptor beta variable gene polymorphism and immune mediated adverse events during checkpoint blockade immunotherapy. J Clin Oncol. 2018; 36(suppl): e15002.

［33］Bins S, Basak E, El Bouazzaoui S, et al. Association between single nucleotide polymorphisms and side effects in nivolumab treated NSCLC patients. Annals of Oncology. 2016; 27(suppl 8): VIII1.

［34］Mazmanian SK, Liu CH, Tzianabos AO, et al. An immunomodulatory molecule of symbiotic bacteria directs maturation of the host immune system. Cell. 2005; 122(1): 107-118.

［35］Chaput N, Lepage P, Coutzac C, et al. Baseline gut microbiota predicts clinical response and colitis in metastatic melanoma patients treated with ipilimumab. Ann Oncol. 2017; 28(6): 1368-1379.

［36］Dubin K, Callahan MK, Ren B, et al. Intestinal microbiome analyses identify melanoma patients at risk for checkpoint-blockade induced colitis. Nat Commun. 2016; 7: 10391.

第 18 章

免疫治疗的内分泌毒性

18.1　简介

在过去的 20 年里，癌症免疫治疗领域从一个小众方向发展成了肿瘤治疗的前沿阵地。与化疗不同，免疫治疗通过"松开刹车"来激活增强机体免疫系统。虽然研究不断深入，但免疫治疗仍然不是一种完全精准的治疗方法，其常常导致一系列副反应，被称为免疫相关不良反应（irAE）。一些内分泌系统 irAE 的症状可能与晚期癌症的症状重叠，其中一些可能危及生命。如何诊断和管理这些不良反应，需要肿瘤学家、内分泌学家和内科医生的相互合作。本章将讨论美国食品药品管理局（FDA）批准的主要免疫治疗药物，包括这些药物的适应证、作用机制、内分泌毒性以及这些毒性的管理。

18.2　药物成分及作用机制

18.2.1　白介素 2（IL-2）

IL-2 目前被广泛用于转移性黑素瘤和肾细胞癌的单药治疗及与其他药物的联合治疗。当单药治疗时，高剂量 IL-2 在肾细胞癌患者中的有效率为 25%，在转移性黑素瘤患者中有效率为 18%[1,2]。IL-2 的不良反应明显，随着治疗方法的不断进步，其使用已经逐渐减少。

1. 作用机制：IL-2 与受体结合后，导致 Janus 酪氨酸激酶（JAK）磷酸化，从而激活信号转导和转录激活（STAT）、磷酸肌醇 -3- 激酶（PI3K）和 SCH-MAP-RAS 通路，进而激活下游信号[3]。IL-2 在癌症免疫治疗中扮演着双刃剑的角色。它调节 T 细胞的扩增、向记忆细胞和效应细胞的分化、自然杀伤细胞（NK）的增殖，并增加其细胞溶解活性，这是其抗肿瘤活性的基础。另外，IL-2 也导致调节性 T 细胞（Treg）的扩增，长期暴露于 IL-2 会诱导活化 T 细胞的死亡，从而抑制抗肿瘤免疫反应[3]。

2. 内分泌毒性的机制：甲状腺功能异常是 IL-2 最常引起的内分泌毒性。潜在发病机制为自身免疫介导。在接受 IL-2 治疗的患者中，可观察到甲状腺淋巴细胞浸润增加 [4,5]。也有研究发现在 IL-2 治疗期间，甲状腺自身抗体（Tab）水平增加 [6-8]。但部分研究表明，Tab 增加与甲状腺功能减退之间没有关系，因此抗体水平升高是否会导致甲状腺功能异常尚不清楚 [9,10]。

3. 已报道的毒性：接受 IL-2 单药治疗后，6% ~ 47% 的患者出现甲状腺功能异常或进一步恶化 [6,8,11]。Krouse 等 [11] 对 281 名接受 IL-2 治疗的患者进行研究，甲状腺功能减退比甲状腺功能亢进更常见，约 35% 的患者出现甲状腺功能减退，7% 的患者出现甲亢。大多数患者患有亚临床甲状腺功能减退症，只有少数患者需要甲状腺素替代治疗。甲减的中位持续时间约为 60 d，随着治疗周期的增加，其发病率有所增高。年龄、性别、肿瘤类型或 IL-2 剂量与发病率无关。IL-2 与其他药物联合使用时，也有类似的发病率 [7,9]。甲功异常作为疗效的预测标志物尚有争议，相关研究结果并不一致 [6,7,9]。这可能是因为治疗有效的患者会接受更多周期的 IL-2 治疗，增加甲状腺功能异常风险。曾有两例急性肾上腺功能不全报道：1 例是由 IL-2 引起的，另 1 例是由 IL-2/ 肿瘤浸润性淋巴细胞联合治疗引起的 [12,13]。此外，文献还报道了 IL-2 治疗导致的新发胰岛素依赖性糖尿病（DM）[14,15]，以及 β- 内啡肽、皮质醇和促肾上腺皮质激素（ACTH）水平的变化 [16]。在接受 IL-2 治疗的男性中，一过性的睾酮、脱氢表雄酮水平的降低和雌二醇水平升高均有报道 [17]。这些变化明确了 IL-2 治疗对内分泌系统的影响。

18.2.2 干扰素 -α（INF-α）

INF-α2b 已用于黑素瘤患者的辅助治疗，其也被批准用于肾细胞癌症、卡波西肉瘤和慢性髓细胞白血病的治疗，但由于出现了毒性更小、更有效的治疗方法，其使用现在仅限于临床试验。

1. 作用机制：INF-α 通过与细胞膜表面的受体结合，诱导胞内结构域及与其结合的 JAK 和酪氨酸激酶 2 磷酸化而发挥作用。这导致 STAT 的进一步激活和二聚体化，STAT 转移到细胞核并导致干扰素调节基因的表达 [18]。INF 通过诱导肿瘤细胞凋亡；诱导树突状细胞、NK 细胞、CD4$^+$ 和 CD8$^+$T 细胞以及 B 细胞的活化、增殖和细胞毒作用；降低髓系的抑制细胞和 Treg 细胞的免疫抑制作用发挥其抗癌作用 [18]。

2. 内分泌毒性的机制：甲状腺功能异常在 INF-α 治疗的患者中很常见。自身免疫性甲状腺炎（由甲状腺组织中 MHC- I 表达的增加、免疫反应向 Th1 途径转换、其他免疫细胞的激活和其他细胞因子释放介导）是可能的机制，但也有可能是 INF-α 对甲状腺组织的直接作用 [19]。体外实验表明，干扰素可以通过减少碘摄取和甲状腺素分泌来抑制甲状腺功能 [20]。

3. 已报道的毒性：甲状腺功能异常可表现为桥本甲状腺炎、Graves 病、亚临床的甲状腺抗体阳性，以及破坏性甲状腺炎，临床表现为双相甲状腺炎，首先导致甲状腺毒症，然后是甲状腺功能减退[21]。2% ~ 10% 的患者出现甲状腺功能减退，中位时间为开始治疗后 4 个月，其中近 60% 的患者会出现持续性甲状腺功能减退[22]。甲状腺自身抗体的存在是甲状腺功能异常发生的危险因素，既往自身免疫性甲状腺疾病与严重的甲状腺功能减退有关[23]。也有研究发现，新发的胰岛素依赖性糖尿病与胰腺自身抗体水平高有关，几乎所有患者在停止治疗后仍需要胰岛素[24]。INF-α 也会导致皮质醇和肾上腺皮质激素水平升高[25]。INF 对性激素的影响尚不清楚。一项针对接受 INF 治疗的男性的研究显示，总睾酮和游离睾酮以及脱氢表雄酮硫酸酯（DHEAS）减少，以及低睾酮与性欲丧失相关[26]。然而，另一项研究则未提示显著变化。提示这些毒性作用还需进一步研究[27]。

18.2.3　免疫检查点抑制剂（ICI）

在过去 10 年中，ICI 彻底改变了癌症治疗方法。FDA 已经批准了三类 ICI：

抗细胞毒性 T 淋巴细胞抗原（CTLA）-4 抗体：伊匹木单抗是第一个被批准用于黑素瘤的 ICI[28]。曲美木单抗是另一种抗 CTLA-4 的药物，它在黑素瘤、间皮瘤、肝细胞癌和结直肠癌中显示出一定的效果，但迄今为止尚未获得 FDA 的任何适应证批准[29]。

针对程序性死亡（PD）-1/ 程序性死亡配体（PDL）-1 通路药物：纳武单抗和帕博利珠单抗是与 PD-1 结合的药物。两者都被批准用于黑素瘤、非小细胞肺癌（NSCLC）以及头颈部鳞状细胞癌、尿路上皮癌和肾细胞癌[28]。纳武单抗也被批准用于具有高微卫星不稳定性（MSI）或错配修复缺陷的肝细胞癌和结直肠癌，帕博利珠单抗被批准用于胃癌和具有高 MSI 或错配修复基因缺陷的实体瘤[28]。西米普利单抗是另一种 PD-1 抑制剂，基于其在 II 期试验中的疗效，被批准用于晚期鳞状细胞癌[95]。

阿替利珠单抗（用于 NSCLC 和尿路上皮癌）、阿维鲁单抗（使用于梅克尔细胞癌 - 肿瘤和尿路上皮癌），以及度伐利尤单抗（用于尿路上皮癌）与 PD-L1 结合，并已获得 FDA 的批准[28]。目前 PD-L1 单抗药物与化疗联用（三阴性乳腺癌症）或作为维持治疗（小细胞肺癌、非小细胞肺癌和尿路内皮癌）也被证明可给患者带来临床获益[96-100]。

1. ICIs 的作用机制：幼稚 T 细胞的表面的 CD28 与存在于活化抗原呈递细胞（APC）表面的 CD80/86 结合，为主要组织相容性蛋白（MHC）和 T 细胞受体（TCR）之间的相互作用提供共刺激信号。CTLA-4 作为活化 T 细胞和 Tregs 上表达的 CD28 的竞争性拮抗剂，与 CD80/86 结合，转导抑制性信号，减少 T 细胞活化、增殖和 IL-2 的产生[30]。有研究表明，CTLA-4 可导致 CD80/86 的反式内吞作用使其降解，从而减少 CD28 的配体数量。CTLA-4 也增强了 Treg 细胞的活性并介导免疫抑制[31]。体外研究表明，使用单克隆抗体（mAb）阻断 CTLA-4 可增加 T 细胞的活化和增殖，并降低小鼠模型中的肿瘤生长和肿瘤排斥。PD-1 与 CTLA-4 类似，也存在于 T 细胞表面，但与 CTLA-4 不同的是，PD-1 主要作用于效应 T 细胞。在肿瘤微环境中，PD-1 与肿瘤细胞上广泛表达的配体 PD-L1 和 PD-L2 结合，导致 T 细胞效应功能抑制、效应功能下调和细胞凋亡[32]。

2. 内分泌毒性机制

1）垂体炎：确切机制不明，自身免疫是最普遍的机制。在小鼠模型中，在 RNA 和蛋白质水平上都观察到了 CTLA-4 的表达，给予抗 CTLA-4 mAb 可导致抗垂体细胞抗体的产生、淋巴细胞浸润和垂体中的补体沉积：这一机制类似于 Ⅱ 型超敏反应[33]。文献还报道了在接受伊匹木单抗后发生垂体炎的患者中发现了抗垂体抗体，尽管没有在其他垂体炎的患者中发现。对接受西木单抗后发生垂体炎的患者进行尸检，在垂体细胞中观察到较高的 CTLA-4 表达，以及 Ⅱ 型和 Ⅳ 型超敏反应的表现，这最终导致垂体组织坏死。在没有发生垂体炎的患者中没有发现这些变化（尽管有 1 名患者垂体有轻度淋巴细胞浸润）[34]。抗 PD-1/PD-L1 治疗后发生垂体炎的确切机制尚不清楚，但大致与上述机制类似。

2）甲状腺功能障碍：与 HLA 表型或 CTLA-4/PD-1 基因多态性相关的遗传易感性与 Graves 病、桥本甲状腺炎的发展有关[35,36]。目前的共识是，甲状腺的自身免疫破坏导致甲状腺功能障碍，数个病例系列研究证明了这一点。患者在甲状腺功能减退前可出现甲状腺毒症或亚临床甲状腺功能亢进症[37-40]。一项病例研究表明，甲状腺功能紊乱之初，核显像低摄取或超声提示无血流，提示腺体破坏的过程[40]。最近的一项研究描述了接受纳武单抗治疗后甲状腺功能异常患者的甲状腺组织中存在 PD-L1 和 PD-L2 表达[41]。使用 PD-1 抑制剂也可能导致外周组织耐受性丧失。抗甲状腺抗体（抗甲状腺球蛋白抗体和抗微粒体抗体）更常见于甲状腺功能异常的患者，提示其可能参与了甲状腺功能异常，但抗体在 ICI 相关的甲状腺功能异常中的具体作用尚待进一步研究[39]。

3）其他内分泌疾病：自身免疫性糖尿病是 ICI 治疗中较为罕见的内分泌系统紊乱，多发生在接受 PD-1 或 PD-L1 单抗治疗的患者中。在非肥胖糖尿病小鼠模型中，使用 PD-1 或 PD-L1 单抗阻断 PD-1/PD-L1 通路会导致破坏性胰腺炎并导致糖尿病的发生[42]。可能的原因是 PD-1/PD-L1 通路参与的维持外周耐受性被 PD-1 或抗 PD-L1 抗体单抗破坏。

4）原发性肾上腺功能不全（PAI）：在 ICI 治疗中也有报道。CTLA-4 基因的多态性与该疾病的发展有关[43,44]。由于相对罕见，目前鲜有研究探索其发病机制。

3. 已报道的不良反应

1）垂体炎：2018 年的一项荟萃分析报告称，3.2% 的患者接受伊匹木单抗治疗后出现垂体后叶炎[45]。其他研究报告了更高的发病率，可能是因为随着用药经验的积累，对该疾病的认识逐渐提高[46,47]。垂体炎的发病率与药物剂量有关，10 mg/kg 剂量与 3 mg/kg 剂量相比，有更高的发病率[48]。垂体炎的发生在男性和老年患者中更常见[49]。发生垂体炎与未发生垂体炎患者之间接受治疗的周期数没有差异。在 Faje 等[49] 的一项研究中，57 例伊匹木单抗引起的垂体炎患者中位发病时间为开始治疗后 2 ~ 3 个月，但也可在 4 周时出现。大多数病例累及垂体前叶，影响数个激素轴；甲状腺、肾上腺和性腺激素缺乏较常见，而生长激素通常不受影响。高泌乳素血症罕见，而约 60% 的患者出现低泌乳素水平。大多数患者在诊断时影像学提示垂体肿大，大多数情况下是短暂且自限的。大约一半的患者的甲状腺和性腺轴功能可以恢复，而大多数患者持续存在肾上腺轴功能减退。使用伊匹木单抗治疗期间的垂体炎与更好的治疗反应相关[50]。尽管有一些使用伊匹木单抗后发生尿崩症和抗利尿激素分泌异常综合征（SIADH）的报道，垂体后叶的受累总体极为罕见[51,52]。

PD-1 抗体治疗后垂体炎的发病率较低。一项荟萃分析报道 0.4% 的患者在使用抗 PD-1 抗体后发生垂体炎[45]。另一篇文章报道，在接受纳武单抗治疗的患者中，垂体炎的发生率为 0.5% ~ 0.9%，中位发病时间为 5.5 个月。使用帕博利珠单抗的黑素瘤和非小细胞肺癌患者，垂体炎发病率分别为 0.8% 和 0.2%，发病时间在 3.3 ~ 3.7 个月[53]。因垂体炎而停药的比率不到 1%[53]。联合 ICI 治疗的垂体炎发病率最高，6.4% 的患者发展为垂体炎，而单独使用抗 PD-L1 抗体导致垂体炎的患者不到 0.1%[45]。

2）甲状腺紊乱：Barroso 等[45] 的荟萃分析显示，分别有 3.8% 和 1.7% 的患者在伊匹木单抗治疗后出现甲状腺功能减退和甲状腺功能亢进。3 mg/kg 或 10 mg/kg 伊匹木单抗治疗后，甲减或甲状腺炎的发病率没有差异[48]。甲状腺功能异常通常发生在 2 ~ 4 次输注后。新发的 Graves 病、促甲状腺激素（TSH）水平正常但促甲状腺抗体（TSIAb）滴度升高的 Graves 眼病和甲状腺风暴也有报道[55-57]。

与伊匹木单抗相比，PD-1 单抗治疗后甲状腺功能异常更多见。7.0% 的患者出现甲状腺功能减退，3.2% 的患者出现甲亢[45]。据报道，帕博利珠单抗治疗甲状腺功能亢进的风险高于纳武利尤单抗（3.8% vs. 2.3%）[45]。许多研究报道，接受 PD-1 单抗治疗的患者出现新发甲状腺功能减退或一过性的甲状腺功能亢进后可完全恢复或进入甲状腺功能减退状态[37,38,41]。甲状腺毒性期的中位发病时间为开始治疗后的 3 ~ 6 周，4 周内消退，随后 6 ~ 8 周内甲状腺功能减退[38]。

与 PD-1 抑制剂相比，PD-L1 抑制剂治疗后甲状腺功能异常的发生率相对较低：3.9% 的患者出现甲状腺功能减退，0.6% 的患者出现甲亢[45]。联合免疫疗法出现甲状腺功能障碍的发生率最高，分别有 13% 和 8% 的患者出现甲减和甲状腺功能亢进[45]。

3）其他内分泌功能紊乱：有报道称，ICI 治疗后发生胰岛素依赖性糖尿病，发病时间为治疗后 1 周 ~ 12 个月[58]。大约一半的患者具有抗 GAD 或抗胰岛细胞抗体。

此外，一些病例显示高危 HLA 基因型与糖尿病的发生可能相关[58]。患者临床表现不尽相同，一些患者出现高血糖，而另一些患者则出现糖尿病酮症酸中毒（DKA）。原发性肾上腺功能不全（PAI）是一种罕见 ICI 的内分泌不良反应。ICI 单药治疗的 PAI 的发病率约为 0.7%；联合治疗时发病率更高[45]。有病例表现为一过性睾酮水平下降，但无垂体炎表现，提示原发性腺功能减退。这些患者中的大多数正在接受高剂量类固醇来治疗其他 irAE，并且没有同时检验性激素结合球蛋白[59]。1 名接受伊匹木单抗治疗的患者出现自主皮质醇的分泌。有报道称伊匹木治疗后甲状旁腺功能减退导致症状性低钙血症[60]。尽管病因尚不清楚，也有伊匹木单抗和纳武单抗治疗后出现高钙血症的病例报道[61]。

18.2.4　溶瘤病毒

talimogene laherparepvec （T-VEC）是第一种获得 FDA 批准的用于病灶内治疗的溶瘤病毒，这基于一项黑素瘤的Ⅲ期临床试验，与粒细胞 - 巨噬细胞集落刺激因子（GM-CSF）治疗相比，尽管总体生存率没有显著增高，但持续反应率与整体反应率均有显著增高[62]。T-VEC 和 ICIs 的联合使用试验已显示临床获益，初步结果显示耐受性良好[63,64]。

1. 作用机制：T-VEC 是一种减毒的单纯疱疹病毒 -1，可编码 GM-CSF。由于 PRK 活性被破坏（PKR 是一种蛋白质，在人类细胞被病毒感染时 PKR 被激活并阻止蛋白质的翻译），它能够在肿瘤细胞中选择性复制，并破坏 INF 信号转导。病毒在肿瘤细胞中的复制最终导致细胞死亡，并释放病毒感染邻近细胞。细胞裂解还导致肿瘤相关抗原和损伤相关蛋白的释放，从而引发机体对肿瘤的进一步免疫反应[65]。

2. 已报道的内分泌毒性：T-VEC 耐受性良好，不论作为单药治疗或与伊匹木单抗联用均没有研究提示 T-VEC 本身的内分泌毒性（尽管与伊匹木单抗联合使用毒性事件发生率超过 10%）[62,63]。据报道，有 1 例患者接受 T-VEC 联合治疗后出现甲状腺功能异常，但认为甲功异常与 T-VEC 无关[66]。

18.2.5　嵌合抗原受体 CAR T 细胞疗法

FDA 已批准靶向 CD19 的 CAR-T 细胞用于复发 / 难治性 B 细胞急性淋巴细胞白血病（B-ALL）和弥漫性大 B 细胞淋巴瘤（DBCL）患者，这些患者两线治疗后复发[67,68]。其他几种靶向血液学和实体恶性肿瘤的其他抗原的 CAR-T 细胞已进入临床试验，结果指日可待[69-71]。

1. 作用机制：CAR 是一种抗体衍生的单链可变片段，参与靶细胞的抗原呈递。CAR 通过铰链和跨膜结构域连接到 T 细胞内的 CD3ζ 信号结构域。第二代和第三代 CAR-T 细胞进一步在 CD3ζ 链结构域中添加了共刺激结构域[72]。

2. 内分泌毒性：细胞因子释放综合征（CRS）和神经系统不良反应是最常见的毒性事件[73,74]。靶向 CD19 的 CAR-T 细胞可出现高血糖，确切病因尚不清楚，可能与治疗 CRS 的糖皮质激素使用或神经毒性有关[73,75]。目前尚没有其他内分泌毒性报告。

18.2.6　双特异性抗体（BiTE）

Blinatumomab 是第一个被 FDA 批准用于成人和儿童复发 / 难治性 B 细胞前体急性淋巴细胞白血病的 BiTE，最近已被批准用于有微小病灶残留的缓解期 B 细胞前体急性淋巴细胞白血病[76]。Blinatumumab 在复发 / 难治性非霍奇金淋巴瘤患者的 Ⅱ 期试验中也获得了有希望的结果[77]。

1. 作用机制。Blinatumomab 由两个单链可变片段组成，通过一个连接分子连接在一起，一个片段与 T 细胞的 CD3 结合，另一个片段与 B 细胞的 CD19 结合[78]。BiTE 使 T 细胞和肿瘤细胞靠近，导致两个细胞之间形成短暂的细胞溶解突触。然后，被激活的 T 细胞释放穿孔素和颗粒酶，穿透肿瘤细胞，导致其凋亡[79]。

2. 已报道的内分泌毒性：神经系统不良事件是 BiTE 治疗最常见的不良反应。在一项 Ⅱ 期试验中，据报道，约 13% 的患者出现高血糖，约 8% 的患者出现 3 级高血糖[80]。高血糖在年龄 > 65 岁的患者中更常见[81]。可能与用于预防或治疗神经毒性的糖皮质激素有关。目前未见其他内分泌毒性事件的报道。

18.3　内分泌毒性的治疗

18.3.1　IL-2

IL-2 治疗通常会导致甲状腺功能障碍。Krouse 等[11] 研究了 281 名接受 IL-2 治疗的患者，在 IL-2 治疗期间规律测定 TSH 和游离 T_4（FT_4）水平。对于发展为中度和重度甲状腺功能减退症的患者，应开始甲状腺激素替代治疗，之后的 IL-2 治疗需要暂停 2 ~ 4 周。治疗应在完成 IL-2 治疗后持续约 1 年，或直到甲状腺功能异常消退。在这项研究中，患者还出现了轻度和短暂性甲状腺功能亢进，不需要治疗。

18.3.2　干扰素（INF）-α

疲劳和抑郁是 INF 治疗的常见不良反应，与甲状腺功能减退的症状类似。在开始 INF 治疗之前，应测定 TSH 和 FT_4。治疗前甲状腺过氧化物酶（TPO）抗体滴度较高患者，INF 治疗期间发生甲状腺功能异常的风险较高[82]。治疗期间应每 8 ~ 12 周检查 1 次甲状腺功能[83]。甲状腺功能减退患者应开始甲状腺激素替代，并应持续到治疗结束，而抗甲状腺抗体阳性的患者，可能需要终身替代治疗[83]。破坏性甲状腺

毒症患者可以用 β 受体阻滞剂治疗，而症状无明显缓解的患者可能需要在 4 ～ 6 周内停药并重新检查甲状腺功能[83]。Graves 病患者可予抗甲状腺药物治疗，有严重疾病的患者可能需要放射性碘治疗。在这些情况下，应暂停 INF 治疗，直到放射治疗后甲状腺功能正常[83]。

18.3.3　免疫检查点抑制剂

1. 甲状腺功能障碍

1）甲状腺功能减退：当晚期癌症患者出现甲状腺功能减退的几种症状时需要高度怀疑。患者表现为疲劳、体重增加、脱发、腿部肿胀、便秘和情绪低落。出现黏液水肿的患者较为罕见[84]。生化诊断需要高 TSH 和低 T_4 水平。在亚临床甲状腺功能减退中，T_4 水平将是正常的。TSH 和 FT_4 应在治疗开始时检测，然后在整个治疗期间每 4 ～ 6 周检测 1 次[85]。对于生化诊断为甲状腺功能减退的患者，也需要进行甲状腺抗体检测[86]。

（1）1 级毒性患者不需要治疗，可继续 ICI 治疗。在对患者临床监测的同时，定期检测 TSH 和 FT_4 水平[85,86]。

（2）2 级毒性患者应开始甲状腺素替代，在替代产生足够的水平之前，应暂停 ICI 治疗[85]。对没有风险因素的患者，可以开始每天 1.6 μg/kg 的完全替代剂量，老年患者或有心血管风险的患者应开始服用 25 ～ 50 μg/d 的较低剂量。应在 6 ～ 8 周内重新检查 TSH 水平，一旦稳定，可每年或根据临床需要对甲状腺功能进行评估[85]。TSH 水平持续高于 10 mIU/L 的患者应接受甲状腺素替代治疗，即使没有症状，因为这些患者发生冠心病（CHD）事件、CHD 死亡和总死亡的风险都增加[85,87]。

（3）3 级毒性或更高的患者通常需要住院治疗。在这些情况下，应停止后续的 ICI 治疗，直到症状缓解。应像 2 级患者一样进行甲状腺素替代质量[85,86]。黏液水肿患者应静脉注射左旋甲状腺素[85]。肾上腺功能不全患者的单纯用甲状腺激素替代可引发肾上腺危象[88]，对于肾上腺功能不全和甲减的患者，应在甲状腺激素替代前启动肾上腺激素替代治疗[85]。

2）甲状腺功能亢进：甲状腺毒症/甲状腺功能亢进症通常表现为心悸、焦虑、体重减轻、腹泻和热不耐受等症状。也有病例以甲状腺毒性风暴作为首发表现[56]。TSH 降低以及 T_4 或 T_3 升高可以进行生化诊断。甲状腺功能亢进可由两种不同的机制引起：导致甲状腺素释放的腺体自身免疫破坏和 Graves 病。疑似 Graves 病患者应检测促甲状腺免疫球蛋白或甲状腺激素受体抗体、TPO 抗体和碘摄取扫描，因为这些可以帮助鉴别这种临床综合征是不是自身免疫性甲状腺炎引起的甲状腺毒症[86]。甲状腺多普勒超声的使用尚不明确。

（1）1 级毒性患者不需要干预[85,86]。应每 2 周进行一次甲状腺功能评估，以评估新发的甲状腺功能减退症或持续性甲状腺功能亢进症[85]。

（2）2 级甲状腺功能亢进可通过 β 受体阻滞剂和支持治疗缓解症状[85,86]。可能要停止之后的 ICI 治疗。皮质类固醇的作用是有争议的，它在美国临床肿瘤学会（ASCO）和癌症免疫治疗学会（SITC）指南中没有被推荐使用，但是欧洲指南建议疼痛性甲状腺炎患者使用 0.5 mg/kg 的泼尼松，然后逐渐减量[85,86,89]。对于 3 级或更高毒性事件，应停止 ICI 治疗，症状严重的患者应住院治疗[85,86]。2 级毒性除了针对毒性事件的治疗外，也应使用泼尼松 1 ~ 2 mg/kg，在 1 ~ 2 周内逐渐减量。

（3）持续性甲状腺功能亢进超过 4 ~ 6 周的患者应考虑 Graves 病[85,86]。Graves 病患者需要抗甲状腺药物来减少甲状腺素的产生[85]。

（4）抗甲状腺药物对自身免疫性甲状腺炎没有作用。眼病患者通过接受长期类固醇治疗以及可能的眼角切开术可好转[55,57]。

3）垂体炎：头痛和疲劳是垂体炎最常见的症状[50,86]，但患者也可能出现恶心、呕吐、意识模糊、厌食、体温不耐受和体重减轻[50]。患者还可能出现肾上腺危象，这是一种危及生命的情况，包括休克、意识模糊和电解质异常。占位效应很少见且视觉损伤也很少见，因为视觉结构很少累及。对怀疑垂体炎的患者，应获取早晨皮质醇、促肾上腺皮质激素（ACTH）、促甲状腺激素（TSH）、FT_4 和电解质[85,86]。可根据患者的症状考虑是否需要检查性腺激素、黄体生成素（LH）和卵泡刺激素（FSH），以及带有垂体成像的脑部 MRI[85]。

ICI 诱导的垂体炎是通过检测低 ACTH 和皮质醇、低 TSH 和 FT_4、低性腺激素和低 FSH/LH 来诊断的。垂体后叶受累也可能出现低钠血症。在多数病例中可以通过放射学检查观察到垂体的增大，但这种情况通常会自行缓解[50]。MRI 显示的垂体增大可能先于疾病的生化指标改变或临床发作[86]。建议的诊断标准包括：MRI 征象以及 ≥ 1 垂体激素轴缺陷（需要有 TSH 或 ACTH 缺陷）或 ≥ 2 垂体激素轴缺陷（需要有 TSH 或 ACTH 缺乏）且伴有头痛[86]。

（1）具有 1 级和 2 级毒性的患者可以通过缺乏轴的激素替代来治疗：上午口服氢化可的松 10 ~ 20 mg，下午早些时候口服 5 ~ 10 mg，并根据患者的体重开始服用左旋甲状腺素[85]。在性腺激素缺乏的患者中，通常在咨询内分泌医生后考虑在门诊进行治疗[85]。甲状腺激素替代治疗的疗效应通过监测 FT_4 水平进行评估，因为中枢性甲状腺功能减退患者的 TSH 水平是不准确的[85]。在出现 3 级或更高毒性或严重头痛和视力丧失相关症状的患者中，应考虑使用泼尼松 1 ~ 2 mg/kg 或等剂量的激素冲击治疗，后持续 1 ~ 2 周逐渐减量，随后像 1 级不良反应一样进行激素替代治疗[85]。长期（> 3 ~ 12 周）大剂量类固醇治疗尚未被证明可以减少激素缺乏或症状缓解时间[90]。在患者接受稳定剂量的激素替代治疗之前，应停止 ICI 治疗[85]。

（2）对于低血压患者，要排除败血症。对于高度怀疑垂体炎的危重患者，甚至在做出生化诊断之前就应该开始激素替代治疗。对于怀疑肾上腺功能不足的患者，应在其他激素替代之前开始使用皮质类固醇，尤其是在甲状腺激素替代之前，以防止肾上腺危象的发生。大多数患者需要长期的激素替代治疗[50]。尽管像吗替麦考酚酯这样的免疫抑制剂经常用于其他 irAE，还没有报道它们在 ICI 介导的垂体炎中的应用。

4）原发性肾上腺功能不全（PAI）：PAI 与继发性肾上腺功能不全一样，表现为恶心、腹痛、厌食、疲劳和低血压。实验室检测常发现低钠血症、高钾血症和低血糖症。值得注意的是，与继发性肾上腺功能不全的患者相比，色素沉着仅见于 PAI，后者可能有类似的主诉[91]。PAI 的症状与疾病进展的症状相似，诊断需要临床医生的高度怀疑。对于怀疑 PAI 的患者，应在上午 8:00 获取血清皮质醇和促肾上腺皮质激素水平以及血清电解质。PAI 患者的血清皮质醇水平较低，促肾上腺皮质激素水平较高[85]。还应获得血浆肾素和醛固酮水平，因为与继发性肾上腺功能不全不同，PAI 也会导致盐皮质激素缺乏[91]。在结果不确定的患者中，应进行促肾上腺皮质激素测定[85]。静脉注射 250 µg 促肾上腺皮质素后 30 或 60 min 皮质醇水平 < 18 µg/dL 可诊断 PAI[91]。腹部 CT 有助于排除肿瘤转移或出血。作为 PAI 的原因，还应评估患者的潜在感染[85]。

在所有 PAI 病例中，应停止后续 ICI 的治疗，直到患者临床稳定。建议疑似 PAI 患者咨询内分泌专家[85]。有 1 级症状的患者可以给予维持剂量的糖皮质激素治疗（泼尼松每天 5 ~ 10 mg，或氢化可的松上午 10 ~ 20 mg，下午 5 ~ 10 mg）。盐皮质激素缺乏症患者需要使用氟氢可的松（100 µg/d）。2 级症状的患者初始需要更高剂量的氢化可的松或等效类固醇，随着患者临床状况的改善，可以逐渐减少到维持剂量[85]。3 级以上毒性的患者应给予静脉注射氢化可的松 100 mg 或地塞米松 4 mg 的同时进行充分的液体复苏。在诊断不明确的情况下，首选地塞米松，因为它不会干扰促肾上腺皮质激素刺激试验[85]。随着患者临床状况的改善，氢化可的松的剂量应逐渐减少到维持剂量[91]。应对这些患者进行血液培养和适当的影像学检查，以排除败血症。在患者接受足够的激素替代之前，应停止使用 ICI 进行进一步治疗[85]。

5）糖尿病（DM）：使用 ICI 患者可出现糖尿病恶化或新发的胰岛素依赖性糖尿病。患者可无症状或出现多食、多饮、体重减轻、脱水和疲劳症状，甚至出现糖尿病酮症酸中毒（DKA）。当患者接受 ICI 治疗时，应测量基线血糖并定期监测[85,89]。低水平的胰岛素和 C 肽可以帮助区分 1 型和 2 型糖尿病[85,86]。在疑似 1 型糖尿病患者中，可以检测抗谷氨酸脱羧酶（GAD）[65]、抗胰岛素和抗胰岛细胞抗体[85]，但文献报道部分发病患者抗体阴性[92]。

新诊断为糖尿病的患者应筛查是否患有 1 型糖尿病[85]。发生 1 级毒性事件的患者可以继续 ICI 治疗，2 型糖尿病患者可以开始口服降糖药物[85]。在发生 2 级毒性的患者中，如果诊断为 1 型糖尿病或亚型不明确，可以增加口服降糖药物剂量，或者开始予胰岛素治疗[85]。无论亚型如何，毒性超过 3 级的患者都需要胰岛素治疗和内分泌专科咨询[85]。在这种情况下，血糖得到控制之前应停止 ICI 治疗[85]。糖皮质激素治疗在免疫检查点抑制剂诱导的 DM 中没有显示出任何益处[93]。免疫抑制剂的作用尚不明确，据报道英夫利昔单成功治疗了一例检查点诱导的糖尿病[94]。

18.3.4　CAR-T 细胞疗法和 BiTE 疗法

CAR-T 细胞治疗和 BiTE 治疗都经常出现高血糖；然而，这可能是由于使用糖皮质激素预防和治疗神经毒性和 CRS。应密切随访患者，定期监测血糖，尤其是糖尿病患者。由于 CAR-T 细胞治疗和 BiTE 治疗都可以引起 CRS，进而导致肾损伤，所以优选以胰岛素为基础的方案。发生 DKA 的患者应按照既定方案进行管理。

18.3.5　非药理学管理

应为原发性和继发性肾上腺功能不全的患者提供医疗警报手环[85]。患者应意识到在出现合并症时增加糖皮质激素剂量的必要性。同样，在进行任何大手术之前，也应咨询内分泌医生，如何增加剂量[85]。甲状腺功能障碍和糖尿病患者患 CHD 的风险较高，应优化 CHD 的危险因素筛查。

（译者：魏予希　　审校：刘潇衍，陈闽江）

参考文献

[1] McDermott DF, Cheng SC, Signoretti S, et al. The high-dose aldesleukin "select" trial: a trial to prospec-tively validate predictive models of response to treatment in patients with metastatic renal cell carcinoma. Clin Cancer Res. 2015; 21(3): 561-568.

[2] Davar D, Ding F, Saul M, et al. High-dose interleukin-2 (HD IL-2) for advanced melanoma: a single center experience from the University of Pittsburgh Cancer Institute. J Immunother Cancer. 2017; 5(1): 74.

[3] Sim GC, Radvanyi L. The IL-2 cytokine family in cancer immunotherapy. Cytokine Growth Factor Rev. 2014; 25(4): 377-390.

[4] Kragel AH, Travis WD, Feinberg L, et al. Pathologic findings associated with interleukin-2-based im-munotherapy for cancer: a postmortem study of 19 patients. Hum Pathol. 1990; 21(5): 493-502.

[5] Pichert G, Jost L, Zöbeli L, Odermatt B, Pedia G, Stahel R. Thyroiditis after treatment with interleu-kin-2 and interferon α-2a. Br J Cancer. 1990; 62(1): 100.

[6] Weijl N, Van der Harst D, Brand A, et al. Hypothyroidism during immunotherapy with interleukin-2 is associated with antithyroid antibodies and response to treatment. J Clin Oncol. 1993; 11(7): 1376-1383.

[7] Atkins MB, Mier JW, Parkinson DR, Gould JA, Berkman EM, Kaplan MM. Hypothyroidism after treat-ment with interleukin-2 and lymphokine-activated killer cells. N Engl J Med. 1988; 318(24): 1557-1563.

［8］Vialettes B, Guillerand MA, Viens P, et al. Incidence rate and risk factors for thyroid dysfunction during recombinant interleukin-2 therapy in advanced malignancies. Acta Endocrinol (Copenh). 1993; 129(1): 31-38.

［9］Schwartzentruber DJ, White DE, Zweig MH, Weintraub BD, Rosenberg SA. Thyroid dysfunction as-sociated with immunotherapy for patients with cancer. Cancer. 1991; 68(11): 2384-2390.

［10］Vassilopoulou-Sellin R, Sella A, Dexeus FH, Theriault RL, Pololoff DA. Acute thyroid dysfunction (thy-roiditis) after therapy with interleukin-2. Horm Metab Res. 1992; 24(9): 434-438.

［11］Krouse RS, Royal RE, Heywood G, et al. Thyroid dysfunction in 281 patients with metastatic melanoma or renal carcinoma treated with interleukin-2 alone. J Immuno Emphasis Tumor Immunol. 1995; 18(4): 272-278.

［12］Wahle JS, Hanson JP, Shaker JL, Findling JW. Autoimmune Addison's disease after treatment with interleukin-2 and tumor-infiltrating lymphocytes. Endocr Pract. 1995; 1(1): 14-17.

［13］Van der Molen LA, Smith JW 2nd, Longo DL, Steis RG, Kremers P, Sznol M. Adrenal insufficiency and interleukin-2 therapy. Ann Intern Med. 1989; 111(2): 185.

［14］Fraenkel PG, Rutkove SB, Matheson JK, et al. Induction of myasthenia gravis, myositis, and insulin-dependent diabetes mellitus by high-dose interleukin-2 in a patient with renal cell cancer. J Immunother. 2002; 25(4): 373-378.

［15］Soni N, Meropol NJ, Porter M, Caligiuri MA. Diabetes mellitus induced by low-dose interleukin-2. Cancer Immunol Immunother. 1996; 43(1): 59-62.

［16］Denicoff KD, Durkin TM, Lotze MT, et al. The neuroendocrine effects of interleukin-2 treatment. J Clin Endocrinol Metab. 1989; 69(2): 402-410.

［17］Meikle AW, Cardoso de Sousa JC, Ward JH, Woodward M, Samlowski WE. Reduction of testos-terone synthesis after high dose interleukin-2 therapy of metastatic cancer. J Clin Endocrinol Metab. 1991; 73(5): 931-935.

［18］Parker BS, Rautela J, Hertzog PJ. Antitumour actions of interferons: implications for cancer therapy. Nat Rev Cancer. 2016; 16(3): 131-144.

［19］Tomer Y, Blackard JT, Akeno N. Interferon alpha treatment and thyroid dysfunction. Endocrinol Metab Clin North Am. 2007; 36(4): 1051-1066; x-xi.

［20］Yamazaki K, Kanaji Y, Shizume K, et al. Reversible inhibition by interferons alpha and beta of 125I incorporation and thyroid hormone release by human thyroid follicles in vitro. J Clin Endocrinol Metab. 1993; 77(5): 1439-1441.

［21］Mandac JC, Chaudhry S, Sherman KE, Tomer Y. The clinical and physiological spectrum of interferon-alpha induced thyroiditis: toward a new classification. Hepatology. 2006; 43(4): 661-672.

［22］Hamnvik OP, Larsen PR, Marqusee E. Thyroid dysfunction from antineoplastic agents. J Natl Cancer Inst. 2011; 103(21): 1572-1587.

［23］Vial T, Choquet-Kastylevsky G, Liautard C, Descotes J. Endocrine and neurological adverse effects of the therapeutic interferons. Toxicology. 2000; 142(3): 161-172.

［24］Zornitzki T, Malnick S, Lysyy L, Knobler H. Interferon therapy in hepatitis C leading to chronic type 1 diabetes. World J Gastroenterol. 2015; 21(1): 233-239.

［25］Muller H, Hammes E, Hiemke C, Hess G. Interferon-alpha-2-induced stimulation of ACTH and cor-tisol secretion in man. Neuroendocrinology. 1991; 54(5): 499-503.

［26］Kraus MR, Schafer A, Bentink T, et al. Sexual dysfunction in males with chronic hepatitis C and antiviral therapy: interferon-induced functional androgen deficiency or depression? J Endocrinol. 2005; 185(2): 345-352.

［27］Piazza M, Tosone G, Borgia G, et al. Long-term interferon-alpha therapy does not affect sex hormones in males with chronic hepatitis C. J Interferon Cytokine Res. 1997; 17(9): 525-529.

［28］Postow MA, Sidlow R, Hellmann MD. Immune-related adverse events associated with immune check-point blockade. N Engl J Med. 2018; 378(2): 158-168.

［29］Zhao Y, Yang W, Huang Y, Cui R, Li X, Li B. Evolving roles for targeting CTLA-4 in cancer immuno-therapy. Cell Physiol Biochem. 2018; 47(2): 721-734.

［30］Gardner D, Jeffery LE, Sansom DM. Understanding the CD28/CTLA-4 (CD152) pathway and its implications for costimulatory blockade. Am J Transplant. 2014; 14(9): 1985-1991.

［31］Mocellin S, Nitti D. CTLA-4 blockade and the renaissance of cancer immunotherapy. Biochim Biophys Acta. 2013; 1836(2): 187-196.

［32］Ott PA, Hodi FS, Robert C. CTLA-4 and PD-1/PD-L1 blockade: new immunotherapeutic modalities with durable clinical benefit in melanoma patients. Clin Cancer Res. 2013; 19(19): 5300-5309.

［33］Iwama S, De Remigis A, Callahan MK, Slovin SF, Wolchok JD, Caturegli P. Pituitary expression of CTLA-4 mediates hypophysitis secondary to administration of CTLA-4 blocking antibody. Sci Transl Med. 2014; 6(230): 230ra45.

［34］Caturegli P, Di Dalmazi G, Lombardi M, et al. Hypophysitis secondary to cytotoxic T-lympho-cyte-associated protein 4 blockade: insights into pathogenesis from an autopsy series. Am J Pathol. 2016; 186(12): 3225-3235.

［35］Kouki T, Sawai Y, Gardine CA, Fisfalen ME, Alegre ML, DeGroot LJ. CTLA-4 gene polymorphism at position 49 in exon 1 reduces the inhibitory function of CTLA-4 and contributes to the pathogenesis of Graves' disease. J Immunol. 2000; 165(11): 6606-6611.

［36］Kotsa K, Watson PF, Weetman AP. A CTLA-4 gene polymorphism is associated with both Graves disease and autoimmune hypothyroidism. Clin Endocrinol (Oxf). 1997; 46(5): 551-554.

［37］Morganstein DL, Lai Z, Spain L, et al. Thyroid abnormalities following the use of cytotoxic T-lympho-cyte antigen-4 and programmed death receptor protein-1 inhibitors in the treatment of melanoma. Clin Endocrinol (Oxf). 2017; 86(4): 614-620.

［38］Orlov S, Salari F, Kashat L, Walfish PG. Induction of painless thyroiditis in patients receiving pro-grammed death 1 receptor immunotherapy for metastatic malignancies. J Clin Endocrinol Metab. 2015; 100(5): 1738-1741.

［39］Osorio JC, Ni A, Chaft JE, et al. Antibody-mediated thyroid dysfunction during T-cell checkpoint blockade in patients with non-small-cell lung cancer. Ann Oncol. 2017; 28(3): 583-589.

［40］Alhusseini M, Samantray J. Hypothyroidism in cancer patients on immune checkpoint inhibitors with anti-PD1 agents: insights on underlying mechanisms. Exp Clin Endocrinol Diabetes. 2017; 125(4): 267-269.

［41］Yamauchi I, Sakane Y, Fukuda Y, et al. Clinical features of nivolumab-induced thyroiditis: a case series study. Thyroid. 2017; 27(7): 894-901.

[42] Ansari MJ, Salama AD, Chitnis T, et al. The programmed death-1 (PD-1) pathway regulates autoim-mune diabetes in nonobese diabetic (NOD) mice. J Exp Med. 2003; 198(1): 63-69.

[43] Brozzetti A, Marzotti S, Tortoioli C, et al. Cytotoxic T lymphocyte antigen-4 Ala17 polymorphism is a genetic marker of autoimmune adrenal insufficiency: Italian association study and meta-analysis of European studies. Eur J Endocrinol. 2010; 162(2): 361-369.

[44] Falorni A, Brozzetti A, Perniola R. From genetic predisposition to molecular mechanisms of autoim-mune primary adrenal insufficiency. Front Horm Res. 2016; 46: 115-132.

[45] Barroso-Sousa R, Barry WT, Garrido-Castro AC, et al. Incidence of endocrine dysfunction following the use of different immune checkpoint inhibitor regimens: a systematic review and meta-analysis. JAMA Oncol. 2018; 4(2): 173-182.

[46] Weber J, Mandala M, Del Vecchio M, et al. Adjuvant nivolumab versus ipilimumab in resected stage III or IV melanoma. N Engl J Med. 2017; 377(19): 1824-1835.

[47] Eggermont AM, Chiarion-Sileni V, Grob JJ, et al. Adjuvant ipilimumab versus placebo after complete resection of high-risk stage III melanoma (EORTC 18071): a randomised, double-blind, phase 3 trial. Lancet Oncol. 2015; 16(5): 522-530.

[48] Ascierto PA, Del Vecchio M, Robert C, et al. Ipilimumab 10 mg/kg versus ipilimumab 3 mg/kg in pa-tients with unresectable or metastatic melanoma: a randomised, double-blind, multicentre, phase 3 trial. Lancet Oncol. 2017; 18(5): 611-622.

[49] Faje AT, Sullivan R, Lawrence D, et al. Ipilimumab-induced hypophysitis: a detailed longitudinal analysis in a large cohort of patients with metastatic melanoma. J Clin Endocrinol Metab. 2014; 99(11): 4078-4085.

[50] Faje A. Immunotherapy and hypophysitis: clinical presentation, treatment, and biologic insights. Pitu-itary. 2016; 19(1): 82-92.

[51] Nallapaneni NN, Mourya R, Bhatt VR, Malhotra S, Ganti AK, Tendulkar KK. Ipilimumab-induced hypophysitis and uveitis in a patient with metastatic melanoma and a history of ipilimumab-induced skin rash. J Natl Compr Canc Netw. 2014; 12(8): 1077-1081.

[52] Barnard ZR, Walcott BP, Kahle KT, Nahed BV, Coumans JV. Hyponatremia associated with ipilimum-ab-induced hypophysitis. Med Oncol. 2012; 29(1): 374-377.

[53] Torino F, Corsello SM, Salvatori R. Endocrinological side-effects of immune checkpoint inhibitors. Curr Opin Oncol. 2016; 28(4): 278-287.

[54] Torino F, Barnabei A, Paragliola R, Baldelli R, Appetecchia M, Corsello SM. Thyroid dysfunction as an unintended side effect of anticancer drugs. Thyroid. 2013; 23(11): 1345-1366.

[55] Borodic G, Hinkle DM, Cia Y. Drug-induced Graves disease from CTLA-4 receptor suppression. Oph-thal Plast Reconstr Surg. 2011; 27(4): e87-e88.

[56] McMillen B, Dhillon MS, Yong-Yow S. A rare case of thyroid storm. BMJ Case Rep. 2016; 2016. doi: 10.1136/bcr-2016-214603.

[57] Min L, Vaidya A, Becker C. Thyroid autoimmunity and ophthalmopathy related to melanoma biological therapy. Eur J Endocrinol. 2011; 164(2): 303-307.

[58] Chae YK, Chiec L, Mohindra N, Gentzler R, Patel J, Giles F. A case of pembrolizumab-induced type-1 diabetes mellitus and discussion of immune checkpoint inhibitor-induced type 1 diabetes. Cancer Im-munol Immunother. 2017; 66(1): 25-32.

［59］Ryder M, Callahan M, Postow MA, Wolchok J, Fagin JA. Endocrine-related adverse events following ipilimumab in patients with advanced melanoma: a comprehensive retrospective review from a single institution. Endocr Relat Cancer. 2014; 21(2): 371-381.

［60］Win MA, Thein KZ, Qdaisat A, Yeung SJ. Acute symptomatic hypocalcemia from immune checkpoint therapy-induced hypoparathyroidism. Am J Emerg Med. 2017; 35(7): 1039.e5-1039. e7.

［61］Mills TA, Orloff M, Domingo-Vidal M, et al. Parathyroid hormone-related peptide-linked hypercal-cemia in a melanoma patient treated with ipilimumab: hormone source and clinical and metabolic cor-relates. Semin Oncol. 2015; 42(6): 909-914.

［62］Andtbacka RH, Kaufman HL, Collichio F, et al. Talimogene laherparepvec improves durable response rate in patients with advanced melanoma. J Clin Oncol. 2015; 33(25): 2780-2788.

［63］Puzanov I, Milhem MM, Minor D, et al. Talimogene laherparepvec in combination with ipilimumab in previously untreated, unresectable stage IIIB-IV melanoma. J Clin Oncol. 2016; 34(22): 2619-2626.

［64］Long GV, Dummer R, Ribas A, et al. Efficacy analysis of MASTERKEY-265 phase 1b study of talimo-gene laherparepvec (T-VEC) and pembrolizumab (pembro) for unresectable stage IIIB-IV melanoma. Am Soc Clin Oncol. 2016; 34(15 suppl): 9568.

［65］Kohlhapp FJ, Kaufman HL. Molecular pathways: mechanism of action for talimogene laherparepvec, a new oncolytic virus immunotherapy. Clin Cancer Res. 2016; 22(5): 1048-1054.

［66］Chalan P, Di Dalmazi G, Pani F, De Remigis A, Corsello A, Caturegli P. Thyroid dysfunctions secondary to cancer immunotherapy. J Endocrinol Invest. 2018; 41(6): 625-638.

［67］FDA approves second CAR T-cell therapy. Cancer Discov. 2018; 8(1): 5-6.

［68］Mullard A. FDA approves first CAR T therapy. Nat Rev Drug Discov. 2017; 16(10): 669.

［69］Ramos CA, Ballard B, Zhang H, et al. Clinical and immunological responses after CD30-specific chime-ric antigen receptor-redirected lymphocytes. J Clin Invest. 2017; 127(9): 3462-3471.

［70］Ahmed N, Brawley V, Hegde M, et al. HER2-specific chimeric antigen receptor-modified virus-specific T cells for progressive glioblastoma: a phase 1 dose-escalation trial. JAMA Oncol. 2017; 3(8): 1094-1101.

［71］Wang Y, Chen M, Wu Z, et al. CD133-directed CAR T cells for advanced metastasis malignancies: a phase I trial. Oncoimmunology. 2018; 7(7): e1440169.

［72］Maus MV, Grupp SA, Porter DL, June CH. Antibody-modified T cells: CARs take the front seat for hematologic malignancies. Blood. 2014; 123(17): 2625-2635.

［73］Schuster SJ, Svoboda J, Chong EA, et al. Chimeric antigen receptor T cells in refractory B-cell lympho-mas. N Engl J Med. 2017; 377(26): 2545-2554.

［74］Park JH, Riviere I, Gonen M, et al. Long-term follow-up of CD19 CAR therapy in acute lymphoblastic leukemia. N Engl J Med. 2018; 378(5): 449-459.

［75］Maude SL, Laetsch TW, Buechner J, et al. Tisagenlecleucel in children and young adults with B-cell lymphoblastic leukemia. N Engl J Med. 2018; 378(5): 439-448.

［76］Blinatumomab approval expanded based on MRD. Cancer Discov. 2018; 8(6): OF3.

［77］Viardot A, Goebeler ME, Hess G, et al. Phase 2 study of the bispecific T-cell engager (BiTE) antibody blinatumomab in relapsed/refractory diffuse large B-cell lymphoma. Blood. 2016;

127(11): 1410-1416.

[78] Brinkmann U, Kontermann RE. The making of bispecific antibodies. MAbs. 2017; 9(2): 182-212.

[79] Nagorsen D, Baeuerle PA. Immunomodulatory therapy of cancer with T cell-engaging BiTE antibody blinatumomab. Exp Cell Res. 2011; 317(9): 1255-1260.

[80] Topp MS, Gokbuget N, Stein AS, et al. Safety and activity of blinatumomab for adult patients with relapsed or refractory B-precursor acute lymphoblastic leukaemia: a multicentre, single-arm, phase 2 study. Lancet Oncol. 2015; 16(1): 57-66.

[81] Kantarjian HM, Stein AS, Bargou RC, et al. Blinatumomab treatment of older adults with relapsed/refractory B-precursor acute lymphoblastic leukemia: results from 2 phase 2 studies. Cancer. 2016; 122(14): 2178-2185.

[82] Monzani F, Caraccio N, Dardano A, Ferrannini E. Thyroid autoimmunity and dysfunction associated with type I interferon therapy. Clin Exp Med. 2004; 3(4): 199-210.

[83] Carella C, Mazziotti G, Amato G, Braverman LE, Roti E. Clinical review 169: Interferon-alpha-related thyroid disease: pathophysiological, epidemiological, and clinical aspects. J Clin Endocrinol Metab. 2004; 89(8): 3656-3661.

[84] Khan U, Rizvi H, Sano D, Chiu J, Hadid T. Nivolumab induced myxedema crisis. J Immunother Cancer. 2017; 5: 13.

[85] Brahmer JR, Lacchetti C, Schneider BJ, et al. Management of immune-related adverse events in pa-tients treated with immune checkpoint inhibitor therapy: American Society of Clinical Oncology Clin-ical Practice Guideline. J Clin Oncol. 2018; 36(17): 1714-1768.

[86] Puzanov I, Diab A, Abdallah K, et al. Managing toxicities associated with immune checkpoint in-hibitors: consensus recommendations from the Society for Immunotherapy of Cancer (SITC) Toxicity Management Working Group. J Immunother Cancer. 2017; 5(1): 95.

[87] Rodondi N, den Elzen WP, Bauer DC, et al. Subclinical hypothyroidism and the risk of coronary heart disease and mortality. JAMA. 2010; 304(12): 1365-1374.

[88] Wang G, Cai C, Wu B. Thyroid hormones precipitate subclinical hypopituitarism resulted in adrenal crisis. J Am Geriatr Soc. 2010; 58(12): 2441-2442.

[89] Haanen J, Carbonnel F, Robert C, et al. Management of toxicities from immunotherapy: ESMO Clini-cal Practice Guidelines for diagnosis, treatment and follow-up. Ann Oncol. 2017; 28(suppl 4): iv119-iv142.

[90] Min L, Hodi FS, Giobbie-Harder A, et al. Systemic high-dose corticosteroid treatment does not im-prove the outcome of ipilimumab-related hypophysitis: a retrospective cohort study. Clin Cancer Res. 2015; 21(4): 749-755.

[91] Bornstein SR, Allolio B, Arlt W, et al. Diagnosis and treatment of primary adrenal insufficiency: an endocrine society clinical practice guideline. J Clin Endocrinol Metab. 2016; 101(2): 364-389.

[92] Hughes J, Vudattu N, Sznol M, et al. Precipitation of autoimmune diabetes with anti-PD-1 immuno-therapy. Diabetes Care. 2015; 38(4): e55-e57.

[93] Aleksova J, Lau PK., Soldatos G, McArthur G. Glucocorticoids did not reverse type 1 diabetes mellitus secondary to pembrolizumab in a patient with metastatic melanoma. Case Reports. 2016; bcr2016217454.

[94] Trinh B, Donath MY, Läubli H. Successful treatment of immune checkpoint inhibitor-induced

diabe-tes with infliximab. Diabetes care. 2019; 42(9): e153-e154.

[95] Migden MR, Rischin D, Schmults CD, Guminski A, Hauschild A, Lewis KD, Rabinowits G. PD-1 blockade with cemiplimab in advanced cutaneous squamous-cell carcinoma. New Eng J Med. 2018; 379(4): 341-351.

[96] Schmid P, Adams S, Rugo HS, Schneeweiss A, Barrios CH, Iwata H, Henschel V. Atezolizumab and nab-paclitaxel in advanced triple-negative breast cancer. New Eng J Med. 2018; 379(22): 2108-2121.

[97] Horn L, Mansfield AS, Szczęsna A, Havel L, Krzakowski M, Hochmair MJ, Reck M. First-line at-ezolizumab plus chemotherapy in extensive-stage small-cell lung cancer. New Eng J Med. 2018; 379(23): 2220-2229.

[98] Paz-Ares L, Dvorkin M, Chen Y, Reinmuth N, Hotta K, Trukhin D, Voitko O. Durvalumab plus platinum-etoposide versus platinum-etoposide in first-line treatment of extensive-stage small-cell lung cancer (CASPIAN): a randomised, controlled, open-label, phase 3 trial. The Lancet. 2019; 394(10212): 1929-1939.

[99] Faivre-Finn C, Vicente D, Kurata T, Planchard D, Paz-Ares L, Vansteenkiste JF, Naidoo J. LBA49 Durvalumab after chemoradiotherapy in stage III NSCLC: 4-year survival update from the phase III PACIFIC trial. Annals of Oncology. 2020; 31: S1178-S1179.

[100] Powles T, Park SH, Voog E, Caserta C, Valderrama BP, Gurney H, Loriot Y. Avelumab maintenance therapy for advanced or metastatic urothelial carcinoma. New Eng J Med. 2020; 383(13): 1218-1230.

第 19 章

免疫治疗的消化系统毒性

19.1 简介

新型药物为癌症的治疗带来重大变革，使患者获益良多。然而，这些药物同时具有与传统化疗截然不同的毒性谱。这些不良反应大多是轻中度的，但不幸的是有时也会发生严重甚至危及生命的并发症。本章特别关注免疫治疗及其消化系统毒性，将会讨论包括免疫检查点抑制剂（immune checkpoint inhibitors，ICI）、双特异性抗体（bispecific antibodies，BABs）、嵌合抗原受体（chimeric antigen receptor，CAR）T 细胞、IL-2 和干扰素 -α（interferon-α，IFN-α）在内的各种免疫疗法，它们通过激活免疫效应细胞、破坏免疫耐受来攻击癌细胞。免疫疗法可产生持久效应；然而肿瘤组织以外，激活的免疫系统也会攻击正常的身体细胞产生多种不良反应。其中，消化系统受累突出，可导致恶心、呕吐、厌食、腹泻、结肠炎和肝炎。已有 ICI 导致急性胰腺炎的报道，但有临床表现的胰腺炎较为少见，甚至目前不太为认知。

19.2 介绍

19.2.1 免疫检查点抑制剂

目前，FDA 已经批准了数个 ICI。伊匹木单抗是一种抗细胞毒性 T 淋巴细胞相关蛋白 4（anti-cytotoxic T-lymphocyte–associated protein 4，抗 CTLA-4）抗体，是首个被批准用于转移性黑素瘤的 ICI。纳武利尤单抗和帕博利珠单抗则靶向于程序性细胞死亡受体 -1（programmed cell death protein-1，PD-1），已被批准用于黑素瘤、转移性非小细胞肺癌（non-small-cell lung cancer，NSCLC）、头颈鳞状细胞癌、尿路上皮癌、胃腺癌、错配修复缺陷实体瘤以及经典霍奇金淋巴瘤。纳武利尤单抗还被批准用于肝细胞癌和肾细胞癌患者。纳武利尤单抗和伊匹木单抗联合治疗则已获 FDA 批准用于转移性黑素瘤、肾细胞癌和非小细胞肺癌。最近，程序性细胞死亡受体 - 配体 1（programmed cell death protein-ligand 1，PD-L1）抗体也已获批准，包括阿替利珠单抗（尿路上皮癌、三阴性乳腺癌和 NSCLC）、度伐利尤单抗（尿路上皮癌）和阿维单抗（Merkel 细胞癌和尿路上皮癌），也可以阻断 PD-1 通路。随着新药及其组合不断被开发和试验，这一领域正在迅速发展 [1]。

19.2.2　双特异性 T 细胞活性接合抗体

贝林妥欧单抗是用于治疗前体 B 细胞急性淋巴细胞白血病（acute lymphoblastic leukemia，ALL）的一种新药，在微小残留病灶（minimal residual disease，MRD）阳性（80% 完全缓解）和复发或难治性（relapsed/refractory，R/R）患者中表现出令人鼓舞的应答率。贝林妥欧单抗是一种单克隆抗体，作为一种双特异性 T 细胞接合剂（bispecific T cell engager，BiTE）直接作用于 B 细胞上的 CD19 和 T 细胞上的 CD3 发挥作用，被 FDA 批准用于成人和儿童的复发或难治性、费城染色体（Philadelphia，Ph）阴性或阳性前体 B 细胞 ALL 的治疗。基于该药取得的上述成功，目前正在积极研究在 ALL 患者中贝林妥欧单抗联合化疗、靶向治疗或其他免疫治疗的应用 [2]。

19.2.3　嵌合抗原受体 T 细胞

这种新兴的治疗方式是从患者体内分离出 T 细胞，通过基因工程使其表达 CAR，然后回输至患者体内。CAR T 细胞主要在复发或难治性 ALL、慢性淋巴细胞白血病（chronic lymphocytic leukemia，CLL）和非霍奇金淋巴瘤中发挥疗效 [3]。2017 年 8 月，FDA 批准首个抗 CD19 CAR T 细胞产品（tisagenlecleucel）用于治疗儿童和年轻成人复发和（或）难治性前体 B 细胞 ALL [4]。2017 年 10 月，FDA 批准了阿基仑赛用于治疗复发 / 难治性弥漫性大 B 细胞淋巴瘤（diffuse large B-cell lymphoma，DLBCL）[5]。

19.2.4　白介素 -2

高剂量 IL-2 基于其被观察到的持久疗效，是被批准用于转移性黑素瘤的首个免疫疗法，但最近由于其显著毒性，使用已经明显减少。IL-2 也被批准用于治疗肾细胞癌 [6]。

19.2.5　干扰素 -α

切除后的 Ⅱ 或 Ⅲ 期黑素瘤患者具有较高复发风险，辅助干扰素 -α 治疗既往被用于降低黑素瘤的复发风险 [7]。

19.3 药物及其作用机制

19.3.1 免疫检查点抑制剂

检查点抑制剂通过"抑制其抑制"的机制发挥作用，通过降低耐受性来激活免疫系统，可引发严重的炎症、组织损伤和自身免疫。检查点抑制剂通过抑制 CTLA-4、PD-1 或 PD-2 发挥作用；在正常情况下，为避免组织损伤，其配体会限制免疫反应，允许免疫耐受。伊匹木单抗可以抑制 CTLA-4，而 CTLA-4 是一种在 CD25（+）CD4（+）调节性 T 细胞上组成性表达的抑制性受体，在活化的 T 细胞中上调，并传递抑制性信号以下调免疫反应，从而发挥免疫检查点的作用[8]。伊匹木单抗抑制该信号转导后，会耗竭调节性 T 细胞，并削弱其在血液或肿瘤微环境中的功能，从而维持效应 T 细胞的活化，增强抗肿瘤免疫活性[9]。PD-1 是在活化的 T 细胞表面表达的一种免疫检查点。在干扰素 -γ 等炎症刺激下，众多肿瘤和肿瘤微环境中的其他细胞选择性表达 PD-L1[10]，然后通过 PD-1 通路信号转导，抑制细胞因子产生，引起 PD-1+ 肿瘤浸润 T 细胞的凋亡[11]。伴随效应 T 淋巴细胞的激活，ICI 还导致调节性 T 细胞的耗竭[10]。由于这些细胞负责产生转化生长因子 -β、IL-10 和 IL-35 等抑制性细胞因子，它们的耗竭意味着去除免疫系统最重要的抗炎机制之一[12]。通过这种对耐受机制的抑制，ICI 刺激细胞毒性 T 淋巴细胞杀死肿瘤细胞，并且作为一种脱靶效应，还导致免疫系统激活和对人体自身器官和组织的反应。这就是所谓的免疫相关不良事件（immune related adverse events，irAEs），据报道在约 85% 经过伊匹木单抗治疗的患者[13]以及高达 70% 的抑制 PD-1 轴的患者中会出现[14]。相较于纳武利尤单抗或帕博利珠单抗（＜5%），经伊匹木单抗（10% ~ 40%）治疗后产生严重、威胁生命甚至致死性不良反应（≥3 级）的频率更高[14,15]。ICI 的联合使用将导致严重毒性发生率增高[16]。ICI 的各种胃肠道（gastrointestinal，GI）表现包括恶心、呕吐、腹泻、结肠炎和肝炎。

1. 免疫检查点抑制剂的胃肠道不良反应表现

（1）抗 CTLA-4：CTLA-4 抑制剂导致的胃肠道 irAEs 可从轻度腹泻到严重结肠炎，甚至致死[17]。最常见的表现是腹泻（27%）[18]，其次是结肠炎。早期临床试验中已经报道了对免疫抑制治疗无反应，甚至可能需要结肠次全切除术的严重小肠结肠炎，以及穿孔和顽固性腹泻。得益于早期识别和积极治疗，这种情况现在已经很少见[19]。伊匹木单抗相关性结肠炎的中位发病时间约为 34 d[12]。然而，一些研究指出不良反应与肿瘤退缩之间的相关性，表明不良反应的发生可能是免疫激活更强的证据[12]。

（2）抗 PD-1：抗 PD-1 所报道的不良事件少于抗 CTLA-4 治疗[20]。纳武利尤单抗治疗在 17% 的黑素瘤患者中导致腹泻和结肠炎，其中仅有 1.2% 的患者出现 3 级毒性。帕博利珠单抗在 2.8% 的患者中导致结肠炎，并且发现剂量与不良事件之间有正相关关系。相较于纳武利尤单抗（6 周），帕博利珠单抗（18 周）相关 irAE 的中位发病时间更长[20]。

（3）抗 CTLA-4 和抗 PD-1 联合治疗：对于抗 CTLA-4 和抗 PD-1 联合治疗的患者，文献中报道结肠炎发生率为 8% ~ 27%，但腹泻发生率约为 54%[21]。在 ICI 治疗的一项荟萃分析中，所有级别腹泻和结肠炎的相对危险度（relative risk，RR）分别是 1.64（95% CI，1.19 ~ 2.26；$P = 0.002$）和 10.35（95% CI，5.78 ~ 18.53；$P < 0.001$），高级别腹泻和结肠炎的 RR 值分别是 4.46（95% CI，1.46 ~ 13.57；$P = 0.008$）和 15.81（95% CI，6.34 ~ 39.42；$P < 0.001$）。上消化道症状（如呕吐）的 RR 值未达到显著[22]。肠穿孔的发生率约为 1%[23]。与下消化道相比，上消化道不良反应，即吞咽困难、恶心 / 呕吐和上腹部疼痛的发生较少见。

2. 免疫检查点抑制剂相关肝炎

肝炎是 ICI 治疗的不常见并发症。其特征是 ALT 或 AST 升高，伴或不伴胆红素升高。转氨酶升高的中位发病时间为 ICI 开始后的 6 ~ 14 周[24]。肝炎通常在常规实验室检查评估中被发现，但一些患者也可能出现发热或腹部不适。伊匹木单抗 3 mg/kg 剂量单药治疗时，任何级别的肝毒性发生率 < 4%，10 mg/kg 剂量给药时，这一比例增高至 15%[18,25]。单用抗 PD-1 抑制剂治疗患者中，肝炎的发生率约为 5%，但在联合应用伊匹木单抗和纳武利尤单抗的患者中这一比例增至 25% ~ 30%（3 级 15%）[24]。

3. 免疫检查点抑制剂相关胰腺炎

ICI 相关急性胰腺炎的报道罕见[26]，无症状的脂肪酶和淀粉酶升高更为常见。值得注意的是，还有一种胰腺自身免疫性内分泌功能紊乱伴 1 型糖尿病急性发作的罕见并发症。

4. 免疫检查点抑制剂相关乳糜泻

ICI 治疗中还观察到一些罕见的 irAE，如乳糜泻，具体表现为恶心、呕吐、腹泻或腹痛。其小肠活检的组织学特征包括上皮内淋巴细胞增多、固有层淋巴浆细胞炎症、绒毛萎缩和隐窝增生。这些患者的合理策略是无麸质饮食或联合免疫抑制治疗[27]。

5. 免疫检查点抑制剂介导的胃肠道和肝脏不良反应的机制

（1）胃肠道 irAE 的预测生物标志物：一项针对 162 名晚期黑素瘤患者的研究利用治疗前血标本寻找生物标志物，发现发生胃肠道 irAE 患者较未发生胃肠道 irAE 的患者相比，免疫相关基因（CD3E、IL2RG、CD4、CD37、IL-32 和 RAC-2）、细胞周期相关基因（SPATAN1、BANF1、BAT1、PCGF1、FP36L2 和 WDR1）和囊泡运输相关基因（PICALM、SNAP23 和 VAMP3）的基线水平更高。另外，ICI 治疗 3 周后生物标志物研究表明：CD177 是一种独特的中性粒细胞表面标志物，在中性粒细胞活化中发挥重要作用，同时也介导迁移，并被发现在治疗后升高。癌胚抗原相关细胞黏附分子（carcino-embryonic antigen-related cell adhesion molecule，CEACAM）是中性粒细胞迁移中的一种重要黏附介质，在消化道 irAE 组中也显著升高[28]。另一种炎性细胞因子 IL-17 也被提出是 irAE 的预测物，与消化道 3 级毒性的发生有关[29]。

（2）肠道菌群的作用：肠道微生物组与 ICI 的治疗反应有关。在 ICI 治疗的基础上进行粪菌移植，可能会起到增强疗效的作用，具有较好的前景。粪便中的脆弱拟杆菌（*Bacteroides fragilis*）丰度与抗 CTLA-4 治疗后肿瘤大小呈负相关。有趣的是，由于脆弱拟杆菌多糖荚膜已知可诱导 IL-12 依赖性 TH1 免疫反应，这些免疫原性细菌展现出作为"抗肿瘤益生菌"的潜力[30]。

肠道微生物通过促进调节性 T 细胞扩增或刺激抗炎细胞因子，在维持黏膜耐受中发挥着重要作用。一项前瞻性研究留取了 34 名黑素瘤患者在抗 CTLA-4 治疗前肠道微生物样本。尽管这些患者的厚壁菌门比例相似，但在后来出现免疫介导结肠炎的患者中拟杆菌科的比例较低。拟杆菌通过多种途径发挥抗炎作用。预测结肠炎风险时，多胺转运系统和核黄素（B_2）、泛酸盐（B_5）和硫胺素（B_1）等维生素的生物合成相联合，可达到 70% 的敏感性和 83% 的特异性[31]。因此，微生物组可能在免疫相关结肠炎的发展中发挥作用。观察到无菌小鼠用脆弱拟杆菌和洋葱伯克霍尔德菌（*Burkholderia cepacia*）进行肠道重建降低结肠炎的组织病理学征象，进一步支持这一假设[30]。

6. 组织学表现

（1）腹泻和结肠炎

抗 CTLA-4：CTLA-4 抑制剂相关结肠炎的特征是存在中性粒细胞炎症，伴随上皮内淋巴细胞增多、隐窝上皮细胞凋亡，并且少有或没有慢性炎症特征[32]。

抗 PD-1：抗 PD-1 治疗后结肠炎观察到两种模式：活动性结肠炎（活动性炎症、中性粒细胞隐窝微脓肿、隐窝上皮细胞凋亡增多以及隐窝萎缩 / 脱落）或淋巴细胞性结肠炎（表层上皮内淋巴细胞增多、表层上皮损伤以及固有层扩张）。结肠外也可观察到类似的组织学变化，包括十二指肠、胃和（或）小肠[33]。炎症性肠病（inflammatory bowel disease，IBD）样特征可见于复发性抗 PD-1 结肠炎患者，可在抗 PD-1 停药数月后出现[34]。

（2）恶心 / 呕吐 / 上腹痛：可见斑片状慢性十二指肠炎或慢性胃炎，罕见肉芽肿[32]。这些发现提示针对区域特异性表位的免疫机制可能性。

（3）肝炎：经 ICI 治疗的患者肝活检显示广泛小叶活动性肝炎，并且以 CD8 阳性的炎症浸润为主，因此，其病理表现类似于自身免疫性肝炎，提示肝细胞有潜在损伤[35]。细胞毒性 T 细胞的浸润也可导致胆管损伤，表现为增生的胆小管周围的轻度门静脉单核浸润[36]。

19.3.2　双特异性 T 细胞活性接合抗体 / 贝林妥欧单抗

贝林妥欧单抗是一种双特异性抗体，结合 CD19 和 CD3，属于 T 细胞活性接合剂。该药物已被批准用于复发或难治性前体 B 细胞 ALL。它以连续 4 周输注的方式给药。贝林妥欧单抗输注与细胞因子释放综合征（cytokine release syndrome，CRS）有关，这是一种在输注靶向各种免疫效应器的药物后出现的可能危及生命的全身炎症反应，另外还与噬血细胞性淋巴组织细胞增生症 / 巨噬细胞活化综合征（hemophagocytic lymphohistiocytosis/macrophage activation syndrome，HLH/MAS）有关。在成人复发 / 难治性 ALL 患者的临床试验中，3 级及以上 CRS 的发生率为 2% ~ 6%[37]，而在儿童的试验中为 6%[38]。幸运的是，CRS 仅在极少数患者中是致命的。该综合征在给药期间或给药后即刻表现为发热、寒战、低血压和心动过速。

1. 贝林妥欧单抗的胃肠道、肝脏、胰腺毒性的表现：贝林妥欧单抗可表现为体质和器官相关的广泛不良反应，以及许多血实验室检查的异常。患者出现恶心、呕吐、腹泻和肝毒性（9% ~ 16% 的病例中出现 ≥ 3 级的 ALT 和 AST 升高）[37,39]。

已有贝林妥欧单抗治疗期间出现胰腺炎的病例报道；这些病例大多是在临床试验中观察到。重要的是医生要保持警惕，并在临床有提示时监测淀粉酶和脂肪酶[40]。

在接受贝林妥欧单抗输注的患者中也观察到 HLH/MAS[41]。

2. 贝林妥欧单抗介导胃肠道和肝脏毒性的机制：贝林妥欧单抗介导肝毒性的两大机制是 CRS 和 HLH/MAS。

CRS 的特征是在单核细胞、巨噬细胞和不同淋巴细胞群的活化和细胞毒性破坏后出现的炎症细胞因子释放增加。这与广泛的高水平 IL-6 有关，它在这些毒性的病理生理学中起着核心作用[42]。细胞因子的释放可能介导的其他效应包括恶心 / 呕吐和 AST/ALT 水平升高。细胞因子水平的增加与不良事件发生率的早期达峰以及贝林妥欧单抗启动后数天内出现的严重外周 B 淋巴细胞减少相符合。

HLH 是一种罕见的情况，其特征是不适当的免疫激活和细胞因子释放，通常表现为发热和脾大，伴有高铁蛋白血症、凝血障碍、高三酰甘油血症和血细胞减少。

19.3.3　过继细胞疗法（CAR-T 细胞和 T 细胞受体基因疗法）

细胞免疫治疗由自体或同种异体 T 细胞组成，这些细胞通过基因工程表达 CARs 或 T 细胞受体（T cell receptors，TCRs）使细胞毒性特异性地靶向癌症细胞。目前这种疗法对于多种癌症都是一种很有前景的治疗形态。2017 年 8 月，FDA 批准首个抗 CD19 CAR-T 细胞产品司利弗朗用于治疗儿童和年轻成人复发和（或）难治性前体 B 细胞 ALL。目前，CD20、NY-ESO-1 和 B 细胞成熟抗原等作为基于 CAR 和 TCR 重定向细胞疗法的新靶点，正在血液系统和非血液系统恶性肿瘤的临床前研究和早期临床试验中探索[43]。多种趋化因子和细胞因子的释放导致 CRS 具有不同的表现，可累及心血管、呼吸、皮肤、胃肠道、肝脏、肾脏、血液和神经系统等不同的器官系统，并表现为高热、低血压、缺氧和（或）多器官毒性[44]。瘤负荷高的患者发生 CRS 风险高。

1. CAR-T 细胞疗法的胃肠道和肝脏毒性的表现：CRS 的胃肠道和肝脏表现包括恶心、呕吐、腹泻（胃肠道）和 AST、ALT 或胆红素水平升高（肝脏），这些症状在 CRS 消退后是可逆的。Neelapu 等[5]发表的阿基仑赛（axicabtagene ciloleucel）CAR-T 细胞疗法治疗难治性大 B 细胞淋巴瘤的 I 期临床试验中，任何级别恶心发生率为 58%，任何级别厌食和 3 级及以上厌食的发生率分别为 50% 和 2%；任何级别腹泻和 3 级及以上腹泻分别为 43% 和 4%；任何级别呕吐和 3 级以上呕吐分别为 34% 和 1%。ZUMA-1 研究的 I 期结果显示，1/7（14%）的患者出现 3 级及以上腹水，1/7（14%）的患者出现 3 级 AST 升高[45]。有研究表明，在 CAR-T 细胞输注前 1 d 或输注后 1 d，高水平的血清 IL-6、可溶性 gp 130、IFN-γ、IL-15、IL-8 和（或）IL-10 与后续 CRS 的发展有关，但上述指标的检测还需要前瞻性验证[46]。CRS 毒性症状的发作通常在 CAR-T 细胞治疗后的第 1 周内出现，且通常在给药后 1 ~ 2 周内达峰。

2. CAR-T 细胞疗法介导胃肠道和肝脏毒性的机制：细胞免疫疗法（CAR-T 细胞、TCR 基因疗法）引起胃肠道和肝脏毒性的三大机制是 CRS（CAR-T 细胞最常见的急性不良反应）、脱靶效应和 HLH/MAS。

（1）CRS：与使用细胞免疫疗法相关的最常见毒性是由 T 细胞的活化，或者其 T 细胞受体或 CARs 与肿瘤细胞表达的抗原结合所介导的。从而，活化的 T 细胞会释放细胞因子和趋化因子，即 IL-2、可溶性 IL-2Rα、IFN-γ、IL-6、可溶性 IL-6R 和 GM-CSF，并导致低血压和毛细血管渗漏综合征[45]。

（2）脱靶效应：CAR T 细胞也可以靶向同样在正常组织上表达的肿瘤相关抗原，从而可能损伤正常组织[47]。文献中已经报道这种作用机制的案例。在一项研究中，3 名接受靶向碳酸酐酶Ⅸ的 CAR-T 细胞治疗的转移性肾细胞癌患者出现了 ALT、AST 或总胆红素的 3 ~ 4 级升高[48]。这些患者的肝脏活检显示了胆管炎，胆管周围有 T 细胞浸润。出乎意料的是胆管上皮细胞被发现表达碳酸酐酶Ⅸ[48]。

（3）HLH/MAS：有报道 CAR-T 细胞治疗相关的暴发性 HLH/MAS。HLH/MAS 以严重的免疫激活、淋巴组织细胞的组织浸润和免疫介导的多器官衰竭为标志。如果患者在 CRS 期（通常在细胞输注后的前 5 d 内观察到）铁蛋白峰值 > 10 000 ng/mL，并出现以下任何两种情况：累及肝、肾或肺的 3 级及以上器官毒性，或者骨髓或其他器官观察到吞噬红细胞作用，则可以诊断为 CAR-T 细胞相关的 HLH/MAS。HLH/MAS 属于系统性高炎症反应疾病谱系，因此，细胞治疗发生这些综合征并不奇怪。在接受 CAR-T 细胞治疗的 1% 患者中会观察到暴发性难治性 HLH/MAS。

19.3.4　白介素 -2

白介素 -2（IL-2）是一种由活化自然杀伤（natural killer，NK）细胞产生的细胞因子或生物反应调节剂，在免疫反应过程中促进克隆性 T 细胞扩增。它还帮助调节性 T 细胞发育和成熟，提高 NK 细胞活性，并通过激活诱导的细胞死亡介导免疫耐受。它主要与 IL-2 受体结合，包括由 α（CD25）-、β（CD122）- 和 γ（CD132）- 链组成的高亲和力受体，以及只含有 α 和 β 链的低亲和力受体。IL-2 诱导 CD4$^+$ 和 CD8$^+$ 细胞增殖、分化为效应细胞或记忆细胞。IL-2 引发一系列免疫反应，包括天然免疫效应器（包括 NK 细胞和巨噬细胞）的激活，以及效应 T 和记忆 T 细胞介导的特异性免疫反应，以长期控制肿瘤复发。随后，其他白介素、干扰素和集落刺激因子等各种细胞因子的释放，也被认为对诱导肿瘤消退很重要。

1. 高剂量 IL-2 的胃肠道和肝脏毒性的表现：恶心和呕吐是 IL-2 相关的非常常见不良反应。这些症状可能与 IL-2 的潜在催吐作用以及非甾体抗炎药作为前驱用药有关。在 IL-2 治疗期间，厌食也很常见，这可能继发于全身炎症。IL-2 相关腹泻通常是分泌性的。在 IL-2 治疗过程中，肝酶和肝功能异常也很常见，可表现为无症状的实验室指标升高至有症状的肝炎表现，且严重程度也倾向于随累积剂量而增加。在 PROCLAIM 登记中，出现肝炎的患者中只有低于 5% 需要干预（如暂停 IL-2）[49]。患者可出现多种实验室指标异常，包括低白蛋白血症、轻度凝血障碍、高胆红素血症和肝酶升高。IL-2 相关肝炎的临床表现可包括黄疸、右上腹痛、厌食、恶心、呕吐和腹部轻压痛。

2. IL-2 介导胃肠道和肝脏毒性的机制：通常而言，IL-2 的不良反应与 IL-2 的全身作用以及 T 细胞活化继发的细胞因子释放直接相关。

19.3.5　干扰素 -α

IFN-α 通过 JAK-STAT 及其他信号通路诱导不同基因的转录[50]。IFN-α 的抗肿瘤机制是抑制细胞生长、抗血管生成和免疫调节活性的共同作用结果。IFN-α 的免疫调节作用包括诱导细胞因子、上调主要组织相容性抗原表达、增强 NK 细胞和巨噬细胞的吞噬活性以及增强 T 细胞对肿瘤细胞的细胞毒性[7]。

1. IFN-α 的胃肠道和肝脏毒性的表现

IFN-α2b 是最广泛认为用于黑素瘤术后高复发风险患者的 IFN-α 辅助疗法。然而，该方案具有显著的毒性。IFN-α 与所有级别的恶心（66%）、呕吐（66%）、厌食（69%）和转氨酶升高（63%）有关。观察到的 3/4 级不良事件包括恶心（9%）、呕吐（6%）和转氨酶升高（14% ~ 29%）[51]。肝毒性常发生在开始治疗后不久，但在治疗全程中随时可能发生。这组患者应与导致肝功升高的其他原因相鉴别，如酒精、乙型肝炎和丙型肝炎。肝毒性是一种常见而严重的不良反应，通常表现为转氨酶升高；例如，在 E1684 试验中就有 2 名患者死于肝衰竭[52]。

2. IFN-α 介导胃肠道和肝脏毒性的机制

（1）恶心和呕吐：恶心和呕吐的病理生理学机制涉及 IFN-α、IL-1 及其他促炎细胞因子活性的增加。这些细胞因子作用于单胺递质，尤其是 5- 羟色胺。胃肠道黏膜中的肠嗜铬细胞在细胞因子作用下被激活，从而增加 5-HT$_3$ 的产生[53]。

（2）厌食：厌食的病理生理学机制涉及 IFN-α、IL-1 和 TNF-α 等细胞因子，它们通过全身及中枢神经系统的作用引起反应[53]。

（3）急性胰腺炎：接受 IFN-α 治疗的患者中，曾报道过高于 1000 mg/dL 的高三酰甘油血症相关急性胰腺炎[54]。IFN-α 降低富含三酰甘油的脂蛋白清除率，从而诱导肝脏脂肪生成，导致高三酰甘油血症。

（4）肝毒性：IFN-α 作用于 CYP450 酶系统并抑制特定同工酶的激活。而 90% 的药物代谢都是通过 CYP450 系统进行，因此 IFN-α 对药物相互作用有重要的潜在影响[53]。

19.4 药物治疗和管理方法

19.4.1 免疫检查点抑制剂

1. 腹泻和（或）结肠炎的管理路径：免疫相关胃肠道毒性最常见的临床表现从频繁稀便到结肠炎症状（黏液便、腹痛、发热、直肠出血）不等[21]。症状常发作在 ICI 开始后的 5 ~ 10 周内，但甚至也可以在 ICI 停药数月后出现[21]。

诊断评估：区分 ICI 相关腹泻和结肠炎是一件微妙但重要的事情。临床医生应警惕腹痛、直肠出血、黏液便或发热症状，因为这些表现可能提示存在结肠炎，这是一种可能危及生命的 ICIs 并发症。此外，已经报道过肠穿孔病例，因此，推荐对可疑病例进行紧急评估和管理[24,55]。ICI 相关结肠炎可以均匀分布，也可以局限于某些区域，其中近端结肠更为常见[23,56]。已经观察到停用免疫治疗数月后出现的腹泻和（或）结肠炎，其表现可模拟 IBD[57]，因此仔细采集病史对建立诊断至关重要。

结肠炎的鉴别诊断：活检发现具有凋亡模式的活动性结肠炎时，应纳入考虑其他具有明显凋亡表现的结肠炎原因：

（1）感染（巨细胞病毒 [CMV]）。

（2）急性移植物抗宿主病（GVHD）[58]。

（3）自身免疫性肠病[59]。

（4）药物：有许多与结肠炎相关的药物，其中大多数是免疫抑制剂。接受 ICI

治疗的患者不太会接受这些免疫抑制剂治疗；然而，仍然值得注意，因为一些化疗药物属于这类药。继发于吗替麦考酚酯（mycophenolate mofetil，MMF）的结肠炎[60]可能以细胞凋亡为主，并表现为细胞凋亡性微脓肿。FU 和抗 TNF 抗体也被报道引起大量隐窝细胞凋亡[61]。甲氨蝶呤（methotrexate，MTX）和卡培他滨可引起隐窝凋亡、隐窝扩张损伤和结构扭曲[61]。PI3 激酶抑制剂艾德拉尼（idelalisib）可引起急性炎症、上皮内淋巴细胞增加和显著的细胞凋亡[62]。

（5）特发性炎症性疾病：慢性特发性炎症性肠病分类为克罗恩病（Crohn disease，CD）和溃疡性结肠炎（ulcerative colitis，UC）。CD 的组织学特征包括肉芽肿、局灶隐窝破坏扭曲和回肠受累。而 UC 患者的活检显示产生大量 IL-13 的 II 型 NK 细胞。UC 中还观察到弥漫慢性炎症和隐窝萎缩、黏蛋白缺失，且无回肠炎症[63]。

2、3、4 级结肠炎的诊断性检查[1]。当患者出现急性腹泻时，重要的是排除感染和炎症性病因的腹泻，因此，应进行以下详细检查：

（1）血常规（complete blood count，CBC）和血生化（comprehensive metabolic panel，CMP）、促甲状腺激素（thyroid stimu- lating hormone，TSH）、血沉（erythrocyte sedimentation rate，ESR）、C 反应蛋白（C-reactive protein，CRP）。

（2）便培养评估细菌性感染病因。

（3）艰难梭状芽胞杆菌（Clostridium difficile）检测评估 C. difficile 肠炎。

（4）CMV DNA 聚合酶链式反应（polymerase chain reaction，PCR）评估 CMV 结肠炎。

（5）粪便查卵和虫体评估寄生虫感染。

（6）炎症标志物（粪便白细胞/乳铁蛋白、粪便钙卫蛋白）和粪便隐血检测（fecal occult blood test，FOBT）评估炎症性病因。

（7）实验室检查筛查感染［HIV、肝炎病毒检测和血结核分枝杆菌特异性细胞免疫反应检测（QuantiFERON-TB）］，以备患者需要接受英夫利昔单抗治疗（英夫利昔单抗可以导致病毒性肝炎和结核再激活，HIV 患者中增加机会性感染风险）。

（8）腹盆计算机断层扫描（computed tomography，CT）评估结肠炎范围和伴随炎症和（或）感染。

（9）消化道内镜检查及活检（结肠镜）：存在结肠溃疡提示类固醇激素抵抗疾病。因此，这些患者可能需要早期英夫利昔单抗治疗。2 级及以上级别腹泻，一旦排除感染性病因，应立即开始全身免疫抑制治疗。结肠炎可以表现为正常黏膜相，然而，结肠镜检查仍是有益的，因其可以识别特定炎症特征，例如免疫组化染色提示巨细胞病毒感染。

抗 CTLA-4 引发的结肠炎有两种表现：以肠系膜血管充血水肿为特征的弥漫性结肠炎，以及中度肠壁增厚和肠周脂肪密度增加的节段性结肠炎（见于 CT）[64]。评估结肠炎范围和程度最准确的方法是结肠镜检查，因为最近数据表明内镜下溃疡存在可能预示激素抵抗性疾病 [65]。但由于内镜操作相关风险，推荐对持续的 2 级及以上腹泻进行结肠镜检查 [20]。内镜检查通常显示消化道连续性分布的炎性改变，如渗出、粗糙颗粒外观、血管形态消失和溃疡 [56]。尽管结肠镜检查被认为是侵入性检查的金标准，但直肠乙状结肠镜检查似乎也是一种可行选择。一方面，结肠镜检查在绝大多数患者中需要进行有效的肠道准备和全身镇静，而直肠乙状结肠镜检查可以在无镇静情况下进行，而且只需简单的灌肠准备，从而可以实现快速诊断。即使内镜下无宏观异常，也应取活检评估结肠炎症 [19]。

（10）对免疫抑制剂无反应的患者可能需要重复进行内镜检查。尤其对于 3 级和 4 级不良反应患者更为重要。当临床需要或拟重启治疗时，应复查内镜检查进行疾病监测。

重启检查点抑制剂

2 或 3 级：如果患者在充分治疗后 irAE 有所改善，则可以进行抗 PD-1 治疗再挑战，因为只有小部分 ICI 相关结肠炎患者在恢复抗 PD-1 单药治疗后出现 irAE 复发 [66]。

4 级腹泻 / 结肠炎：应永久停用 ICI 治疗。

2. 恶心 / 呕吐 / 上腹痛的管理路径：这些患者的治疗方法与结肠炎类似，初始治疗是类固醇激素，对于难治性病例会加用 TNF-α 抑制剂。值得注意的是，这一方法的证据仅基于病例研究 [65]。

3. 专家咨询：当患者出现腹泻 / 结肠炎，并且之前免疫治疗为可能病因时，应将患者转诊至有免疫治疗相关结肠炎诊治经验的消化科医生，并进行内镜检查和活检。在某些情况下，结肠炎可以进展为长程慢性 IBD[12]。这些患者应继续由消化科医生进行长期随访。

依据癌症免疫治疗协会（Society for Immunotherapy of Cancer，SITC）毒性管理工作组 [67] 和美国临床肿瘤学会（American Society of Clinical Oncology，ASCO）临床实践指南 [1]，表 19.1 描述了 2 ~ 4 级 ICI 介导腹泻的管理。

4. 预防性处理：目前，没有任何预防性处理展现出足够的效果。在 Weber 等 [25] 的一项 II 期双盲研究中，比较不可切除的 III 或 IV 期黑素瘤患者中有无预防性布地奈德时伊匹木单抗的耐受性和疗效，发现在接受布地奈德治疗组与安慰剂组之间，2 级及以上腹泻的发生率没有差异。

5. 合并艰难梭菌结肠炎：艰难梭状芽胞杆菌（Clostridium difficile）结肠炎可与免疫介导结肠炎共存；因此，应通过粪便艰难梭菌毒素聚合酶链式反应（polymerase chain reaction，PCR）来评估 C. difficile 的潜在感染，并且给予适当治疗（甲硝唑或口服万古霉素）。在接受检查点抑制剂治疗的患者中，同时使用抗生素和类固醇激素的情况并不少见。

6. 患者教育：由于使用 ICI 会导致 10% ～ 30% 胃肠道不良反应发生率，因此教育患者了解副作用的症状和体征非常重要，这可以减少延迟诊断[68]。

7. 自身免疫疾病患者中应用 ICI：自身免疫疾病患者通常被排除在 ICI 的临床试验外，因此，这些患者中应用 CTLA-4 和 PD-1 抑制剂的安全性和有效性数据很少。回顾性研究发现 ICI 治疗后原有免疫疾病会发生恶化[69]。甚至有学者提出，有 IBD 基础的患者，如无其他治疗选择，可以在伊匹木单抗治疗前进行预防性结肠切除术[70]。从现有非常有限的数据来看，ICIs 已被用于基础存在自身免疫性疾病患者，但谨慎监测至关重要[69]。需要进一步研究来确定 ICIs 在自身免疫疾病患者中的安全性。

8. 肝炎的管理路径

（1）基线检查：在开始 ICI 治疗前，应进行包括病毒性肝炎血清学、转氨酶（AST、ALT）和胆红素在内的基线水平检测。在开始 ICI 前应进行的各种病毒血清学检测包括乙型肝炎病毒（Hepatitis-B virus，HBV）表面抗原（HbsAg）、乙型肝炎核心抗体（HBcAb）和丙型肝炎病毒（Hepatitis C virus，HCV）抗体。HBsAg 或 HBcAb 血清学阳性应及时评估 HBV DNA，而 HCV 抗体阳性应检测 HCV RNA 水平。对于病毒血清学阳性患者，无论是在开始 ICI 之前还是在 ICI 治疗中，临床医生都应该对患者进行肝病咨询，以考虑病毒性肝炎干预治疗。决定病毒性肝炎开始治疗的因素包括病毒载量、肝酶和基础肝脏状况。必须排除其他可能导致肝酶升高的原因，如饮酒、病毒感染、血栓栓塞和流出道梗阻病因、其他药物和肿瘤进展因素。

表 19.1　免疫检查点抑制剂介导的 2 ～ 4 级腹泻的管理 ª

分级	CTCAE 说明	管理
2 级	每天排便次数比基线增加 4 ～ 6 次，造口排便量比基线略有增加	暂停 ICI，直至症状恢复到 1 级或以下，PD-1/PD-L1 抑制剂可以考虑重启，抗 CTLA-4 药物考虑永久停用
		免疫抑制维持治疗（泼尼松等效剂量＜ 10 mg）
		排除感染后可用洛哌丁胺
		2 级及以上消化科会诊
		排除感染后应用泼尼松等效剂量 1 ～ 2 mg/（kg·d）
		症状改善至 1 级或以下时，重启治疗前激素逐渐减量 4 ～ 6 周
		2 级及以上病例进行 EGD/ 结肠镜，以决定何时启动早期英夫利昔单抗治疗，并确定重启 PD-1/ PD-L1 治疗安全性
		粪便乳铁蛋白和钙卫蛋白鉴别功能性与炎症性腹泻
		2 级及以上患者疾病活动度监测，可选择复查结肠镜

续表

分级	CTCAE 说明	管理
3级	每天排便次数比基线增加7次及以上、便失禁、住院指征、造口排便量比基线显著增加、独立ADL受限	住院或门诊治疗脱水 永久停用CTLA-4抑制剂，若患者恢复到1级或以下，可以考虑重启PD-1/PD-L1抑制剂 糖皮质激素［泼尼松等效剂量1～2 mg/（kg·d）］ 若症状持续≥3～5 d或在改善后复发，考虑静脉激素或非激素治疗（英夫利昔单抗） 若患者在免疫抑制中，或存在机会性感染风险（CMV肠炎），或抗TNF治疗中，或激素抵抗时，可考虑结肠镜检查
4级	危及生命、有紧急干预的指征	临床需要时将患者收入院。如为门诊患者应密切监测 永久停用ICI 静脉激素治疗至症状改善至1级，在4～6周内逐渐减量 如果激素应用2～3 d内症状未改善，早期应用英夫利昔单抗5～10 mg/kg 如果是英夫利昔单抗抵抗，和（或）有TNF-α抑制剂禁忌，维多珠单抗（抗整合素α4β7抗体）可供个体化选择 如果治疗后症状复发，进行胃肠镜检查

ᵃ基于癌症免疫治疗协会（Society for Immunotherapy of Cancer，SITC）毒性管理工作组和ASCO临床实践指南

ADL，Activities of daily living，日常生活活动；ASCO: American Society of Clinical Oncology，美国临床肿瘤学会；CMV, cytomegalovirus, 巨细胞病毒；CTCAE: common terminology criteria for adverse events，常见不良事件评价标准；CTLA-4: cytotoxic T-lymphocyte–associated protein 4，细胞毒性T淋巴细胞相关蛋白4；EGD: esophagogastroduodenoscopy，食管-胃-十二指肠镜检查；GI: gastrointestinal，胃肠道；ICI, immune checkpoint inhibitor，免疫检查点抑制剂；PD-1: programmed cell death protein-1，程序性细胞死亡受体-1；PD-L1: programmed cell death protein-ligand 1，程序性细胞死亡受体-配体1

（2）免疫检查点抑制剂治疗监测：当患者进行ICI治疗时，认识到这种治疗方案的潜在肝毒性很重要，但同样重要的是排除其他可能导致肝酶升高的因素。这些因素包括同时或先前进行的其他治疗、基础的恶性肿瘤、感染或炎症。在已知HBV或HCV感染患者中，仅ALT升高可能是由于免疫系统激活，从而引起对HBV和HCV的免疫反应增强，随之病毒载量下降。

每次ICI治疗前都应复查肝功能。如果发现肝酶升高超过2倍正常高限，应立即启动对其他肝损伤原因排查。应询问患者当前服用的药物、替代治疗、中草药以及任何可疑肝毒性药物。根据患者的具体情况，其他应做的检测包括ANA、抗平滑肌抗体（anti-smooth muscle antibody，SMA）、抗中性粒细胞胞质抗体、EB病毒（Epstein Barr virus，EBV）IgM和CMV PCR，以寻找肝功能异常病因[71]。在仅ALP升高的患者中，应该检测γ-谷氨酰转肽酶（γ-glutamyl transferase，GGT）。

（3）影像学：肝炎的影像学表现可以各不相同。在轻度病例中，腹部CT可能

看起来是正常的。在更严重病例中，可以在 CT 和磁共振成像（magnetic resonance imaging，MRI）上表现为肝大、水肿、门静脉周围淋巴结肿大和肝实质密度减低。超声可发现门静脉周围回声增强和胆囊壁水肿。这些患者需排除肝转移进展等解剖性病因，因此需要及时进行超声或 CT 扫描成像。此外，肿瘤超进展也是可能的。肿瘤超进展是指开始 ICI（抗 PD-1/PD-L1 治疗）后，本来缓慢进展的肿瘤出现加速进展，在高达 9% 的患者中可出现这种情况[72]。

（4）肝活检：对于病毒性肝炎血清学阴性患者，若进行了 3 ~ 4 d 足量激素治疗后仍持续存在 2 级肝毒性，或者对于存在 3 级和 4 级毒性患者，应考虑肝活检。如果进行肝活检，可以发现伴有肝窦浸润、肝中央静脉损伤和内皮炎症的肝细胞损伤（急性肝炎模式），与自身免疫性肝炎类似，或者也可以发现显著的胆管损伤（伴门脉炎症的胆管模式）[35,36]。此外，也有纤维环肉芽肿的罕见报道[73]。然而，自身免疫性肝炎和 ICI 相关肝损伤有许多显著重叠特征。

（5）ICI 相关肝炎的药物管理：结合 SITC 毒性管理工作组和 ASCO 临床实践指南，表 19.2 展示 ICI 相关的 2 ~ 4 级肝炎的药物管理方法。尤其值得注意的是，对于接受泼尼松 20 mg 及以上等效剂量超过 4 周的患者，应对卡氏肺孢子虫感染进行预防[74]。

（6）收治入院：接受泼尼松治疗后仍有 AST/ALT 持续升高，或者肝酶升高超过正常上限（upper limit of normal，ULN）10 倍的患者（伴或不伴胆红素升高 > 5 倍 ULN），应收入院治疗。应立即开始静脉注射甲泼尼龙 4 mg/（kg·d），进行肝病专科会诊，并且强烈建议行肝活检。每天监测肝功能（liver function tests，LFTs），直至 AST/ALT 低于 8 倍 ULN。如果 2 d 后肝功对静脉激素没有反应，则应加用 MMF。对激素和 MMF 无反应的难治性肝炎患者通常对抗胸腺细胞球蛋白（antithymocyte globulin，ATG）治疗有反应[75]。英夫利昔单抗尽管通常对严重自身免疫性不良反应有效，但在肝炎类型中应避免使用，因其本身具有肝毒性。

（7）重启检查点抑制剂：检查点抑制剂相关毒性过后，是否恢复检查点抑制剂治疗的决定应基于肝细胞损伤的程度和肝毒性持续时间。如果出现以下情况，则不应重启：① AST/ALT 升高曾超过 5 倍 ULN；② AST/ALT 水平未恢复到 1 级或基线水平；③患者出现肝功能失代偿的征象，如 INR 升高[71]。

表 19.2 免疫检查点抑制剂介导的 2 ~ 4 级肝炎的药物管理 ª

分级	CTCAE 说明	管理
2级	无症状（3×ULN < AST, ALT ≤ 5 ×ULN；1.5×ULN < 总胆红素 ≤ 3×ULN）	暂停 ICI 治疗，若恢复到 1 级或以下且激素减量至 ≤ 10 mg/d 泼尼松，可重启 ICI

续表

分级	CTCAE 说明	管理
2 级	无症状（3×ULN < AST，ALT ≤ 5×ULN；1.5×ULN <总胆红素 ≤ 3×ULN）	如果异常升高持续 3 ~ 5 d 并有明显临床症状，应用类固醇激素 0.5 ~ 1 mg/（kg·d） 每 3 d 进行实验室指标监测 若症状改善到 1 级或以下，且激素逐渐减量至 ≤ 10 mg/d，可重启 ICI 治疗 停用任何已知肝毒性药物
3 级	有症状的肝功能障碍、活检发现纤维化、代偿性肝硬化、慢性肝炎再激活［AST，ALT 5 ~ 20×ULN；和（或）总胆红素 3 ~ 10×ULN］	AST/ALT ≥ 8 倍 ULN 和（或）胆红素升高到 ≥ 3 倍 ULN 患者可住院监测 永久停用 ICI 治疗 糖皮质激素 1 ~ 2 mg/kg 初始剂量，4 ~ 6 周内逐渐减停 如果激素抵抗或者治疗 3 d 后无改善，可给予吗替麦考酚酯或硫唑嘌呤（需对巯基嘌呤甲基转移酶缺陷进行检测） 每 1 ~ 2 d 进行实验室指标监测 可使用非 TNF-α 抑制剂作为全身免疫抑制用药 如无改善，转诊至肝病专科进行肝炎病理评估
4 级	肝功能失代偿［腹水、凝血功能障碍、肝性脑病、肝性昏迷；AST/ALT > 20×ULN 和（或）总胆红素 > 10×ULN］	可住院监护，每天进行实验室指标监测 永久停用 ICI 治疗 甲泼尼龙 2 mg/（kg·d）等效剂量。症状改善到 1 级或以下时，激素可在 4 ~ 6 周内逐渐减停，如有需要可再度升级治疗，理想用药疗程尚不清楚 如果激素难治或者治疗 3 d 后无改善，可给予吗替麦考酚酯。尽管无相关证据，不推荐使用 TNF-α 抑制剂英夫利昔单抗，应考虑药物本身肝毒性 如激素治疗无改善，转诊至肝病专科 如有需要，可考虑转至三级医院

ᵃ基于癌症免疫治疗协会（Society for Immunotherapy of Cancer，SITC）毒性管理工作组和ASCO临床实践指南

ALT：Alanine aminotransferase，丙氨酸氨基转移酶；ASCO：American Society of Clinical Oncology，美国临床肿瘤学会；AST：aspartate aminotransferase，天门冬氨酸氨基转移酶；CTCAE，common terminology criteria for adverse events，常见不良事件评价标准；ICI，immune checkpoint inhibitor，免疫检查点抑制剂；ULN：upper limit of normal，正常上限

9. 结肠炎合并肝炎的管理路径：罕有肝炎合并结肠炎的患者，对他们的管理应包括永久停用 ICI，并且提供其他免疫抑制药物。

10. 胰腺炎的管理路径：除非临床怀疑胰腺炎，否则不建议对无症状患者常规进行淀粉酶/脂肪酶监测。在无症状的情况下，血清淀粉酶和脂肪酶的中度升高不需要激素治疗[76]。

19.4.2 双特异性抗体和 CAR T 细胞疗法

1. 贝林妥欧单抗输注前预防：贝林妥欧单抗输注相关的 CRS 发生率较高，因此，对于肿瘤负荷高的患者，如骨髓中原始细胞浸润超过 50%，外周血中原始细胞 ≥ 15 000/µl，或高乳酸脱氢酶（lactate dehydrogenase，LDH）等白血病负荷增加的其他征象，应预先给予地塞米松 5 d，以降低肿瘤负荷[77]。在所有患者中，为降低 CRS 风险，应在治疗前 1 h 给予地塞米松预处理（成人患者 20 mg；儿童患者 5 mg/m²，最大剂量 20 mg）。由于贝林妥欧单抗在治疗早期出现不良事件的可能，推荐患者在每个疗程开始以及每次增加剂量时住院治疗[77]。

2. CRS 的管理：双特异性抗体或 CAR-T 细胞治疗导致的 CRS 表现为多器官异常，其中包括转氨酶升高。对这两种情况治疗是一样的，通常是使用抗 IL-6 单克隆抗体——托珠单抗。托珠单抗可以中和炎症综合征的关键介质，并中断炎症过程进展，因此是一种治疗选择。然而，由于托珠单抗价格昂贵，且与多种严重不良事件相关，包括感染、病毒和结核再激活以及肝毒性，因此托珠单抗治疗应仅限于危重患者。值得注意的是，根据美国国家癌症研究所（National Cancer Institute，NCI）对使用托珠单抗的建议，肝毒性不是其应用的指征[44]。

（1）CAR T 细胞疗法引起的 CRS：对于表现为 CRS 2 级（2 级结肠炎、腹泻或转氨酶升高）、CRS 3 级（3 级结肠炎、腹泻或 3 ~ 4 级转氨酶升高）或 CRS 4 级（4级结肠炎或腹泻）的患者：进行支持治疗，推荐使用托珠单抗。如果 24 ~ 48 h 内未出现临床改善，推荐重复给予托珠单抗治疗。替代方案包括再给予一种免疫抑制剂，如糖皮质激素[42]。

（2）双特异性抗体引起的 CRS[78]：3 级 CRS（3 级腹泻、3 级结肠炎或 3/4 级转氨酶升高）：在 3 级 CRS 的成年患者中，应暂停贝林妥欧单抗，直到 CRS 完全缓解；然后可以 9 µg/d 剂量重启，7 d 后剂量增加至 28 µg/d。3 级 CRS 也可以根据临床情况使用糖皮质激素和托珠单抗（经验有限）进行治疗。4 级 CRS（4 级腹泻 / 结肠炎）：4 级 CRS 可永久停用贝林妥欧单抗。同样，这些患者应使用糖皮质激素和托珠单抗治疗（经验有限）。

（3）HLH/MAS 的管理：继发 HLH/MAS 是 CRS 罕见表现，已在贝林妥欧单抗和 CAR-T 细胞疗法中被报道，可能需要细胞因子靶向治疗[41]。依据 CRS 管理建议，接受 CAR-T 细胞治疗后疑似出现 HLH/MAS 的患者应接受抗 IL-6 治疗，且对于 3 级及以上毒性应使用糖皮质激素治疗。在接受贝林妥欧单抗治疗后出现 HLH/MAS 患者中，细胞因子靶向治疗取得成功。这种治疗在没有逆转抗白血病活性的前提下解决了多器官系统衰竭问题[41]。CAR-T 细胞疗法中 CRS 的管理策略也已成功用于贝林妥欧单抗相关的进展性 CRS 患者，尽管经验有限。托珠单抗（8 mg/kg Ⅳ，单次给药）目

前是 ≥ 30 kg 患者首选药物，但其具体作用尚不清楚[79]。托珠单抗在 CAR-T 细胞疗法中的应用不能直接推广到贝林妥欧单抗中，因为这两种疗法 IL-6 升高的持续时间不同[3,80]。对于 HLH/MAS 病例，如 48 h 后未改善，应考虑额外使用 75 ~ 100 mg/m² 依托泊苷进行治疗。[81] 它可用于肝肾功能不全患者。尽管依托泊苷可用于家族性和恶性肿瘤相关的 HLH 患者，但目前缺乏在 CAR-T 细胞治疗引起的 HLH 中使用依托泊苷的证据，还需要进一步研究。

HLH 治疗的目标是抑制过度活跃的 CD8⁺T 细胞和巨噬细胞，它们是导致这种免疫综合征的原因。将来，靶向 IFN-γ 的药物可能是有用的，因为 IFN-γ 在介导 HLH 中起到主要作用。例如，人源化抗 IFN-γ 单克隆抗体依帕伐单抗 empalumab 在原发难治性 HLH 儿童中有 63% 产生应答，且具有良好耐受性[82]。

19.4.3 白介素 -2

1. 恶心和呕吐：接受 IL-2 治疗的患者，推荐使用止吐药预防和治疗暴发性恶心呕吐。一些患者可能需要更强的抗恶心呕吐药物。首选药物是昂丹司琼和格雷司琼，但必要时可加用丙氯拉嗪。

2. 黏膜炎：IL-2 相关黏膜炎的治疗方法与化疗相关黏膜炎相似，通常是自限性的，用不含酒精的漱口水治疗。

3. 腹泻：对于严重腹泻，部分中心推迟 IL-2 用药，直至腹泻缓解，部分中心则在腹泻量超过 1000 ml/12 h 患者中暂停 IL-2 治疗，腹泻量超过 2000 ml/12 h 时停用 IL-2。也可以使用洛哌丁胺和地芬诺酯等止泻药。同时，也应考虑艰难梭菌感染，也可以给予单剂量的万古霉素以减少腹泻的影响[83]。

19.4.4 干扰素 -α

1. 恶心和呕吐：IFN-α 相关的恶心呕吐通常在给药后的 1 ~ 2 h 发生，使用标准止吐药情况下是可控的；对乙酰氨基酚和（或）非甾体抗炎药可用于相关的腹部不适[53]。

2. 厌食：IFN-α 相关厌食的处理与任何其他治疗引起的厌食大致相同。首先应该针对背后的病因进行处理。如果恶心是主要矛盾，则可以使用止吐药。如果存在胃肠道运动障碍，可以使用促胃肠动力药，如甲氧氯普胺。应该对疼痛和抑郁进行适当的评估和治疗。如果无法解决根本问题，那么必须尽可能全方位最大限度地增加营养摄入[53]。

19.5　非药物治疗和管理方法

19.5.1　免疫检查点抑制剂

1. 腹泻：每天排便次数比基线增加少于 6 次的患者（依据 NCI CTC v4 的 1 或 2 级腹泻）可以在门诊治疗。不推荐对 1 级不良事件进行特定的诊断性检查。在密切医疗监测下，1 级腹泻（每天排便次数比基线增加少于 4 次）是可以继续治疗的。然而，需要注意的是，在症状持续或进一步恶化的情况下，应暂停 ICI 治疗。待症状恢复到 0 ~ 1 级时，可再考虑进行治疗。应监测患者的脱水情况，并推荐调整饮食。对于持续时间较久的 1 级症状应消化科就诊，进行进一步检查评估感染性病因。

2. 肝炎：应在每次输注前监测患者是否有肝功异常：AST、ALT 和胆红素水平，如果肝功指标出现 1 级升高则应每周监测。对于 1 级肝功能障碍，ICI 通常可以继续进行，但需要密切监测。

依据 SITC 毒性管理工作组[67]和 ASCO 临床实践指南[1]，表 19.3 和表 19.4 展示 1 级腹泻和 1 级肝炎的非药物管理方法。

表 19.3　1 级腹泻的非药物管理 [a]

分级	CTCAE 说明	管理
1 级	无症状；只需临床或诊断性观察；无需干预（1 级腹泻频率 ≤ 4 次/d）	在 24 ~ 48 h 内对病情变化或进展进行密切观察 继续 ICI 如果症状持续存在，进行常规粪便、血液检测 急性腹泻期间建议清淡饮食 当感染指标阴性时，止泻药物是可选的，但不强烈建议使用

[a]基于 SITC 毒性管理工作组和 ASCO 临床实践指南

ASCO，American Society of Clinical Oncology，美国临床肿瘤学会；CTCAE：common terminology criteria for adverse events，常见不良事件评价标准；ICI：immune checkpoint inhibitor，免疫检查点抑制剂；SITC：Society for Immunotherapy of Cancer，癌症免疫治疗协会

表 19.4　1 级肝炎的非药物管理 [a]

分级	CTCAE 说明	管理
1 级	无症状（AST，ALT > ULN，且 < 3 × ULN）和（或）总胆红素 > ULN，且 < 1.5 × ULN）	密切监测下继续 ICI 鉴别其他病因 每周 1 ~ 2 次监测实验室指标 支持治疗，控制症状

[a]基于 SITC 毒性管理工作组和 ASCO 临床实践指南

ALT：Alanine aminotransferase，丙氨酸氨基转移酶；ASCO：American Society of Clinical Oncology，美国临床肿瘤学会；AST，aspartate aminotransferase，天门冬氨酸氨基转移酶；CTCAE：common terminology criteria for adverse events，常见不良事件评价标准；ICI，immune checkpoint inhibitor，免疫检查点抑制剂；SITC，Society for Immunotherapy of Cancer，癌症免疫治疗协会；ULN，upper limit of normal，正常上限

19.5.2 双特异性抗体和 CAR-T 细胞疗法

双特异性抗体和 CAR-T 细胞疗法都可能导致肝功能指标升高，作为 CRS 和 HLH/MAS 的部分表现。然而，已经发现这些异常可以在治疗过程中任何时候发生，因此，如果 AST 或 ALT 水平超过 5 倍 ULN 或总胆红素超过 3 倍 ULN，则需要间断监测和药物干预[77]。肝酶通常在治疗的第 1 周内短暂升高，没有任何临床表现，并在几周内恢复到基线水平，通常不需要中断治疗[85]。

推荐患者在 CAR-T 细胞输注后住院 1 周左右。应对患者的生命体征进行定期监测，每天进行血生化检测。有时甚至有必要每天进行 1 次以上的血生化检测，特别是在 CRS 高风险患者中，如肿瘤负荷高、有发生肿瘤细胞溶解风险的患者。监测患者日常出入量平衡和体重也很重要，并推荐所有 CRS 发生风险的患者维持静脉补液。这些患者甚至在开始输注 CAR-T 细胞前就应该开放中心静脉通路，以便为处理不良反应所需的给药做好准备。

19.5.3 白介素 -2

1. 厌食：厌食通常在 IL-2 停药后 24 h 内消退。鉴于症状持续时间短，患者在治疗期间不进食是可以接受的。

2. 肝毒性：肝毒性通常随着 IL-2 治疗停止而消退。治疗期间应每天监测肝酶。一致推荐对于胆红素高于 7 mg/dl 或出现严重持续腹痛的情况，应停止使用 IL-2[83]。

19.5.4 干扰素 -α

1. 肝毒性：应在基线时对肝功进行评估并定期监测。肝功异常则需要更频繁监测。3 级以上转氨酶升高（ALT 或 AST > 5 × ULN）需要停止 IFN-α 治疗。只有在转氨酶升高恢复到 1 级或以下时，才应考虑以较低剂量的 IFN-α2b 重启[53]。

2. 胰腺炎：停用 IFN-α 治疗后，血清三酰甘油水平会迅速下降，并在几周内恢复正常水平[54]。在这种情况下，饮食调整和吉非罗齐治疗可能会有所帮助。

（翻译：刘新宇　　审校：谭蓓，徐燕）

参考文献

[1] Brahmer JR, Lacchetti C, Schneider BJ, et al. Management of immune-related adverse events in patients treated with immune checkpoint inhibitor therapy: American Society of Clinical Oncology Clinical Practice Guideline. J Clin Oncol. 2018; 36(17): 1714-1768.

[2] Przepiorka D, Ko CW, Deisseroth A, et al. FDA approval: blinatumomab. Clin Cancer Res. 2015; 21(18): 4035-4039.

［3］ Grupp SA, Kalos M, Barrett D, et al. Chimeric antigen receptor-modified T cells for acute lymphoid leukemia. N Engl J Med. 2013; 368(16): 1509-1518.

［4］ Liu Y, Chen X, Han W, et al. Tisagenlecleucel, an approved anti-CD19 chimeric antigen receptor T-cell therapy for the treatment of leukemia. Drugs Today (Barc). 2017; 53(11): 597-608.

［5］ Neelapu SS, Locke FL, Bartlett NL, et al. Axicabtagene ciloleucel CAR T-cell therapy in refractory large B-cell lymphoma. N Engl J Med. 2017; 377(26): 2531-2544.

［6］ Atkins MB, Lotze MT, Dutcher JP, et al. High-dose recombinant interleukin 2 therapy for patients with metastatic melanoma: analysis of 270 patients treated between 1985 and 1993. J Clin Oncol. 1999; 17(7): 2105-2116.

［7］ Jonasch E, Haluska FG. Interferon in oncological practice: review of interferon biology, clinical applica-tions, and toxicities. Oncologist. 2001; 6(1): 34-55.

［8］ Chambers CA, Kuhns MS, Egen JG, et al. CTLA-4-mediated inhibition in regulation of T cell re-sponses: mechanisms and manipulation in tumor immunotherapy. Annu Rev Immunol. 2001; 19: 565-594.

［9］ Simpson TR, Li F, Montalvo-Ortiz W, et al. Fc-dependent depletion of tumor-infiltrating regulatory T cells co-defines the efficacy of anti-CTLA-4 therapy against melanoma. J Exp Med. 2013; 210(9): 1695-1710.

［10］ Pardoll DM. The blockade of immune checkpoints in cancer immunotherapy. Nat Rev Cancer. 2012; 12(4): 252-264.

［11］ Brahmer JR, Tykodi SS, Chow LQ, et al. Safety and activity of anti-PD-L1 antibody in patients with advanced cancer. N Engl J Med. 2012; 366(26): 2455-2465.

［12］ Marthey L, Mateus C, Mussini C, et al. Cancer immunotherapy with anti-CTLA-4 monoclonal anti-bodies induces an inflammatory bowel disease. J Crohns Colitis. 2016; 10(4): 395-401.

［13］ Horvat TZ, Adel NG, Dang TO, et al. Immune-related adverse events, need for systemic immunosup-pression, and effects on survival and time to treatment failure in patients with melanoma treated with ipilimumab at Memorial Sloan Kettering Cancer Center. J Clin Oncol. 2015; 33(28): 3193-3198.

［14］ Michot JM, Bigenwald C, Champiat S, et al. Immune-related adverse events with immune checkpoint blockade: a comprehensive review. Eur J Cancer. 2016; 54: 139-148.

［15］ Weber JS, Antonia SJ, Topalian SL, et al. Safety profile of nivolumab (NIVO) in patients (pts) with advanced melanoma (MEL): a pooled analysis. J Clin Oncol. 2015; 33(15).

［16］ Larkin J, Chiarion-Sileni V, Gonzalez R, et al. Combined nivolumab and ipilimumab or monotherapy in untreated melanoma. N Engl J Med. 2015; 373(1): 23-34.

［17］ Gonzalez-Cao M, Boada A, Teixidó C, et al. Fatal gastrointestinal toxicity with ipilimumab after BRAF/MEK inhibitor combination in a melanoma patient achieving pathological complete response. Oncotar-get. 2016; 7(35): 56619-56627.

［18］ Hodi FS, Hodi FS, O'Day SJ, et al. Improved survival with ipilimumab in patients with metastatic mela-noma. N Engl J Med. 2010; 363(8): 711-723.

［19］ Beck KE, Blansfield JA, Tran KQ, et al. Enterocolitis in patients with cancer after antibody blockade of cytotoxic T-lymphocyte-associated antigen 4. J Clin Oncol. 2006; 24(15): 2283-2289.

［20］ Eigentler TK, Hassel JC, Berking C, et al. Diagnosis, monitoring and management of immune-related adverse drug reactions of anti-PD-1 antibody therapy. Cancer Treat Rev. 2016; 45: 7-18.

［21］ Kumar V, Chaudhary N, Garg M, et al. Current diagnosis and management of immune related adverse events (irAEs) induced by immune checkpoint inhibitor therapy. Front Pharmacol. 2017; 8: 49.

［22］ Abdel-Rahman O, El Halawani H, Fouad M. Risk of gastrointestinal complications in cancer patients treated with immune checkpoint inhibitors: a meta-analysis. Immunotherapy. 2015; 7(11): 1213-1227.

［23］ Gupta A, De Felice KM, Loftus EV Jr, et al. Systematic review: colitis associated with anti-CTLA-4 therapy. Aliment Pharmacol Ther. 2015; 42(4): 406-417.

［24］ Spain L, Diem S, Larkin J. Management of toxicities of immune checkpoint inhibitors. Cancer Treat Rev. 2016; 44: 51-60.

［25］ Weber J, Thompson JA, Hamid O, et al. A randomized, double-blind, placebo-controlled, phase II study comparing the tolerability and efficacy of ipilimumab administered with or without prophylactic budesonide in patients with unresectable stage III or IV melanoma. Clin Cancer Res. 2009; 15(17): 5591-5598.

［26］ Oble DA, Mino-Kenudson M, Goldsmith J, et al. Alpha-CTLA-4 mAb-associated panenteritis: a his-tologic and immunohistochemical analysis. Am J Surg Pathol. 2008; 32(8): 1130-1137.

［27］ Badran YR, Shih A, Leet D, et al. Immune checkpoint inhibitor-associated celiac disease [published correction appears in J Immunother Cancer. 2020 Jul; 8(2):]. J Immunother Cancer. 2020; 8(1): e000958. doi: 10.1136/jitc-2020-000958

［28］ Shahabi V, Berman D, Chasalow SD, et al. Gene expression profiling of whole blood in ipilimumab-treated patients for identification of potential biomarkers of immune-related gastrointestinal adverse events. J Transl Med. 2013; 11: 75.

［29］ Tarhini AA, Zahoor H, Lin Y, et al. Baseline circulating IL-17 predicts toxicity while TGF-beta1 and IL-10 are prognostic of relapse in ipilimumab neoadjuvant therapy of melanoma. J Immunother Cancer. 2015; 3: 39.

［30］ Vetizou M, Pitt JM, Daillère R, et al. Anticancer immunotherapy by CTLA-4 blockade relies on the gut microbiota. Science. 2015; 350(6264): 1079-1084.

［31］ Dubin K, Callahan MK, Ren B, et al. Intestinal microbiome analyses identify melanoma patients at risk for checkpoint-blockade-induced colitis. Nat Commun. 2016; 7: 10391.

［32］ Verschuren EC, van den Eertwegh AJ, Wonders J, et al. Clinical, endoscopic, and histologic characteris-tics of ipilimumab-associated colitis. Clin Gastroenterol Hepatol. 2016; 14(6): 836-842.

［33］ Gonzalez RS, Salaria SN, Bohannon CD, et al. PD-1 inhibitor gastroenterocolitis: case series and ap-praisal of immunomodulatory gastroenterocolitis. Histopathology. 2017; 70(4): 558-567.

［34］ Venditti O, De Lisi D, Caricato M, et al. Ipilimumab and immune-mediated adverse events: a case report of anti-CTLA4 induced ileitis. BMC Cancer. 2015; 15: 87.

［35］ Johncilla M, Misdraji J, Pratt DS, et al. Ipilimumab-associated hepatitis: clinicopathologic characteriza-tion in a series of 11 cases. Am J Surg Pathol. 2015; 39(8): 1075-1084.

［36］ Kim KW, Ramaiya NH, Krajewski KM, et al. Ipilimumab associated hepatitis: imaging and clinico-pathologic findings. Invest New Drugs. 2013; 31(4): 1071-1077.

[37] Kantarjian H, Stein A, Gkbuget N, et al. Blinatumomab versus chemotherapy for advanced acute lym-phoblastic leukemia. N Engl J Med. 2017; 376(9): 836-847.

[38] von Stackelberg A, Locatelli F, Zugmaier G, et al. Phase I/phase II study of blinatumomab in pediatric patients with relapsed/refractory acute lymphoblastic leukemia. J Clin Oncol. 2016; 34(36): 4381-4389.

[39] Kantarjian HM, Stein AS, Bargou RC, et al. Blinatumomab treatment of older adults with relapsed/ refractory B-precursor acute lymphoblastic leukemia: results from 2 phase 2 studies. Cancer. 2016; 122(14): 2178-2185.

[40] Blinatumomab product sheet. https: //www.Arzneimittelsicherheit/RHB/20161025.pdf.

[41] Teachey DT, Rheingold SR, Maude SL, et al. Cytokine release syndrome after blinatumomab treat-ment related to abnormal macrophage activation and ameliorated with cytokine-directed therapy. Blood. 2013; 121(26): 5154-5157.

[42] Lee DW, Gardner R, Porter DL, et al. Current concepts in the diagnosis and management of cytokine release syndrome. Blood. 2014; 124(2): 188-195.

[43] Rosenberg SA, Restifo NP. Adoptive cell transfer as personalized immunotherapy for human cancer. Science. 2015; 348(6230): 62-68.

[44] Brudno JN, Kochenderfer JN. Toxicities of chimeric antigen receptor T cells: recognition and manage-ment. Blood. 2016; 127(26): 3321-3330.

[45] Locke FL, Neelapu SS, Bartlett NL, et al. Phase 1 results of ZUMA-1: a multicenter study of KTE-C19 anti-CD19 CAR T cell therapy in refractory aggressive lymphoma. Mol Ther. 2017; 25(1): 285-295.

[46] Teachey DT, Lacey SF, Shaw PA, et al. Identification of predictive biomarkers for cytokine release syn-drome after chimeric antigen receptor T-cell therapy for acute lymphoblastic leukemia. Cancer Discov. 2016; 6(6): 664-679.

[47] Morgan RA, Yang JC, Kitano M, et al. Case report of a serious adverse event following the administration of T cells transduced with a chimeric antigen receptor recognizing ERBB2. Mol Ther. 2010; 18(4): 843-851.

[48] Lamers CH, Sleijfer S, Vulto AG, et al. Treatment of metastatic renal cell carcinoma with autologous T-lymphocytes genetically retargeted against carbonic anhydrase IX: first clinical experience. J Clin Oncol. 2006; 24(13): e20-e22.

[49] Curti B, Daniels GA, McDermott DF, et al. Improved survival and tumor control with interleukin-2 is associated with the development of immune-related adverse events: data from the PROCLAIMSM registry. J Immunother Cancer. 2017; 5(1): 102.

[50] Fish EN, Platanias LC. Interferon receptor signaling in malignancy: a network of cellular pathways defining biological outcomes. Mol Cancer Res. 2014; 12(12): 1691-1703.

[51] Kirkwood JM, Ibrahim JG, Sondak VK, et al. High- and low-dose interferon alfa-2b in high-risk mela-noma: first analysis of intergroup trial E1690/S9111/C9190. J Clin Oncol. 2000; 18(12): 2444-2458.

[52] Kirkwood JM, Strawderman MH, Ernstoff MS, et al. Interferon alfa-2b adjuvant therapy of high-risk resected cutaneous melanoma: the Eastern Cooperative Oncology Group Trial EST 1684. J Clin Oncol. 1996; 14(1): 7-17.

［53］Kirkwood JM, Bender C, Agarwala S, et al. Mechanisms and management of toxicities associated with high-dose interferon alfa-2b therapy. J Clin Oncol. 2002; 20(17): 3703-3718.

［54］Eland IA, Rasch MC, Sturkenboom MJ, et al. Acute pancreatitis attributed to the use of interferon alfa-2b. Gastroenterology. 2000; 119(1): 230-233.

［55］Kwon ED, Drake CG, Scher HI, et al. Ipilimumab versus placebo after radiotherapy in patients with metastatic castration-resistant prostate cancer that had progressed after docetaxel chemotherapy (CA184-043): a multicentre, randomised, double-blind, phase 3 trial. Lancet Oncol. 2014; 15(7): 700-712.

［56］Berman D, Parker SM, Siegel J, et al. Blockade of cytotoxic T-lymphocyte antigen-4 by ipilimumab re-sults in dysregulation of gastrointestinal immunity in patients with advanced melanoma. Cancer Immun. 2010; 10: 11.

［57］Cramer P, Bresalier RS. Gastrointestinal and hepatic complications of immune checkpoint inhibitors. Curr Gastroenterol Rep. 2017; 19(1): 3.

［58］Kreisel W, Dahlberg M, Bertz H, et al. Endoscopic diagnosis of acute intestinal GVHD follow-ing allogeneic hematopoietic SCT: a retrospective analysis in 175 patients. Bone Marrow Transplant. 2012; 47(3): 430-438.

［59］Masia R, Peyton S, Lauwers GY, et al. Gastrointestinal biopsy findings of autoimmune enteropathy: a review of 25 cases. Am J Surg Pathol. 2014; 38(10): 1319-1329.

［60］Lee S, de Boer WB, Subramaniam K, et al. Pointers and pitfalls of mycophenolate-associated colitis. J Clin Pathol. 2013; 66(1): 8-11.

［61］Soldini D, Gaspert A, Montani M, et al. Apoptotic enteropathy caused by antimetabolites and TNF-alpha antagonists. J Clin Pathol. 2014; 67(7): 582-586.

［62］Louie CY, DiMaio MA, Matsukuma KE, et al. Idelalisib-associated enterocolitis: clinicopathologic fea-tures and distinction from other enterocolitides. Am J Surg Pathol. 2015; 39(12): 1653-1660.

［63］Feakins RM. Ulcerative colitis or Crohn's disease? Pitfalls and problems. Histopathology. 2014; 64(3): 317-335.

［64］Kim KW, Ramaiya NH, Krajewski KM, et al. Ipilimumab-associated colitis: CT findings. AJR Am J Roentgenol. 2013; 200(5): W468-W474.

［65］Jain A, Lipson EJ, Sharfman WH, et al. Colonic ulcerations may predict steroid-refractory course in patients with ipilimumab-mediated enterocolitis. World J Gastroenterol. 2017; 23(11): 2023-2028.

［66］Pollack MH, Betof A, Dearden H, et al. Safety of resuming anti-PD-1 in patients with immune-related adverse events (irAEs) during combined anti-CTLA-4 and anti-PD1 in metastatic melanoma. Ann Oncol. 2018; 29(1): 250-255.

［67］Puzanov I, Diab A, Abdallah K, et al. Managing toxicities associated with immune checkpoint inhibitors: consensus recommendations from the Society for Immunotherapy of Cancer (SITC) Toxicity Manage-ment Working Group. J Immunother Cancer. 2017; 5(1): 95.

［68］Champiat S, Lambotte O, Barreau E, et al. Management of immune checkpoint blockade dysimmune toxicities: a collaborative position paper. Ann Oncol. 2016; 27(4): 559-574.

［69］Johnson DB, Sullivan RJ, Ott PA, et al. Ipilimumab therapy in patients with advanced melanoma and preexisting autoimmune disorders. JAMA Oncol. 2016; 2(2): 234-240.

［70］Bostwick AD, Salama AK, Hanks BA. Rapid complete response of metastatic melanoma in a patient under-going ipilimumab immunotherapy in the setting of active ulcerative colitis. J Immunother Cancer. 2015; 3: 19.

［71］Sanjeevaiah A, Kerr T, Beg MS. Approach and management of checkpoint inhibitor-related immune hepatitis. J Gastrointest Oncol. 2018; 9(1): 220-224.

［72］Champiat S, Dercle L, Ammari S, et al. Hyperprogressive disease is a new pattern of progression in cancer patients treated by anti-PD-1/PD-L1. Clin Cancer Res. 2017; 23(8): 1920-1928.

［73］Everett J, Srivastava A, Misdraji J. Fibrin ring granulomas in checkpoint inhibitor-induced hepatitis. Am J Surg Pathol. 2017; 41(1): 134-137.

［74］National Comprehensive Cancer Network Guidelines. https: //www.nccn.org/professionals/physician_ gls/f_guidelines.aspx.

［75］Chmiel KD, Suan D, Liddle C, et al. Resolution of severe ipilimumab-induced hepatitis after antithymo-cyte globulin therapy. J Clin Oncol. 2011; 29(9): e237-e240.

［76］Postow M, Wolchok J. Toxicities associated with checkpoint inhibitor immunotherapy. UpToDate, Waltham, MA 2016 (Accessed on December 15, 2015).

［77］Topp MS, Gökbuget N, Stein AS, et al. Safety and activity of blinatumomab for adult patients with re-lapsed or refractory B-precursor acute lymphoblastic leukaemia: a multicentre, single-arm, phase 2 study. Lancet Oncol. 2015; 16(1): 57-66.

［78］Ribera JM. Efficacy and safety of bispecific T-cell engager blinatumomab and the potential to im-prove leukemia-free survival in B-cell acute lymphoblastic leukemia. Expert Rev Hematol. 2017; 10(12): 1057-1067.

［79］Brandl C, Haas C, d' Argouges S, et al. The effect of dexamethasone on polyclonal T cell activation and redirected target cell lysis as induced by a CD19/CD3-bispecific single-chain antibody construct. Cancer Immunol Immunother. 2007; 56(10): 1551-1563.

［80］Hijazi Y, Klinger M, Schub A, et al. Blinatumomab exposure and pharmacodynamic response in patients with non-Hodgkin lymphoma (NHL). J Clin Oncol. 2013; 31(15).

［81］Jordan MB, Allen CE, Weitzman S, et al. How I treat hemophagocytic lymphohistiocytosis. Blood. 2011; 118(15): 4041-4052.

［82］Locatelli F, Jordan MB, Allen C, et al. Empalumab in children with primary hemophagocytic lympho-histiocytosis. N Engl J Med. 2020; 382: 1811-1822.

［83］Marabondo S, Kaufman HL. High-dose interleukin-2 (IL-2) for the treatment of melanoma: safety considerations and future directions. Expert Opin Drug Saf. 2017; 16(12): 1347-1357.

［84］Huguet F, Tavitian S. Emerging biological therapies to treat acute lymphoblastic leukemia. Expert Opin Emerg Drugs. 2017; 22(1): 107-121.

第 20 章

免疫治疗的神经毒性

20.1 简介

癌症的免疫治疗历史悠久。19 世纪末，威廉·科利使用肿瘤内细菌和细菌产物治疗肉瘤患者，使肿瘤缩小。多年来，我们在抗癌"免疫武装"方面取得了重大进展。在过去的 20 年里，免疫治疗出现了爆发式进展，使得这一领域成为肿瘤学的前沿。这些新药激活免疫系统以对抗癌症，但在此过程中可能产生一系列新的毒性，包括中枢神经系统和周围神经系统的不良事件。本章将讨论主要免疫药物、作用机制、与神经毒性相关的作用机制以及主要的神经毒性，还将进一步讨论这些毒性的管理。

20.2 药物

20.2.1 白介素

IL-2 在转移性黑素瘤（metastatic melanoma，MM）和肾细胞癌（renal cell carcinoma，RCC）中进行了广泛研究。大剂量 IL-2（HDIL-2）已经用作 MM 和转移性 RCC 的单药治疗，两者的客观缓解率分别为 15% ~ 16% 和 14% ~ 18%，少数患者显示出超过 10 年的持续缓解 [1-3]。

1. 作用机制：IL-2 的受体表达于调节性 T 细胞（Treg）、激活的 $CD8^+$、$CD4^+$、CD56 高表达细胞、树突状细胞、内皮细胞，IL-2 与受体结合后，通过 Janus 家族酪氨酸激酶（Janus family tyrosine kinase，JAK）传导信号，从而激活下游信号转导，导致 T 细胞和 NK 细胞扩增，效应 T 细胞分化，以及 $CD8^+$ 记忆 T 细胞扩增；T 细胞和 NK 细胞细胞溶解活性的增强使其具有抗肿瘤效应 [4]。有趣的是，IL-2 也可导致免疫抑制性 Treg 的扩增 [4]。

2. 神经毒性机制：有多种被提出的 IL-2 介导神经毒性的机制。IL-2 对神经元细胞、主要神经递质和电活动存在影响 [5]。此外，IL-2 还可导致大脑总水分含量增加，可能是因肿瘤血管通透性增加或全身总水分含量增加所致 [6]。

3. 神经毒性报道: 接受 IL-2 治疗的患者可能出现谵妄、嗜睡、疲劳、失眠、记忆下降、头晕、认知下降和不安。一项大型 HDIL-2 研究报道了多起程度不一的神经毒性事件，包括昏迷、嗜睡和头晕，而另一项研究发现，约 35% 的患者出现 3 级和 4 级神经毒性或癫痫发作 [7,8]。IL-2 也常导致情绪症状。两项研究发现，IL-2 治疗期间抑郁评分显著增加 [9,10]。在一项研究中，患者出现与白质和灰质病灶有关的新发神经系统缺损症状。停用 IL-2 后，大多数患者病灶消失，神经症状改善 [11]。由于液体潴留，可出现周围神经卡压 [12]。此外，还有臂丛神经病的病例报告 [13]。

20.2.2　干扰素

干扰素（Interferon，INF）-α2b 已广泛用于黑素瘤患者的辅助治疗。该药也被批准用于 RCC、慢性髓性白血病、卡波西肉瘤和滤泡性淋巴瘤。然而，随着更好的药物的出现，该药不再常用。

1. 作用机制: INF-α 通过减少肿瘤增殖、诱导凋亡等内在作用，以及增加 T 细胞和 NK 细胞的增殖和细胞毒性、减少 Treg 细胞的增殖、降低 Treg 和髓源性抑制细胞的免疫抑制活性、增强主要组织相容性复合物 -1（major histocompatibility complex-1，MHC-1）和肿瘤抗原呈递、增强树突状细胞的激活和信号转导以及诱导其他细胞因子释放等外在作用，从而作用于肿瘤 [14]。

2. 神经毒性机制: INF-α 可直接作用于神经元，通过分解 MAP-2（一种细胞骨架蛋白）、减少信号转导以及释放其他细胞因子，减少树突的长度和分支 [15]。间接地，INF-α 可降低多巴胺和 5- 羟色胺水平，并对下丘脑 - 垂体 - 肾上腺轴产生影响 [16]。

3. 报告的神经毒性: INF-α 常导致精神症状。与对照组相比，接受 INF-α 辅助治疗的黑素瘤患者更常使用精神卫生保健设施，出现精神健康问题的患者治疗中断的风险更高 [17]。接受 INF-α 治疗的患者中，8% ~ 48% 出现抑郁症状 [16]。INF-α 治疗期间抑郁的危险因素包括高剂量、长时间治疗、精神疾病史、正在接受精神治疗以及缺乏社会支持 [18]。在一项临床试验中，与对照组相比，接受 INF 治疗的黑素瘤患者抑郁、焦虑和动作性震颤更为常见 [19]。INF-α 使用期间出现的其他神经精神症状包括躁狂、自杀观念、急性精神病样症状、注意力集中困难、记忆受损和失眠 [16]。约 1% 的 INF-α 治疗患者报告出现新发癫痫发作 [20]。此外，使用 INF-α 也可能引发帕金森病。

20.2.3　免疫检查点抑制剂

近年来，免疫检查点抑制剂（immune checkpoint inhibitors，ICI）已经彻底改变癌症的治疗方式，并在多种肿瘤中显示出疗效。FDA 已经批准多种 ICI 用于多种适应证。伊匹单抗（ipilimumab）是一种针对细胞毒性 T 细胞淋巴细胞抗原 -4（cytotoxic T cell lymphocyte antigen-4，CTLA-4）的全人源免疫球蛋白（immunoglobulin，Ig）

G1 单克隆抗体（monoclonal antibody，mAb）。该药是第一个获批用于黑素瘤的抗 CTLA-4 抗体。曲美木单抗（tremelimumab）也是一种针对 CTLA-4 的人源 IgG2 mAb。该药在恶性间皮瘤中进行了研究，然而近期的一项 II 期试验显示，与安慰剂相比，该药并未提高整体生存率。

抗程序性死亡 -1（programmed death-1，PD-1）抗体是另一类 ICI。纳武单抗（nivolumab）和帕博利珠单抗（pembrolizumab）都是针对 PD-1 的全人源 IgG4 抗体。这两种药物已被 FDA 批准用于黑素瘤、非小细胞肺癌（non-small-cell lung cancer，NSCLC）、尿路上皮癌、头颈部鳞状细胞癌以及经典霍奇金淋巴瘤。除了上述适应证外，帕博利珠单抗也获批用于胃癌和高度微卫星不稳定（microsatellite instability，MSI）与错配修复缺陷的实体肿瘤，而纳武单抗则获批用于 RCC、高度 MSI 的结直肠癌以及肝细胞癌[23]。另一种抗 PD-1 抗体西米普利单抗（cemipilimab）在晚期皮肤鳞状细胞癌患者中显示出疗效，并已获批使用。

抗程序性死亡配体 -1（program death ligand-1，PD-L1）抗体也可阻断 PD-1 通路。这类药物已有三种获得 FDA 批准。阿替利珠单抗（atezolizumab）已获批用于 NSCLC 和尿路上皮癌，阿维鲁单抗（avelumab）已获批用于 Merkel 细胞癌和尿路上皮癌，度伐利尤单抗（durvalumab）已获批用于尿路上皮癌[23]。抗 PD-L1 药物作为小细胞肺癌（阿替利珠单抗和度伐利尤单抗）、非小细胞肺癌（度伐利尤单抗）和尿路上皮癌（阿维鲁单抗）的维持治疗也显示出生存获益[161-164]。

1. 作用机制：T 细胞表面的 CTLA-4 与 CD28 竞争性地与抗原提呈细胞（antigen presenting cells，APCs）上的 B7 结合[27]。CD28 与 B7 结合后，通过产生 IL-2 和抗凋亡因子促进 T 细胞增殖，而这种作用可被 CTLA-4 阻断[27]。CTLA-4 不仅可阻止 CD28 与 B7 结合，还可通过色氨酸分解代谢增强抑制性信号[27]。CTLA-4 与 B7 结合导致 CD4$^+$ 和 CD8$^+$ T 细胞下游信号转导受到抑制，并增强 Treg 细胞的作用[27]。体内阻断 CTLA-4 不仅增加了 T 细胞的激活和增殖，还在多个动物模型中导致肿瘤生长减缓[27]。

PD-1 是一种跨膜受体，表达在成熟的 T 细胞、B 细胞、胸腺细胞和巨噬细胞上；而其配体 PD-L1 和 PD-L2 则表达在多种组织细胞和肿瘤细胞上。PD-1 与其配体的结合导致 T 细胞增殖减少以及肿瘤溶解[28]。阻断 PD-1/PD-L1 通路可减少肿瘤发生、增加 T 辅助细胞和记忆细胞的增殖和细胞因子产生、增强 T 效应细胞的细胞溶解活性、增加记忆细胞的增殖，以及其他抗肿瘤效应[29]。

2. 神经毒性机制：关于 ICI 引起神经系统不良反应，已有多种机制被提出。人们观察到血管周围 CD4$^+$ 和 CD8$^+$ T 淋巴细胞浸润，支持 T 细胞介导的机制[30]。另外，新发重症肌无力（myasthenia gravis，MG）、急性脑炎患者出现抗 NMDA 受体抗体和抗 Hu 抗体，以及肌炎患者中出现抗外泌体抗体，提示 ICI 的机制涉及这类致病性

抗体的产生 [31-35]（译者注：抗 Hu 抗体实际上不是致病性抗体。）

3. 报告的神经毒性：抗 CTLA-4 抗体相关的不良反应发生率为 3.8%，抗 PD-1 抗体为 6.1%，联合抗 CTLA-4 抗体和抗 PD-1 抗体为 12%[30]。所有药物，包括抗 PD-L1 抗体，3 ~ 4 级不良反应发生率均低于 1%[30,36]。神经系统不良反应在男性中更常见，中位发病时间为开始治疗后 6 周，大多数患者在停药 4 周后恢复 [30]。增大伊匹单抗剂量，未见神经系统不良反应增加 [30,36]。纳武单抗剂量越大，不良反应发生率越高；而帕博利珠单抗不良反应的发生则与剂量无关 [30,36]。

最常见的神经系统不良事件是 1 ~ 2 级的非特异性症状，如头痛、味觉异常、感觉障碍或头晕 [30]。垂体炎可表现为头痛，与抗 PD-1 抗体相比，使用抗 CTLA-4 抗体的患者发生率更高 [37]。其他中枢神经系统（central nervous system，CNS）毒性包括脑炎和无菌性脑膜炎，发生率为 0.1% ~ 0.2%[36]。使用 ICI 还可导致脑水肿、多发性硬化、横贯性脊髓炎、可逆后部白质脑病（posterior reversible encephalopathy，PRES）和 CNS 血管炎等 [38-44]。此外，还可出现新发 MG、MG 恶化、吉兰 - 巴雷综合征（Guillain-Barre syndrome，GBS）/ 慢性脱髓鞘性多发性神经病、神经根病和肌炎等 [31,45-47]。

20.2.4　嵌合抗原受体 T 细胞疗法

诺华制药的 CTL019（tisagenlecleucel）和 Kite 制药的 KTE-C19（axicabtagene ciloleucel）已获得 FDA 批准，用于二线治疗仍复发的复发 / 难治性 B 细胞急性淋巴细胞白血病（B-cell acute lymphoblastic leukemia，B-ALL）和大 B 细胞淋巴瘤（large B cell lymphoma，BCL）[48,49]。此外，多项试验也研究了嵌合抗原受体（chimeric antigen receptor，CAR）T 细胞疗法在实体肿瘤中的应用，但由于肿瘤的抗原密度各异，正常组织存在肿瘤抗原导致交叉反应，以及肿瘤微环境的免疫抑制等原因，结果令人失望 [50]。

1. 作用机制：CAR-T 细胞是经过基因改造的 T 细胞，它们表达一个来自抗体的单链可变区，该区域可与肿瘤抗原结合，并连接到细胞内 T 细胞信号转导结构域（第二代和第三代 CAR-T 细胞还带有其他共刺激分子），从而导致 T 细胞激活 [51]。

2. 神经毒性机制：应用 CAR-T 细胞治疗时，神经毒性和细胞因子释放综合征（cytokine release syndrome，CRS）是最常见的毒性反应 [52]。导致神经毒性的主要机制是内皮细胞激活和血 - 脑脊液屏障（blood-brain barrier，BBB）破坏。Gust 等 [53] 发现，神经毒性与内皮细胞的激活有关，支持上述理论。血管生成素（angiopoietin，ANG）2 是激活内皮细胞释放的一种酶；在出现 4 级或 5 级神经毒性的患者中，ANG2 增加，从而导致 ANG2：ANG1 比值增高（ANG1 有助于维持内皮细胞的静止状态），以及 von Willebrand 因子增加（类似 ANG2，储存于内皮细胞中，激活后释放）。在动物模型中，CD20 CAR T 细胞可导致脑脊液（cerebrospinal fluid，CSF）多种促炎细胞因子和 T 细胞积聚[54]。在接受 CD19 CAR T 细胞治疗的人群中，也观察到类似的结果，CSF 蛋白质和细胞增加。Gust 等[53]还发现，CSF 中 IL-6、INF 和肿瘤坏死因子（tumor necrosis factor，TNF）-α 增加。这些细胞因子参与内皮细胞的激活和 BBB 通透性的增加。尽管 CAR-T 细胞可能与正常组织发生交叉反应，但目前为止，尚未发现 CD19 在神经系统中的表达，因此提示 CD19 CAR-T 细胞不会通过这种机制导致毒性反应。最近的证据还发现粒细胞 - 巨噬细胞集落刺激因子（granulocyte macrophage-colony stimulating factor，GM-CSF）在神经毒性和 CRS 发展中发挥作用[55]。抗 GM-CSF 单抗仑兹鲁单抗（lenzilumab）不仅能减少神经毒性，还能提高 CAR-T 细胞的抗肿瘤效果[55]。

3. 报告的神经毒性：在已发表的研究和临床试验中，28% ~ 64% 的患者出现程度不一的神经毒性，其中 11% ~ 28% 的患者出现 3 级及以上的毒性，其中位发病时间为 4 ~ 5 d[53,56-60]。在 133 名接受 CD19 CAR-T 细胞治疗的患者中，谵妄和头痛是两种最常见的神经系统症状[53]。其他报告的神经系统疾病还包括语言障碍、意识水平下降、记忆障碍、共济失调和运动障碍、癫痫发作和颅内出血等[53,56,57]。大多数患者的神经毒性可完全缓解[53]。与神经毒性发生有关的危险因素包括年龄年轻、B-ALL、高瘤负荷、更大剂量、CAR-T 细胞的扩增峰值以及既往神经系统疾病[53,61]。在几项研究中，4 级及以上的 CRS 与 3 级及以上神经毒性有关[58-60]。其他与 4 级及以上神经毒性相关的因素包括淋巴细胞清除前更高的 ANG2 ：ANG1 比值，更高的铁蛋白、C 反应蛋白（C-reactive protein，CRP）和其他细胞因子峰值[53]。这些患者的磁共振成像（magnetic resonance image，MRI）或计算机断层扫描（computed tomography，CT）通常不发生变化[53,57,62]。MRI 上可见的结构变化是预后不良的标志，Gust 等[53]的研究显示，7 名患者中 4 名出现 MRI 变化的患者死亡。脑电图（electroencephalogram，EEG）最常表现为广泛慢波[53,63]。

20.2.5　溶瘤病毒

病灶内 talimogene laherparepavec（T-VEC）是第一个被 FDA 批准用于局部治疗黑素瘤患者术后复发的不可切除的皮肤、皮下和结节病灶的溶瘤病毒。批准是基于一项Ⅲ期试验，该试验显示 64% 的注射病灶和未注射病灶（34% 的非内脏病灶和 15% 的内脏病灶）减少 50% 以上，与 GM-CSF 相比，持续反应率有所提高，但在总生存期方面无差异[64,65]。联合 T-VEC 和 ICI 在早期试验中显示出积极的结果[66,67]。

1. 作用机制：T-VEC 是一种编码 GM-CSF 的减毒型单纯疱疹病毒 1 型[68]。肿瘤细胞的 PKR 活性被破坏，而 PKR 在健康细胞中能够阻止蛋白质翻译[68]。1 型 INF 信号转导控制着多种转录因子和细胞因子，能够防止病毒复制，在肿瘤细胞中被破坏[68]。

在缺乏 PKR 和 INF 信号转导的情况下，病毒会进行无限制的复制，最终导致细胞裂解和后续更多肿瘤细胞的感染[68]。肿瘤抗原的释放和肿瘤微环境中 GM-CSF 的释放增强了疫苗的作用[68]。

2. 神经毒性的机制：与溶瘤病毒有关的神经毒性的机制尚不明确。

3. 报告的神经毒性：在一项Ⅲ期试验中，疲劳是最常见的毒性，约 50% 的患者出现疲劳。其中大多数是低级别的不良事件，只有 2% 的患者出现 3 级及以上的毒性。约 19% 的患者报告了头痛，其中 0.7% 报告了 3 级及以上的头痛。其他常见的毒性包括流感样症状、注射部位疼痛、寒战、恶心、呕吐和发热[65]。

20.2.6　双特异性 T 细胞衔接子

双特异性 T 细胞衔接子（bispecific T cell engagers，BiTE）是一种双特异性抗体免疫制剂，具有两个独特的抗原结合位点[69]。贝林妥欧单抗（blinatumomab）是第一个被 FDA 批准的 BiTE，目前获批用于成人和儿童的复发 / 难治性前体 B 细胞 ALL[70]。该药近期也获批用于微小残留病灶阳性的缓解期前体 B 细胞 ALL[71]。研究显示，贝林妥欧单抗在复发 / 难治性非霍奇金淋巴瘤（non-Hodgkin lymphoma，NHL）的治疗方面也取得了良好的效果[72,73]。目前还在进行 BiTE 治疗急性髓性白血病（acute myelogenous leukemia，AML）和其他实体肿瘤，如胃肠道腺癌和前列腺癌的早期试验[74]。

1. 作用机制：BiTE 是由两个单链可变区构成，它们通过一个连接分子连在一起。其中一个区域与 T 细胞结合，而另一个区域与肿瘤抗原结合[69]。BiTE 细胞同时与 T 细胞和肿瘤抗原结合，导致 T 细胞激活以及细胞因子，如干扰素 -γ、TNF-α、IL-6 和 IL-2 的释放[75]。BiTE 细胞还通过形成细胞溶解突触，将激活 T 细胞中的穿孔素和颗粒酶传递给目标肿瘤细胞，导致肿瘤细胞的凋亡[76]。

2. 神经毒性的机制：贝林妥欧单抗通常在第一个治疗周期引起细胞因子，如 IL-6、TNF-α 和 INF-γ 的短暂增加。然而，在后续周期中并未反复出现细胞因子增加[77]。这些细胞因子能够加强内皮细胞的激活、增加 BBB 的通透性[53]。有趣的是，使用贝林妥欧单抗的第一个周期报告最多的就是神经毒性。一项研究还显示，贝林妥欧单抗输注后，T 细胞与内皮细胞的黏附增强，导致 T 细胞重新分布到神经组织中[79]。尽管目前缺乏贝林妥欧单抗神经毒性机制的直接证据，但可能是由激活 T 细胞释放细胞因子导致的。

3. 报告的神经毒性：47% ~ 71% 的患者出现程度不一的神经系统不良事件[80,81]。7% ~ 22% 的患者出现严重毒性反应[78,80-82]。最常见的神经毒性为头痛、头晕和震颤，其他不良反应包括脑病、癫痫发作、抽搐、失用症、记忆障碍、失语症、偏瘫和脑出血[78,81-84]。尽管 65 岁及以上的患者人群总体不良反应一致，但神经系统不良反应更常见[83]。神经系统不良反应的发生率与贝林妥欧单抗的剂量成正比，例如在一项针对 NHL 的 1 期研究中发现，当以最大剂量治疗时，4 名患者中有 3 名出现剂量依赖的毒性反应[73]。停药后大多数患者神经系统不良事件会减轻[72,73,78,81]。

20.2.7 其他单克隆抗体

1. 抗体耦联药物

抗体耦联药物（antibody-drug conjugates，ADC）是一组免疫治疗药物，通过将其细胞毒性药物与针对肿瘤特异性抗原的 mAb 结合。ADC 被肿瘤细胞内化后，细胞毒素释放，随后肿瘤细胞死亡[85]。该类药物中第一个获得 FDA 批准的是吉妥珠单抗（gemtuzumab ozogamicin，GO），该药是一种针对 CD33 的 ADC，最初用于 AML 患者，但由于在标准治疗基础上加用该药未实现生存获益，以及在诱导期出现非血液性 4 级及致死性毒性的增加，从而退市[86]。然而，最近一项使用较低剂量药物的Ⅲ期研究使得该药联合化疗或单药治疗在美国重新获批[87]。另一个 ADC，本妥昔单抗（brentuximab vedotin，BV）获批用于霍奇金淋巴瘤、CD30 阳性蕈样肉芽肿，以及化疗无效的全身和皮肤型大 B 细胞淋巴瘤[88]。恩美曲妥珠单抗（ado-trastuzumab emtansine，T-DM1）被 FDA 批准用于人表皮生长因子受体 -2（human epidermal growth factor-2，HER2）阳性，接受曲妥珠单抗治疗（联用或不联用紫杉烷类）的转移性乳腺癌患者[89]。

作用机制：BV 是一种与单甲基奥瑞他汀 E（monomethyl auristatin-E，MMAE）耦联的抗 CD30 抗体[90]。与 CD30 结合后，该分子被胞吞，随后在溶酶体中分解，释放出能够阻止微管蛋白聚合的微管蛋白抑制剂 MMAE，从而阻碍细胞分裂和生长[89]。

T-DM1 是一种与美登素衍生物（derivative of maytansine，DM-1）耦联的抗 HER2 抗体，内化后分解释放出能够抑制微管组装的强效微管蛋白抑制剂 DM-1，从而导致细胞死亡[91]。T-DM1 仍然保留曲妥珠单抗的作用，阻断 HER2 下游信号转导，抑制细胞外 HER2 结构域的脱落，并促进抗体依赖的细胞毒性作用（antibody dependent cellular cytotoxicity，ADCC）[91]。

GO 是一种与 N- 乙酰 - 加利车霉素（nacetyl-calicheamicin）耦联的抗 CD33 抗体，该药被骨髓原始细胞内化后，释放出通过使 DNA 结构断裂而破坏 DNA 的细胞毒素加利车霉素[87]。

神经毒性机制：MMAE 和其他微管蛋白抑制剂一样，通过破坏神经元的轴突运输，使患者易患周围神经病[92]。神经元的表面不表达 CD30[93]；然而，毒性可能是由药物从肿瘤细胞扩散到周围组织引起的旁观效应所致[90]。T-DM1 可能通过类似的机制导致神经毒性。

报告的神经毒性：周围神经病（peripheral neuropathy，PN）是 ADC 最常见的毒性之一，据报道在 42% ~ 67% 的患者中出现，其中 8% ~ 12% 的患者出现 3 级及以上的毒性[94-96]，导致大量患者中断治疗、延迟治疗及药物减量[94-96]。运动神经和感觉神经均可受累，但感觉神经病更常见[94,97]。约 50% 的患者症状可完全缓解，缓解时间为 13 ~ 41 周[94,96]。在大多数情况下，可以通过延迟给药和药物减量来管理 PN。有使用 BV 后出现进行性多灶性白质脑病（progressive multifocal leukoencephalopathy，PML）的病例报告[98,99]。与 BV 相比，T-DM1 导致周围神经病的发生率明显较低[100,101]。由于作用机制与其他 ADC 不同，GO 在神经系统方面具有良好的耐受性，一项Ⅲ期试验未报告神经系统不良反应[102]。

2. 针对 CD20 的抗体

利妥昔单抗（rituximab）是一种嵌合抗体，由针对 CD20 的鼠源可变区和人源 Fc 区构成，是首个获批的抗 CD20 mAb[103]。该药获批用于多种血液系统恶性肿瘤和某些自身免疫性疾病。其作用基于 ADCC、补体依赖的细胞毒性作用（complement-dependent cytotoxicity，CDC）、补体依赖的吞噬作用以及直接的细胞凋亡[103]。

奥法妥木单抗（ofatumumab）和奥妥珠单抗（obinutuzumab）是另外两种针对 CD20 的抗体，其作用机制与利妥昔单抗类似[104,105]。替伊莫单抗（ibritumomab tiuxetan）是一种与螯合剂 tiuxetan 耦联的抗 CD20 mAb，前者进一步与放射性同位素 90Y 结合，释放高能 β 粒子，通过抗体和补体依赖的方式以及直接的 β 辐射导致细胞毒性作用[106]。

报告的毒性：利妥昔单抗的神经系统不良反应较少见，尽管在一项临床试验中有 16% 的患者报告头痛[107]。已有一些使用利妥昔单抗后出现 PML 的病例报告[108]。其他 mAb 也通常具有良好的耐受性。

3. 针对 CD52 的抗体

阿仑单抗（alemtuzumab）是一种针对 CD52 的 mAb，CD52 在 T 细胞和 B 细胞上均有表达[109]。阿仑单抗已获批用作单药治疗慢性淋巴细胞白血病，并在某些 T 细胞淋巴瘤和白血病患者中显示出疗效。阿仑单抗还在预防干细胞移植后移植物抗宿主病（graft versus host disease，GVHD）方面显示出疗效[109]。

报告的毒性：阿仑单抗的神经系统并发症较为罕见，尽管一项研究报告发现，在接受阿仑单抗治疗的低强度异基因移植患者中，周围神经病和脊髓炎发生率增高[110]。还曾有 1 例使用阿仑单抗后出现 PML 的病例报告[111]。

4. 针对 CD38 的抗体和针对信号淋巴细胞激活分子家族成员 7 的抗体

达雷妥尤单抗（daratumumab）是一种针对 CD38 的 mAb，已获批用于一线治疗后进展的多发性骨髓瘤患者[112]。与其他 mAb 类似，达雷妥尤单抗也通过 ADCC 和 CDC 导致正常和恶性浆细胞溶解[113]。

埃罗妥珠单抗（elotuzumab）是一种针对信号淋巴细胞激活分子家族成员（signal

lymphocytic activation molecule，SLAM）7 的抗体，已获批与地塞米松和来那度胺联合用于接受过 1 ～ 3 种治疗的多发性骨髓瘤患者[114,115]。埃罗妥珠单抗是一种人源化的抗 SLAM7 mAb，诱导 ADCC 和自然杀伤细胞（natural killer，NK）依赖的直接细胞毒作用[116]。

报告的毒性：单用时，达雷妥尤单抗的神经系统不良反应很少见，一项 II 期试验报告了 3% 的头痛和 6% 的头晕症状[117,118]。埃罗妥珠单抗与地塞米松和来那度胺联用时，可出现周围神经病、头痛、失眠和头晕等不良反应，但几乎均为 2 级及以下[119]。

5. 针对表皮生长因子受体的抗体

表皮生长因子受体（epidermal growth factor receptor，EGFR）在许多恶性肿瘤中发生突变和（或）过表达，已成为广泛利用的靶点。EGFR 属于转化生长因子受体。其激活后，通过酪氨酸激酶的下游信号转导，导致增殖增加，凋亡减少[120]。西妥昔单抗（cetuximab）是一种针对 EGFR 的嵌合型 mAb，不仅可以阻断下游信号转导，还可导致细胞周期停滞于 G1 期、减少血管生成、减少肿瘤侵袭和转移、诱导肿瘤细胞凋亡，从而增强放、化疗效果[121]。西妥昔单抗已获批与伊立替康联合用药或单药治疗野生型 KRAS 转移性结直肠癌患者，以及在接受放疗的头颈癌中，与铂类化疗联合用药或单药治疗[122]。帕尼单抗（panitumumab）是一种全人源抗 EGFR 抗体，其作用机制与西妥昔单抗类似；此外，它还可引起 ADCC 和自噬作用[123]。帕尼单抗已获批用于对化疗无反应的野生型 KRAS 转移性结肠癌的单药治疗[124]。

报告的神经毒性：单药治疗时，头痛是最常见的神经系统不良反应，其他神经系统不良反应不常见[125,126]。有研究报告使用西妥昔单抗出现无菌性脑膜炎，经对症治疗后恢复[127]。虽然皮肤毒性常见，在帕尼单抗作为单药治疗的研究中未报告神经毒性[128,129]。

6. 针对人表皮生长因子 2 的抗体

HER2 是一组酪氨酸激酶，能够促进细胞生长和增殖，防止细胞凋亡；在 20% ～ 30% 的侵袭性乳腺癌患者中过表达[130]。曲妥珠单抗（trastuzumab）是一种针对 HER2 的人源化 IgG1 单克隆抗体，不仅可以阻断下游信号转导，还可导致 ADCC、抑制血管生成，目前已获批用于 HER2 阳性乳腺癌的转移和辅助治疗[130]。帕妥珠单抗（pertuzumab）是另一种针对 HER2 的 mAb，在 HER2 阳性转移性乳腺癌患者中，与曲妥珠单抗和多西他赛联合用药可改善总体生存率[131]。

报告的神经毒性：针对 HER2 的治疗常出现心脏毒性和嗜中性粒细胞减少 / 嗜中性粒细胞减少性发热，严重的神经毒性较少见，但临床试验中已报告致死性脑血管意外（Cerebrovascular accident，CVA）和出血[132]。在一项 II 期试验中作为单药治疗卵巢癌患者，41 名患者中有 14 名出现神经毒性，但只有 1 名出现 3 级及以上毒性[133]。与曲妥珠单抗类似，除了头痛，帕妥珠单抗与多西他赛和曲妥珠单抗联合用药并无显著的神经毒性；联合治疗组约 17% 的患者出现头痛，而对照组为 12%[131]。

20.3　药物治疗和管理方法

20.3.1　白介素 -2

IL-2 常导致神经精神症状。虽然一些指南推荐使用苯二氮䓬类治疗失眠 / 易激惹，但在给药前应考虑谵妄的风险。因此，应停用加重谵妄的其他药物。在个别情况下可考虑使用抗精神病药物。逐渐进展的人格改变、幻觉、敌意、定向障碍和意识混乱是停药指征[134]。

对于存在抑郁症状的患者，可以使用艾司西酞普兰；与安慰剂相比，该药可减轻抑郁症状[10]。

对于周围神经病，使用止痛药保守治疗和减少 IL-2 剂量通常就足够了，因为症状多数是自限性的。

20.3.2　干扰素 -α

使用 INF 常出现甲状腺功能减退，其症状类似抑郁，应在评估神经毒性时予以考虑。

有精神疾病史或目前有精神疾病的患者应在精神科医生的帮助下进行联合治疗[18]。接受 INF 治疗的患者中，帕罗西汀预防性用药可降低抑郁和焦虑的发生率，并可用于高危患者[18,135]。对于新发抑郁患者，使用影响 5- 羟色胺和多巴胺 / 去甲肾上腺两个通路的药物，包括 5- 羟色胺 - 去甲肾上腺再摄取抑制剂（serotonin norepinephrine reuptake inhibitors，SNRIs），莫达非尼、哌甲酯等精神兴奋剂和安非他酮，可能比选择性 5- 羟色胺再摄取抑制剂（selective serotonin reuptake inhibitors，SSRIs）更有效，因为它们还能改善疲劳和其他自主神经症状，例如食欲减退和疼痛，而这些症状在接受 INF 治疗的患者中很常见[18]。

躁狂是 INF 的停药指征。然而，在接受 INF 治疗的患者中，加巴喷丁已成功用于躁狂和双相情感障碍的治疗[136]。

20.3.3　免疫检查点抑制剂

1. 中枢神经系统损害

脑膜炎 / 脑炎：脑膜炎患者表现为头痛、恶心呕吐、畏光和颈部僵硬。脑炎可出现类似症状；此外，还可出现意识状态改变（altered mental status，AMS）或局灶性神经系统缺损症状。许多病理情况包括肿瘤转移至 CNS/ 软脑膜、CVA、感染、自身免疫性疾病和代谢紊乱等病因也可出现类似症状，应在鉴别诊断中予以考虑。对于头痛伴视觉障碍、疲劳或低血压症状的患者，应考虑垂体炎作为潜在的病因。

代谢检测组套、影像学检查（通常为 MRI）和脑脊液分析等检查可帮助鉴别潜在的病因。对于出现 AMS 或局灶性神经系统缺损症状的患者，在尝试腰穿前应排除颅内压增高。患者应检测血清皮质醇和肾上腺皮质激素（adrenocorticotropic hormone，ACTH）水平，以评估肾上腺功能不全[137]。其他推荐的检查包括红细胞沉降率（erythrocyte sedimentation rate，ESR）、CRP、抗中性粒细胞胞质抗体（antineutrophil cytoplasmic antibodies，ANCA）、甲状腺检测组套、用以评估血栓性血小板减少性紫癜（Thrombotic thrombocytopenic purpura，TTP）及炎症或免疫性疾病的外周血涂片。对于出现 AMS 的患者应进行脑电图检查，并寻求神经科会诊[137]。

脑膜炎患者应接受适当的抗生素治疗，直至排除感染。一旦排除感染，建议使用类固醇激素（泼尼松 0.5 ~ 1 mg/kg 或严重病例甲泼尼龙 1 ~ 2mg/kg），并暂停 ICI 治疗[137,138]。对于脑炎患者，其处理方法类似，但对于病情进展或在脑脊液中出现寡克隆区带的患者，可考虑激素冲击治疗（甲泼尼龙 1 g/d，连用 3 ~ 5 d）和静脉注射免疫球蛋白（intravenous immunoglobulin，IVIG；2 g/kg，分 5 d 使用）[137]。在 ICI 相关脑炎的大多数病例报告中，激素在数周内逐渐减量[32,33,41,139]。对于激素无效的自身免疫性脑病患者，可考虑血浆置换或利妥昔单抗治疗[137]。有使用利妥昔单抗成功治疗激素和 IVIG 无效的抗 NMDAR 脑炎病例报告[140]。

横贯性脊髓炎：横贯性脊髓炎（transverse myelitis，TM）患者通常呈急性或亚急性起病。在数小时内快速起病或数周内持续进展不符合 TM 的特点，这类患者应考虑其他诊断[141]。TM 可以累及整个脊髓，导致完全瘫痪以及感觉和自主神经功能障碍[141]。

诊断需要进行脊髓 MRI 检查。对于怀疑 TM 的患者，还应进行头 MRI 检查、血清 B_{12} 水平检测、HIV 检测、梅毒血清学检测、TSH、抗 Ro 和 La 抗体、抗水通道蛋白 4-IgG 以及包括寡克隆区带和肿瘤神经抗体在内的脑脊液检查[137,138]。若患者脊髓受累的椎体节段超过 3 个，则应进行广泛的自身免疫性疾病筛查[141]。导致 TM 的其他病因包括感染、代谢异常和自身免疫性疾病等，均应根据临床情况进行排除[141]。有趣的是，许多恶性肿瘤，包括肺癌和卵巢癌，也会导致副肿瘤性 TM，并伴有特定的抗体[141]。

对于 TM 患者，ICI 应永久停用，并予大剂量激素治疗（甲泼尼龙 2 mg/kg）；这些患者也应考虑冲击剂量的激素（1 g/d，连用 3 ~ 5 d）和 IVIG（2 g/kg，分 5 d 使用）治疗[137]。对激素无反应的患者，还建议进行血浆置换。[138]

2. PNS 受累

重症肌无力（myasthenia Gravis，MG）：MG 患者的典型表现为复视，晨轻暮重。其他症状包括眼睑下垂、球麻痹导致的构音困难和吞咽困难，重症病例还可能出现呼吸肌受累。GBS 变异型 Miller-Fisher 综合征（译者注：一般为 Miller-Fisher）表现为眼外肌麻痹、共济失调和腱反射消失，常常被误认为是 MG[142]。

怀疑 MG 的患者应该寻求神经科会诊[137,138]。诊断基于临床症状和阳性的抗乙酰胆碱受体抗体（AChR）。从历史上看，典型 MG 患者 80% 存在抗 AChR 抗体[143]。有趣的是，一项病例系列研究发现，接受 ICI 治疗的患者出现 MG，40% 抗 AChR 抗体阴性[31]。对于抗 AChR 抗体阴性的患者，应检测抗肌肉特异性激酶（muscle-specific kinase，MuSK）和脂蛋白相关抗体 4[137]。还有一些患者肌酸激酶（creatinine kinases，CK）水平升高，这与非 ICI 介导的 MG 不同，与 MG 合并肌炎有关[31]。肌酸磷酸激酶、醛缩酶、ESR 和 CRP 可用于帮助排除合并肌炎[137]。其他推荐的检查包括头和脊髓 MRI；有助于排除周围神经病或合并肌炎的电生理检查（electrodiagnostic，EDX）[137]。MG 患者还可合并心脏受累，并经常被忽视。在一项研究中，58 名无基础心脏异常的 MG 患者，近 60% 出现新发心电图（electrocardiogram，ECG）改变，5 名患者射血分数降低[144]。MG 患者应检测肌酸磷酸激酶和肌钙蛋白 T；如果升高，应进一步行心电图和超声心动图检查[137]。

治疗通常涉及吡啶斯的明和皮质类固醇，并停止后续 ICI 治疗[137,138]。2 级毒性反应的患者应该使用泼尼松（1 ~ 1.5 mg/kg）和吡啶斯的明，后者起始剂量为 30 mg 每日 3 次，根据症状改善情况逐渐加量至最大剂量 120 mg 每日 4 次[137]。3 ~ 4 级毒性反应的患者应收入 ICU 监护，除以上治疗外，还应考虑使用 IVIG 2 g/kg 或血浆置换，同时永久停止 ICI[137]。还可考虑使用其他免疫抑制剂，如硫唑嘌呤[145]。免疫抑制剂有一定的作用，但需权衡疾病进展风险、药物不良反应和药物获益[138]。一些药物可能加重 MG，应该避免使用[137]。

吉兰 - 巴雷综合征（Guillain-Barre syndrome，GBS）：GBS 典型表现为数小时至数天内逐渐进展的上升性肌无力，伴腱反射消失。还可出现包括心律失常在内的自主神经功能障碍。在重症病例中还可出现呼吸肌、脑神经受累。在 1/3 的病例中，感觉症状如背痛、感觉异常和脑膜刺激征可能先于运动症状出现[142]。存在五种不同亚型的 GBS，它们具有不同的临床表现[142]。

GBS 的诊断需要完善脊髓 MRI、EDX、CSF 分析、血清抗神经节苷脂抗体检测以及肺功能检测[137]。经典型 GBS 表现为 CSF 蛋白细胞分离现象[142]。有趣的是，有研究发现，与经典 GBS 不同，与 ICI 相关的 GBS 和慢性炎症性脱髓鞘性神经病可出现 CSF 白细胞增多[45]。在同一研究中，还发现一位患者的 EDX 与经典 GBS 不同，呈轴索型[45]。

所有怀疑 GBS 的患者都应该进行神经科会诊并立即停止 ICI 治疗。IVIG（2 g/kg，分 5 d 使用）和血浆置换是主要的治疗方法[137]。激素治疗一般对经典型 GBS 无效[45]，但可用于 ICI 介导的 GBS。在前述其他治疗的基础上，2 级 GBS 患者可使用甲泼尼龙（2 ~ 4 mg/kg），并逐渐减量；3 ~ 4 级 GBS 患者可使用冲击剂量激素（1 g/d，连用 5 d）[137]。可以使用加巴喷丁或卡马西平治疗这类患者的神经性疼痛[142]。

其他毒性反应：有一些使用 ICI 后出现周围神经受累的病例报告。这类周围神经受累有多种表现，如感觉性神经病、运动性神经病和多发性神经根炎[146,147]。文献还报告了以便秘为主要表现的肠道神经病[148]。周围神经病的检查应包括 EDX 以及其他潜在病因的评估[137]。

对于 1 级周围神经病，可保守治疗；对于 2 级毒性反应，应使用糖皮质激素治疗（泼尼松 0.5 ~ 1 mg/kg）；对于 3 和 4 级毒性反应，应按照 GBS 部分所述进行处理[137]。对于自主神经病的患者，可采用类似的治疗方法，但一般 3 级和 4 级毒性反应需要冲击剂量的激素治疗，并逐渐减量[137]。

20.3.4 嵌合抗原受体 T 细胞治疗

Neelapu 等[63] 提出了一种用于指导接受 CAR-T 细胞治疗患者的神经毒性管理的分级系统，称为 CARTOX。CARTOX 是一种总分为 10 分的神经系统评分，每天评估 3 次。评分项目包括定向力、命名、遵循指令的能力、书写和注意力；10 分表示无受损，而较低得分对应 2 ~ 4 级免疫效应细胞相关神经毒性综合征（immune effector cell–associated neurotoxicity syndrome，ICANS）。所有患者在治疗开始前都应进行基线神经系统检查，并应定期进行 CARTOX 评估。推荐在开始治疗后的第 1 个月预防性使用左乙拉西坦 750 mg 每 12 h 1 次，进行定期的临床检查和每日神经毒性分级[63]。怀疑神经毒性的患者应接受神经科会诊，进行视乳头水肿、EEG 和头 MRI/CT 评估，并根据需要予退热药、抗精神病药物和呼吸机支持治疗[63]。值得注意的是，这些患者应避免使用 GM-CSF，因为它与 CRS 和神经毒性的发生有关[55]。目前正在进行一项临床试验，评估仑兹鲁单抗在预防神经毒性方面的作用（NCT04314843）。

目前尚无评估神经毒性治疗方案的随机临床试验，因此还是一个不断发展的领域。CRS 可以使用托珠单抗治疗，托珠单抗是一种针对 IL-6 受体的拮抗性 mAb，已获 FDA 批准用于该适应证。目前发现，出现神经毒性的患者脑脊液中 IL-6 水平升高[149]。若无 CRS，不建议使用 IL-6 受体拮抗剂治疗神经毒性。在小鼠实验中，托珠单抗无法防止 CAR T 细胞引起的迟发性致死性神经毒性[150]。在人类研究中也观察到了类似结果，托珠单抗并未改善神经系统症状[149]。这可能是由于托珠单抗不能透过 BBB 所致[152]。对于出现神经毒性的患者，地塞米松是首选的糖皮质激素，它可以进入 CNS[152]。对于出现严重神经毒性的患者，推荐使用地塞米松 10 mg 每 6 h 1 次，直到症状改善至 1 级及以下[63,153]，4 级毒性的患者可能需要冲击剂量激素，并逐渐减量[63]。对于激素难治性神经毒性，可使用 IL-6 结合型 mAb 司妥昔单抗（siltuximab），但缺乏其有效性数据。在小鼠实验中，使用 IL-1 拮抗剂阿那白滞素（anakinra）能有效控制神经毒性，但缺乏类似的人体研究 [150]。未发现激素或托珠单抗对肿瘤的影响 [60]。

20.3.5 双特异性 T 细胞衔接子

贝林妥欧单抗输注 4 周、停药 2 周。输注应使用单独的通路。输注通路应标记明确，不应冲洗，因为这可能引起急性毒性反应。

出现神经毒性的患者应首先评估潜在的感染、CVA 或代谢因素。每一步用药前，使用地塞米松 20 mg 每 6 ~ 12 h 1 次进行预处理，可预防毒性反应。戊聚糖多硫酸酯（pentosan polysulfate，SP54）是另一种用于预防毒性的药物 [73]。当患者出现癫痫发作时，再次接受贝林妥欧单之前进行抗癫痫药物可以预防癫痫发作 [78]。出现 3 级神经毒性反应时，应停止治疗至少 72 h，直到症状改善至 1 级及以下。重启治疗应予 9 μg/d。当患者出现 2 次或以上的癫痫发作、停药 1 周后神经毒性反应高于 1 级、在 9 μg/d 的剂量下仍出现神经毒性反应或出现 4 级毒性反应，应永久停用贝林妥欧单抗 [154]。

20.3.6 其他单克隆抗体

1. 进行性多灶性白质脑病：已报道一些与单克隆抗体有关的进行性多灶性白质脑病（progressive multifocal leukoencephalopathy，PML）病例。在一项病例系列研究中。有 57 名使用利妥昔单抗后出现 PML 的患者，这些患者的主要症状包括意识混乱、共济失调、语言障碍和视觉改变，中位发病时间为最后一次使用利妥昔单抗后的 5.5 个月。该病死亡率高达 90%[108]。尽管常使用血浆置换，但其作用存在争议，最近一项针对那他珠单抗（natalizumab）相关 PML 患者的研究发现血浆置换未能获益 [155]。阿糖胞苷（cytarabine）、西多福韦（cidofovir）、米氮平、甲氟喹（mefloquine）和利培酮等药物已被用于 PML 治疗，但疗效有限，且缺乏确凿的证据支持这些药物的使用 [108,156]。也有使用 BV 后出现 PML 的病例报告 [97,98]。值得注意的是，这些患者脑脊液中 JC 病毒 DNA 可能为阴性 [98]。这种情况与极高的死亡率有关 [98]。一项研究报道了 5 位使用 BV 后出现 PML 的患者，其症状包括偏瘫、偏盲、失语、步态障碍和共济失调，MRI 可见 T_2 高信号、T_1 低信号并伴有强化的病灶。其中 4 名患者死亡，1 名患者在口服泼尼松治疗 1 年后有所改善 [98]。目前，血浆置换在该群体中的作用尚未明确。

2. 无菌性脑膜炎：已有西妥昔单抗导致无菌性脑膜炎的病例报告；然而，这些患者在对症治疗后完全恢复，并且大多数患者再挑战试验阴性 [127]。该病通常可以通过在输注前 1 h 预先给予抗组胺药物和地塞米松，并采用较慢的输注速率（第一次输注为 5 mg/min，其后输注为 10 mg/min）来预防 [127]。

20.4　非药物治疗和管理方法

10.4.1　谵妄

患者和照护者应关注潜在的不良反应，例如谵妄，这与多种药物有关。定期进行神经系统检查有助于早期发现谵妄。标准的谵妄管理，如维持熟悉的环境并寻求照护者/家庭成员的支持，可能是有益的。维持正常的睡眠-觉醒周期，避免夜间不必要的干扰也可能对患者有利。在老年患者中，便秘、尿潴留和疼痛是谵妄的常见可预防原因。在有风险的患者中，应避免使用镇静剂和具有抗胆碱能活性的药物。

1.4.2　干扰素-α 相关神经精神症状

对于接受低剂量 IFN 辅助治疗黑素瘤患者，社会支持能降低抑郁的发生率[157]。疲劳是与 IFN-α 相关的另一个常见主诉。定期进行体育活动、充足的营养和记录疲劳日记有助于患者应对疲劳[158]。

1.4.3　呼吸抑制

GBS 患者可能会出现球麻痹，增加了吸入性肺炎的风险。积极的胸部物理治疗（排痰）可以降低这种风险。患者应经常接受肺功能检查，以预测呼吸情况恶化和机械通气需求[159]。

（译者：范思远　　审校：陈闽江）

参考文献

[1] Rosenberg SA, Yang JC, White DE, Steinberg SM. Durability of complete responses in patients with metastatic cancer treated with high-dose interleukin-2: identification of the antigens mediating response. Ann Surg. 1998; 228(3): 307-319.

[2] Atkins MB, Lotze MT, Dutcher JP, et al. High-dose recombinant interleukin 2 therapy for patients with metastatic melanoma: analysis of 270 patients treated between 1985 and 1993. J Clin Oncol. 1999; 17(7): 2105-2116.

[3] Fyfe G, Fisher RI, Rosenberg SA, Sznol M, Parkinson DR, Louie AC. Results of treatment of 255 pa-tients with metastatic renal cell carcinoma who received high-dose recombinant interleukin-2 therapy. J Clin Oncol. 1995; 13(3): 688-696.

[4] Sim GC, Radvanyi L. The IL-2 cytokine family in cancer immunotherapy. Cytokine Growth Factor Rev. 2014; 25(4): 377-390.

[5] Hanisch UK, Quirion R. Interleukin-2 as a neuroregulatory cytokine. Brain Res Brain Res Rev.

1995; 21(3): 246-284.

[6] Saris SC, Patronas NJ, Rosenberg SA, et al. The effect of intravenous interleukin-2 on brain water content. J Neurosurg. 1989; 71(2): 169-174.

[7] Rosenberg SA, Lotze MT, Yang JC, et al. Experience with the use of high-dose interleukin-2 in the treatment of 652 cancer patients. Ann Surg. 1989; 210(4): 474-484; discussion 484-485.

[8] Gitlitz BJ, Hoffman DM, Moldawer N, Belldegrun A, Figlin RA. Treatment of metastatic renal cell car-cinoma with high-dose bolus interleukin-2 in a non-intensive care unit: an analysis of 124 consecutively treated patients. Cancer J. 2001; 7(2): 112-120.

[9] Capuron L, Ravaud A, Neveu PJ, Miller AH, Maes M, Dantzer R. Association between decreased serum tryptophan concentrations and depressive symptoms in cancer patients undergoing cytokine therapy. Mol Psychiatry. 2002; 7(5): 468-473.

[10] Musselman D, Royster EB, Wang M, et al. The impact of escitalopram on IL-2-induced neuroendocrine, immune, and behavioral changes in patients with malignant melanoma: preliminary findings. Neuropsy-chopharmacology. 2013; 38(10): 1921-1928.

[11] Karp BI, Yang JC, Khorsand M, Wood R, Merigan TC. Multiple cerebral lesions complicating therapy with interleukin-2. Neurology. 1996; 47(2): 417-424.

[12] Puduvalli VK, Sella A, Austin SG, Forman AD. Carpal tunnel syndrome associated with interleukin-2 therapy. Cancer. 1996; 77(6): 1189-1192.

[13] Loh FL, Herskovitz S, Berger AR, Swerdlow ML. Brachial plexopathy associated with interleukin–2 therapy. Neurology. 1992; 42(2): 462-463.

[14] Parker BS, Rautela J, Hertzog PJ. Antitumour actions of interferons: implications for cancer therapy. Nat Rev Cancer. 2016; 16(3): 131-144. doi: 10.1038/nrc.2016.14.

[15] Fritz-French C, Tyor W. Interferon-alpha (IFN alpha) neurotoxicity. Cytokine Growth Factor Rev. 2012; 23(1-2): 7-14. doi: 10.1016/j.cytogfr.2012.01.001.

[16] Malek-Ahmadi P, Hilsabeck RC. Neuropsychiatric complications of interferons: classification, neuro-chemical bases, and management. Ann Clin Psychiatry. 2007; 19(2): 113-123.

[17] Hanna TP, Baetz T, Xu J, et al. Mental health services use by melanoma patients receiving adjuvant interferon: association of pre-treatment mental health care with early discontinuation. Curr Oncol. 2017; 24(6): e503-e512.

[18] Raison CL, Demetrashvili M, Capuron L, Miller AH. Neuropsychiatric adverse effects of interferon-alpha: recognition and management. CNS Drugs. 2005; 19(2): 105-123.

[19] Caraceni A, Gangeri L, Martini C, et al. Neurotoxicity of interferon-alpha in melanoma therapy: results from a randomized controlled trial. Cancer. 1998; 83(3): 482-489.

[20] Shakil AO, Di Bisceglie AM, Hoofnagle JH. Seizures during alpha interferon therapy. J Hepatol. 1996; 24(1): 48-51.

[21] Wangensteen KJ, Krawitt EL, Hamill RW, Boyd JT. Parkinsonism in patients with chronic hepatitis C treated with interferons: case reports and review of the literature. Clin Neuropharmacol. 2016; 39(1): 1-5.

[22] Lipson EJ, Drake CG. Ipilimumab: an anti-CTLA-4 antibody for metastatic melanoma. Clin Cancer Res. 2011; 17(22): 6958-6962.

[23] Postow MA, Sidlow R, Hellmann MD. Immune-related adverse events associated with immune

check-point blockade. N Engl J Med. 2018; 378(2): 158-168.

[24] Ribas A, Hanson DC, Noe DA, et al. Tremelimumab (CP-675,206), a cytotoxic T lymphocyte associ-ated antigen 4 blocking monoclonal antibody in clinical development for patients with cancer. Oncologist. 2007; 12(7): 873-883. doi: 10.1634/theoncologist.12-7-873.

[25] Maio M, Scherpereel A, Calabro L, et al. Tremelimumab as second-line or third-line treatment in re-lapsed malignant mesothelioma (DETERMINE): a multicentre, international, randomised, double-blind, placebo-controlled phase 2b trial. Lancet Oncol. 2017; 18(9): 1261-1273.

[26] Longoria TC, Tewari KS. Evaluation of the pharmacokinetics and metabolism of pembrolizumab in the treatment of melanoma. Expert Opin Drug Metab Toxicol. 2016; 12(10): 1247-1253.

[27] Mocellin S, Nitti D. CTLA-4 blockade and the renaissance of cancer immunotherapy. Biochim Biophys Acta. 2013; 1836(2): 187-196.

[28] Blank C, Gajewski TF, Mackensen A. Interaction of PD-L1 on tumor cells with PD-1 on tumor-specific T cells as a mechanism of immune evasion: implications for tumor immunotherapy. Cancer Immunol Immunother. 2005; 54(4): 307-314.

[29] Xu-Monette ZY, Zhang M, Li J, Young KH. PD-1/PD-L1 blockade: have we found the key to unleash the antitumor immune response? Front Immunol. 2017; 8: 1597.

[30] Cuzzubbo S, Javeri F, Tissier M, et al. Neurological adverse events associated with immune checkpoint inhibitors: review of the literature. Eur J Cancer. 2017; 73: 1-8.

[31] Makarious D, Horwood K, Coward JIG. Myasthenia gravis: an emerging toxicity of immune checkpoint inhibitors. Eur J Cancer. 2017; 82: 128-136.

[32] Williams TJ, Benavides DR, Patrice KA, et al. Association of autoimmune encephalitis with combined immune checkpoint inhibitor treatment for metastatic cancer. JAMA Neurol. 2016; 73(8): 928-933.

[33] Papadopoulos KP, Romero RS, Gonzalez G, Dix JE, Lowy I, Fury M. Anti-Hu-associated autoimmune limbic encephalitis in a patient with PD-1 inhibitor-responsive myxoid chondrosarcoma. Oncologist. 2018; 23(1): 118-120.

[34] Raskin J, Masrori P, Cant A, et al. Recurrent dysphasia due to nivolumab-induced encephalopathy with presence of Hu autoantibody. Lung Cancer. 2017; 109: 74-77.

[35] Kao JC, Liao B, Markovic SN, et al. Neurological complications associated with anti-programmed death 1 (PD-1) antibodies. JAMA Neurol. 2017; 74(10): 1216-1222.

[36] Astaras C, de Micheli R, Moura B, Hundsberger T, Hottinger AF. Neurological adverse events associated with immune checkpoint inhibitors: diagnosis and management. Curr Neurol Neurosci Rep. 2018; 18(1): 3.

[37] Barroso-Sousa R, Barry WT, Garrido-Castro AC, et al. Incidence of endocrine dysfunction following the use of different immune checkpoint inhibitor regimens: a systematic review and meta-analysis. JAMA Oncol. 2018; 4(2): 173-182.

[38] Zhu X, McDowell MM, Newman WC, Mason GE, Greene S, Tamber MS. Severe cerebral edema fol-lowing nivolumab treatment for pediatric glioblastoma: case report. J Neurosurg Pediatr. 2017; 19(2): 249-253.

[39] Gerdes LA, Held K, Beltran E, et al. CTLA4 as immunological checkpoint in the development of mul-tiple sclerosis. Ann Neurol. 2016; 80(2): 294-300.

[40] Liao B, Shroff S, Kamiya-Matsuoka C, Tummala S. Atypical neurological complications of ipilimumab therapy in patients with metastatic melanoma. Neuro Oncol. 2014; 16(4): 589-593.

[41] Wilson R, Menassa DA, Davies AJ, et al. Seronegative antibody-mediated neurology after immune checkpoint inhibitors. Ann Clin Transl Neurol. 2018; 5(5): 640-645.

[42] Maur M, Tomasello C, Frassoldati A, Dieci MV, Barbieri E, Conte P. Posterior reversible encephalopathy syndrome during ipilimumab therapy for malignant melanoma. J Clin Oncol. 2012; 30(6): e76-e78.

[43] Sun R, Danlos FX, Ammari S, et al. Anti-PD-1 vasculitis of the central nervous system or radionecrosis? J Immunother Cancer. 2017; 5(1): 96.

[44] Laubli H, Hench J, Stanczak M, et al. Cerebral vasculitis mimicking intracranial metastatic progression of lung cancer during PD-1 blockade. J Immunother Cancer. 2017; 5: 46.

[45] Gu Y, Menzies AM, Long GV, Fernando SL, Herkes G. Immune mediated neuropathy following check-point immunotherapy. J Clin Neurosci. 2017; 45: 14-17.

[46] Boisseau W, Touat M, Berzero G, et al. Safety of treatment with nivolumab after ipilimumab-related meningoradiculitis and bilateral optic neuropathy. Eur J Cancer. 2017; 83: 28-31.

[47] Liewluck T, Kao JC, Mauermann ML. PD-1 inhibitor-associated myopathies: emerging immune-mediated myopathies. J Immunother. 2018; 41(4): 208-211.

[48] FDA approves second CAR T-cell therapy. Cancer Discov. 2018; 8(1): 5-6.

[49] Mullard A. FDA approves first CAR T therapy. Nat Rev Drug Discov. 2017; 16(10): 669.

[50] Xia AL, Wang XC, Lu YJ, Lu XJ, Sun B. Chimeric-antigen receptor T (CAR-T) cell therapy for solid tumors: challenges and opportunities. Oncotarget. 2017; 8(52): 90521-90531.

[51] Maus MV, Grupp SA, Porter DL, June CH. Antibody-modified T cells: CARs take the front seat for hematologic malignancies. Blood. 2014; 123(17): 2625-2635.

[52] Wang Z, Han W. Biomarkers of cytokine release syndrome and neurotoxicity related to CAR-T cell therapy. Biomark Res. 2018; 6: 4.

[53] Gust J, Hay KA, Hanafi LA, et al. Endothelial activation and blood-brain barrier disruption in neurotox-icity after adoptive immunotherapy with CD19 CAR-T cells. Cancer Discov. 2017; 7(12): 1404-1419.

[54] Taraseviciute A, Tkachev V, Ponce R, et al. Chimeric antigen receptor T cell-mediated neurotoxicity in nonhuman primates. Cancer Discov. 2018; 8(6): 750-763.

[55] Sterner RM, Sakemura R, Cox MJ, et al. GM-CSF inhibition reduces cytokine release syndrome and neuroinflammation but enhances CAR-T cell function in xenografts. Blood. 2019; 133(7): 697-709.

[56] Neelapu SS, Locke FL, Bartlett NL, et al. Axicabtagene ciloleucel CAR T-cell therapy in refractory large B-cell lymphoma. N Engl J Med. 2017; 377(26): 2531-2544.

[57] Schuster SJ, Svoboda J, Chong EA, et al. Chimeric antigen receptor T cells in refractory B-cell lympho-mas. N Engl J Med. 2017; 377(26): 2545-2554.

[58] Maude SL, Laetsch TW, Buechner J, et al. Tisagenlecleucel in children and young adults with B-cell lymphoblastic leukemia. N Engl J Med. 2018; 378(5): 439-448.

[59] Hay KA, Hanafi LA, Li D, et al. Kinetics and biomarkers of severe cytokine release syndrome after CD19 chimeric antigen receptor-modified T-cell therapy. Blood. 2017; 130(21): 2295-2306.

［60］Gardner RA, Finney O, Annesley C, et al. Intent-to-treat leukemia remission by CD19 CAR T cells of defined formulation and dose in children and young adults. Blood. 2017; 129(25): 3322-3331.

［61］Park JH, Riviere I, Gonen M, et al. Long-term follow-up of CD19 CAR therapy in acute lymphoblastic leukemia. N Engl J Med. 2018; 378(5): 449-459.

［62］Maude SL, Frey N, Shaw PA, et al. Chimeric antigen receptor T cells for sustained remissions in leuke-mia. N Engl J Med. 2014; 371(16): 1507-1517.

［63］Neelapu SS, Tummala S, Kebriaei P, et al. Chimeric antigen receptor T-cell therapy—assessment and management of toxicities. Nat Rev Clin Oncol. 2018; 15(1): 47-62.

［64］Andtbacka RH, Ross M, Puzanov I, et al. Patterns of clinical response with talimogene laherparepvec (T-VEC) in patients with melanoma treated in the OPTiM phase III clinical trial. Ann Surg Oncol. 2016; 23(13): 4169-4177.

［65］Andtbacka RH, Kaufman HL, Collichio F, et al. Talimogene laherparepvec improves durable response rate in patients with advanced melanoma. J Clin Oncol. 2015; 33(25): 2780-2788.

［66］Long GV, Dummer R, Ribas A, et al. Efficacy analysis of MASTERKEY-265 phase 1b study of talimo-gene laherparepvec (T-VEC) and pembrolizumab (pembro) for unresectable stage IIIB-IV melanoma. J Clin Oncol. 2016; 34(15).

［67］Puzanov I, Milhem MM, Andtbacka RHI, et al. Survival, safety, and response patterns in a phase 1b multicenter trial of talimogene laherparepvec (T-VEC) and ipilimumab (ipi) in previously untreated, unresected stage IIIB-IV melanoma. J Clin Oncol. 2015; 33(15).

［68］Kohlhapp FJ, Kaufman HL. Molecular pathways: mechanism of action for talimogene laherparepvec, a new oncolytic virus immunotherapy. Clin. Cancer Res. 2016; 22(5): 1048-1054.

［69］Brinkmann U, Kontermann RE. The making of bispecific antibodies. MAbs. 2017; 9(2): 182-212.

［70］FDA grants regular approval to blinatumomab and expands indication to include Philadelphia chro-mosome-positive B cell. (2018). Fda.gov. Retrieved July 1, 2018, from https: //www.fda.gov/Drugs/InformationOnDrugs/ApprovedDrugs/ucm566708.htm.

［71］Blinatumomab approval expanded based on MRD. Cancer Discov. 2018; 8(6): OF3.

［72］Viardot A, Goebeler ME, Hess G, et al. Phase 2 study of the bispecific T-cell engager (BiTE) antibody blinatumomab in relapsed/refractory diffuse large B-cell lymphoma. Blood. 2016; 127(11): 1410-1416.

［73］Goebeler ME, Knop S, Viardot A, et al. Bispecific T-cell engager (BiTE) antibody construct blinatu-momab for the treatment of patients with relapsed/refractory non-Hodgkin lymphoma: final results from a phase I study. J Clin Oncol. 2016; 34(10): 1104-1111.

［74］Klinger M, Benjamin J, Kischel R, Stienen S, Zugmaier G. Harnessing T cells to fight cancer with BiTE(R) antibody constructs-past developments and future directions. Immunol Rev. 2016; 270(1): 193-208.

［75］Brischwein K, Parr L, Pflanz S, et al. Strictly target cell-dependent activation of T cells by bispecific single-chain antibody constructs of the BiTE class. J Immunother. 2007; 30(8): 798-807.

［76］Nagorsen D, Baeuerle PA. Immunomodulatory therapy of cancer with T cell-engaging BiTE antibody blinatumomab. Exp Cell Res. 2011; 317(9): 1255-1260.

［77］Klinger M, Brandl C, Zugmaier G, et al. Immunopharmacologic response of patients with B-lineage acute lymphoblastic leukemia to continuous infusion of T cell-engaging CD19/CD3-bispecific BiTE antibody blinatumomab. Blood. 2012; 119(26): 6226-6233.

[78] Topp MS, Gokbuget N, Zugmaier G, et al. Phase II trial of the anti-CD19 bispecific T cell-engager blinatumomab shows hematologic and molecular remissions in patients with relapsed or refractory B-precursor acute lymphoblastic leukemia. J Clin Oncol. 2014; 32(36): 4134-4140.

[79] Klinger M, Zugmaier G, Naegele V, et al. Pathogenesis-based development of potential mitigation strat-egies for blinatumomab-associated neurologic events (NEs). Blood. 2016; 128(22): 1589.

[80] Martinelli G, Boissel N, Chevallier P, et al. Complete hematologic and molecular response in adult patients with relapsed/refractory Philadelphia chromosome-positive B-precursor acute lymphoblastic leukemia following treatment with blinatumomab: results from a phase II, single-arm, multicenter study. J Clin Oncol. 2017; 35(16): 1795-1802.

[81] Topp MS, Gokbuget N, Stein AS, et al. Safety and activity of blinatumomab for adult patients with re-lapsed or refractory B-precursor acute lymphoblastic leukaemia: a multicentre, single-arm, phase 2 study. Lancet Oncol. 2015; 16(1): 57-66.

[82] Kantarjian H, Stein A, Gokbuget N, et al. Blinatumomab versus chemotherapy for advanced acute lym-phoblastic leukemia. N Engl J Med. 2017; 376(9): 836-847.

[83] Kantarjian HM, Stein AS, Bargou RC, et al. Blinatumomab treatment of older adults with re-lapsed/refractory B-precursor acute lymphoblastic leukemia: results from 2 phase 2 studies. Cancer. 2016; 122(14): 2178-2185.

[84] Magge RS, DeAngelis LM. The double-edged sword: neurotoxicity of chemotherapy. Blood Rev. 2015; 29(2): 93-100.

[85] Peters C, Brown S. Antibody-drug conjugates as novel anti-cancer chemotherapeutics. Biosci Rep. 2015; 35(4): e00225.

[86] Petersdorf SH, Kopecky KJ, Slovak M, et al. A phase 3 study of gemtuzumab ozogamicin during induc-tion and postconsolidation therapy in younger patients with acute myeloid leukemia. Blood. 2013; 121(24): 4854-4860.

[87] Jen EY, Ko CW, Lee JE, et al. FDA approval: gemtuzumab ozogamicin for the treatment of adults with newly diagnosed CD33-positive acute myeloid leukemia. Clin. Cancer Res.. 2018; 24(14): 3242-3246.

[88] Highlights of prescribing information. https: //www.accessdata.fda.gov/drugsatfda_docs/ label/2018/ 125388s097lbl.pdf.

[89] Accessdata.fda.gov. 2018. https: //www.accessdata.fda.gov/drugsatfda_docs/label/2013/125427lbl. pdf.

[90] Deng C, Pan B, O'Connor OA. Brentuximab vedotin. Clin Cancer Res. 2013; 19(1): 22-27.

[91] Barok M, Joensuu H, Isola J. Trastuzumab emtansine: mechanisms of action and drug resistance. Breast Cancer Res. 2014; 16(2): 209.

[92] Lee JJ, Swain SM. Peripheral neuropathy induced by microtubule-stabilizing agents. J Clin Oncol. 2006; 24(10): 1633-1642.

[93] Corbin ZA, Nguyen-Lin A, Li S, et al. Characterization of the peripheral neuropathy associ-ated with brentuximab vedotin treatment of mycosis fungoides and Sezary syndrome. J Neurooncol. 2017; 132(3): 439-446.

［94］Younes A, Gopal AK, Smith SE, et al. Results of a pivotal phase II study of brentuximab vedotin for patients with relapsed or refractory Hodgkin's lymphoma. J Clin Oncol. 2012; 30(18): 2183-2189.

［95］Pro B, Advani R, Brice P, et al. Brentuximab vedotin (SGN-35) in patients with relapsed or refractory systemic anaplastic large-cell lymphoma: results of a phase II study. J Clin Oncol. 2012; 30(18): 2190-2196.

［96］Duvic M, Tetzlaff MT, Gangar P, Clos AL, Sui D, Talpur R. Results of a phase II trial of brentuximab vedotin for CD30+ cutaneous T-cell lymphoma and lymphomatoid papulosis. J Clin Oncol. 2015; 33(32): 3759-3765.

［97］Moskowitz CH, Nademanee A, Masszi T, et al. Brentuximab vedotin as consolidation therapy after autologous stem-cell transplantation in patients with Hodgkin's lymphoma at risk of relapse or progression (AETHERA): a randomised, double-blind, placebo-controlled, phase 3 trial. Lancet. 2015; 385(9980): 1853-1862.

［98］Carson KR, Newsome SD, Kim EJ, et al. Progressive multifocal leukoencephalopathy associated with brentuximab vedotin therapy: a report of 5 cases from the Southern Network on Adverse Reactions (SONAR) project. Cancer. 2014; 120(16): 2464-2471.

［99］Jalan P, Mahajan A, Pandav V, Bekker S, Koirala J. Brentuximab associated progressive multifocal leu-koencephalopathy. Clin Neurol Neurosurg. 2012; 114(10): 1335-1337.

［100］Krop IE, LoRusso P, Miller KD, et al. A phase II study of trastuzumab emtansine in patients with human epidermal growth factor receptor 2-positive metastatic breast cancer who were previously treated with trastuzumab, lapatinib, an anthracycline, a taxane, and capecitabine. J Clin Oncol. 2012; 30(26): 3234-3241.

［101］Verma S, Miles D, Gianni L, et al. Trastuzumab emtansine for HER2-positive advanced breast cancer. N Engl J Med. 2012; 367(19): 1783-1791.

［102］Castaigne S, Pautas C, Terre C, et al. Effect of gemtuzumab ozogamicin on survival of adult patients with de-novo acute myeloid leukaemia (ALFA-0701): a randomised, open-label, phase 3 study. Lancet. 2012; 379(9825): 1508-1516.

［103］Salles G, Barrett M, Foà R, et al. Rituximab in B-cell hematologic malignancies: a review of 20 years of clinical experience. Adv Ther. 2017; 34(10): 2232-2273.

［104］Teo EC, Chew Y, Phipps C. A review of monoclonal antibody therapies in lymphoma. Crit Rev Oncol Hematol. 2016; 97: 72-84.

［105］Lee HZ, Miller BW, Kwitkowski VE, et al. U.S. Food and Drug Administration approval: obinutu-zumab in combination with chlorambucil for the treatment of previously untreated chronic lymphocytic leukemia. Clin Cancer Res. 2014; 20(15): 3902-3907.

［106］Rizzieri D. Zevalin(®) (ibritumomab tiuxetan): after more than a decade of treatment experience, what have we learned? Crit Rev Oncol Hematol. 2016; 105: 5-17.

［107］Maloney DG, Grillo-Lopez AJ, White CA, et al. IDEC-C2B8 (Rituximab) anti-CD20 monoclonal antibody therapy in patients with relapsed low-grade non-Hodgkin's lymphoma. Blood. 1997; 90(6): 2188-2195.

［108］Carson KR, Evens AM, Richey EA, et al. Progressive multifocal leukoencephalopathy after rituximab therapy in HIV-negative patients: a report of 57 cases from the Research on Adverse

Drug Events and Reports project. Blood. 2009; 113(20): 4834-4840.

[109] Gribben JG, Hallek M. Rediscovering alemtuzumab: current and emerging therapeutic roles. Br J Hae-matol. 2009; 144(6): 818-831.

[110] Avivi I, Chakrabarti S, Kottaridis P, et al. Neurological complications following alemtuzumab-based reduced-intensity allogeneic transplantation. Bone Marrow Transplant. 2004; 34(2): 137-142.

[111] Isidoro L, Pires P, Rito L, Cordeiro G. Progressive multifocal leukoencephalopathy in a patient with chronic lymphocytic leukaemia treated with alemtuzumab. BMJ Case Rep. 2014: 2014.

[112] Bhatnagar V, Gormley NJ, Luo L, et al. FDA approval summary: daratumumab for treatment of mul-tiple myeloma after one prior therapy. Oncologist. 2017; 22(11): 1347-1353.

[113] de Weers M, Tai YT, van der Veer MS, et al. Daratumumab, a novel therapeutic human CD38 mono-clonal antibody, induces killing of multiple myeloma and other hematological tumors. J Immunol. 2011; 186(3): 1840-1848.

[114] Gormley NJ, Ko CW, Deisseroth A, et al. FDA drug approval: elotuzumab in combination with le-nalidomide and dexamethasone for the treatment of relapsed or refractory multiple myeloma. Clin Cancer Res. 2017; 23(22): 6759-6763.

[115] Richardson PG, Jagannath S, Moreau P, et al. Elotuzumab in combination with lenalidomide and dexa-methasone in patients with relapsed multiple myeloma: final phase 2 results from the randomised, open-label, phase 1b-2 dose-escalation study. Lancet Haematol. 2015; 2(12): e516-e527.

[116] Taniwaki M, Yoshida M, Matsumoto Y, Shimura K, Kuroda J, Kaneko H. Elotuzumab for the treatment of relapsed or refractory multiple myeloma, with special reference to its modes of action and SLAMF7 signaling. Mediterr J Hematol Infect Dis. 2018; 10(1): e2018014.

[117] Lonial S, Weiss BM, Usmani SZ, et al. Daratumumab monotherapy in patients with treatment-refractory multiple myeloma (SIRIUS): an open-label, randomised, phase 2 trial. Lancet. 2016; 387(10027): 1551-1560.

[118] Lokhorst HM, Plesner T, Laubach JP, et al. Targeting CD38 with daratumumab monotherapy in mul-tiple myeloma. N Engl J Med. 2015; 373(13): 1207-1219.

[119] Lonial S, Dimopoulos M, Palumbo A, et al. Elotuzumab therapy for relapsed or refractory multiple myeloma. N Engl J Med. 2015; 373(7): 621-631.

[120] Hynes NE, Lane HA. ERBB receptors and cancer: the complexity of targeted inhibitors. Nat Rev Can-cer. 2005; 5(5): 341-354.

[121] Baselga J. The EGFR as a target for anticancer therapy-focus on cetuximab. Eur J Cancer. 2001; 37 (suppl 4): S16-S22.

[122] Accessdata.fda.gov. 2018. https: //www.accessdata.fda.gov/drugsatfda_docs/label/2012/125084s0228lbl. pdf.

[123] Lo L, Patel D, Townsend AR, Price TJ. Pharmacokinetic and pharmacodynamic evaluation of panitu-mumab in the treatment of colorectal cancer. Expert Opin Drug Metab Toxicol. 2015; 11(12): 1907-1924.

[124] Giusti RM, Shastri KA, Cohen MH, Keegan P, Pazdur R. FDA drug approval summary: panitumumab (Vectibix). Oncologist. 2007; 12(5): 577-583.

[125] Hanna N, Lilenbaum R, Ansari R, et al. Phase II trial of cetuximab in patients with previously treated non-small-cell lung cancer. J Clin Oncol. 2006; 24(33): 5253-5258.

[126] Saltz LB, Meropol NJ, Loehrer PJ Sr, Needle MN, Kopit J, Mayer RJ. Phase II trial of cetuximab in patients with refractory colorectal cancer that expresses the epidermal growth factor receptor. J Clin Oncol. 2004; 22(7): 1201-1208.

[127] Maritaz C, Metz C, Baba-Hamed N, Jardin-Szucs M, Deplanque G. Cetuximab-induced aseptic men-ingitis: case report and review of a rare adverse event. BMC Cancer. 2016; 16: 384. doi: 10.1186/s12885-016-2434-7. PubMed PMID: 27378078; PMCID.

[128] Van Cutsem E, Peeters M, Siena S, et al. Open-label phase III trial of panitumumab plus best support-ive care compared with best supportive care alone in patients with chemotherapy-refractory metastatic colorectal cancer. J Clin Oncol. 2007; 25(13): 1658-1664.

[129] Hecht JR, Patnaik A, Berlin J, et al. Panitumumab monotherapy in patients with previously treated metastatic colorectal cancer. Cancer. 2007; 110(5): 980-988.

[130] Hudis CA. Trastuzumab-mechanism of action and use in clinical practice. N Engl J Med. 2007; 357(1): 39-51.

[131] Swain SM, Baselga J, Kim SB, et al. Pertuzumab, trastuzumab, and docetaxel in HER2-positive meta-static breast cancer. N Engl J Med. 2015; 372(8): 724-734.

[132] Piccart-Gebhart MJ, Procter M, Leyland-Jones B, et al. Trastuzumab after adjuvant chemotherapy in HER2-positive breast cancer. N Engl J Med. 2005; 353(16): 1659-1672.

[133] Bookman MA, Darcy KM, Clarke-Pearson D, Boothby RA, Horowitz IR. Evaluation of monoclonal humanized anti-HER2 antibody, trastuzumab, in patients with recurrent or refractory ovarian or pri-mary peritoneal carcinoma with overexpression of HER2: a phase II trial of the Gynecologic Oncology Group. J Clin Oncol. 2003; 21(2): 283-290.

[134] Dutcher JP, Schwartzentruber DJ, Kaufman HL, et al. High dose interleukin-2 (Aldesleukin)-expert consensus on best management practices—2014. J Immunother Cancer. 2014; 2(1): 26.

[135] Musselman DL, Lawson DH, Gumnick JF, et al. Paroxetine for the prevention of depression induced by high-dose interferon alfa. N Engl J Med. 2001; 344(13): 961-966.

[136] Greenberg DB, Jonasch E, Gadd MA, et al. Adjuvant therapy of melanoma with interferon-alpha-2b is associated with mania and bipolar syndromes. Cancer. 2000; 89(2): 356-362.

[137] Brahmer JR, Lacchetti C, Schneider BJ, et al. Management of immune-related adverse events in pa-tients treated with immune checkpoint inhibitor therapy: American Society of Clinical Oncology Clin-ical Practice Guideline. J Clin Oncol. 2018; 36(17): 1714-1768. doi: 10.1200/JCO2017776385.

[138] Haanen J, Carbonnel F, Robert C, et al. Management of toxicities from immunotherapy: ESMO Clinical Practice Guidelines for diagnosis, treatment and follow-up. Ann Oncol. 2017; 28(suppl_4): iv119-iv142.

[139] Brown MP, Hissaria P, Hsieh AH, Kneebone C, Vallat W. Autoimmune limbic encephalitis with anti-contactin-associated protein-like 2 antibody secondary to pembrolizumab therapy. J Neuroimmunol. 2017; 305: 16-18.

[140] Williams TJ, Benavides DR, Patrice K, et al. Association of Autoimmune Encephalitis With Combined Immune Checkpoint Inhibitor Treatment for Metastatic Cancer. JAMA Neurol. 2016;

73(8): 928-933. doi: 10.1001/jamaneurol.2016.1399.

[141] Beh SC, Greenberg BM, Frohman T, Frohman EM. Transverse myelitis. Neurol Clin. 2013; 31(1): 79-138. doi: 10.1016/j.ncl.2012.09.008. PubMed PMID: 23186897.

[142] Walling AD, Dickson G. Guillain-Barre syndrome. Am Fam Physician. 2013; 87(3): 191-197.

[143] Gilhus NE, Verschuuren JJ. Myasthenia gravis: subgroup classification and therapeutic strategies. Lancet Neurol. 2015; 14(10): 1023-1036.

[144] Kato T, Hirose S, Kumagai S, Ozaki A, Matsumoto S, Inoko M. Electrocardiography as the first step for the further examination of cardiac involvement in myasthenia gravis. Biomed Res Int. 2016; 2016: 8058946.

[145] Lau KH, Kumar A, Yang IH, Nowak RJ. Exacerbation of myasthenia gravis in a patient with melanoma treated with pembrolizumab. Muscle Nerve. 2016; 54(1): 157-161.

[146] Thaipisuttikul I, Chapman P, Avila EK. Peripheral neuropathy associated with ipilimumab: a report of 2 cases. J Immunother. 2015; 38(2): 77-79.

[147] Zimmer L, Goldinger SM, Hofmann L, et al. Neurological, respiratory, musculoskeletal, cardiac and ocular side-effects of anti-PD-1 therapy. Eur J Cancer. 2016; 60: 210-225.

[148] Bhatia S, Huber BR, Upton MP, Thompson JA. Inflammatory enteric neuropathy with severe constipa-tion after ipilimumab treatment for melanoma: a case report. J Immunother. 2009; 32(2): 203-205.

[149] Santomasso B, Park JH, Riviere I, et al. Neurotoxicity associated with CD19-specific chimeric antigen receptor T cell therapy for adult acute lymphoblastic leukemia (B-ALL). Neurology. 2018; 90(15 Suppl): S23.008.

[150] Norelli M, Camisa B, Barbiera G, et al. Monocyte-derived IL-1 and IL-6 are differentially required for cytokine-release syndrome and neurotoxicity due to CAR T cells. Nat Med. 2018; 24(6): 739-748.

[151] Nellan A, Jayaprakash N, McCully C, Widemann BC, Lee DW, Warren KE. Plasma and cerebrospinal fluid pharmacokinetics of tocilizumab in a nonhuman primate model. AACR. 2016: 1411.

[152] Balis FM, Lester CM, Chrousos GP, Heideman RL, Poplack DG. Differences in cerebrospinal fluid penetration of corticosteroids: possible relationship to the prevention of meningeal leukemia. J Clin Oncol. 1987; 5(2): 202-207.

[153] Brudno JN, Kochenderfer JN. Toxicities of chimeric antigen receptor T cells: recognition and manage-ment. Blood. 2016; 127(26): 3321-3330.

[154] Highlights of prescribing information. https: //www.accessdata.fda.gov/drugsatfda_docs/label/2014/ 125557lbl.pdf.

[155] Landi D, De Rossi N, Zagaglia S, et al. No evidence of beneficial effects of plasmapheresis in natalizumab- associated PML. Neurology. 2017; 88(12): 1144-1152.

[156] Clifford DB. Progressive multifocal leukoencephalopathy therapy. J Neurovirol. 2015; 21(6): 632-636.

[157] Kovacs P, Panczel G, Balatoni T, et al. Social support decreases depressogenic effect of low-dose inter-feron alpha treatment in melanoma patients. J Psychosom Res. 2015; 78(6): 579-584.

[158] Nashan D, Reuter K, Mohr P, Agarwala SS. Understanding and managing interferon-alpha-

related fatigue in patients with melanoma. Melanoma Res. 2012; 22(6): 415-423.

[159] Lawn ND, Fletcher DD, Henderson RD, Wolter TD, Wijdicks EF. Anticipating mechanical ventila-tion in Guillain-Barre syndrome. Arch Neurol. 2001; 58(6): 893-898.

[160] Migden MR, Rischin D, Schmults CD, Guminski A, Hauschild A, Lewis KD, Rabinowits G. PD-1 blockade with cemiplimab in advanced cutaneous squamous-cell carcinoma. N Engl J Med. 2018; 379(4): 341-351.

[161] Horn L, Mansfield AS, Szczęsna A, Havel L, Krzakowski M, Hochmair MJ, Reck M. First-line at-ezolizumab plus chemotherapy in extensive-stage small-cell lung cancer. N Engl J Med. 2018; 379(23): 2220-2229.

[162] Paz-Ares L, Dvorkin M, Chen Y, Reinmuth N, Hotta K, Trukhin D, Voitko O. Durvalumab plus platinum-etoposide versus platinum-etoposide in first-line treatment of extensive-stage small-cell lung cancer (CASPIAN): a randomised, controlled, open-label, phase 3 trial. The Lancet. 2019; 394(10212): 1929-1939.

[163] Faivre-Finn C, Vicente D, Kurata T, Planchard D, Paz-Ares L, Vansteenkiste JF, Naidoo J. LBA49 Durvalumab after chemoradiotherapy in stage III NSCLC: 4-year survival update from the phase III PACIFIC trial. Ann Oncol. 2020; 31: S1178-S1179.

[164] Powles T, Park SH, Voog E, Caserta C, Valderrama BP, Gurney H, Loriot Y. Avelumab maintenance therapy for advanced or metastatic urothelial carcinoma. N Engl J Med. 2020; 383(13): 1218-1230.

第 21 章

免疫治疗肺毒性

21.1　简介

自 1777 年，肯特公爵的外科医生为研发癌症疫苗而给自己注射肿瘤细胞起[1]，肿瘤免疫治疗已问世几个世纪，取得了长足发展。利用自身免疫系统对抗恶性肿瘤的能力在多种恶性肿瘤的治疗中得到广泛应用，如黑素瘤、非小细胞肺癌（non–small-cell lung cancer，NSCLC）、肾细胞癌和尿路上皮癌等。此外，嵌合抗原受体（chimeric antigen receptor，CAR）T 细胞疗法已被批准用于急性 B 淋巴细胞白血病和弥漫性大 B 细胞淋巴瘤的二线治疗。多项临床试验正在探索免疫治疗的临床应用，包括单药免疫治疗和与其他药物或治疗方式（如放疗）联合治疗。因此，在可预见的未来，免疫治疗的临床应用仍将进一步延伸。

目前，临床使用的大多数抗肿瘤免疫治疗药物都是针对免疫检查点通路，如细胞毒性 T 淋巴细胞相关蛋白 4（cytotoxic T-lymphocyte–associated protein 4，CTLA-4）-B7-1/B7-2 和程序性细胞死亡受体 1（programmed cell death 1 transmembrane protein，PD-1）-PD-L1/PD-L2。它们是促进免疫耐受的关键通路，因而干扰这些途径的单克隆抗体可预见会导致类似自身免疫表现的毒性反应。肺炎是这些药物引起的免疫相关不良事件（immune-related adverse events，irAEs）之一。尽管肺炎发病率很低，报道示接受 PD-1 抑制剂的肺炎发生率为 2.7%[2]，接受 CTLA-4 抑制剂的低于 1%[3]，但它是最令人担心的并发症之一，因为它可能出现严重的致病甚至死亡。本章描述了免疫治疗肺毒性的临床表现、发病机制和管理。

21.2　免疫治疗相关肺炎

21.2.1　流行病学及危险因素

肺炎是免疫检查点抑制剂肺毒性的最常见表现。如上所述，免疫检查点抑制剂相关肺炎的总体发生率低于 5%，但是，严重（≥ 3 级）毒性反应的发生率在使用

CTLA-4 抑制剂的患者中为 1% ~ 2%，在使用 PD-1 抑制剂的患者中为 1.1%，在使用 PD-L1 抑制剂的患者中为 0.4%[4,5]。相对单药治疗，接受 CTLA-4 和 PD-1-PD-L1/PD-L2 联合治疗的患者肺炎的发生率更高（10% *vs.* 3%）[6]，可能更严重，且治疗效果差。

肿瘤原发部位似乎与肺炎风险有关。在对 26 项 PD-1 抑制剂临床试验的荟萃分析中，NSCLC 和肾细胞癌患者的全等级肺炎的发生率显著高于黑素瘤患者[2]。然而，其他研究表明，无论原发恶性肿瘤如何，重度肺炎的发生率相似[7]，但 NSCLC 患者肺炎相关死亡率似乎更高。此外，在一项对肺炎患者的回顾性研究中，与黑素瘤患者相比，NSCLC 患者的肺炎发病更早。NSCLS 患者发生肺炎的中位时间为 2.1 个月（0.2 ~ 27.4 个月），而黑素瘤患者为 5.2 个月（0.2 ~ 18.1 个月）[8]。另一项对 NSCLC 患者接受 PD-1/PD-L1 抑制剂治疗的荟萃分析显示，与之前接受过系统治疗的患者相比，初治患者的肺炎发生率明显更高[5]。一项对 164 名接受 PD-1/PD-L1 抑制剂治疗的肺癌患者的回顾研究显示，接受胸部放疗的患者和未接受放疗的患者后续肺炎发生率无明显差别[9]。然而，一些作者报道了使用免疫检查点抑制剂后的放射回忆性肺炎[10]；因此，需更大规模的研究来确定放疗的作用和后续使用免疫检查点抑制剂的肺炎风险。在吸烟者和非吸烟者中都观察到了肺炎，目前还不清楚两者是否存在关联[6]；但现在吸烟者和有潜在肺部疾病的患者，临床不良结局的风险似乎增加[6]。因担心潜在的自身免疫过程加剧，许多免疫治疗的临床试验排除了基础存在自身免疫性疾病的患者。然而，一项对 52 名患有自身免疫性疾病且接受 PD-1 抑制剂治疗的患者的回顾性研究显示，38% 的患者免疫治疗后出现基础疾病复发；但大多数是轻微的，不需要终止治疗。此外，该群体 29% 的患者发生了 irAEs；10% 为 3 级，8% 为 4 级[11]。尽管在自身免疫性疾病患者群体中仍需进一步的临床经验以评估免疫治疗的安全性，但治疗的耐受性似乎比较好。

21.2.2　临床特征

文献中报道肺炎发病的中位时间为治疗开始后 2 ~ 24 个月。NSCLC 患者及接受联合治疗的患者中起病更早[6]。由于免疫检查点抑制剂的半衰期较长，即使已停止免疫治疗，所有出现新的呼吸道症状的患者都应警惕免疫相关性肺炎。患者通常表现为呼吸困难、咳嗽、运动耐力下降、缺氧加重，偶尔会出现低热或胸痛。然而，在一个系列中，高达 1/3 的患者没有症状[6]。目前尚不清楚影像学偶然发现的肺炎是否与有症状的肺炎有不同的临床过程或结果。临床上，肺部受累的模式包括机化性肺炎、非特异性间质性肺炎、过敏性肺炎、急性肺损伤、急性呼吸窘迫综合征等。其他不太常见的临床表现包括结节病样肉芽肿性疾病[12,13]和放射回忆性肺炎[10]。由于胸腔内肉芽肿样改变可能被误认为恶性肿瘤转移或进展，临床医生应意识到这种不良反应的可能性。

21.2.3　发病机制

免疫检查点途径,包括PD-1和CTLA-4通路,在T细胞活化过程中起到"自然刹车"的作用。这对维持体内的免疫动态平衡和允许对自身反应性T细胞进行负向调节至关重要。在T细胞激活时,这种对T细胞的抑制性信号是由PD-1与其配体PD-L1和PD-L2以及CTLA-4与CD80和CD86的结合所介导的。CTLA-4和PD-1基因敲除小鼠出现严重而致命的自身免疫性器官衰竭,进一步证实了这些途径在预防自身免疫方面的重要性[14,16]。

恶性肿瘤细胞可以利用这些免疫检查点途径,以下调机体对肿瘤的获得性免疫反应,从而逃避免疫监视。单克隆抗体干扰PD-1或CTLA-4与其配体结合,会导致细胞毒性T细胞的增殖,进而清除癌细胞。然而,此类药物可以通过干扰对自身抗原的免疫耐受的生理机制,导致类似于自身免疫性疾病的irAEs。使用免疫检查点抑制剂后观察到的各种肺毒性被认为是这种免疫系统失调的直接后果;然而,肺毒性的确切机制以及其他细胞和细胞因子的作用仍然是未知的。由于这两种通路具有协同作用机制,联合治疗可更有效地激活获得性免疫系统,从而导致更高的毒副作用。与PD-1抑制剂相比,使用PD-L1抑制剂治疗的NSCLC患者的肺炎发生率较低,这可能是由于PD-L2在促进呼吸耐受性方面的重要作用[17]。相较于PD-1抑制剂阻断PD-1与两个配体间的相互作用,选择性PD-L1抑制剂仍可能允许PD-1与PD-L2的相互作用,并保持肺内的免疫耐受。

21.2.4　影像学表现

免疫检查点抑制剂的肺毒性可观察到多种影像学表现。在一项回顾研究中,近25%的肺炎患者的胸部X线没有发现任何异常(图21.1、图21.2);因此,对于有新发或恶化的呼吸道症状的患者,首选计算机断层扫描(CT)[6]。影像学上最常见的发现是出现弥漫或局灶性的磨玻璃影,内仍可见完整的支气管血管纹理。其他常见发现包括机化性肺炎,表现为外周或胸膜下斑片状或融合性实变影,或间质成分的增多,常伴小叶间隔增厚和蜂窝,这种表现在严重的病例中可能出现。其他报道的模式包括树芽征或小叶中心结节,可见于过敏性肺炎和其他非特异性模式。

一项多机构的回顾性研究评估了免疫检查点阻断相关肺炎的各种临床特征[6],37%的患者出现磨玻璃影,22%表现为过敏性肺炎,19%为机化性肺炎,7%为间质性肺炎,15%表现为非特异的肺炎。免疫相关肺炎也有局灶性影像学改变的报道,临床医生尤其应该意识到这种可能性,因为此类影像学表现可能伪装成感染性肺炎,除非高度怀疑,否则可能遗漏正确的诊断[18]。

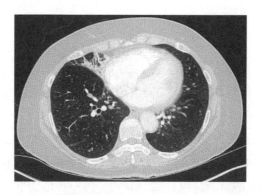

图 21.1　晚期非小细胞肺癌患者接受纳武利尤单抗治疗后的局灶性肺炎

（经许可改编自 Sehgal S, Velcheti V, Mukhopadhyay S, et al. Focal lung infiltrate complicating PD-1 inhibitor use: a new pattern of drug-associated lung toxicity? [J]. Respir Med Case Rep, 2016, 19: 118-120. ）

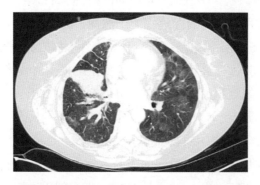

图 21.2　Ⅳ期非小细胞肺癌患者接受帕博利珠单抗治疗后出现弥漫性磨玻璃影

　　对于免疫治疗后出现肉芽肿样反应的患者，影像上可发现原有或新发的淋巴结肿大。同上所述，除非临床医生意识到这种潜在的 irAEs，否则淋巴结病可能被误认为疾病进展，并可能导致潜在的有益治疗中断（图 21.3 A 和 B）。在一项对 8 名使用伊匹木单抗后出现肺结节病患者的回顾性研究中，淋巴结病在随访中得到缓解，中位缓解时间为 3.1 个月（1.1 ~ 5.4 个月）[19]。

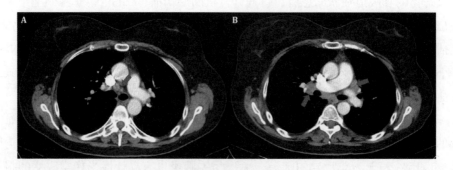

图 21.3　胸部 CT

　　一名因转移性黑素瘤而接受纳武利尤单抗治疗的患者，右气管旁和双侧肺门区域纵隔淋巴结肿大（红色箭头）。超声支气管镜引导下经支气管针吸活检术（EBUS-TBNA）诊断为非坏死性肉芽肿。

21.2.5　病理结果

支气管镜检查行支气管肺泡灌洗，联合或不联合肺活检，对肺炎的诊断不是必须的，但有助于进行其他鉴别诊断（如感染或肿瘤的淋巴转移）。免疫相关肺炎患者的组织病理学结果的数据很少。这些患者的支气管肺泡灌洗液可能以淋巴细胞为主[8]。肺活检病理可发现弥漫性肺泡损伤、间质细胞浸润、机化性肺炎和嗜酸性粒细胞浸润等表现[6]。在有肉芽肿样反应的患者中，活检可见形成不良的肉芽肿。

21.3　药物

21.3.1　免疫检查点抑制剂

1. PD-1 抑制剂：程序性细胞死亡受体 1（programmed cell death 1，PD-1）是一种表达于 B 细胞、T 细胞和自然杀伤细胞表面的抑制性跨膜蛋白。它的作用是通过与两种配体结合而介导的：PD-L1，表达于巨噬细胞、树突状细胞和肿瘤细胞等多种细胞上；PD-L2，通常表达于造血细胞。针对 PD-1 的单抗阻断 PD-1 与其配体的结合，从而释放了对抗肿瘤 T 细胞反应的调节"刹车"。目前被批准用于临床的 PD-1 抑制剂包括帕博利珠单抗、纳武利尤单抗和西米普利单抗（译者注：FDA 获批）。PD-1 抑制剂在肿瘤学中广泛用于非小细胞肺癌、黑素瘤、肾细胞癌、伴有微卫星不稳定的晚期结肠癌、尿路上皮癌、梅克尔细胞癌、头颈癌和皮肤鳞状细胞癌等。在一项对多种肿瘤 PD-1 抑制剂治疗的 20 项临床试验的荟萃分析中，单药治疗的肺炎总发生率为 2.7%（95% CI：1.9% ~ 3.6%），3 级或以上肺炎的发生率为 0.8%。PD-1 与 CTLA-4 抑制剂联合使用可增加肺毒性的发生率。此外，作者发现非小细胞肺癌患者全级别和 3 级及以上肺炎的发生率显著高于黑素瘤[2]。

2. PD-L1 抑制剂：PD-L1 抑制剂是针对 PD-L1 的单克隆抗体，可阻止 PD-1 和 PD-L1 之间的相互作用，这种相互作用及 PD-L1 在肿瘤细胞上的上调是肿瘤免疫逃避的关键途径，因此 PD-L1 抑制剂会导致免疫重新激活和随后的抗肿瘤免疫消除。已经被批准用于临床的 PD-L1 抑制剂包括阿替利珠单抗、阿维鲁单抗和度伐利尤单抗（译者注：FDA 获批）。这些药物目前正被用于非小细胞肺癌、尿路上皮癌、梅克尔细胞癌、肾细胞癌、三阴性乳腺癌、小细胞肺癌、肝细胞癌和黑素瘤的治疗。

由于 PD-L1 抗体仍然允许 PD-1 和 PD-L2 之间的相互作用，而 PD-L2 在某些器官，如肺的免疫耐受中发挥作用，由此可假设 PD-L1 抑制剂既可以导致有效的抗肿瘤 T 细胞激活，又不丧失免疫耐受，因此减少了 irAEs。这可以解释在部分研究中，PD-L1 抑制剂的肺炎发生率较 PD-1 抑制剂低[5]。然而，其他研究并未显示这两种药物之间的肺炎发生率的差异[6]。需要更大规模的研究以阐明 PD-1 或 PD-L1 抑制与后续 irAEs 之间的联系。

3. CTLA-4 抑制剂：CD28 是一种共刺激蛋白，它与抗原呈递细胞上的 CD80 和 CD86 结合，导致 T 细胞的活化和扩增。CTLA-4 是一种存在于 CD4$^+$ 和 CD8$^+$ T 细胞表面的抑制性分子，与 CD28 同源，但与 CD80 和 CD86 结合的亲和力远高于 CD28，从而抑制了免疫应答。CTLA-4 的单克隆抗体靶向这种相互作用，导致抗肿瘤 T 细胞活性增强。伊匹木单抗是一种 CTLA-4 抑制剂，目前用于黑素瘤、非小细胞肺癌和肾细胞癌，并正在评估用于其他类型肿瘤。替西木单抗是另一种 CTLA-4 抑制剂，也正在进行临床试验评估。

在临床试验报道中，单药治疗的肺炎总发生率低于 1%[3]。但如上所述，当与 PD-1/PD-L1 抑制剂联合治疗时肺炎的风险更高。

4. 细胞因子：细胞因子在调节体内的免疫应答中发挥着重要作用。细胞因子引起免疫激活的能力已被用来促进抗肿瘤免疫反应。迄今为止，被最广泛使用的细胞因子是白介素 -2（interleukin-2，IL-2）。其他细胞因子，如 IL-15 等的作用目前正在临床试验评估中。

IL-2：大剂量 IL-2 已被用于黑素瘤和肾细胞癌患者，并在部分治疗患者中产生了持久的效应。由于其毒性较高，且有免疫检查点抑制剂等替代药物可供选择，它不再被广泛使用，但临床医生有时可能不得不使用这种药物，需了解其潜在毒性。大剂量 IL-2 的主要不良反应之一是细胞因子释放引起的毛细血管渗漏综合征。该综合征的肺部表现包括肺充血或水肿和胸腔积液，同时伴有周围水肿、全身性水肿、血管内容量不足及低血压。通常在终止治疗后可恢复[20]。由于 IL-2 会引起中性粒细胞趋化的严重缺陷[21]，包括肺部感染在内的感染很常见，在持续发热的患者中尤需警惕。

5. CAR-T 细胞：CAR-T 细胞已成功应用于血液系统恶性肿瘤，并被批准用于难治性急性 B 淋巴细胞白血病和弥漫性大 B 细胞淋巴瘤的治疗，对其他恶性肿瘤的疗效也正在试验探索中。CAR-T 细胞治疗引起的细胞因子释放综合征相关呼吸系统损害已被注意[22]。

6. 溶瘤病毒：临床实践中最常用的溶瘤病毒是 talimogene laherparepvec（T-VEC），它被用于治疗黑素瘤。它是一种减毒的单纯疱疹病毒 1 型，可选择性地在肿瘤细胞中复制并裂解肿瘤细胞。此外，灭活的病毒还表达粒细胞单核细胞集落刺激因子（granulocyte monocyte–colony stimulating factor，GM-CSF），增加了抗原呈递和对肿瘤的免疫原性反应。

尽管接近 30% 的患者在瘤内接种这种疫苗后会出现流感样症状，但包括肺炎在内的其他免疫相关的不良反应发生率较低。T-VEC 治疗所致的阻塞性气道疾病已有报道。在免疫低下宿主中，它可能导致播散性疱疹感染[23]。

7. 疫苗：迄今为止，唯一被批准用于恶性肿瘤的疫苗是 sipuleucel-T。这是一种自体细胞免疫疗法，患者自己的树突状细胞被分离出来，并在体外用重组人融合蛋白 PAP-GM-CSF 激活，该蛋白含有一种与 GM-CSF 相连的前列腺癌特异性抗原［前列腺酸性磷酸酶；prostatic acid phosphatase，PAP］。这些激活的细胞再被注射回宿主体内，引起对表达 PAP 的肿瘤细胞的抗肿瘤 T 细胞反应。

高达 71% 的患者可能出现伴支气管痉挛的输液反应，其中第二次治疗的发生率最高。预防性使用对乙酰氨基酚和苯海拉明可降低该反应发生率。9.7% 的患者出现流感样症状，8.7% 的患者可出现呼吸困难，通常是轻微的。在该药的上市后监测中，肺栓塞亦有报告。[24]

21.4　药物治疗和管理方法

对于任何接受免疫治疗的患者，当出现新发或恶化的呼吸道症状时，应及时对肺炎进行全面评估。初步检查应包括胸部 X 线和胸部 CT 扫描，以进一步确定肺部受累的模式。肺活量测定和一氧化碳弥散量（DLCO）可用于确定肺部受累的程度。此外，应通过检查排除感染等其他病因，如血培养、痰培养、呼吸道病毒聚合酶链式反应等。对于病因不明的患者，通过支气管镜检查并进行支气管肺泡灌洗，同时行或不行经支气管肺活检，有助于明确诊断。对于临床和影像学特征不一致的患者，可考虑通过胸腔镜（video assisted thoracoscopic surgery，VATS）进一步行病理组织诊断。

美国临床肿瘤学会（American Society of Clinical Oncology，ASCO）和国家癌症综合网络（National Comprehensive Cancer Network，NCCN）指南都建议对有任何免疫治疗相关肺炎证据的患者暂停免疫治疗，无论其严重程度如何 [3,25]。对于无症状和肺实质受累局限（＜ 25%，1 级）的患者，暂停后续免疫治疗，并在 3 ~ 4 周内复查胸部 CT 或肺活量测定 /DLCO 可能观察到肺炎改善或缓解。在此期间，应每周对患者进行评估，包括胸部 X 线检查，以密切监测 [3]。在这类患者中，一旦影像学证据表明病情改善，就可恢复免疫治疗。然而，如果暂停免疫治疗后仍无临床改善，则应以类似于 2 级肺炎的方式对患者启动类固醇治疗。

对于有症状（日常生活活动受限）但不需要住院，且肺实质受累25% ~ 50% 的 2级肺炎患者，应在排除感染后使用泼尼松［1 ~ 2 mg/（kg·d）］治疗。对这些患者应进行非常密切的监测，每 3 天进行一次体检和胸部 X 线检查。泼尼松应在 4 ~ 6 周内逐渐减量，每周减 5 ~ 10 mg[3]。如果口服类固醇在 48 ~ 72 h 内无改善，患者应入院进行更密切的监测和静脉类固醇激素治疗。如持续使用类固醇激素超过 12 周，应采取适当措施预防肺孢子菌肺炎。只有当症状改善到 1 级或更好时，才应恢复免疫治疗。建议咨询呼吸专科医生。

对于 3 级（症状严重，肺部受累 > 50%）和 4 级（危及生命）肺炎，应强烈考虑入院治疗。由于疾病的严重性，在这一人群中应考虑彻底排查感染，并可给予经验性抗生素治疗。同时，应启动静脉甲泼尼龙治疗 [1 ~ 2 mg/（kg·d）]。在症状改善到 1 级或更好后，皮质类固醇激素可在 4 ~ 6 周内逐步减量（NCCN 指南建议至少 6 周）。对于 48 h 内无任何明显改善的皮质类固醇激素难治性患者，考虑使用免疫抑制剂。推荐可选药物包括英夫利昔单抗、霉酚酸酯、环磷酰胺或疗程 5 d 的静脉免疫球蛋白（IVIG）[3]。英夫利西单抗应以 5 mg/kg 的剂量静脉使用，必要时可在 14 d 内重复使用。霉酚酸酯可以从 1 ~ 1.5 g 开始，每天 2 次，然后逐渐减少。IVIG 的剂量为 0.4g/（kg·d），持续 5 d（NCCN 指南）。鉴于再次用药可能导致致命的毒性反应，发生 3 级或 4 级肺炎的患者不应再行免疫治疗。

理论上，免疫治疗期间使用免疫抑制药物可能干扰抗肿瘤疗效。然而，目前证据表明，对 irAEs 行免疫抑制治疗并不影响抗肿瘤效果 [26,27]。因此，对有症状的患者，临床医生在进行免疫抑制治疗时不必过于顾虑影响抗肿瘤疗效。事实上，irAEs 的发生已被证明与预后改善有关 [28,29]。如可能，应尽量减少免疫治疗的中断，因为发生不良反应的患者可能更可能从继续治疗中受益。

21.5 非药物治疗和管理方法

适当的患者选择对减少免疫治疗相关肺炎的发生非常重要。肺功能受损和潜在肺部疾病的患者出现肺炎的风险更高，在启动免疫治疗前应仔细权衡治疗的获益和风险。对于需要大剂量 IL-2 的患者，应行基线肺功能检查。对于有明显损害的患者，不建议使用 IL-2。

其他非药物方法包括氧疗、气道分泌物管理，对有严重肺损害的患者，可采用有创或无创通气。

（译者：周晴　　审校：刘潇衍，徐燕）

参考文献

[1] Ichim CV. Revisiting immunosurveillance and immunostimulation: implications for cancer immuno-therapy. J Transl Med. 2005; 3(1): 8.

[2] Nishino M, Giobbie-Hurder A, Hatabu H, Ramaiya NH, Hodi FS. Incidence of programmed cell death 1 inhibitor-related pneumonitis in patients with advanced cancer: a systematic review and meta-analysis. JAMA Oncol. 2016; 2(12): 1607-1616.

[3] Brahmer JR, Lacchetti C, Schneider BJ, et al. Management of immune-related adverse events in patients treated with immune checkpoint inhibitor therapy: American Society of Clinical Oncology

Clinical Practice Guideline. J Clin Oncol. 2018; 36(17): 1714-1768.

［4］Puzanov I, Diab A, Abdallah K, et al. Managing toxicities associated with immune checkpoint inhibitors: consensus recommendations from the Society for Immunotherapy of Cancer (SITC) Toxicity Manage-ment Working Group. J Immunother Cancer. 2017; 5(1): 95.

［5］Khunger M, Rakshit S, Pasupuleti V, et al. Incidence of pneumonitis with use of programmed death 1 and programmed death-ligand 1 inhibitors in non-small cell lung cancer: a systematic review and meta-analysis of trials. Chest. 2017; 152: 271.

［6］Naidoo J, Wang X, Woo KM, et al. Pneumonitis in patients treated with anti-programmed death-1/programmed death ligand 1 therapy. J Clin Oncol. 2017; 35(7): 709-717.

［7］Gettinger SN, Horn L, Gandhi L, et al. Overall survival and long-term safety of nivolumab (anti-pro-grammed death 1 antibody, BMS-936558, ONO-4538) in patients with previously treated advanced non-small-cell lung cancer. J Clin Oncol. 2015; 33(18): 2004-2012.

［8］Delaunay M, Cadranel J, Lusque A, et al. Immune-checkpoint inhibitors associated with interstitial lung disease in cancer patients. Eur Respir J. 2017; 50(2): 1700050.

［9］Hwang WL, Niemierko A, Hwang KL, et al. Clinical outcomes in patients with metastatic lung cancer treated with PD-1/PD-L1 inhibitors and thoracic radiotherapy. JAMA Oncol. 2018; 4(2): 253-255.

［10］Shibaki R, Akamatsu H, Fujimoto M, et al. Nivolumab induced radiation recall pneumonitis after two years of radiotherapy. Ann Oncol. 2017; 28(6): 1404-1405.

［11］Menzies AM, Johnson DB, Ramanujam S, et al. Anti-PD-1 therapy in patients with advanced mela-noma and preexisting autoimmune disorders or major toxicity with ipilimumab. Ann Oncol. 2017; 28(2): 368-376.

［12］Montaudié H, Pradelli J, Passeron T, Lacour JP, Leroy S. Pulmonary sarcoid-like granulomatosis induced by nivolumab. Br J Dermatol. 2017; 176(4): 1060-1063.

［13］Danlos FX, Pagès C, Baroudjian B, et al. Nivolumab-induced sarcoid-like granulomatous reaction in a patient with advanced melanoma. Chest. 2016; 149(5): e133-e136.

［14］Tivol EA, Borriello F, Schweitzer AN, Lynch WP, Bluestone JA, Sharpe AH. Loss of CTLA-4 leads to massive lymphoproliferation and fatal multiorgan tissue destruction, revealing a critical negative regula-tory role of CTLA-4. Immunity. 1995; 3(5): 541-547.

［15］Waterhouse P, Penninger JM, Timms E, et al. Lymphoproliferative disorders with early lethality in mice deficient in CTLA-4. Science. 1995; 270(5238): 985-988.

［16］Nishimura H, Okazaki T, Tanaka Y, et al. Autoimmune dilated cardiomyopathy in PD-1 receptor-deficient mice. Science. 2001; 291(5502): 319-322.

［17］Xiao Y, Yu S, Zhu B, et al. RGMb is a novel binding partner for PD-L2 and its engagement with PD-L2 promotes respiratory tolerance. J Exp Med. 2014; 211(5): 943-959.

［18］Sehgal S, Velcheti V, Mukhopadhyay S, Stoller JK. Focal lung infiltrate complicating PD-1 inhibitor use: a new pattern of drug-associated lung toxicity? Respir Med Case Rep. 2016; 19: 118-120.

［19］Tirumani SH, Ramaiya NH, Keraliya A, et al. Radiographic profiling of immune-related adverse events in advanced melanoma patients treated with ipilimumab. Cancer Immunol Res. 2015; 3(10): 1185-1192.

[20] White RL, Schwartzentruber DJ, Glueria A, et al. Cardiopulmonary toxicity of treatment with high-dose interleukin-2 in 199 consecutive patients with metastatic melanoma or renal cell carcinoma. Cancer. 1994; 74: 3122-3212.

[21] Klempner MS, Noring R, Mier JW, et al. An acquired chemotactic defect in neutrophils from patients receiving interleukin-2 immunotherapy. N Engl J Med. 1990; 322: 959-965.

[22] Grupp SA, Kalos M, Barrett D, et al. Chimeric antigen receptor-modified T cells for acute lymphoid leukemia. N Engl J Med. 2013; 368: 1509-1518.

[23] IMLYGIC (talimogene laherparepvec) prescribing information. FDA 2018. https: //www.fda. gov/downloads/BiologicsBloodVaccines/CellularGeneTherapyProducts/ApprovedProducts/ UCM469575.pdf.

[24] PROVENGE (sipuleucel-T) prescribing information. FDA 2018. https: //www.fda.gov/downloads/ BiologicsBloodVaccines/CellularGeneTherapyProducts/ApprovedProducts/UCM210031.pdf.

[25] NCCN website. https: //www.nccn.org/professionals/physician_gls/pdf/immunotherapy.pdf.

[26] Weber JS, Hodi FS, Wolchok JD, et al. Safety profile of nivolumab monotherapy: a pooled analysis of patients with advanced melanoma. J Clin Oncol. 2017; 35(7): 785-792.

[27] Horvat TZ, Adel NG, Dang TO, et al. Immune-related adverse events, need for systemic immunosup-pression, and effects on survival and time to treatment failure in patients with melanoma treated with ipilimumab at Memorial Sloan Kettering Cancer Center. J Clin Oncol. 2015; 33(28): 3193-3198.

[28] Freeman-Keller M, Kim Y, Cronin H, Richards A, Gibney G, Weber JS. Nivolumab in resected and unresectable metastatic melanoma: characteristics of immune-related adverse events and association with outcomes. Clin Cancer Res. 2016; 22(4): 886-894.

[29] Haratani K, Hayashi H, Chiba Y, et al. Association of immune-related adverse events with nivolumab efficacy in non-small-cell lung cancer. JAMA Oncol. 2018; 4(3): 374-378.

第 22 章

免疫疗法的皮肤毒性

22.1 简介

癌症免疫编辑是肿瘤细胞逃避免疫系统的过程，先后包括免疫监视中的肿瘤细胞不完全清除，平衡阶段和免疫逃逸阶段[1]。免疫逃逸现象由肿瘤微环境中的多种相互作用介导，其中免疫检查点途径发挥关键作用。免疫检查点轴，如细胞毒性 T 淋巴细胞相关蛋白 4（CTLA-4）-B7-1/B7-2 和程序性细胞死亡蛋白 1（PD-1）-PD-L1/PD-L2 是 T 细胞活化的生理性负调控因子，介导正常组织的免疫耐受，从而防止自身免疫。肿瘤细胞上调这些途径以抑制免疫监视，利用单克隆抗体来抑制免疫检查点轴已成功应用于多种恶性肿瘤的治疗。

免疫检查点抑制剂（ICIs）无节制的免疫激活可能导致免疫稳态失衡，并引发广泛的免疫相关不良反应（irAEs）。这些 irAEs 可影响多个器官系统，临床表现类似自身免疫病。其中皮肤不良反应最常见，在接受伊匹木单抗和 PD-1 抑制剂的患者中，所有级别皮肤毒性的发生率分别为 37% ~ 70% 和 17% ~ 37%[2]，≥ 3 级皮肤毒性的发生率仅为 1% ~ 3%。皮肤毒性的发生率也因潜在的恶性肿瘤而不同，与非小细胞肺癌患者相比，黑素瘤或肾细胞癌患者似乎更容易发生[3]。

新的数据表明，irAEs 与客观肿瘤疗效和生存获益相关[4,5]。文献报道在使用 ICIs 治疗发生皮肤 irAEs 的患者中，客观有效率高达 69% ~ 75%[3]。一项荟萃分析纳入了 27 项针对接受免疫治疗的晚期黑素瘤患者的研究，发现白癜风作为一种 irAEs 与无进展生存期[风险比（HR）0.51；95% CI 0.32 ~ 0.82，$P < 0.005$]和总生存期（HR 0.25；95% CI 0.10 ~ 0.61；$P < 0.003$）延长有关[6]。因此，必须有效治疗皮肤 irAEs，同时应尽量减少对 ICIs 治疗的中断，因为发生 irAEs 的患者似乎更有可能从继续治疗中受益。

本章将描述 ICIs 多种皮肤毒性的临床表现、病理生理学以及管理和治疗方法。

22.2 临床表现

免疫治疗相关皮肤毒性的发生时间变化很大。有些患者可能在开始治疗后 2 周内出现皮肤不良反应，而其他患者可能在治疗几个月后出现毒性。尽管免疫治疗引起的皮肤反应有很广泛的类型，但可以根据常见的临床病理特征将其分类。最常见的皮疹通常为炎症性 [7]。这类皮疹包括斑丘疹和其他较少见的皮疹，如苔藓样、痤疮样、剥脱性皮炎、超敏反应、银屑病样或光敏性皮疹。ICIs 常见的皮肤毒性是瘙痒性斑丘疹。斑丘疹往往在治疗早期发生，CTLA-4/PD-1 抑制剂联合应用比单独使用任何一种药物都更早发生 [8]。体格检查通常在躯干上发现特征性的红斑或丘疹，但往往不累及手足和面部。偶尔，皮疹可能在阳光暴露区域更明显。在极少数情况下，斑丘疹可能是更严重皮肤不良反应的前驱症状。苔藓样皮疹通常与 PD-1/PD-L1 抑制剂而非 CTLA-4 阻断剂有关，发病较晚。典型皮疹表现为顶部平坦的丘疹，可见纹理，可能累及手掌和足底，极少数情况下伴有口腔或生殖器区的黏膜损害 [9]。银屑病样皮疹类似于银屑病，表现为红色斑块、上覆银白色鳞屑，好发于膝、肘、头皮或皮肤皱褶部位。其他少见的银屑病亚型包括脓疱型、点滴型银屑病或银屑病关节炎也有报道 [10,11]。

1. 炎症性皮疹：炎症性皮疹还包括可能威胁生命的严重皮肤不良反应（SCARs），如伴嗜酸性粒细胞增多和系统症状的药物反应（DRESS）、Stevens-Johnson 综合征 / 中毒性表皮坏死松解症（SJS/TEN）和急性泛发性发疹性脓疱病（AGEP）。

（1）DRESS：DRESS 是一种临床综合征，患者在暴露于致病药物后出现皮疹、嗜酸性粒细胞显著增多和器官受累。患者常表现为麻疹样皮疹，逐渐演变为融合性红斑、毛囊部位为重，通常累及体表面积（BSA）的 50% 以上，且常伴有面部受累。患者还有其他全身症状，如发热、乏力、淋巴结肿大和与器官功能障碍相关的其他症状。实验室检查通常显示嗜酸性粒细胞显著增多、异型淋巴细胞增多以及肝功能或肾功能异常。部分患者还可能出现间质性肺炎伴或不伴胸腔积液的肺部受累。

（2）AGEP：AGEP 是一种药物反应，特点是在红斑上出现弥漫性无菌性脓疱，伴随全身症状如发热。皮疹通常从面部或皮肤褶皱区开始，蔓延至躯干或四肢。黏膜通常不受累。患者可能在发病时伴有面部水肿和发热。实验室检查提示白细胞增多、以中性粒细胞为主。

（3）SJS 和 TEN：SJS 和 TEN 是严重的皮肤不良反应，由于免疫治疗引起广泛角质形成细胞坏死，导致表皮剥脱。根据表皮剥脱的面积大小不同，又分为 SJS（＞10% BSA），TEN（＞30% BSA）和 SJS/TEN 重叠综合征（10% ~ 30% BSA）。患者可能出现发热、流感样症状、畏光、结膜瘙痒、红斑、肌痛或关节痛等前驱症状。检查时，患者通常在受累区域出现疼痛性红斑，随着时间的推移可能演变为水疱或大疱，手掌和足底往往不受累。Nikolsky 征阳性，即对表面看似正常的皮肤施加横向压力可导致表皮松解。典型表现还包括黏膜受累，表现为口腔黏膜疼痛性溃疡，偶尔伴有严重的结膜炎、吞咽痛或生殖器溃疡。由于大量液体和电解质丢失以及与该疾病相关的分解代谢状态，实验室检查通常发现电解质失衡和低白蛋白血症。这些患者皮损处存在继发细菌感染的风险，必须密切监测并治疗。

2. 类似于自身免疫性疾病的皮疹：另一大类皮肤反应包括类似自身免疫性皮肤病的皮疹。已报道 PD-1/PD-L1 抑制剂可引起类似大疱性类天疱疮的反应，但未报道 CTLA-4 抑制剂引起这种反应。水疱形成可能先伴有瘙痒或红斑。在体格检查中，患者通常有数量不等的紧张性水疱，这些水疱可能破裂形成湿润的糜烂面。水疱常见于躯干或皱襞区域，很少累及黏膜。即使在停用免疫治疗后，这些病变也可能持续存在 [12]。其他类似自身免疫病的反应包括皮肌炎（血清抗 Jo1 抗体可能阴性）、血管炎以及干燥综合征 [13–16]。

3. 白癜风：由于黑素细胞改变而导致的其他罕见皮肤毒性包括白癜风、黑素细胞痣消退和肿瘤性黑变病 [7]。黑素瘤患者的白癜风发病率较高，可能是因为肿瘤细胞和黑素细胞之间存在共同抗原 [17]。免疫治疗相关白癜风通常对称分布，且不可逆。

4. 其他皮肤毒性：其他较少见的皮肤毒性包括脱发、头发复色和甲营养不良 [18,19]。

22.3　诊断流程

对所有患者的诊断流程应包括详细的体格检查，特别要注意黏膜表面的检查。此外，还应获取其他可能指向替代病因的合并用药、旅行或环境暴露的病史。对于高级别毒性患者，可以进行常规实验室检查，包括全血细胞计数和全面代谢检查。部分皮肤免疫相关不良反应患者已观察到外周血嗜酸性粒细胞增多 [20]。

ICIs 的皮肤毒性是临床诊断；然而，在病因不明确或初始治疗无反应的病例中，活检可能有助于诊断。大多数 ICIs 相关皮肤不良反应在组织学上表现为苔藓样或界面皮炎样改变，即真表皮交界处致密的淋巴细胞浸润导致界面破坏或模糊。ICIs 相关斑丘疹组织学上表现为血管周围 T 细胞浸润以及不同程度的嗜酸性粒细胞浸润 [8]。对于大疱性类天疱疮患者，直接免疫荧光显示免疫球蛋白（Ig）G 和补体 C3 沉积在基底膜带。血清酶联免疫吸附测定（ELISA）可发现特异性致病性抗体 BP180 和 BP230，可帮助确诊。在怀疑有自身免疫病的患者中，需要进行自身抗体检查，包括抗核抗体、抗 SSA/ 抗 Ro、抗 SSB/ 抗 La（如果表现为光分布 / 光敏性皮疹）、抗组蛋白和抗双链 DNA 抗体 [2]。

22.4　药物和作用机制

22.4.1　免疫检查点抑制剂

皮肤毒性是 ICIs 最常报告的不良反应。这是免疫检查点介导的免疫耐受失调的结果，导致激活的 T 细胞在受累器官中无节制地浸润。尽管阻断 PD-1/PD-L1 通路和 CTLA-4 通路都观察到了皮肤毒性，但这两类药物在临床表现上存在一些细微差异。例如，PD-1/PD-L1 抑制剂相关的大疱性类天疱疮样反应已有报道，但 CTLA-4 抑制剂则没有。与单独使用 PD-1 抑制剂相比，单独应用 CTLA-4 抑制剂以及联合应用 PD-1 和 CTLA-4 抑制剂发生皮肤毒性的风险更高 [8]。

22.4.2　细胞因子

大多数接受高剂量白介素 -2 治疗黑素瘤或肾细胞癌的患者会出现自限性瘙痒性红斑。然而，部分患者这种反应会很严重，可能出现 SCARs，例如 TEN[21]。

22.4.3　CAR-T 细胞

在接受 CAR-T 细胞治疗难治性血液系统恶性肿瘤的患者中，8% ~ 16% 可能会出现皮疹。

22.4.4　溶瘤病毒

talimogene laherparepvec（T-VEC）是最常用的溶瘤病毒，T-VEC 相关的罕见不良反应包括皮疹、蜂窝织炎、白癜风和银屑病皮损加重。

22.5　药物治疗和管理方法

皮肤毒性的严重程度应根据美国国家癌症研究所的不良事件通用术语标准（NCI-CTCAE）来衡量，该标准同时考虑了皮损的程度和对日常生活的影响。尽管大多数皮肤不良反应在保守治疗或暂停免疫治疗后会缓解，但仍需密切关注所有患者的体格检查，因为无害的临床表现，如瘙痒症或斑丘疹，可能是其他潜在的威胁生命的 SCARs 的前驱症状。

22.5.1　暂停使用免疫检查点抑制剂

对于大多数 3 级或以上的皮肤不良反应，必须暂停 ICIs，直到毒性降到 1 级或以下。

在高级别皮肤毒性反应的患者重新应用免疫治疗之前，建议咨询皮肤科医生。对于 1
级炎症性皮疹的患者，可以继续使用 ICIs；对于 2 级毒性的患者，应考虑暂停 ICIs，
直到严重程度降至 1 级。另外，对于出现水疱且 BSA 超过 10% 的患者，应暂停使用
ICIs，如果 BSA 受累超过 30% 且伴有液体或电解质异常，应永久停用 ICIs。同样，
对于任何疑似 SCAR 的患者，应立即停用 ICIs。通常认为 SCARs 是 ICIs 再挑战的禁
忌证 [2]。

22.5.2　免疫抑制

免疫抑制和其他支持性措施是治疗免疫相关皮肤毒性的主要手段。支持性治疗包
括抗组胺药和润肤剂以缓解症状。对于低级别（1 和 2 级）炎症性皮疹，应首先给予
外用弱效或中效糖皮质激素软膏。如果没有改善，再使用强效激素软膏，同时口服泼
尼松 [1 mg/（kg·d）]，并在 4 周内逐渐减量。对于较高等级（3 或 4 级）的毒性，
可给予静脉注射甲泼尼龙 [1 ～ 2 mg/（kg·d）]，并在临床症状改善后缓慢减量。
对于激素依赖或难治性病例，可使用非激素类药物，如英夫利西单抗、吗替麦考酚酯
或环磷酰胺 [22]。

对于 2 级水疱性皮肤病（水疱累及 10% ～ 30% BSA），应外用强效激素，如果
没有改善，应考虑早期应用 0.5 ～ 1 mg/（kg·d）的泼尼松。对于 3 级或以上水疱性
皮肤病，应予静脉甲泼尼龙（1 ～ 2 mg/kg），并在 4 周内逐渐减量。利妥昔单抗已
成功用于治疗水疱性皮肤病，且缩短了激素的疗程 [23]。

对于严重皮肤不良反应的患者，应给予外用中强效激素、润肤剂和口服抗组胺药。
任何有皮肤剥脱的患者至少是 3 级毒性，应使用 0.5 ～ 1 mg/（kg·d）的甲泼尼龙治
疗。对于 4 级 SCARs（皮肤剥脱或水疱 > 30% BSA），应考虑更高剂量的甲泼尼龙
[1 ～ 2 mg/（kg·d）]。静脉注射免疫球蛋白或环孢素可用于严重或难治性病例。[2]

22.6　非药物治疗和管理方法

对于所有免疫相关皮肤不良反应的患者，都建议进行皮肤护理，包括外用润肤剂、
使用防晒霜和防护服以避免阳光照射。对于有皮肤坏死剥脱的患者（大疱性皮肤病或
SJS/TEN），局部伤口护理对于预防继发细菌感染等并发症至关重要。对于大疱性皮
肤病，可在开放性创面处使用凡士林软膏或伤口敷料。任何 3 级或以上的 SCARs 患
者都应收入烧伤科，以密切监测和治疗水、电解质失衡。此外，积极的伤口护理和及
时识别和治疗细菌感染是管理的重要内容。疼痛明显者需要进行镇痛治疗，有黏膜受
累者需要相关专科医生如眼科、泌尿外科等协助管理。

总之，尽管大多数免疫相关皮肤不良反应经过对症处理和暂停免疫治疗能够得到

控制，但仍需密切关注病史和体格检查，以识别可能导致显著发病率和死亡率的严重皮肤不良反应。

（译者：何春霞　　审校：渠涛，徐燕）

参考文献

［1］Dunn GP, Bruce AT, Ikeda H, et al. Cancer immunoediting: from immunosurveillance to tumor escape. Nat Immunol. 2002; 3(11): 991-998.

［2］Brahmer JR, Lacchetti C, Schneider BJ, et al. Management of immune-related adverse events in patients treated with immune checkpoint inhibitor therapy: American Society of Clinical Oncology Clinical Practice Guideline. J Clin Oncol. 2018; 36(17): 1714-1768.

［3］Kaunitz GJ, Loss M, Rizvi H, et al. Cutaneous eruptions in patients receiving immune checkpoint blockade: clinicopathologic analysis of the nonlichenoid histologic pattern. Am J Surg Pathol. 2017; 41(10): 1381-1389.

［4］Judd J, Zibelman M, Handorf E, et al. Immune-related adverse events as a biomarker in non-melanoma patients treated with programmed cell death 1 inhibitors. Oncologist. 2017; 22(10): 1232-1237.

［5］Freeman-Keller M, Kim Y, Cronin H, et al. Nivolumab in resected and unresectable metastatic mela-noma: characteristics of immune-related adverse events and association with outcomes. Clin Cancer Res. 2016; 22(4): 886-894.

［6］Teulings HE, Limpens J, Jansen SN, et al. Vitiligo-like depigmentation in patients with stage III-IV melanoma receiving immunotherapy and its association with survival: a systematic review and meta-analysis. J Clin Oncol. 2015; 33(7): 773-781.

［7］Curry JL, Tetzlaff MT, Nagarajan P, et al. Diverse types of dermatologic toxicities from immune check-point blockade therapy. J Cutan Pathol. 2017; 44(2): 158-176.

［8］Sibaud V. Dermatologic reactions to immune checkpoint inhibitors: skin toxicities and immunotherapy. Am J Clin Dermatol. 2018; 19(3): 345-361.

［9］Tetzlaff MT, Nelson KC, Diab A, et al. Granulomatous/sarcoid-like lesions associated with check-point inhibitors: a marker of therapy response in a subset of melanoma patients. J Immunother Cancer. 2018; 6(1): 14.

［10］Menzies AM, Johnson DB, Ramanujam S, et al. Anti-PD-1 therapy in patients with advanced melanoma and preexisting autoimmune disorders or major toxicity with ipilimumab. Ann Oncol. 2017; 28: 368-376.

［11］Bonigen J, Raynaud-Donzel C, Hureaux J, et al. Anti-PD1-induced psoriasis: a study of 21 patients. J Eur Acad Dermatol Venereol. 2017; 31: e254-e257.

［12］Naidoo J, Schindler K, Querfeld C, et al. Autoimmune bullous skin disorders with immune checkpoint inhibitors targeting PD-1 and PD-L1. Cancer Immunol Res. 2016; 4: 383-389.

［13］Sheik S, Goddard AL, Luke JJ, et al. Drug-induced dermatomyositis following ipilimumab therapy. JAMA Dermatol. 2015; 151: 195-199.

［14］Yamaguchi Y, Abe R, Haga N, et al. A case of drug associated dermatomyositis following ipilimumab therapy. Eur J Dermatol. 2016; 26: 320-321.

［15］Le Burel S, Champiat S, Routier E, et al. Onset of connective tissue disease following anti-PD-1/PD-L1 cancer immunotherapy. Ann Rheum Dis. 2018; 77(3): 468-470.

［16］Cappelli LC, Gutierrez AK, Baer AN, et al. Inflammatory arthritis and sicca syndrome induced by nivolumab and ipilimumab. Ann Rheum Dis. 2017; 76: 43-50.

［17］Larsabal M, Marti A, Jacquemin C, et al. Vitiligo-like lesions occurring in patients receiving anti-pro-grammed cell death-1 therapies are clinically and biologically distinct from vitiligo. J Am Acad Dermatol. 2017; 76: 863-870.

［18］Rivera N, Boada A, Bielsa MI, et al. Hair repigmentation during immunotherapy treatment with an anti-programmed cell death 1 and anti-programmed cell death ligand 1 agent for lung cancer. JAMA Dermatol. 2017; 153(11): 1162-1165.

［19］Zarbo A, Belum VR, Sibaud V, et al. Immune-related alopecia (areata and universalis) in cancer patients receiving immune checkpoint inhibitors. Br J Dermatol. 2017; 176: 1649-1652.

［20］Lacouture ME, Wolchok JD, Yosipovitch G, et al. Ipilimumab in patients with cancer and the manage-ment of dermatologic adverse events. J Am Acad Dermatol. 2014; 71: 161-169.

［21］Wiener JS, Tucker JA, Walther PJ. Interleukin-2-induced dermatotoxicity resembling toxic epidermal necrolysis. South Med J. 1992; 85(6): 656-659.

［22］Friedman CF, Proverbs-Singh TA, Postow MA. Treatment of the immune-related adverse effects of im-mune checkpoint inhibitors: a review. JAMA Oncol. 2016; 2(10): 1346-1353.

［23］Sowerby L, Dewan AK, Granter S, Gandhi L, LeBoeuf NR. Rituximab treatment of nivolumab-induced bullous pemphigoid. JAMA Dermatol. 2017; 153(6): 603-605.

第 23 章

免疫疗法的心血管毒性

23.1 简介

免疫治疗领域的最新进展已经彻底改变了癌症的治疗方式，为预后不良的癌症患者带来了新的希望。目前，美国食品和药物管理局 FDA 已经批准了免疫疗法用于转移性黑素瘤、非小细胞肺癌（NSCLC）、肾细胞癌的一线治疗，以及肾细胞癌、膀胱癌、梅克尔细胞癌、胃癌、肝细胞癌、头颈癌、霍奇金淋巴瘤和高微卫星不稳定性（MSI-H）或错配修复缺陷（dMMR）癌的二线治疗。FDA 批准的免疫疗法包括免疫检查点抑制剂（ICIs）、过继性细胞治疗、干扰素 -α（IFN-α）和白介素 -2（IL-2）。免疫样疗法如曲妥珠单抗可带来心脏不良反应，已经在其他章节进行了讨论，本章未包括这部分内容。免疫疗法在许多患者中产生了持续反应，但是由于药物可非特异性靶向肿瘤组织以外的正常组织，可导致多种免疫相关不良反应（irAEs）。与 ICIs 使用相关的各种 irAEs 包括结肠炎、肺炎、肝炎、肾炎和葡萄膜炎。这些不良反应通常或者至少在起病初期需要使用大剂量糖皮质激素治疗。与 ICIs 相关的心脏毒性作用最初尚未被认识，但现在已成为一种公认的罕见并发症 [1]。在使用 ICIs 治疗的病例中，严重甚至致命的心脏事件十分罕见。因此，早期发现心脏不良事件以启动干预是治疗成功的关键。除了 ICIs，其他免疫疗法也与心脏毒性相关，可能与脱靶机制或细胞因子释放综合征（CRS）相关。随着 ICI 的使用逐渐广泛，免疫介导的心脏毒性的发生率可能会继续上升。因此，急诊内科医生、内科医生、肿瘤学家和心脏病专家必须保持警惕，并识别早期体征，以提升管理水平。

23.1.1 免疫检查点抑制剂

目前，多种 ICIs 已获得 FDA 批准。其中，伊匹木单抗是一种抗细胞毒 T 淋巴细胞相关蛋白 4（抗 CTLA-4）抗体，也是第一个被批准用于转移性黑素瘤的抗 CTLA-4 抗体。纳武利尤单抗和帕博利珠单抗以程序性细胞死亡蛋白 -1（PD-1）为靶点，已被批准用于黑素瘤、转移性 NSCLC、头颈部鳞状细胞癌、尿路上皮癌、胃腺癌、dMMR 实体瘤以及经典型霍奇金淋巴瘤等多种实体瘤的治疗。纳武利尤单抗也被批准用于肝细胞癌和肾细胞癌患者。此外，纳武利尤单抗和伊匹单抗的联合治疗已被 FDA 批准用于转移性黑素瘤和肾细胞癌的治疗。近期，靶向 PD-1 和 PD-L1 的抗体已被批准，包括阿替利珠单抗（尿路上皮癌和 NSCLC）、度伐利尤单抗（尿路上皮癌）、阿维鲁单抗（Merkel 细胞癌和尿路上皮癌），这些药物也可阻断 PD-1 通路。随着新药和药物组合的不断研发和测试，这一领域正在迅速发展 [2]。

23.1.2　贝林妥欧单抗

贝林妥欧单抗是一种新研发的单克隆抗体，其为双特异性 T 细胞抗体（BiTE），直接作用于 B 淋巴细胞上的 CD19 和 T 细胞上的 CD3。该新型药物已被证明在微小残留疾病阳性（80% 完全缓解）和复发 / 难治性（R/R）患者中有非常出色的应答率，并且已获得 FDA 批准用于治疗成人和儿童的 R/R、费城染色体（Ph）阴性和阳性的 B 细胞前体型急性淋巴细胞白血病（ALL）。此成功案例激发了研究人员积极研究联合化疗、靶向治疗和其他免疫治疗方法在 ALL 患者中的应用前景 [3]。

23.1.3　过继细胞治疗

这种新兴的治疗方式先将 T 细胞从患者中提取出来，并通过基因工程进行改造，使其表达具有高亲和力的受体或嵌合抗原受体（CAR）来针对特定的肿瘤抗原（如 NY-ESO-1 或 MAGE-A3），再将它们重新输注至患者体内。这些亲和力增强的 T 细胞已被广泛应用于多发性骨髓瘤、黑素瘤和滑膜细胞肉瘤等疾病的治疗中，其中 CAR-T 细胞在治疗 R/R ALL、慢性淋巴细胞白血病和非霍奇金淋巴瘤等方面已显示出疗效 [4]。2017 年 8 月，FDA 批准了首个抗 CD19 CAR-T 细胞药物用于治疗成年 R/R 型 B 细胞前体型急性淋巴细胞白血病，包括儿童和年轻的患者 [5]。同年 10 月，FDA 又批准了 axicabtagene ciloleucel 用于治疗 R/R 弥漫大 B 细胞淋巴瘤（DLBCL）[6]。

23.1.4　白介素 -2

1992 年，白介素 2（IL-2）成为 FDA 批准的第一个免疫治疗药物，用于治疗肾细胞癌，这是一个里程碑式的突破。随后，在 1998 年，它也被批准用于治疗转移性黑素瘤 [7]。

23.1.5　干扰素 -α

干扰素 -α（IFN-α）目前被应用于高危黑素瘤的术后辅助治疗。此外，它还可与贝伐利珠单抗联合用于治疗晚期肾细胞癌 [8]。

23.2　药物及导致心脏毒性机制

23.2.1　免疫检查点抑制剂

目前批准的 ICIs 包括抗 CTLA-4 抗体和抗 PD-1/ 抗 PD-L1 抗体[9]。CTLA-4 和 PD-1 通过细胞内信号通路帮助下调 T 细胞功能，从而诱导细胞凋亡。伊匹单抗（抗 CTLA-4 单抗）、帕博利珠单抗和纳武利尤单抗（抗 PD-1 单抗）和度伐利尤单抗和阿维鲁单抗（抗 PD-L1 单抗）阻断免疫检查点，从而增强对癌细胞的细胞毒性免疫应答[10]。

继发于 ICIs 的 irAEs，如结肠炎、肝炎、内分泌疾病和皮炎，虽然会导致严重的疾病，但死亡率仅约 1%。然而，与 ICIs 治疗相关的心血管并发症可能会威胁生命并具有灾难性的临床后果。随着 ICIs 在临床上的应用不断增加以及 ICIs 联合治疗的发展，早期识别和及时干预显得越发重要。由于心脏毒性罕见，相关数据相对较少，通常只有病例报告或少量病例系列研究[11]。

1. 抗 CTLA-4 治疗后的心脏表现：抗 CTLA-4 治疗可能导致严重的心脏毒性反应，包括致命性心肌炎、心肌纤维化、可逆性左室功能障碍、晚发性心包积液、心脏压塞、缩窄性心包炎以及心脏彩超呈心尖球形表现的 Takotsubo 心肌病[11]。

2. 抗 PD-1 治疗后的心脏表现：抗 PD-1 治疗可能导致临床显著的心脏毒性事件，包括心包炎、高血压、房性和室性心律失常和心肌梗死。针对黑素瘤接受抗 PD-1 治疗的病例系列显示，心脏疾病的发生率为 1%，其中包括因心肌炎引起的致死性室性心律失常，以及其他各种心律失常（如心房扑动、室性心律失常）、心肌病引起的心脏停搏、高血压、心肌炎和左室功能不全等不良反应[12]。这些毒性反应发生的时间为治疗后 2 ～ 17 周。研究结果显示，抗 PD-1 治疗的类型、肿瘤反应、肿瘤类型或任何特定临床特征与患者是否容易出现不良心脏事件之间没有明显关联。

3. 联合免疫检查点抑制剂的心脏表现：与单药治疗相比，联合治疗可增强 ICIs 相关的心脏毒性。在联合 ICIs（伊匹单抗 - 纳武利尤单抗）治疗的患者中，55% 的患者出现了各种 3 级或 4 级 irAEs，而使用纳武利尤单抗治疗的患者此比例为 16%，使用伊匹单抗治疗的患者此比例为 27%[13]。

在 2 名伊匹单抗和纳武利尤单抗联合治疗的黑素瘤患者中，出现了暴发性肌炎伴横纹肌溶解、早期进展的难治性心电不稳定和心肌炎。尽管采用了大剂量糖皮质激素及其中 1 名英夫利昔单抗的积极干预，2 名患者仍均死亡[1]。另 1 名需抢救的心肌炎患者出现心力衰竭和左室功能障碍，左室射血分数（LVEF）从 50% 降至 15%。然而，在接受大剂量糖皮质激素治疗 2 个月后，LVEF 改善达到 40%。

Johnson 等 [1] 报告了从 Bristol-Myers Squibb 公司安全数据库中提取的心血管并发症发生率，即心肌炎和肌炎。共 20 594 例患者，其中 0.09% 发生与药物相关的严重心肌炎不良事件。

与单独使用纳武利尤单抗相比，联合治疗有更高的不良事件发生率和严重心肌炎风险（0.27% 或 5 个致命事件 vs. 0.06% 或 1 个致命事件，P < 0.001）。整体死亡率很高，通常继发于难治性心律失常或心源性休克。心肌炎的发生中位时间为 17 d（范围 13 ~ 64 d），且在联合使用 ICIs 时严重心肌炎（3 ~ 4 级）的发生率也比纳武利尤单抗单药治疗更高（0.24% vs. 0.15%）。在涉及纳武利尤单抗、伊匹单抗或两者的临床试验中，通常没有通过生化分析或心脏成像对心肌炎进行常规检测。但是需要注意的是，实际上 ICIs 后心脏事件的发生率可能比临床试验中已知的更高，因为心脏监测不是临床试验的常规部分。此外，这些数据是在缺乏前瞻性标准化筛查的情况下回顾性收集的，因此很可能低估了真实的发病率。

发表在 Circulation 杂志上的一篇论文 [14] 共分析了 30 例出现 ICIs 相关的心脏毒性的患者，其中包括 12 名新诊断的患者和 24 例既往病例系列报道的患者。心脏毒性的中位诊断时间是在 ICIs 开始后 65 d（范围 2 ~ 454 d），并在平均 3 次注射后发生（范围 1 ~ 33 次）。研究中观察到，在第 1 次和第 3 次注射后心脏毒性发生率更高。患者最常见的临床表现为呼吸困难、心悸和充血性心力衰竭。79% 的患者出现左室功能障碍，14% 的患者出现 Takotsubo 综合征样表现。在接受 ICIs 治疗的患者中，分别有 30%、27% 和 17% 出现房颤、室性心律失常和传导障碍；但排除左室功能障碍后，分别有 3%、7% 和 13% 的患者出现上述心律失常表现。23% 的患者发生了肌炎。研究还观察到，心血管疾病死亡率与传导异常（80% vs. 16%，P = 0.003）和伊匹单抗-纳武利尤单抗联合治疗（57% vs. 17%，P = 0.04）显著相关。

研究者对 Jain 等 [15] 的完整的病例报告和病例系列进行了回顾，结果显示，心血管 irAEs 可发生在 ICI 开始后 2 周和 32 周，中位发病时间是 ICIs 应用后 10 周。

4. 免疫检查点抑制剂介导的心脏毒性的机制：ICIs 介导心肌炎发病的机制之一是肿瘤和心肌细胞之间可能存在共享的靶向抗原 / 高频 T 细胞受体，这些可能成为活化 T 细胞的靶点，从而导致心肌淋巴细胞浸润，造成心力衰竭和其他几种传导异常。在死于心肌炎的患者中，尸检显示肿瘤、心肌（心脏静脉窦和房室结）和骨骼肌有大量的 CD4$^+$ 和 CD8$^+$T 细胞浸润，这些表现均提示为淋巴细胞性心肌炎和肌炎 [1]。病理回顾也显示心肌纤维化，导致心力衰竭的心肌病，以及传导异常，包括心脏传导阻滞和心搏骤停 [15]。心包炎和心包积液也有描述 [16]。与 irAEs 相关的急性冠脉综合征较为罕见，但也有个别病例报告 [17]。PD-L1 在损伤的心肌细胞膜表面和浸润心肌的炎性 CD8$^+$ T 细胞和组织细胞上均有表达。与此同时，由活化的 T 细胞产生的 IFN-γ、颗粒酶 B 和肿瘤坏死因子 -α（TNF-α）的过表达也可能导致心脏损伤。另外，骨骼肌和肿瘤中 PD-L1 呈阴性 / 低表达，心肌中 PD-L1 的上调可能是一种细胞因子诱导的心脏保护机制，但可通过阻断免疫检查点而被消除。目前尚未确定众多抗原中这些 T 细胞受体所识别的致病表位。小鼠研究表明，PD-1 基因的缺失导致了由抗心肌肌钙蛋白 I 抗体引起的心肌病，但在人类中尚未发现这种机制 [18,19]。因此，Nishimura 等认为，PD-1 可能是导致自身免疫性心脏病的一个重要受体。存在几种 T 细胞依赖性心肌炎小鼠模型，其中 PD-L1/L2 基因缺失以及抗 PD-L1 治疗，可将一过性心肌炎转化为致死性疾病 [20]。临床前研究也表明，CTLA-4-/- 小鼠发生 CD8+T 细胞介导的严重自身免疫性心肌炎，在出生时迅速致死 [21]。

5. 免疫检查点抑制剂介导的心脏毒性的临床表现：CI 介导的心肌炎的临床表现多样，包括非特异性症状，如乏力和疲劳，以及典型的心脏症状，如胸痛、心力衰竭（呼吸急促、肺或下肢水肿）、心悸、心律不齐、新发心律失常（包括传导阻滞）、晕厥和肌痛。特别是在治疗初始的数个月内需要仔细甄别。随着疾病的进展，患者可能发展为心肌炎 / 心包炎，并伴有肌炎症状（肌痛、横纹肌溶解），并出现肌肉疼痛、发热、胸膜炎性胸痛和心电图（ECG）上广泛的 ST 段抬高。由于各种症状可重叠出现，这使得该疾病的诊断十分困难。此外，患者所表现出的一些非特异性症状，如疲劳、肌痛、虚弱等，可能被其他疾病的症状所掩盖，如肺炎、甲状腺功能减退等。症状较严重的患者，可能会表现为心源性休克或猝死。免疫介导的心肌炎可表现为心力衰竭或心律失常，这可以是暴发性、进展性的甚至致命性的 [1]。心律失常可表现为良性室上性心动过速或致命的高度心脏传导阻滞或室性心动过速 [1]。根据专家的共识，对于所有患者心脏症状的发展必须保持高度警惕，尤其是那些存在心肌炎、血管炎或肌炎证据的患者 [22]。

有已知心脏疾病的患者接受 ICIs 治疗并无禁忌，但应接受仔细监测，对任何可能导致快速恶化的非特异性心脏 irAEs 表现均应保持高度警惕。

推荐和咨询：存在多种心血管危险因素或已确定心血管疾病的患者，在开始 ICIs 治疗前应进行心脏专科会诊。在 ICIs 治疗过程中，任何患者出现任何异常的心脏检测结果，都需要立即请心脏专科会诊，因为心肌炎可能是致命的，而且怀疑有心肌炎的患者应入院进行心脏监测 [22]。

23.2.2 贝林妥欧单抗

肿瘤内 CD8+ 细胞毒 T 细胞与抗肿瘤反应和长期生存正相关，证明肿瘤特异性 T 细胞在癌细胞的免疫监测中起着关键作用 [23]。BiTE 能够诱导多克隆 T 细胞反应，这些反应不受 T 细胞受体特异性、主要组织相容性复合物（MHC）的存在或其他 T 细胞共刺激因子的限制。贝林妥欧单抗是一种 BiTE，已被 FDA 批准用于治疗成人 R/R Ph- B 细胞前体 ALL 和 MRD 阳性 ALL[3]。CD19+ B 细胞和 CD3+ T 细胞一旦通过贝林妥欧单抗连接在一起，T 细胞和癌症靶细胞之间就会形成一个溶细胞突触。细胞毒 T 细胞通过胞吐作用释放颗粒酶和穿孔素，穿孔素在钙存在的条件下与靶点 B 细胞膜结合，从而形成孔以供颗粒酶进入。它们还会释放炎症细胞因子。颗粒酶激活程序性细胞死亡。激活的 T 细胞进入细胞增殖周期，从而增加靶组织中 T 细胞的数量[24]。T 细胞的激活和各种促炎细胞因子的释放导致了 CRS 的发生。还有一个同样重要的问题是要认识到免疫治疗中活化 T 细胞诱导的恶性细胞裂解可以导致一系列代谢异常，比如低钙血症、高钾血症、高磷血症和高尿酸血症等。这些异常的发生会释放出多种促炎细胞因子，引起肿瘤溶解综合征（TLS），这是一种严重的潜在危及生命的临床情况。

1. 贝林妥欧单抗的心脏表现：一项针对 70 名 R/R ALL 患儿的Ⅰ/Ⅱ期研究显示，在Ⅰ期研究部分，3 名患儿经历了 4 级 CRS（其中 1 例为 5 级心力衰竭）[25,26]。在一项大型Ⅱ期研究中，189 名接受贝林妥欧单抗治疗的患者中有 2% 发生了严重（3 级）CRS；17% 的患者有各种级别心律失常；2% 的患者出现 3 级或以上的心律失常；12% 的患者出现各种级别低血压；3% 的患者出现 3 级或以上的低血压；11% 和 1% 的患者出现 3 级或以上的胸痛[27]。Kantarjian 等[28] 的一项研究比较了贝林妥欧单抗与化疗治疗晚期 ALL，结果显示 12% 的患者出现各种级别低血压，6.7% 的患者发生心动过速，6.4% 的患者出现高血压。

2. 贝林妥欧单抗介导心脏毒性的机制：细胞因子释放综合征（CRS）是由治疗后活化的 T 细胞释放多种细胞因子，包括 IL-2、TNF-α、IFN-γ、IL-6 和 IL-10 等介导的一系列临床症状。贝林妥欧单抗作用的效应 T 细胞可以释放这些细胞因子，从而引发 CRS。这些细胞因子在治疗的第 1 天达到峰值，然后迅速下降。过度释放的细胞因子也可导致毛细血管渗漏综合征，从而使患者出现低血压和心律失常等症状。此外，某些细胞因子具有特定的心脏效应，介导心脏毒性。例如 IL-1β 和 TNF-α 会导致心脏收缩力降低、诱导纤维化和心肌肥厚，而 IL-2 也可导致心肌收缩力的下降，IL-6 导致心脏收缩力降低和心肌肥厚。这些炎症细胞因子释放和后续出现的一氧化氮（NO）升高会导致心肌兴奋 - 收缩耦合的负性变力和变时改变，心肌收缩的抑制和 β- 肾上腺素能受体脱敏，从而导致心力衰竭的发展。值得注意的是，贝林妥欧单抗引起的 TLS 也可导致危及生命的情况，包括由低钙血症、高钾血症和高尿酸血症引起的心力衰竭，因此在治疗期间监测电解质是尤为重要的。

23.2.3　过继细胞治疗

过继细胞治疗（ACT）是另一种免疫治疗方式，已在多种实体肿瘤显示出治疗前景。ACT 治疗将患者的 T 细胞通过基因工程改造特异性地靶向肿瘤细胞。这项技术建立在前期研究的基础上，在前期研究中收集已存在的肿瘤浸润淋巴细胞（TIL）并扩增，然后在 IL-2 存在的情况下重新引入患者的微环境，以刺激这些细胞的生存和扩增[10]。

随着 T 细胞受体（TCR）基因工程形式的额外修饰，T 细胞能够对肿瘤抗原具有更高的亲和力，而这些抗原通常不受野生型 TCR 的影响。靶向抗原在免疫保护的胚系细胞中表达，但在多种癌症中异常表达，包括 NY-ESO-1 和 MAGE-3[29]。ACT 目前正被用于多种恶性肿瘤[4]。

CAR-T 细胞治疗已被批准用于 B-ALL 和 DLBCL。在 CAR-T 细胞中，初始 T 细胞通过基因工程在细胞膜上表达 CAR，并通过外部结合域与肿瘤抗原结合（靶向恶性细胞和分化 B 细胞上的 CD19）。在难治性 B-ALL 患者中，CAR-T 细胞治疗有效率达到 70% ~ 90%[30]。IL-6 被认为是与 CAR-T 细胞治疗相关的系统性毒性反应的关键介质[31]。

1. 过继细胞移植的心脏表现：CAR-T 细胞给药后最常见的心血管毒性反应之一是心动过速，常与发热有关。随着 CRS 分级的增加，可出现低血压、心律失常和射血分数的降低。22% ~ 38% 的患者出现 3 ~ 4 级低血压。大多数心血管毒性反应是可逆的，可以通过支持性治疗进行管理。1 例患者在输注 CAR-T 细胞治疗 7 d 后出现心搏骤停，随后 LVEF 较基线水平下降至 25% 以下[32]。

可逆性射血分数降低和血清肌钙蛋白升高也曾在多个患者中报道。心电图可表现为无症状 QTc 间期延长和房颤[33]。2 例 T 细胞表达抗 MAGE-3 受体的患者心电图出现弥漫性 ST 段抬高和心肌标志物升高，并发展为心跳呼吸骤停。其中一名患者出现大量心包积液和心源性休克，最终死于多系统器官衰竭。在这两名患者中，在心脏中观察到大量细胞因子产生和 T 细胞浸润，组织病理学分析显示心肌细胞坏死的模式类似于同种异体移植排斥反应。

2. 过继细胞治疗介导的心脏毒性的作用机制：观察到的大部分心脏副作用似乎是继发于预处理或 IL-2 的使用，但是也有报道称在免疫治疗中出现的交叉反应会对其他正常细胞产生显著的毒性，导致致命性后果。有一项病例系列报道了使用转基因 TCR 对抗癌症胚系抗原 MAGE-3 的治疗，导致两名患者发生了致命性心源性休克[34]。虽然交叉反应性被认为是这些病例中的作用机制，但是并没有证据表明 MAGE-3 在心脏组织上有表达。另外，已经观察到 T 细胞浸润靶向肌凝蛋白（一种与心脏无关的蛋白）时，会造成明显的心肌损伤[35]。另一个病例报告了黑素瘤患者在输注 MART-1 TCR 的 T 细胞后 6 d 发生了神经功能障碍和心搏骤停[36]。在心肌细胞中发现了输注的 T 细胞，但没有发现交叉反应性，因此提示可能存在另一种机制。

CAR-T 细胞治疗的心脏毒性副作用通常是可逆的，是 CRS 的一部分。CRS 是一种与 CAR-T 细胞在体内激活和增殖相关的全身炎症反应。一般认为，心功能障碍的病理生理机制与应激（应激诱导的 Takotsubo 心肌病）[37] 和脓毒症[38] 相似。

对上述 CRS 介导和脱靶 / 交叉反应性介导的心脏毒性，描述心血管不良事件的文献仍仅限于病例报告，总体发生率尚未确定。

23.2.4　白介素 -2

临床数据显示，使用高剂量 IL-2（HDIL-2）与大量心脏毒性反应相关。IL-2 是一种细胞因子或生物反应修饰剂，由激活的自然杀伤（NK）细胞产生，并在免疫反应过程中促进克隆性 T 细胞的扩增。它还可以帮助调节 T 细胞的发育和成熟，增强 NK 细胞的活性，并通过激活诱导的细胞死亡来介导免疫耐受。IL-2 与包含高亲和力的 α（CD25）、β（CD 122）和 γ（CD132）链的受体结合，或只包含 α 和 β 链的低亲和力受体结合，诱导 CD4$^+$ 和 CD8$^+$ 细胞向效应细胞或记忆细胞的增殖和分化。IL-2 可诱导多种免疫反应，激活包括 NK 细胞和巨噬细胞在内的先天免疫效应细胞，以及 T 效应细胞和记忆细胞介导的特异性免疫反应以实现肿瘤复发的长期控制。随后释放的各种细胞因子，包括其他白介素、干扰素和集落刺激因子，也被认为在诱导肿瘤消退中起到重要作用[39]。

1. 白介素 -2 的心脏表现：IL-2 的心脏表现可从严重低血压（高达 65%）、心律失常（高达 57%）到脑缺血（高达 20%）[40]。HDIL-2 可诱发血管渗漏综合征，导致低血压和心动过速[41]。高达 10% 的患者可发展为心律失常（包括房颤）并导致低血压。在 199 名接受 HDIL-2 治疗超过 310 个疗程的患者中，有 19 名出现心律失常，包括 16 例房颤（5.2%），2 名持续性房性心律失常伴低血压（0.6%），1 名非持续性室性心动过速（0.3%）[41]。窦性心动过速一般在治疗期间出现，是最常见的心律失常。IL-2 诱导的心肌梗死和心肌炎的病例很少见[40]。心肌炎发生时心肌酶升高，但心电图可以正常。患者可能出现发热、轻微胸痛或不适，甚至在停止 IL-2 治疗后几天也可有症状。外周水肿可由毛细血管渗漏综合征引起，患者可能因液体潴留而体重增加 10% ~ 15%。由于上述毒性，IL-2 只用于一般状况和器官功能良好的患者。

2. 白介素 -2 介导的心脏毒性的作用机制：低血压、心动过速、房性心律失常等上述临床表现常常是继发于 IL-2 引起的毛细血管渗漏综合征。虽然这些变化可继发于心脏应激和某些血流动力学变化，但临床前研究表明，IL-2 激活的淋巴细胞也可直接损伤内皮细胞和肌细胞[42]。已经证实 IL-2 可引发心肌炎，心肌组织活检可见淋巴细胞浸润。

23.2.5　干扰素 -α

IFN-α 通过 JAK-STAT（Janus 酪氨酸激酶信号转换器和转录激活因子）和其他信号通路诱导多个基因的转录[43]。IFN-α 的抗肿瘤机制是细胞抑制、抗血管生成和免疫活性调节的累积结果。IFN-α 的免疫调节作用包括诱导细胞因子，上调主要组织相容性抗原的表达，增强 NK 细胞、巨噬细胞的吞噬活性，以及增强 T 细胞对肿瘤细胞的细胞毒性[8]。

1. 干扰素 -α 的心脏表现：目前关于心脏毒性与 IFN-α 的剂量之间的关系尚无报道。8 项使用 IFN-α 治疗的 I 期临床试验没有报道任何显著的心脏毒性不良事件。一项 44 例接受 IFN-α 治疗出现心脏毒性的小型病例队列显示，IFN-α 治疗导致的心脏毒性作用包括心律失常（25 例）、扩张性心肌病（5 例）、缺血性心脏病（9 例）和猝死（22 例）[44]。据报道，在 IFN-α2b 治疗的患者中，有 5% ～ 15% 在治疗第一天出现心动过速和低血压[45]。

2. 干扰素 -α 介导的心脏毒性的作用机制：在 2 例接受 IFN-α2b 治疗的可逆性心肌病患者中，心肌内膜活检显示心肌炎症[46]。甲状腺功能减退症也可能是心功能不全的一个加重因素，并可对心脏产生多种影响，如心室扩张、心包积液和收缩力下降[47]。

23.3　药物治疗和管理方法

23.3.1　免疫检查点抑制剂

由于可引起心肌炎并导致死亡，一些机构建议在治疗的前 6 周每周监测肌钙蛋白，之后 12 周每次治疗前监测肌钙蛋白。基线时应进行心电图检查，并在开始治疗的前 12 周的每次治疗前重复进行。图 23.1 显示 Roswell Park 癌症研究所（RPCI）对使用免疫检查点抑制剂患者的监测模式。

需要注意的是，由于缺乏数据，ICIs 介导的心脏毒性的治疗建议主要是基于无对照的个案证据，部分来自于治疗心脏移植患者排斥反应方法的外延。建议对于所有程度的并发症都应该暂停使用检查点抑制剂。再挑战的适用性仍然未知，但考虑到心脏并发症的严重性，目前不建议应用。

表 23.1 列出了癌症免疫治疗学会（SITC）毒性管理组对 2 ～ 4 级心脏毒性药物管理的共识建议[22] 以及美国临床肿瘤学会（ASCO）的临床实践指南[2]。

对于有轻度至中度症状（2 级和 3 级）的患者，应开始全身使用泼尼松或甲泼尼龙 1 ～ 2 mg/（kg·d）。

对于 3 级和 4 级心脏毒性，包括心脏失代偿、化验高度异常、暴发性心脏病、心源性休克和急性心力衰竭或危及生命的心律失常，除使用类固醇外，患者应入院监测和管理。

心脏症状（心律失常和心力衰竭）应根据美国心脏病学院（ACC）/ 美国心脏协会（AHA）指南进行管理。

如果患者出现肌钙蛋白升高或传导系统异常，应考虑立即转到冠脉监护病房。

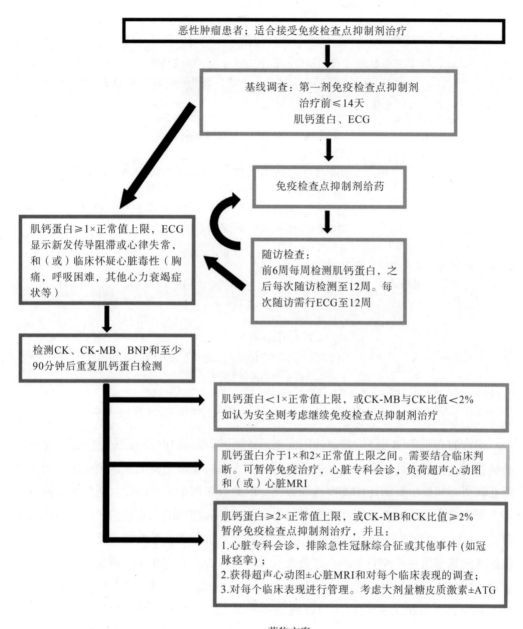

恶性肿瘤患者；适合接受免疫检查点抑制剂治疗

基线调查：第一剂免疫检查点抑制剂
治疗前≤14天
肌钙蛋白、ECG

免疫检查点抑制剂给药

肌钙蛋白≥1×正常值上限，ECG
显示新发传导阻滞或心律失常，
和（或）临床怀疑心脏毒性（胸
痛，呼吸困难，其他心力衰竭症
状等）

随访检查：
前6周每周检测肌钙蛋白，之
后每次随访检测至12周。每
次随访需行ECG至12周

检测CK、CK-MB、BNP和至少
90分钟后重复肌钙蛋白检测

肌钙蛋白＜1×正常值上限，或CK-MB与CK比值＜2%
如认为安全则考虑继续免疫检查点抑制剂治疗

肌钙蛋白介于1×和2×正常值上限之间。需要结合临床判
断。可暂停免疫治疗，心脏专科会诊，负荷超声心动图
和（或）心脏MRI

肌钙蛋白≥2×正常值上限，或CK-MB和CK比值≥2%
暂停免疫检查点抑制剂治疗，并且：
1.心脏专科会诊，排除急性冠脉综合征或其他事件（如冠
脉痉挛）；
2.获得超声心动图±心脏MRI和对每个临床表现的调查；
3.对每个临床表现进行管理。考虑大剂量糖皮质激素±ATG

调查：
基线：ECG，肌钙蛋白
随访：
肌钙蛋白——每周1次×6周，之后每次随访直到12周。
ECG——每2~3周1次（每次随访），直到12周

药物方案：
每2周：
纳武利尤单抗 (Opdivo)，阿维鲁单抗 (Bavencio)。
每3周：
伊匹单抗 (Yervoy)，帕博利珠单抗 (Keytruda)，阿替
利珠单抗 (Tecentriq)，伊匹单抗联合纳武利尤单抗

图 23.1　Roswell Park 癌症研究所（RPCI）对使用免疫检查点抑制剂患者的监测模式

ATG：抗胸腺细胞球蛋白；BNP：脑利钠肽；CK：肌酸激酶

表 23.1　心脏毒性药理学管理的共识建议

分级	CTCAE 描述	管理	转诊
2	筛查试验异常伴轻度症状	控制心脏病（如心力衰竭、房颤）达到最佳 积极控制心脏病危险因素（包括高血压、高脂血症、戒烟和监测糖尿病）	是
3	检测中度异常或轻度活动时有症状	BNP > 500 pg/ml，肌钙蛋白 > 99% 机构正常值，新的心电图表现（QTc 延长，新发传导系统异常，或 ST-T 波改变） 考虑停用 ICIs 如果达到一段时间的稳定，并且明确心脏毒性的确定证据，可以考虑 ICIs 再挑战，并加强监测 如果证实为心脏损伤或失代偿，停止 ICIs 治疗直到稳定 对已确定的心脏疾病采取最佳治疗 如果怀疑心肌炎，考虑使用皮质类固醇	是
4	中度至重度失代偿，需要静脉用药或干预，危及生命的情况	永久停用 ICIs 如果发现心肌炎，考虑大剂量类固醇（1 mg/kg 甲泼尼龙 [静脉] 至少数天），直到改善至 ≤ 1 级；之后考虑至少 4 ~ 5 周逐渐减量治疗 在严重的难治性病例中，增加额外的免疫抑制剂 给予额外的支持性治疗，包括对心力衰竭的适当治疗。应根据具体的心脏状况提供额外治疗	是

BNP：脑利钠肽；CTCAE：不良事件通用术语标准；ICIs：免疫检查点抑制剂。

来自SITC毒性管理工作组和ASCO临床实践指南对2~4级心脏毒性的药物管理的共识建议[2,22]

　　确诊的心肌炎（4级）应紧急使用大剂量皮质类固醇治疗[甲泼尼龙 1 mg/（kg·d），持续数天，直到毒性 ≤ 1 级，在接下来的 4 ~ 5 周内逐渐减少类固醇剂量]。由于缺乏在疑似心肌炎中开始使用类固醇的数据，因此应采取个体化治疗。对大剂量糖皮质激素无快速反应的患者可以在早期予以心脏移植排异剂量的糖皮质类固醇（甲泼尼龙每天 1 g）。同时有必要使用其他免疫抑制治疗，如吗替麦考酚酯、英夫利昔单抗或抗胸腺细胞球蛋白（ATG）。不过英夫利昔单抗与心力衰竭相关，因此，中重度心力衰竭（NYHA Ⅲ / Ⅳ级）患者的剂量不得高于 5 mg/kg[48]。对于伴有中重度心力衰竭的心肌炎患者，建议考虑使用 ATG 或他克莫司（这两种药物对治疗异体心脏移植排斥反应都有效）和大剂量类固醇。与心脏专科医生讨论后续是否继续 ICIs 治疗、是否开始类固醇或实施其他心脏治疗的风险 / 好处非常重要。

　　其他治疗方法，如针对病毒的治疗、免疫球蛋白或血浆置换，目前还是推测性的，不包括在指南中[22]。

　　ICIs 相关的某些心脏毒性是暴发性的，但通过适当的干预和停用检查点抑制剂，心脏收缩力和传导异常可得到改善。但很难预测哪些患者会得到改善或恶化。由于心脏毒性是较为严重的 irAEs，在实施非常积极的干预措施如除颤、心脏复苏和主动脉球囊反搏之前，应充分考虑患者的基础疾病状态。

23.3.2　贝林妥欧单抗

1. 贝林妥欧单抗输注前的预防措施：首剂贝林妥欧单抗治疗的 CRS 发病率高，因此高肿瘤负担的患者应该使用类固醇治疗（通常地塞米松 16 ~ 20 mg/d）5 d，以减少肿瘤负荷；其中高肿瘤负担包括如细胞浸润骨髓大于 50%，外周血原始细胞 ≥ 15 000 细胞 /μl，或其他高白血病负荷的迹象，如高乳酸脱氢酶（LDH）[27]。

应在治疗开始前 1 h 给予地塞米松 20 mg 以控制 CRS。由于在治疗早期可能发生不良事件，建议患者在每个疗程、剂量梯度和其他各项治疗开始时住院[27]。

2. 2 ~ 4 级细胞因子释放综合征的治疗：2 级 CRS（低血压 - 非紧急医疗干预）：静脉补液和小剂量血管升压药；3 级 CRS（低血压 - 需医疗干预，需住院，心肌肌钙蛋白 I 水平与心肌梗死相似）：暂停贝林妥欧单抗治疗直到完全缓解。以 9 μg/d 剂量重启治疗，7 d 后提高剂量至 28 μg/d。使用大剂量血管升压药或多种血管升压药治疗；皮质类固醇；如果对类固醇不敏感，则使用托珠单抗治疗（经验有限）。4 级 CRS（低血压 - 危及生命的后果和紧急干预指征）永久停用贝林妥欧单抗；使用大剂量血管升压药或多种血管升压药治疗[49]；皮质类固醇；如果对类固醇不敏感，则使用托珠单抗治疗（经验有限）。

23.3.3　过继细胞治疗

考虑到 ACT 与严重 CRS 相关，与 ACT 相关毒性的主要治疗方法是管理导致心肌毒性的细胞因子。托珠单抗是一种抗 IL-6 受体抗体，可显著降低了 CRS 的严重程度和发生率，改善临床结局[33]。

1. 托珠单抗的适应证[33]：左室射血分数 < 40%：4 ~ 8 mg/kg 输注超过 1 h，剂量不超过 800 mg。

因低血压需要使用去甲肾上腺素（NE），在起始给药 48 h 内需要大于 2 μg/min 剂量的 NE，即使不是连续给药。

NE 不能维持收缩压（SBP）达 90 mmHg。

2. 类固醇的作用

全身性糖皮质激素可用于治疗 CRS 介导的毒性。一些证据表明，类固醇的使用可能会降低 CAR-T 细胞的抗肿瘤疗效，因此，类固醇多用于托珠单抗难治的病例[33]。在上述情况下，应每 12 h 给予甲泼尼龙 1 ~ 2 mg/kg 静脉输注[33]。

3. 药物毒性分级管理方法

2 级 CRS（对液体和小剂量 NE 血管升压药有反应）[50]：

静脉快速输注 500 ~ 1000 mL 生理盐水；如果 SBP 持续低于 90 mmHg，则进行第二次静脉注射；对于静脉快速补液无效的低血压，可以应用托珠单抗 8 mg/kg；

必要时 6 h 后重复使用托珠单抗；如果在两次快速补液和抗 IL-6 治疗后低血压持续，开始血管升压药，考虑转到重症监护病房（ICU），获取超声心动图，并启动其他血流动力学监测方法；如果在 1 ～ 2 剂的抗 IL-6 治疗后持续低血压，地塞米松 10 mg 静脉注射，可每 6 小时 1 次。

3 级 CRS（对大剂量的血管升压药或多种血管升压药有反应）[50]：根据需要静脉输液，同 2 级 CRS 的推荐建议；如果之前没有使用过托珠单抗，推荐托珠单抗，同 2 级 CRS；必要时使用血管升压药；转 ICU 治疗，进行超声心动图，按 2 级 CRS 进行血流动力学监测；地塞米松 10 mg/6 h 静脉输注；如果难治，增加至 20 mg/6 h。

4 级 CRS（危及生命的症状）[50]：

静脉补液、抗 IL-6 治疗、血管升压药和血流动力学监测，同 3 级 CRS；

甲泼尼龙 1 g/d 静脉注射。

23.3.4　白介素 -2 [51]

IL-2 与几种毒性有关，详细介绍其治疗方法如下。

1. 低血压：低血压的初始治疗是进行静脉输液复苏，具体方案为使用 250 ml 晶体液快速输注，同时按 20 ～ 30ml/ h 速度补液，并可重复快速补液至最高 1L。如果出现液体潴留或肺水肿表现，应开始使用血管升压药支持。两种常用的血管升压药物是去氧肾上腺素和多巴胺。如患者同时伴有少尿，通常可给予小剂量多巴胺。去氧肾上腺素应从小剂量 [0.1 mg/（kg·min）] 开始使用，缓慢滴定至血压稳定 [最大剂量：2 mg/（kg·min）]。如果患者在应用去氧肾上腺素 2 mg/（kg·min）后仍有低血压，则应停用苯肾上腺素，并使用替代药物。血管升压药往往可以在 IL-2 停药后的 15 ～ 30 min 内逐渐停用 [52]。

2. 心肌炎 / 心肌缺血：如果怀疑潜在的心肌炎或缺血，应至少每天监测心肌酶，心肌酶升高应停止 IL-2。启动支持治疗和心脏专科会诊。

3. 心律失常：行 12 导联心电图。如果患者有症状，应同时检查心肌酶。窦性心动过速通常对补液治疗有反应。如果患者出现孤立的室性早搏超过 10 次 / 分、二联律或四联律，需要暂停 IL-2 治疗。轻微室性早搏的患者可能需要在治疗开始的 24 h 内重新放置中心静脉导管。如果患者出现室上性心动过速（SVT）、伴有快速心室率的房颤和室性心动过速，则需要紧急干预。一旦患者转为窦性心律或心室率得到控制，可以继续使用 IL-2。但如患者出现室性心动过速，应评估心脏损害并停用 IL-2。

4. 外周水肿：通过每日体重测量仔细监测输液造成的液体潴留和体重增加很重要。停止 IL-2 治疗后，患者通常可以恢复到基线体重。这种水肿通常是自限性的，但如果患者有明显不适，也可以使用利尿剂。

23.3.5　干扰素 -α

IFN-α 相关心脏毒性的治疗包括停用 IFN-α 和对心力衰竭的标准处理[46]。出现心脏毒性的患者应同时评估甲状腺功能。对于停止 IFN-α 并进行保守治疗后症状不能缓解的患者需要进行正式的心脏评估（包括射血分数和其他参数）。

23.4　非药物治疗和管理方法

23.4.1　免疫检查点抑制剂

SITC 委员会[22] 和 ASCO 临床实践指南[2] 建议在免疫检查点抑制剂治疗过程中监测是否出现心肌炎。所有开始使用检查点抑制剂治疗的患者都应该接受生物标志物检测，包括肌钙蛋白 I 或 T（特别是接受联合免疫治疗的患者）、肌酸激酶（CK）和心电图。

心肌炎的诊断没有特异性标志，通常为排除性诊断。在开始使用检查点抑制剂前有显著心脏病史的患者应进行超声心动图检查。如患者最初有检测异常，或者在治疗过程中出现胸痛、呼吸困难等症状，应该进行一系列的心电图和心脏生物标志物检测，同时应行心脏专科会诊、脑利钠肽（BNP）、超声心动图和胸部 X 线检查。其他的检测包括负荷试验、心导管检查和心脏磁共振成像（MRI）。

心律失常也是心脏毒性的一种表现，并可能发展为危及生命的心律失常和心脏传导阻滞时，出现心律失常应开始持续心电监测。对于有症状的患者，应进行超声心动图检查，以评估左室和右室射血分数（是否有室壁运动异常）。心脏 MRI 对心肌炎非常敏感，但心内膜活检仍然是诊断的金标准[53]。对于病情不稳定或对初始治疗无反应或诊断不明确的患者，应考虑心内膜活检。但多数情况下，在获得病理结果之前就应该实施上述诊断检测。

目前，还没有关于检查之间的适当时间间隔的建议，但在 ICIs 治疗过程中出现相关症状的患者应进行胸部成像、心电图、心脏生物标志物评估和超声心动图检查[22]。

表 23.2 列出了 SITC 毒性管理组对 1 级心脏毒性的非药物管理的共识建议[22] 以及 ASCO 临床实践指南[2]。

23.4.2　过继细胞治疗

接受 CAR-T 细胞治疗的患者应接受以下支持性治疗[33]：

①因治疗可导致低血压，高血压患者在细胞输注前应停止或减少降压药物。②输注后至少 9 d 内，均需住院，并至少每 4 小时监测一次生命体征。③发热和心动

过速的患者应每 2 小时监测一次生命体征。④对于口服摄入差或不显性失水多的患者，应开始静脉补液。对于 SBP 值低于输液前基线的患者，应给予静脉快速输液：SBP 低于其输注前基线的 80% 且低于 100 mmHg 应接受 1 L 生理盐水快速补液；SBP 低于 85 mmHg 的患者，无论基础血压均应接受 1L 生理盐水快速补液。⑤对于接受一次以上静脉补液治疗的低血压患者，应检测血清肌钙蛋白水平、心电图、超声心动图以评估心脏毒性。⑥低血压患者应使用血管升压药物。去甲肾上腺素是首选的一线血管升压药。对于使用血管升压药的患者，应每 2 ~ 3 天进行一次超声心动图检查。

23.4.3　白介素 -2

接受 IL-2 治疗的患者应进行完全的心脏评估，包括仔细的病史询问和体格检查、负荷试验、心电图以及需避免使用 IL-2 治疗的危险因素评估。在接受治疗时，患者除接受定期监测外，还应进行连续心电监护检查以监测心律失常[51]。

（译者：何其　　审校：吴炜，陈闽江）

参考文献

［1］Johnson DB, Balko JM, Compton ML, et al. Fulminant myocarditis with combination immune check-point blockade. N Engl J Med. 2016; 375(18): 1749-1755.

［2］Brahmer JR, Lacchetti C, Schneider BJ, et al. Management of immune-related adverse events in patients treated with immune checkpoint inhibitor therapy: American Society of Clinical Oncology Clinical Practice Guideline. J Clin Oncol. 2018; 36(17): 1714-1768.

［3］Przepiorka D, Ko CW, Deisseroth A, et al. FDA approval: blinatumomab. Clin Cancer Res. 2015; 21(18): 4035-4039.

［4］Rosenberg SA, Restifo NP, Yang JC, Morgan RA, Dudley ME. Adoptive cell transfer: a clinical path to effective cancer immunotherapy. Nat Rev Cancer. 2008; 8(4): 299-308.

［5］Liu Y, Chen X, Han W, Zhang Y. Tisagenlecleucel, an approved anti-CD19 chimeric antigen receptor T-cell therapy for the treatment of leukemia. Drugs Today (Barc). 2017; 53(11): 597-608.

［6］Neelapu SS, Locke FL, Bartlett NL, et al. Axicabtagene ciloleucel CAR T-cell therapy in refractory large B-cell lymphoma. N Engl J Med. 2017; 377(26): 2531-2544.

［7］Atkins MB, Lotze MT, Dutcher JP, et al. High-dose recombinant interleukin 2 therapy for patients with metastatic melanoma: analysis of 270 patients treated between 1985 and 1993. J Clin Oncol. 1999; 17(7): 2105-2116.

［8］Jonasch E, Haluska FG. Interferon in oncological practice: review of interferon biology, clinical applica-tions, and toxicities. Oncologist. 2001; 6(1): 34-55.

［9］Ledford H. Cocktails for cancer with a measure of immunotherapy. Nature. 2016; 532(7598): 162-164.

［10］Papaioannou NE, Beniata OV, Vitsos P, Tsitsilonis O, Samara P. Harnessing the immune system to improve cancer therapy. Ann Transl Med. 2016; 4(14): 261.

[11] Wang DY, Okoye GD, Neilan TG, Johnson DB, Moslehi JJ. Cardiovascular toxicities associated with cancer immunotherapies. Curr Cardiol Rep. 2017; 19(3): 21.

[12] Zimmer L, Goldinger SM, Hofmann L, et al. Neurological, respiratory, musculoskeletal, cardiac and ocular side-effects of anti-PD-1 therapy. Eur J Cancer. 2016; 60: 210-225.

[13] Larkin J, Chiarion-Sileni V, Gonzalez R, et al. Combined nivolumab and ipilimumab or monotherapy in untreated melanoma. N Engl J Med. 2015; 373(1): 23-34.

[14] Escudier M, Cautela J, Malissen N, et al. Clinical features, management, and outcomes of immune check-point inhibitor-related cardiotoxicity. Circulation. 2017; 136(21): 2085-2087.

[15] Jain V, Bahia J, Mohebtash M, Barac A. Cardiovascular complications associated with novel cancer immunotherapies. Curr Treat Options Cardiovasc Med. 2017; 19(5): 36.

[16] Yun S, Vincelette ND, Mansour I, Hariri D, Motamed S. Late onset ipilimumab-induced pericarditis and pericardial effusion: a rare but life threatening complication. Case Rep Oncol Med. 2015; 2015: 794842.

[17] Tomita Y, Sueta D, Kakiuchi Y, et al. Acute coronary syndrome as a possible immune-related adverse event in a lung cancer patient achieving a complete response to anti-PD-1 immune checkpoint antibody. Ann Oncol. 2017; 28(11): 2893-2895.

[18] Nishimura H, Okazaki T, Tanaka Y, et al. Autoimmune dilated cardiomyopathy in PD-1 receptor-deficient mice. Science. 2001; 291(5502): 319-322.

[19] Okazaki T, Tanaka Y, Nishio R, et al. Autoantibodies against cardiac troponin I are responsible for dilated cardiomyopathy in PD-1-deficient mice. Nat Med. 2003; 9(12): 1477-1483.

[20] Lucas JA, Menke J, Rabacal WA, Schoen FJ, Sharpe AH, Kelley VR. Programmed death ligand 1 reg-ulates a critical checkpoint for autoimmune myocarditis and pneumonitis in MRL mice. J Immunol. 2008; 181(4): 2513-2521.

[21] Love VA, Grabie N, Duramad P, Stavrakis G, Sharpe A, Lichtman A. CTLA-4 ablation and interleu-kin-12 driven differentiation synergistically augment cardiac pathogenicity of cytotoxic T lymphocytes. Circ Res. 2007; 101(3): 248-257.

[22] Puzanov I, Diab A, Abdallah K, et al. Managing toxicities associated with immune checkpoint inhibitors: consensus recommendations from the Society for Immunotherapy of Cancer (SITC) Toxicity Manage-ment Working Group. J Immunother Cancer. 2017; 5(1): 95.

[23] Nagorsen D, Baeuerle PA. Immunomodulatory therapy of cancer with T cell-engaging BiTE antibody blinatumomab. Exp Cell Res. 2011; 317(9): 1255-1260.

[24] Nagorsen D, Bargou R, Ruttinger D, Kufer P, Baeuerle PA, Zugmaier G. Immunotherapy of lympho-ma and leukemia with T-cell engaging BiTE antibody blinatumomab. Leuk Lymphoma. 2009; 50(6): 886-891.

[25] von Stackelberg A, Locatelli F, Zugmaier G, et al. Phase I/phase II study of blinatumomab in pediatric patients with relapsed/refractory acute lymphoblastic leukemia. J Clin Oncol. 2016; 34(36): 4381-4389.

[26] Darvishi B, Farahmand L, Jalili N, Majidzadeh AK. Blinatumomab provoked fatal heart failure. Int Im-munopharmacol. 2016; 41: 42-46.

[27] Topp MS, Gökbuget N, Stein AS, et al. Safety and activity of blinatumomab for adult patients

with re-lapsed or refractory B-precursor acute lymphoblastic leukaemia: a multicentre, single-arm, phase 2 study. Lancet Oncol. 2015; 16(1): 57-66.

[28] Kantarjian H, Stein A, Gökbuget N, et al. Blinatumomab versus chemotherapy for advanced acute lym-phoblastic leukemia. N Engl J Med. 2017; 376(9): 836-847.

[29] Jungbluth AA, Antonescu CR, Busam KJ, et al. Monophasic and biphasic synovial sarcomas abundantly express cancer/testis antigen NY-ESO-1 but not MAGE-A1 or CT7. Int J Cancer. 2001; 94(2): 252-256.

[30] Jackson HJ, Rafiq S, Brentjens RJ. Driving CAR T-cells forward. Nat Rev Clin Oncol. 2016; 13(6): 370-383.

[31] Scheller J, Chalaris A, Schmidt-Arras D, Rose-John S. The pro- and anti-inflammatory properties of the cytokine interleukin-6. Biochim Biophys Acta. 2011; 1813(5): 878-888.

[32] Lee DW, Kochenderfer JN, Stetler-Stevenson M, et al. T cells expressing CD19 chimeric antigen re-ceptors for acute lymphoblastic leukaemia in children and young adults: a phase 1 dose-escalation trial. Lancet. 2015; 385(9967): 517-528.

[33] Brudno JN, Kochenderfer JN. Toxicities of chimeric antigen receptor T cells: recognition and manage-ment. Blood. 2016; 127(26): 3321-3330.

[34] Linette GP, Stadtmauer EA, Maus MV, et al. Cardiovascular toxicity and titin cross-reactivity of affinity-enhanced T cells in myeloma and melanoma. Blood. 2013; 122(6): 863-871.

[35] Cameron BJ, Gerry AB, Dukes J, et al. Identification of a titin-derived HLA-A1-presented peptide as a cross-reactive target for engineered MAGE A3-directed T cells. Sci Transl Med. 2013; 5(197): 197ra103.

[36] van den Berg JH, Gomez-Eerland R, van de Wiel B, et al. Case report of a fatal serious adverse event upon administration of T cells transduced with a MART-1-specific T-cell receptor. Mol Ther. 2015; 23(9): 1541-1550.

[37] Singh K, Carson K, Shah R, et al. Meta-analysis of clinical correlates of acute mortality in Takotsubo cardiomyopathy. Am J Cardiol. 2014; 113(8): 1420-1428.

[38] Romero-Bermejo FJ, Ruiz-Bailen M, Gil-Cebrian J, Huertos-Ranchal MJ. Sepsis-induced cardiomy-opathy. Curr Cardiol Rev. 2011; 7(3): 163-183.

[39] Krieg C, Létourneau S, Pantaleo G, Boyman O. Improved IL-2 immunotherapy by selective stimulation of IL-2 receptors on lymphocytes and endothelial cells. Proc Natl Acad Sci U S A. 2010; 107(26): 11906-11911.

[40] Kragel AH, Travis WD, Steis RG, Rosenberg SA, Roberts WC. Myocarditis or acute myocardial infarc-tion associated with interleukin-2 therapy for cancer. Cancer. 1990; 66(7): 1513-1516.

[41] White Jr RL, Schwartzentruber DJ, Guleria A, et al. Cardiopulmonary toxicity of treatment with high dose interleukin-2 in 199 consecutive patients with metastatic melanoma or renal cell carcinoma. Cancer. 1994; 74(12): 3212-3222.

[42] Zhang J, Yu ZX, Hilbert SL, et al. Cardiotoxicity of human recombinant interleukin-2 in rats. A mor-phological study. Circulation. 1993; 87(4): 1340-1353.

[43] Fish EN, Platanias LC. Interferon receptor signaling in malignancy: a network of cellular pathways defining biological outcomes. Mol Cancer Res. 2014; 12(12): 1691-1703.

[44] Sonnenblick M, Rosin A. Cardiotoxicity of interferon. A review of 44 cases. Chest. 1991; 99(3):

557-561.

[45] Feenstra J, Grobbee DE, Remme WJ, Stricker BH. Drug-induced heart failure. J Am Coll Cardiol. 1999; 33(5): 1152-1162.

[46] Khakoo AY, Halushka MK, Ramc JE, Rodriguez ER, Kasper EK, Judge DP. Reversible cardiomyopathy caused by administration of interferon alpha. Nat Clin Pract Cardiovasc Med. 2005; 2(1): 53-57.

[47] Klein I, Ojamaa K. Thyroid hormone and the cardiovascular system. N Engl J Med. 2001; 344(7): 501-509.

[48] Kwon HJ, Coté TR, Cuffe MS, Kramer JM, Braun MM. Case reports of heart failure after therapy with a tumor necrosis factor antagonist. Ann Intern Med. 2003; 138(10): 807-811.

[49] Ribera JM. Efficacy and safety of bispecific T-cell engager blinatumomab and the potential to improve leukemia-free survival in B-cell acute lymphoblastic leukemia. Expert Rev Hematol. 2017; 10(12): 1057-1067.

[50] Neelapu SS, Tummala S, Kebriaei P, et al. Chimeric antigen receptor T-cell therapy—assessment and management of toxicities. Nat Rev Clin Oncol. 2018; 15(1): 47-62.

[51] Marabondo S, Kaufman HL. High-dose interleukin-2 (IL-2) for the treatment of melanoma: safety considerations and future directions. Expert Opin Drug Saf. 2017; 16(12): 1347-1357.

[52] Memoli B, De Nicola L, Libetta C, et al. Interleukin-2-induced renal dysfunction in cancer patients is reversed by low-dose dopamine infusion. Am J Kidney Dis. 1995; 26(1): 27-33.

[53] Arangalage D, Delyon J, Lermuzeaux M, et al. Survival after fulminant myocarditis induced by immune-checkpoint inhibitors. Ann Intern Med. 2017; 167(9): 683-684.

第 24 章

免疫治疗的风湿毒性

24.1 简介

免疫检查点抑制剂（ICI）改变了许多恶性肿瘤的治疗模式。这些药物利用抑制性信号和调节性信号通路来增强机体对肿瘤的免疫应答，但会引发与 ICI 相关的不良自身炎症反应和脱靶效应，从而导致一系列特有的免疫相关不良事件（irAEs）。检查点抑制剂治疗导致的 irAEs 发展迅速，许多未解的问题仍然存在。irAEs 几乎可累及全身各个器官系统，最常见的是胃肠道、皮肤和内分泌系统，严重程度可从轻度和自限性至重度和危及生命[1,2]。有时这些 irAEs 需要中断检查点抑制剂治疗。

除了一些常见的 irAEs 外，关节痛、炎性关节炎、风湿性多肌痛、肌炎、干燥症状、罕见的血管炎等各种各样的风湿性表现也有报道[3]。风湿性 irAEs 在临床试验中很少报道，其描述在很大程度上仅限于病例报告和小规模病例系列研究。风湿性 irAEs 仍然是知之甚少的 irAEs 之一，其真实患病率尚未可知，自然病程也缺乏明确定义。常见的 irAEs 可表现为自限性，或通过有效的免疫抑制剂治疗可以缓解，但风湿性 irAEs 可能具有更长的病程，一些病例在停止检查点抑制剂治疗后很长时间仍需治疗[4]。尽管有许多的病例报告和病例系列，风湿性 irAEs 自然病程的研究尚处于起步阶段。本章将总结目前关于风湿性 irAEs 的文献，包括其患病率、临床分型、诊断和治疗。

24.2 作用机制

免疫系统是体内一个相互制衡的系统，其依靠复杂的作用机制维持平衡。其中，免疫检查点参与免疫系统的激活及失活过程，对机体的免疫稳态来说至关重要。虽然在人类免疫系统中已知的免疫检查点有数百个，但目前获得 FDA 批准的 ICI 主要针对两个主要的免疫检查点：细胞毒性 T 淋巴细胞相关蛋白 -4（CTLA-4）和程序性细胞死亡 -1（PD-1）/ 程序性细胞死亡配体 -1（PD-L1）。机体的 T 淋巴细胞会在免疫激活后迅速扩增，依赖两个信号：主要组织相容性复合体（MHC）介导的同源抗原提呈和纯真 T 淋巴细胞表面的 CD28 与抗原提呈细胞表面的 CD80/86 配体结合提供共刺激信号。CTLA-4 就是通过抑制淋巴系统中纯真记忆 T 淋巴细胞的早期活化来发挥作用。当机体不再需要免疫应答时，CTLA-4 开始在 T 细胞表面表达，与 CD28 竞争性地结合 CD80/86，以衰减 T 淋巴细胞激活[2]。而 PD-1/PD-L1 通路则通过在外周抑制效应 T 淋巴细胞的激活来发挥作用。有些类型的癌症就是通过肿瘤细胞调控这些通路实现免疫逃避。而 ICI 则通过阻断这些免疫检查点，利用这些抑制性信号和调节性信号通路来增强机体对肿瘤的综合免疫反应攻击肿瘤细胞，从而达到抗肿瘤的效果。因此其本质是通过在免疫活化中"松刹车"而重新激活免疫系统。但这些也导致了非特异性免疫激活，最终引起 irAEs。

风湿性 irAEs 以及累及其他系统的 irAEs 的确切发病机制及病理生理机制尚不明确，相关免疫致病机制的研究还很少。也不确定风湿性 irAEs 究竟是新发事件还是潜在的免疫介导疾病的因素。目前提出了四种可能的机制：①继发于免疫检查点中和的全身免疫激活；②检查点抑制剂直接脱靶效应；③潜在无症状性自身免疫病；④ T 淋巴细胞介导的免疫脱靶效应[5]。目前，迫切地需要进一步研究风湿性 irAEs 的免疫致病机制。

24.3　药物

首个 ICI 伊匹木单抗，获批于 2011 年，它通过阻断 CTLA-4 发挥作用，获批的适应证为转移性黑素瘤[6]。此后，六种药物先后获批，其适应证也逐渐宽泛，包括黑素瘤、肾细胞癌（RCC）、非小细胞肺癌（NSCLC）、霍奇金淋巴瘤、肝细胞癌等，其中包括帕博利珠单抗的"不限癌种"适应证，获批用于治疗高度微卫星不稳定性或错配修复缺陷的实体瘤患者[7]。目前，针对其他的免疫检查点的多种药物也在不同分期的各种肿瘤患者中进行临床试验。伊匹木单抗也获批联合纳武利尤单抗治疗黑素瘤、NSCLC 和肾癌[8,9]。

24.4　发病率

各种类型的 irAEs 都很常见。在接受 CTLA-4 治疗的患者中 irAEs 发生率高达 90%[6]，而在接受抗 PD-1/PD-L1 治疗的患者中发病率为 70%[10,11]，具体情况与肿瘤类型有关。联合用药也会导致其发病率升高[2]。

由于受到多种因素影响，相较于其他系统而言，风湿性 irAEs 的确切发生率不明。最主要的原因可能是对不良事件进行分级的通用术语标准（CTCAE）并不适用于风湿性 irAEs[12]。CTCAE 分为 5 个等级（1 级 = 轻度，2 级 = 中度，3 级 = 严重，4 级 =

危及生命，5 级 = 死亡）。通常情况下，多数临床试验只报告 3 级或 3 级以上需要住院治疗的不良事件。而诸如炎症性关节炎、风湿性多肌痛等风湿性病症很少需要住院治疗，因此在临床试验数据中没有记录这一类不良反应。此外，即使炎症性关节炎造成患者严重衰弱，也并非必须住院治疗。漏报的另一个原因是缺乏对风湿病症状的编码标准，因此不同的从业者可能会给相同的症状不同的编码。例如，膝关节肿胀可能被记录成关节痛、膝关节痛、膝关节肿胀、膝关节积液或关节痛。所以，建立更全面的风湿性 irAEs 分级系统将更有助于病症早期识别、患者转诊及准确报告其发病率和患病率。

关节痛是临床试验中最常见的风湿性 irAEs。系统回顾继发于 ICI 的 irAEs 的相关文献后发现：33 个临床试验中，1% ~ 43% 的患者出现关节痛的症状[13]。然而，仅 5 个临床试验中报道了关节炎，发生率为 1% ~ 7%，确切的发病率尚不清楚，如何定义关节炎也未说明。观察性研究可以获得一些关于风湿性关节炎发病率的信息。一项单中心研究报告了在接受抗 PD-1 治疗的黑素瘤患者中，炎症性关节炎的发病率为 5.1%[14]。而其他不太常见的风湿性 irAEs，如肌炎、干燥综合征和风湿性多肌痛则在临床试验中未见报道。其发病率主要基于病例系列、报告和小型回顾性研究。目前没有大规模的前瞻性研究回答这些问题。一篇已发表的关于 irAEs 的系统综述和荟萃分析报告了原始临床试验数据中某些 irAEs 的发生率，这些 irAEs 均源自抗 PD-1/PD-L1 治疗[15]。研究人员发现肌肉骨骼事件的报告不一致。13 项研究中，有 3 项没有提及肌肉骨骼问题，有 2 项报告了关节炎，其余的报告了关节痛、背痛、肌肉骨骼痛和肌痛的发生率。截至报告时，不同研究中关节痛的发生率为 10% ~ 26%，肌肉痛为 2% ~ 12%。

根据报道，风湿性 irAEs 从首次用药至治疗停止后均有可能发生[16,17]，但通常发生在 ICI 治疗开始的 12 周内[1]。

24.5 特定的风湿性免疫相关不良事件

24.5.1 炎症性关节炎

ICI 相关的炎症性关节炎越来越多地见于报道。一项研究纳入了 30 例由风湿病医生确诊的炎症性关节炎患者，这些患者均接受 PD-1/PD-L1 单药或抗 CTLA-4/PD-1 联合治疗[18]。他们观察到炎性关节炎患者主要有三种临床表型：①类似于类风湿关节炎的多关节型，伴小关节受累；②反应性关节炎样表型；③大关节为主的血清阴性关节病。另一个病例系列纳入了 7 例 ICI 相关炎症性关节炎患者，发生 irAEs 的中位时间为开始 ICI 治疗后 7.3 周，其中 2 例患者在开始免疫治疗 1 年以上发生 irAEs[16]。

一半的患者因为风湿性 irAEs 造成 ICI 治疗预停 / 中断，所有患者都需要糖皮质激素治疗，个别患者需要进一步免疫抑制治疗，一些患者在最后一次使用 ICI 后几个月仍有症状。绝大多数 ICI 相关炎症性关节炎的病例其血清类风湿因子或抗环瓜氨酸肽（anti–cyclic citrullinated peptide，CCP）抗体为阴性，也有抗 CCP 抗体阳性的患者接受 ICI 治疗后发生抗 CCP 阳性炎症性关节炎的罕见案例报道[19]。即使 ICI 治疗停止后，大部分患者的炎症性关节炎仍可能持续存在，并且通常需要长期针对性的治疗及风湿病专家的持续随访，这也是 ICI 相关炎症性关节炎最显著的特征[4]。

24.5.2　干燥症状

在 ICI 治疗的背景下，文献报道了一组类似干燥综合征的病症，其具有突然发作的严重唾液腺功能减退、干眼症少见及缺乏干燥相关自身抗体等不典型特点[20]。Cappelli 等[17] 报告了 4 例严重唾液腺功能减退的患者，他们口干的症状比眼干更突出。其中 1 例患者抗 La/SS-B 抗体阳性，且具备腮腺炎的影像学证据。另一个病例系列报道了 5 例干燥症状患者（2 例单独病例，3 例合并其他风湿性 irAEs），其中 2 例患者抗核抗体（ANA）阳性，1 例患者 ANA 高滴度（1 ∶ 1280）阳性合并抗 Ro/SS-A 抗体阳性[16]。

24.5.3　风湿性多肌痛

同样，在 ICI 治疗的背景下类似于风湿性多肌痛（PMR）的病症越来越多地见于报道。在 ICI 相关的 PMR 病例系列研究中，作者试图确定有多少病例符合 2012年欧洲抗风湿病联盟（EULAR）/ 美国风湿病学会（ACR）关于 PMR 的分类标准（表 24.1）。49 例病例中，37 例（75%）适用于分类标准，其中 28 例（75%）满足 PMR 诊断标准。ICI 相关的 PMR 病例有一些不常见于原发 PMR 的非典型特征，包括在关节上出现炎症性关节炎重叠的特征，并且治疗需要更高剂量的糖皮质激素等特征[21]。

24.5.4　肌炎

肌炎也越来越多地见于接受 ICI 治疗的患者，在 PD-L1 治疗的人群中估测发生率为 0.76% ~ 1.2%[22]，联合治疗时也有报道。不同于原发炎症性肌炎，ICI 相关肌炎缺乏肌炎特异性抗体，死亡率更高，并且常合并重症肌无力和（或）心肌炎（未被描述过的一种临床综合征）。世界卫生组织（WHO）个体安全病例报告数据库 VigiBase 报道了 180 例肌炎，中位发病时间为 ICI 治疗开始后 26 d，其中 16.1% 合并心肌炎，15.6% 合并重症肌无力样症状，3.3% 同时合并三种症状，该临床综合征通常被称为"3M"[23]。与自发性肌炎和心肌炎不同的是，这些综合征以特有的病症存在，并且死亡率高，尤以肌炎合并心肌炎的患者死亡率最高[23]。

表 24.1　PMR 分类标准评分法

	不含超声项得分（0 ~ 6）	含超声项得分（0 ~ 8）
晨僵持续时间 > 45 分钟	2	2
髋痛或活动受限	1	1
RF 或 ACPA 阴性	2	2
无其他关节受累	1	1
至少一侧肩部有三角肌下滑囊炎和（或）肱二头肌腱鞘炎和（或）盂肱关节滑膜炎（后部或腋部）和一侧髋部的滑膜炎和（或）股骨转子滑囊炎	n/a	1
双侧肩部有三角肌下滑囊炎、肱二头肌腱鞘炎或盂肱关节滑膜炎	n/a	1

必要条件：年龄 ≥ 50 岁，双肩痛且不能用其他病解释，CRP 和（或）ESR 升高。外加以上表格各项的总得分 ≥ 4 分（不含超声）或 > 5 分（含超声），可分类为 PMR。

ACPA，抗瓜氨酸蛋白抗体；CRP，C 反应蛋白；ESR，红细胞沉降率；PMR，风湿性多肌痛；RF，类风湿因子

24.5.5　其他

　　ICI 相关血管炎尽管很少，但目前已有报道。系统回顾文献中多数病例为大血管炎及累及中枢和周围神经系统的血管炎[24]。停用 ICI 和（或）使用糖皮质激素治疗后，所有病历病情均得以缓解，无死亡病例报告。另有 3 例经颞动脉活检确诊的 ICI 治疗后的巨细胞动脉炎患者的文献报道，3 例患者中 2 例患者合并 PMR，一例仅有血管炎[25, 26]。另有不同文献分别报道了 1 例伊匹木单抗治疗后以指缺血为表现的小血管炎病例[24]。视网膜血管炎也可见于抗 PD-1 治疗后[27, 28]。另有少数硬皮病、肉芽肿 / 结节样病变、狼疮肾炎等风湿性 irAEs 的报道[29-31]。

24.6　诊断和管理策略

　　诊断风湿性 irAEs 仍面临着挑战。将患者转诊给风湿病专家至关重要，因为区分风湿性 irAEs 与其他原因引起的风湿病症状可能非常困难。截至 2020 年年底，还没有任何风湿性 irAEs 的诊断标准，也没有经过临床验证的确切的生物标志物。尽管某些情况下风湿性 irAEs 的表现可能类似于传统风湿病，但许多病例系列和病例报道均描述了他们的非典型特征——例如，炎症性关节炎或 PMR 病例较原发疾病可能需要更高剂量的糖皮质激素[17, 21]。皮肤、胃肠、肝脏等 irAEs 更常累及的部位通常对糖皮质激素有反应，且倾向于在 6 ~ 12 周内缓解[32]，而许多风湿性 irAEs 的患者病情迁延，停止检查点抑制剂后很长时间内仍可能需要免疫抑制治疗以控制症状[4]。

虽然缺乏循证依据，目前已发布了几版 irAEs 的管理指南，部分包含风湿性 irAEs 的内容 [32-34]。包括基于症状等级的治疗建议，评估（检查、实验室、影像学）和随访建议。最近，EULAR 工作组也发布了一份关于风湿性 irAEs 诊断和管理的共识 [35]。

Naidoo 等 [36] 提出了炎症性关节炎的治疗建议，强调与累及其他系统的 irAEs 不同，ICI 相关炎症性关节炎的患者需要接受长期的免疫抑制治疗。他们基于 CTCAE 分级标准制定流程，也承认该分级标准可能会低估风湿性 irAEs 的严重程度和可能造成的功能损害。首先需要评估关节炎等级，包括是否有炎症症状（例如，关节僵直和肿胀）。如果症状限制了日常生活中的工具活动（ADLs），则定义为 2 级。如果症状限制了自理性 ADLs 或存在关节损伤的迹象，则分级为 3 级及以上。进一步评估包括体格检查、实验室检查和影像学检查。

如果患者出现不明原因的风湿性、肌肉骨骼或全身症状时，应进行完整的风湿病学评估（表 24.2）。进行病史采集时应询问患者自身免疫性疾病的家族史，同时结合临床情况安排可能需要的实验室检查。例如，在炎症性关节炎或有其他特征的脊柱关节炎（葡萄膜炎、银屑病、结肠炎、附着点炎）患者中检测 HLA-B27。当临床疑似风湿性 irAEs 时，鉴别诊断至关重要，包括是否潜在恶性肿瘤的进展或感染性并发症。

表 24.2　怀疑风湿性 irAEs 的患者自身免疫检查推荐

抗核抗体（ANA）
抗 ENA 抗体组合（SSA、SSB、Jo-1、RNP、Sm、着丝粒、硬皮病 IgG、染色质）
抗 ds-DNA 抗体
类风湿因子（RF）
抗 CCP 抗体
C 反应蛋白
沉降率

ENA：可提取性核抗原；SSA：干燥综合征相关抗体 A；SSB：干燥综合征相关抗体 B；Jo-1：组氨酸 tRNA 合成酶；RNP：核糖核蛋白；Sm：smith；ds-DNA：双链 DNA；CCP：环瓜氨酸肽

结合体格检查情况安排进一步的影像学检查，尤其在寻找关节炎症的证据时。影像学检查包括肌肉骨骼超声、磁共振成像（MRI）和正电子发射断层扫描（PET）/计算机断层扫描（CT）。

在治疗风湿性 irAEs 时，何时停止免疫治疗、什么情况下将患者转诊给风湿病专家十分重要。Naidoo 等 [36] 建议当存在以下任何症状时，需要转诊给风湿病专家：①中至重度症状的患者；②症状持续超过 4 周；③患者每天需要 20 mg 以上剂量的泼尼松且 4 周内无法减量至每天 10 mg 以下。他们还建议 3 级或以上的分级的患者停止免疫治疗，2 级炎症性关节炎患者应考虑停止免疫治疗。EULAR 强调早期转诊给风湿病专家很重要[35]。对于炎症性关节炎，癌症免疫治疗学会（SITC）毒性管理工作组在 2017 年发表的 irAEs 管理指南重申了 Naidoo 等的观点。

美国国家综合癌症网络（NCCN）与美国临床肿瘤学会（ASCO）合作发布了免疫治疗相关毒性的管理指南，其中包括炎症性关节炎和肌痛 / 肌炎的诊断和管理建议，但不包括其他风湿性 irAEs。

虽然糖皮质激素仍然是治疗风湿病和其他系统 irAEs 的基石，但 irAEs 的治疗通常还需要免疫抑制剂及靶向药物。关于靶向治疗的文献和临床经验也日趋增多，例如肿瘤坏死因子 -α 抑制剂和白介素 6（IL-6）抑制剂等[38]。考虑到 irAEs 患者的免疫致病机理可能不同，目前已有人提出个体化的治疗建议[38]。

24.7　既往存在自身免疫疾病患者免疫检查点抑制剂的使用

ICI 用于伴有自身免疫性疾病（AID）患者的疗效和安全性并不确定。鉴于 irAEs 免疫系统失调和过度激活的本质，有理由担心 ICI 会导致这类患者潜在疾病的恶化。因此，除轻度局限性 AID（如白癜风）外，其他潜在 AID 患者基本都被目前获批的 ICI 相关临床试验排除在外[6]。这类数据的缺乏也导致临床医生对在这类患者中使用 ICI 犹豫不决。

一项已发表的病例系列研究纳入了 112 例有 AID 基础并接受 ICI 治疗的患者，包括类风湿关节炎、系统性红斑狼疮和银屑病关节炎[39]。47% 的患者潜在 AID 活动，其中 70% 的病情符合轻度活动，42% 的患者新出现 irAEs，18% 的患者同时发生了这两种情况。另一项法国 REISAMIC 注册中心的前瞻性研究随访了有 53 种 AID 的 45 例患者，他们均接受过抗 PD-1/PD-L1 治疗，评估其 AID 活动及新发 irAEs 情况[40]。其中 55% 的患者经历了 AID 活动。另有病例系列报道 30 例晚期黑素瘤合并 AID 的患者接受 ipilimumab 治疗后，27% 出现了 AID 加重，33% 出现了 irAEs[41]。

这些结果使得罹患癌症的 AIDs 患者面临许多问题。尽管文献报道的病例数量较少，但结果显示，如果治疗得当，大多 ICI 治疗后 AID 发作的病情是可以控制的，因此合并 AID 并不是患者接受 ICI 治疗的禁忌。但这种情况也可能与 AID 的严重程度有关。因此，强调肿瘤学家、风湿病学家和其他亚专科医生多学科诊疗非常重要，毕竟我们的主要目标应该是治疗恶性肿瘤。

24.8　结论

ICI 治疗癌症进展迅速。未来这类药物将用于更多的恶性肿瘤治疗，同时也意味着越来越多的患者将接受 ICI 治疗。因此，风湿性 irAEs 的发病率也会随之升高。这类患者也将更频繁地接触到不仅是肿瘤科，还有全科医疗、急诊科和许多亚专科的医务人员。因此，对医务来说，了解风湿性 irAEs 也将有助于为患者提供最佳的管理措施或将患者转诊给风湿病医生和其他亚专科医生。

（译者：郭小贝　审校：刘潇衍，徐燕）

参考文献

[1] Michot JM, Bigenwald C, Champiat S, et al. Immune-related adverse events with immune checkpoint blockade: a comprehensive review. Eur J Cancer. 2016; 54: 139-148.

[2] Boutros C, Tarhini A, Routier E, et al. Safety profiles of anti-CTLA-4 and anti-PD-1 antibodies alone and in combination. Nat Rev Clin Oncol. 2016; 13(8): 473-486.

[3] Kostine M, Rouxel L, Barnetche T, et al. Rheumatic disorders associated with immune checkpoint inhibitors in patients with cancer-clinical aspects and relationship with tumour response: a single-centre prospective cohort study. Ann Rheum Dis. 2018; 77(3): 393-398.

[4] Braaten TJ, Brahmer JR, Forde PM, et al. Immune checkpoint inhibitor-induced inflammatory arthritis persists after immunotherapy cessation. Ann Rheum Dis. 2020; 79: 332-338.

[5] Calabrese LH, Calabrese C, Cappelli LC. Rheumatic immune-related adverse events from cancer immunotherapy. Nat Rev Rheumatol. 2018; 14(10): 569-579.

[6] Hodi FS, O'Day SJ, McDermott DF, et al. Improved survival with ipilimumab in patients with metastatic melanoma. N Engl J Med. 2010; 363(8): 711-723.

[7] Marcus L, Lemery SJ, Keegan P, Pazdur R. FDA approval summary: pembrolizumab for the treatment of microsatellite instability-high solid tumors. Clin Cancer Res. 2019; 25(13): 3753-3758.

[8] Larkin J, Chiarion-Sileni V, Gonzalez R, et al. Combined nivolumab and ipilimumab or monotherapy in untreated melanoma. N Engl J Med. 2015; 373(1): 23-34.

[9] Motzer RJ, Tannir NM, McDermott DF, et al. Nivolumab plus ipilimumab versus sunitinib in advanced renal-cell carcinoma. N Engl J Med. 2018; 378(14): 1277-1290.

[10] Topalian SL, Hodi FS, Brahmer JR, et al. Safety, activity, and immune correlates of anti-PD-1 antibody in cancer. N Engl J Med. 2012; 366(26): 2443-2454. doi: 10.1056/NEJMoa1200690.

[11] Brahmer JR, Tykodi SS, Chow LQM, et al. Safety and activity of anti-PD-L1 antibody in patients with advanced cancer. N Engl J Med. 2012; 366(26): 2455-2465.

[12] Common Terminology Criteria for Adverse Events (CTCAE) v4.0. https: //www.acrin.org/Portals/0/Administration/Regulatory/CTCAE_4.02_2009-09-15_QuickReference_5x7.pdf.

[13] Cappelli LC, Gutierrez AK, Bingham CO 3rd, Shah AA. Rheumatic and musculoskeletal immune-related adverse events due to immune checkpoint inhibitors: a systematic review of the literature. Arthritis Care Res (Hoboken). 2017; 69(11): 1751-1763.

[14] Buder-Bakhaya K, Benesova K, Schulz C, et al. Characterization of arthralgia induced by PD-1 an-tibody treatment in patients with metastasized cutaneous malignancies. Cancer Immunol Immunother. 2018; 67(2): 175-182.

[15] Baxi S, Yang A, Gennarelli RL, et al. Immune-related adverse events for anti-PD-1 and anti-

PD-L1 drugs: systematic review and meta-analysis. BMJ. 2018; 360(k793): 1-13.

[16] Calabrese C, Kirchner E, Kontzias K, Velcheti V, Calabrese LH. Rheumatic immune-related adverse events of checkpoint therapy for cancer: case series of a new nosological entity. RMD Open. 2017; 3(1): e000412.

[17] Cappelli LC, Gutierrez AK, Baer AN, et al. Inflammatory arthritis and sicca syndrome induced by nivolumab and ipilimumab. Ann Rheum Dis. 2017; 76(1): 43-50.

[18] Cappelli LC, Brahmer JR, Forde PM, et al. Clinical presentation of immune checkpoint inhibitor-induced inflammatory arthritis differs by immunotherapy regimen. Semin Arthritis Rheum. 2018; 48(3): 553-557.

[19] Belkhir R, Le Burel S, Dunogeant L, et al. Rheumatoid arthritis and polymyalgia rheumatica occurring after immune checkpoint inhibitor treatment. Ann Rheum Dis. 2017; 76(10): 1747-1750.

[20] Warner BM, Baer AN, Lipson EJ, et al. Sicca syndrome associated with immune checkpoint inhibitor therapy. Oncologist. 2019; 24(9): 1259-1269.

[21] Calabrese C, Cappelli LC, Kostine M, Kirchner E, Braaten T, Calabrese L. Polymyalgia rheumatica-like syndrome from checkpoint inhibitor therapy: case series and systematic review of the literature. RMD Open. 2019; 5(1).

[22] Liewluck T, Kao JC, Mauermann ML. PD-1 inhibitor-associated myopathies: emerging immune-mediated myopathies. J Immunother. 2018; 41(4): 208-211.

[23] Anquetil C, Salem JE, Lebrun-Vignes B, et al. Immune checkpoint inhibitor-associated myositis: expanding the spectrum of cardiac complications of the immunotherapy revolution. Circulation. 2018; 138(7): 743-745.

[24] Daxini A, Cronin K, Sreih AG. Vasculitis associated with immune checkpoint inhibitors—a systematic review. Clin Rheumatol. 2018; 37(9): 2579-2584.

[25] Goldstein BL, Gedmintas L, Todd DJ. Drug-associated polymyalgia rheumatica/giant cell arteritis occurring in two patients after treatment with ipilimumab, an antagonist of CTLA-4. Arthritis Rheumatol. 2014; 66(3): 768-769.

[26] Micaily I, Chernoff M. An unknown reaction to pembrolizumab: giant cell arteritis. Ann Oncol Off J Eur Soc Med Oncol. 2017; 28(10): 2621-2622.

[27] Manusow JS, Khoja L, Pesin N, Joshua AM, Mandelcorn ED. Retinal vasculitis and ocular vitreous metastasis following complete response to PD-1 inhibition in a patient with metastatic cutaneous melanoma. J Immunother Cancer. 2015; 2(1): 41.

[28] Theillac C, Straub M, Breton AL, Thomas L, Dalle S. Bilateral uveitis and macular edema induced by nivolumab: a case report. BMC Ophthalmol. 2017; 17(1): 227.

[29] Barbosa NS, Wetter DA, Wieland CN, Shenoy NK, Markovic SN, Thanarajasingam U. Scleroderma induced by pembrolizumab: a case series. Mayo Clin Proc. 2017; 92(7): 1158-1163.

[30] Tetzlaff MT, Nelson KC, Diab A, et al. Granulomatous/sarcoid-like lesions associated with checkpoint inhibitors: a marker of therapy response in a subset of melanoma patients. J Immunother Cancer. 2018; 6(1): 14.

[31] Fadel F, El Karoui K, Knebelmann B. Anti-CTLA4 antibody-induced lupus nephritis. N Engl J Med. 2009; 361(2): 211-212.

[32] Brahmer JR, Lacchetti C, Schneider BJ, et al. Management of immune-related adverse events in

patients treated with immune checkpoint inhibitor therapy: American Society of Clinical Oncology Clinical Practice Guideline. J Clin Oncol. 2018; 36(17): 1714-1768.

[33] Puzanov I, Diab A, Abdallah K, et al. Managing toxicities associated with immune checkpoint inhibitors: consensus recommendations from the Society for Immunotherapy of Cancer (SITC) Toxicity Manage-ment Working Group. J Immunother Cancer. 2017; 5(1): 1-28.

[34] Martins F, Sykiotis GP, Maillard M, et al. New therapeutic perspectives to manage refractory immune checkpoint-related toxicities. Lancet Oncol. 2019; 20(1): e54-e64.

[35] Kostine M, Finckh A, Bingham CO, et al. EULAR points to consider for the diagnosis and management of rheumatic immune-related adverse events due to cancer immunotherapy with checkpoint inhibitors. Ann Rheum Dis. April 2020: annrheumdis-2020-217139.

[36] Naidoo J, Cappelli LC, Forde PM, et al. Inflammatory arthritis: a newly recognized adverse event of immune checkpoint blockade. Oncologist 2017; 22(6): 627-630.

[37] Thompson JA. New NCCN guidelines: recognition and management of immunotherapy-related toxicity. J Natl Compr Canc Netw. 2018; 16(55): 594-596.

[38] Esfahani K, Elkrief A, Calabrese C, et al. Moving towards personalized treatments of immune-related adverse events. Nat Rev Clin Oncol. 2020; 17: 504-515.

[39] Tison A, Quéré G, Misery L, et al. Safety and efficacy of immune checkpoint inhibitors in patients with cancer and preexisting autoimmune disease: a nationwide, multicenter cohort study. Arthritis Rheumatol. 2019; 71(12): 2100-2111.

[40] Danlos F-X, Voisin A-L, Dyevre V, et al. Safety and efficacy of anti-programmed death 1 antibodies in patients with cancer and pre-existing autoimmune or inflammatory disease. Eur J Cancer. 2018; 91: 21-29.

[41] Johnson DB, Sullivan RJ, Ott PA, et al. Ipilimumab therapy in patients with advanced melanoma and preexisting autoimmune disorders. JAMA Oncol. 2016; 2(2): 234-240.

第 25 章

放射相关毒性的机制

25.1　简介

　　放射治疗（放疗）是通过电离辐射治疗恶性或良性肿瘤的过程，其中最常见的辐射线为 X 射线，放疗可通过直接电离或产生中间活性氧的方式导致 DNA 损伤[1]。如果这种损伤未被修复，其将凋亡、有丝分裂突变、自噬或最终的生长停滞 / 衰老导致正常和肿瘤细胞死亡[2]。DNA 修复缺陷是某些癌症的标志，这些肿瘤在照射后敏感性死亡，这在一定程度上解释了放疗良好的疗效。然而，正常细胞内的 DNA 也有可能无法完整修复，或者可能被放疗剂量完全损伤，从而导致辐射诱导毒性的发展。

25.2　放射相关毒性的类型

　　放疗是一种局部治疗，其副作用通常会发生在最接近照射部位的组织器官内。例如，骨盆放疗可导致膀胱炎、肠炎、直肠炎或骨髓抑制，但通常不会对远处的器官（例如肺）造成毒性。同样，在垂体腺瘤的治疗中，制订治疗计划过程中需要主要考虑视神经和视交叉的累积剂量，以防止视神经炎和失明。除直接器官损伤外，放疗后还有继发恶性肿瘤的危险。照射体距离与继发恶性肿瘤风险之间的关系表现为倒 U 形，也就是说，在高剂量的区域风险低，随着远离照射野，放疗剂量降低，整体风险升高，而在距离照射野更远的距离时该风险又逐步降低（例如，纵隔霍奇金淋巴瘤放疗后乳腺癌的风险增加）[3]。

　　放射毒性通常可分为急性毒性和晚期毒性，其中急性毒性发生在放疗期间或几周内，而晚期毒性在治疗后数月至数年发生。急性毒性主要由放疗对内皮的损伤所介导，导致血管通透性增加、水肿、淋巴细胞黏附和浸润[4]。照射后不久，内皮细胞的生理外观发生改变，生长因子、趋化剂和损伤标志物如白介素（IL）-1、IL-6、肿瘤坏死因子（TNF）-α 的合成和分泌发生变化[5]。这一过程产生炎症反应，导致中性粒细胞和嗜酸性粒细胞的聚集和激活[6]，最终导致由鞘磷脂酶的激活介导的内皮细胞凋亡，神经酰胺的产生和各种半胱氨酸天冬氨酸特异蛋白酶（caspases）的激活[7]。

晚期毒性主要是由组织特异性干细胞的耗竭和成纤维细胞过度产生导致的纤维化而造成的。尽管在辐射暴露后不久后就会发生一系列分子反应，但细胞事件和组织重构的过程要花费几年的时间。电离辐射还会通过调节炎症因子，特别是转化生长因子（TGF）-β 的失衡，诱导成纤维祖细胞过早分化为纤维细胞[5]。TGF-β 过度表达诱导过量胶原合成，抑制基质金属蛋白酶，介导了很多脏器的晚期毒性[8]。这种过度的纤维化还会导致晚期血管损伤，包括毛细血管塌陷、基底膜增厚、毛细血管扩张和干细胞克隆能力的丧失。人们已经证明，如果放疗后组织特异性干细胞依然具有完整结构，其可通过使促炎细胞因子水平正常化、促进血运重建和上调抗氧化酶来逆转这一过程[6]。

25.3 放射毒性的遗传决定因素

尽管放疗的不良反应通常取决于累积放射剂量，但少数患者在轻度暴露后就会出现毒性。目前已知共济失调性毛细血管扩张症、范科尼贫血和布卢姆综合征等遗传综合征具有显著的放射敏感性，但其确切机制尚不清楚[9]。全身性疾病，如硬皮病、系统性红斑狼疮和炎症性肠病等也已知对辐射敏感，可能是由于基线炎症状态加剧了放疗的急性和相应的晚期毒性[10]。然而，大多数对辐射表现出敏感的患者没有可识别的致病突变或共病，这表明个体的敏感性取决于许多具有不同外显率的基因[9]。除了正常组织的敏感性外，最近的研究还表明肿瘤对辐射的敏感性有遗传基础[11]。这些类似研究中的生物标志物等可以为放疗提供个性化辐射剂量的机会，这反过来又可以为个体患者提供适当的降低辐射剂量的策略。

25.4 精准放射治疗技术进步可降低毒性

放疗技术的进步降低了对正常组织的照射剂量，从而提高了安全性，适形调强放疗（IMRT）、图像引导放疗（IGRT）和运动管理就是这样的三种方案。IMRT 是一种适形放疗技术，它有两个主要特点为剂量强度可调节和逆向计划设计，辐射束的强度可以通过使用直线加速器机头内的多叶准直器（MLC）进行调节，反逆向计划设计是利用软件优化 MLC 在不同角度各个机头的定位。IGRT 在放疗时利用成像将治疗期间所需的区域的图像进行传输对比，最常见的是以锥束计算机断层扫描（CBCT）确保患者位置准确和照射精确。运动管理（例如屏气或四维 CT 扫描）可以通过减少治疗过程中肿瘤位置的不确定性来进一步减小放疗体积。

尽管技术进步旨在通过提高放疗计划的适形性来控制毒性，但剂量和放疗分割模式调整也与降低治疗不良反应相关。分割模式是照射野内毒性管理的重要因素，早期有一项放射生物学研究表明，将单次放疗剂量拆分成多次的小剂量分割可以显著的降低治疗毒性，这可能与该模式影响 DNA 修复和再生有关[12]。因此，传统上的放疗是持续数周的每日治疗。上文详述的放疗的进步使得实施高度适形的计划成为可能，目前放疗例如体部立体定向放疗（SBRT）可以分为仅 1 ~ 5 个分割[13]。然而，在许多临床情况下，仍可能受到邻近放疗靶区的危及器官所耐受的剂量限制，因此治疗可能仍然需要减少总剂量或增加分割次数。

粒子治疗是另一种用于减少正常组织放射剂量的方法。体外放疗最常用兆伏 X 射线，当它们完全穿透患者时，其强度会减弱。电子和质子等带电粒子具有剂量学上的优势，可以将大部分放射剂量传送到一定深度，消除了出射剂量。电子线在实践中被普遍使用，但其表面建成效应导致应用受限，质子治疗越来越多地应用于大型中心，通过多个器官部位的随机试验正在开展，以评估质子治疗对比光子治疗的临床益处[14-17]。

25.5　药物治疗改变辐射反应

目前各种医学疗法都在被探索其提高放疗指数的潜力。放射增敏剂，多为细胞毒性化疗药物，与放疗同步应用，用于全身许多癌症的根治性治疗[18]。这些药物可以以附加或协同的方式与放疗辐射相互作用，从而增加对肿瘤细胞的杀伤效应，但同时也可能会增加细胞毒性。辐射防护剂的特点是药物与辐射之间存在着相互拮抗作用。阿米福汀是一种放射性保护剂，其已被证明可以减少头颈部癌症患者的口干症和黏膜炎，但相应也会有一些观点认为它具有保护肿瘤细胞的可能性[19]。

也有一些其他全身性药物已用于治疗放疗的晚期毒性，但支持其疗效的数据有限。己酮可可豆碱是一种抗炎药物，可以改善辐射部位组织的血液流动，并与抗氧化剂维生素 E 联合用于治疗晚期辐射纤维化[20]。高压氧被认为可以通过促进再氧和血运重建来抵消放疗辐射的后期影响[21]。

25.6　结论

放疗可以定向投射电离辐射治疗良性和恶性肿瘤，其主要通过 DNA 损伤来发挥治疗作用。急性血管损伤可导致局部炎症，晚期辐射效应主要包括过度纤维化和组织特异性干细胞的丧失等。个体对放疗的敏感性很可能是多基因相关特征，在接受治疗前通常是未知的。最后，放疗毒性可以通过高度适形治疗、改变剂量和分割、粒子治疗和辅助全身治疗来减轻。

（译者：姜琳　　审校：刘潇衍，徐燕）

参考文献

［1］Baskar R, Dai J, Wenlong N, Yeo R, Yeoh KW. Biological response of cancer cells to radiation treatment. Front Mol Biosci. 2014; 1: 24.

［2］Thoms J, Bristow RG. DNA repair targeting and radiotherapy: a focus on the therapeutic ratio. Semin Radiat Oncol. 2010; 20(4): 217-222.

［3］Ng J, Shuryak I. Minimizing second cancer risk following radiotherapy: current perspectives. Cancer Manag Res. 2015; 7: 1-11.

［4］Jaenke RS, Robbins ME, Bywaters T, Whitehouse E, Rezvani M, Hopewell JW. Capillary endothelium. Target site of renal radiation injury. Lab Invest. 1993; 68(4): 396-405.

［5］Rodemann HP, Blaese MA. Responses of normal cells to ionizing radiation. Semin Radiat Oncol. 2007; 17(2): 81-88.

［6］Wei J, Meng L, Hou X, et al. Radiation-induced skin reactions: mechanism and treatment. Cancer Manag Res. 2019; 11: 167-177.

［7］Li YQ, Chen P, Haimovitz-Friedman A, Reilly RM, Wong CS. Endothelial apoptosis initiates acute blood-brain barrier disruption after ionizing radiation. Cancer Res. 2003; 63(18): 5950-5956.

［8］Martin M, Lefaix J, Delanian S. TGF-beta1 and radiation fibrosis: a master switch and a specific therapeutic target? Int J Radiat Oncol Biol Phys. 2000; 47(2): 277-290.

［9］Travis EL. Genetic susceptibility to late normal tissue injury. Semin Radiat Oncol. 2007; 17(2): 149-155.

［10］Chon BH, Loeffler JS. The effect of nonmalignant systemic disease on tolerance to radiation therapy. Oncologist. 2002; 7(2): 136-143.

［11］Yard BD, Adams DJ, Chie EK, et al. A genetic basis for the variation in the vulnerability of cancer to DNA damage. Nat Commun. 2016; 7: 11428.

［12］Ng WL, Huang Q, Liu X, Zimmerman M, Li F, Li CY. Molecular mechanisms involved in tumor repopulation after radiotherapy. Transl Cancer Res. 2013; 2(5): 442-448.

［13］Tsang MW. Stereotactic body radiotherapy: current strategies and future development. J Thorac Dis. 2016; 8(Suppl 6): S517-S527.

［14］Dose-escalated photon IMRT or proton beam radiation therapy versus standard-dose radiation therapy and temozolomide in treating patients with newly diagnosed glioblastoma. https: // clinicaltrials.gov/ct2/show/NCT02179086.

［15］Radiation therapy with protons or photons in treating patients with liver cancer. https: // clinicaltrials.gov/ct2/show/NCT03186898.

［16］Comparing proton therapy to photon radiation therapy for esophageal cancer. https: //clinicaltrials. gov/ct2/show/NCT03801876.

［17］Comparing photon therapy to proton therapy to treat patients with lung cancer. https: // clinicaltrials.gov/ct2/show/NCT01993810.

［18］Lawrence TS, Blackstock AW, McGinn C. The mechanism of action of radiosensitization of conven-tional chemotherapeutic agents. Semin Radiat Oncol. 2003; 13(1): 13-21.

［19］Gu J, Zhu S, Li X, Wu H, Li Y, Hua F. Effect of amifostine in head and neck cancer patients treated with radiotherapy: a systematic review and meta-analysis based on randomized controlled trials. PLoS One. 2014; 9(5): e95968.

[20] Ozturk B, Egehan I, Atavci S, Kitapci M. Pentoxifylline in prevention of radiation-induced lung toxicity in patients with breast and lung cancer: a double-blind randomized trial. Int J Radiat Oncol Biol Phys. 2004; 58(1): 213-219.

[21] Bennett MH, Feldmeier J, Hampson NB, Smee R, Milross C. Hyperbaric oxygen therapy for late radiation tissue injury. Cochrane Database Syst Rev. 2016; 4: CD005005.

第 26 章

放射治疗的黏膜和食管毒性

26.1 简介

口腔和食管黏膜损伤是不可避免的放射治疗（放疗）后改变。自放疗首次用于癌症治疗以来，黏膜炎一直是其难以避免的副作用。黏膜损伤通常是射线进入人体组织最先观察到的机体变化。消化道黏膜炎（AM）是描述肿瘤治疗相关的消化道（口腔到肛门）黏膜损伤的推荐术语。该统一术语承认整个胃肠道（GI）的相似性，同时因病理生理学反应、临床特征和治疗的差异，需要分别讨论口腔和胃肠道黏膜炎。几乎所有的 AM 患者都会伴随剧烈的疼痛，严重影响生活质量，在中性粒细胞减少的患者中，黏膜炎是败血症的临床显著危险因素 [1]。在一些患者中，AM 还具有剂量依赖性毒性，可以导致已有的抗肿瘤治疗（包括放疗中的加速分割照射和超分割照射，以及结合放化疗的干预措施）延缓或终止。

辐射的总剂量、每日辐射剂量、同步化疗和个人对辐射的敏感性是黏膜损伤的主要决定因素，AM 的发生率受这些因素影响。轻微反应在接受照射的患者中极其常见，发生率为 80% ~ 100%，其中 1/3 的患者会出现严重的黏膜损伤 [2,3]。

26.2 描述

黏膜炎通常以黏膜充血和红斑起病，然后逐步发展为白色隆起的脱屑斑块伴有压痛，最终斑块融合，发展为疼痛的、连续的假膜性病变（图 26.1），伴有吞咽困难和进食减少。口腔和消化道中未角化黏膜受辐射影响的风险最高。黏膜病变通常在 2 ~ 3 周内痊愈。AM 的临床过程有时可能因局部感染而变得复杂，尤其在免疫抑制的患者中更是如此。例如，口腔黏膜炎可合并真菌感染（如念珠菌）和病毒感染（如单纯疱疹病毒），导致愈合延迟，病程复杂化。

头颈癌放疗中，会出现一系列特定事件，该顺序反映了治疗过程中涉及的细胞群体的独特动力学特征 [4]。

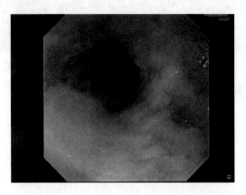

图 26.1　放射性食管炎合并融合溃疡

第一周：第一周的特点是敏感患者出现毛细血管扩张并导致轻微局灶性充血和水肿。敏感性可能与饮酒或吸烟、化疗、感染（口腔念珠菌病、HSV）或免疫抑制（如HIV）有关。

第二周：第二周的特征是疼痛加剧、味觉改变和食欲减退。味觉感觉以苦味和酸味的变化最为明显，咸味和甜味的变化较小。此时，红斑和水肿进一步加重，并出现早期的脱屑性黏膜炎。基底层细胞分裂受到影响，并开始脱落，同时血管结缔组织的损伤开始显现。此时，黏膜炎呈斑状出现。

第三周：第三周的特点是黏膜炎和肿胀、腺体分泌减少导致吞咽困难，黏膜炎斑块呈融合状。味觉敏锐度的损害发生在放疗的第三周。

第四周：第四周的特点是不良反应进一步加重。融合性黏膜炎脱落，导致固有层暴露。黏膜被纤维蛋白和多核白细胞覆盖。

第五周：第五周时，放射损伤达到最严重程度，导致患者对触觉、温度和颗粒状的食物极为敏感。于此同时，上皮层恢复也可能开始。

治疗后：治疗结束后，基底细胞迁移到损伤区域并增殖。2 周后，溃疡完全消退。

一直以来，黏膜炎的流行病学定义受到许多因素干扰，包括漏报、描述黏膜炎的术语差异、评估方法、量表的差异以及黏膜炎与其他临床重要后遗症之间的相关性。多年来，人们设计了多种 AM 的评分系统，旨在提供一个统一的、客观的、在所有临床情境和应用中都可以验证和重复的系统，来评估口腔黏膜炎。放射肿瘤学领域最常用的两个评分系统为美国国家癌症研究所制定的评分系统［不良事件通用术语标准（CTCAE）］，以及放疗肿瘤学组（RTOG）的评分标准，目的是在全球范围内统一报告 [5,6]。无论使用哪种量表，越来越多的证据表明培训和标准化对于提高黏膜炎评估的准确性和一致性非常重要。

表 26.1 和表 26.2 给出了 RTOG 和 NCI-CTCAE 的黏膜炎和食管炎的评分系统。

表 26.1　RTOG 和 NCI–CTCAE 黏膜炎评分系统

来源	一级	二级	三级	四级	五级
RTOG	轻微疼痛，不需要止痛剂	斑片状黏膜炎可能有血性分泌物；可能会感到疼痛，需要止痛剂，小于 1.5 cm，不连续	融合性纤维素性黏膜炎 / 可能包括需要麻醉药的严重疼痛，> 1.5 cm，连续	坏死或深度溃疡、出血	死亡
NCI-CTCAE	无痛性溃疡、红斑或轻度疼痛	疼痛的红斑、水肿或溃疡，但可进食	疼痛的红斑、水肿或溃疡不能吃	需要胃肠外或胃肠内支持	死亡

表 26.2　RTOG 和 NCI–CTCAE 食管炎评分系统

来源	一级	二级	三级	四级	五级
RTOG	轻度吞咽困难或吞咽疼痛、局部麻醉剂或 NSAIDs、清淡饮食	中度吞咽困难或吞咽疼痛、麻醉性镇痛药、浓汤或流质食物	严重吞咽困难或疼痛，脱水或体重减轻 > 15%，静脉输液，NGT，全胃肠外营养	完全梗阻、溃疡、穿孔、瘘管	死亡
NCI-CTCAE	无症状	有症状、进食 / 吞咽习惯改变；静脉输液 < 24 h	有症状，口服热量 / 液体摄入不足，需要静脉输液 > 24 h，全胃肠外营养	危及生命（梗阻、穿孔）	死亡

26.3　危险因素

有某些危险因素与黏膜炎的发病率和严重程度直接相关，可分为治疗相关危险因素或患者相关危险因素。治疗相关的危险因素包括电离辐射的类型、受照射组织的体积、每天的剂量和累积剂量。与用于其他部位深部肿瘤的高能量辐射相比，用于头颈部癌症的低能量辐射会导致更高的表面剂量。头颈部癌症所需超过 5000 cGy 的高辐射剂量直接导致黏膜损伤[2,3]。分次剂量超过 200 cGy 或每天超过一个分次辐射也会增加黏膜炎的风险[7-10]。大量临床试验证实，当总治疗时间缩短，急性正常组织反应的严重程度会明显增加，特别是口腔黏膜炎[11]。必须注意的是，急性黏膜毒性的发生率和严重程度并没有因为引用放疗新技术而明显减少。使用不同的方式，如采用质子治疗进行头颈部放疗没有明显减低黏膜毒性。同步化疗也是导致急性黏膜炎的一个重要因素。

患者相关因素也在黏膜损伤中起着重要作用。任何导致 DNA 损伤修复缺陷的遗传学变化都会导致对辐射敏感。有报告表明，严重的五级毒性主要发生在 DNA 修复紊乱的纯合子患者，如共济失调（A-T）、奈梅亨断裂综合征（NBS）和范科尼贫血（FA）是最常见的[12]。有研究高度怀疑有更多携带这些基因的杂合子对辐射敏感性和辐射相关毒性。在一些队列中还出现了其他风险因素（例如遗传多态性），这些因素可以解释黏膜损伤的临床表现程度。进一步研究这些新发现的因素将有助于促进与毒性临床表现相关的病理生理模型的构建。除了其他更常见的患者相关风险因素外，合并症（例如营养不良）也可能会增加重要的风险。吸烟是另一个重要的因素，可能会增加黏膜毒性的风险并延迟其愈合。另外，由于颈头部照射和（或）止吐药物引起临床显著的唾液减少/口干症的患者，可能会因口腔黏膜炎而感到更加不适。

26.4　作用机制

在早期使用放射治疗癌症时，人们就知道其会导致粘膜炎。然而，黏膜屏障损伤背后的生物学复杂性直到最近才被认识到。在历史上，黏膜炎仅被视为一种由于放射毒性作用于分裂的上皮干细胞而引起的上皮介导事件。消化道的上皮表面增殖速度快，容易受到电离辐射的伤害。先前认为，放射线直接对基底细胞层造成损害，导致上皮的再生能力丧失，进一步导致克隆细胞死亡、萎缩和随之发生的溃疡。[13] 然而，最近的研究结果证实了黏膜下细胞和细胞外基质的参与，这一事实并不能仅通过以前简单的上皮损伤理论来解释。实验证据显示口腔黏膜中几乎所有细胞和组织，甚至包括细胞外基质都参与了屏障损伤，同时微血管内皮和结缔组织的损伤可能先于上皮的变化。有证据表明，黏膜毒性发生率随着血小板聚集的抑制下降，这些证据支持内皮细胞和血小板参与辐射引起的黏膜炎 [16]。细胞和组织变化的顺序进一步表明，黏膜损伤不是孤立不良事件，可能由于各种黏膜成分之间的相互作用，包括环境的影响，共同导致黏膜炎 [14,15]。在动物和人体研究中也有证据表明，抗肿瘤治疗增加了促炎细胞因子，导致黏膜毒性增加 [15,17]。口腔黏膜炎和食管炎的发病机制相似 [18]，除了固有层内结缔组织细胞的增殖能力下降外，还对分裂细胞造成直接损害，导致血管通透性增加和炎症浸润，并造成组织缺血和纤维化。从放射生物学的角度来看，辐射诱导的黏膜损伤的起始事件是对基底上皮细胞和下层组织细胞的直接 DNA 损伤。辐射导致 DNA 链断裂，进而可以通过各种机制启动非 DNA 损伤，其中最常见的是活性氧（ROS）。涉及多种转录因子的损伤产生途径激活，导致调节损伤反应的基因上调。其中，核因子 -κB（NF-κB）可能是黏膜炎发病的关键因素之一。NF-κB 在放化疗中激活，在应急的黏膜中可以检测到，能对不同的外界刺激作出不同反应。激活的 NF-κB 会导致许多基因表达上调，如肿瘤坏死因子 -α（TNF-α）、白介素（IL）-1β 和 IL-6，能够引起包括凋亡在内广泛的组织反应 [10]。已知的降低这些细胞因子表达的药物在基础实验 [15] 和临床试验 [19] 方面都有疗效。这些信号分子还参与了一个正反馈回路，从而放大了辐射的原始效应。上皮干细胞有同步的直接和间接损伤，导致更新能力的丧失。急性黏膜炎是由于因黏膜干细胞被完全抑制和移行细胞增殖受到抑制而导致鳞状上皮细胞缺失[20]。这些信号分子也通过正反馈通放大放射损伤。对上皮干细胞造成直接和间接损害，导致自我更新能力丧失。急性黏膜炎是由于放射线抑制黏膜干细胞的分化和增殖，导致上皮细胞明显减少。正常情况下，口腔黏膜细胞的增殖周期为 1 ~ 2 周，放疗导致增殖速度减慢，延迟黏膜损伤的恢复。营养不良会减少细胞迁移和更新，进一步阻碍黏膜再生。随着放疗的进行，细胞死亡和细胞再生之间的平衡逐渐改变，最初的红斑 / 黏膜充血转变为斑片状或融合性黏膜炎，并部分或完全的剥脱，出现假膜和溃疡。

黏膜受损后继发性感染率更高，这时黏膜失去了"定殖抗性"。定殖抗性是稳态微生物群落用来防止外源病原体定殖的有效防御机制。当口腔组织受到辐射时，黏膜失去定殖抗性[21]。放射性黏膜炎是由正常口腔微生物群落的改变和伴随的组织变化共同导致的。当细胞从存活的黏膜干细胞再生时，受损组织则逐渐愈合。

综上所述，根据现有证据，可将黏膜炎的发病阶段总结如下：

组织损伤的开始：放化疗会诱发细胞损伤，导致基底上皮细胞死亡。放化疗产生的 ROS 在黏膜损伤的起始中发挥了作用[22]。这些具有高度活性的小分子是氧代谢的副产物，可以造成严重的细胞损伤。研究表明[23]有效阻断或清除氧自由基的药物可以减轻黏膜损伤，这也提示 ROS 在损伤诱导中具有重要作用。

通过产生信使信号上调炎症：除了直接导致细胞死亡外，自由基还激活第二信使，将信号从细胞表面受体传递到细胞内部。ROS 可以激活损伤的次级介导因子，包括转录因子，如 NF-κB，这诱导产生促炎因子的基因上调，包括编码 TNF-α、IL-1β 和 IL-6 的基因，引起黏膜下层细胞的损伤凋亡和基底上皮细胞的损伤。其他基因也会上调，导致黏附分子、环氧合酶 -2（COX-2）的表达以及新生血管形成。ROS 和抗肿瘤药物也可以激活催化神经酰胺合成的酶（鞘磷脂酶和神经酰胺合成酶）补充神经酰胺途径，该途径可以同时或续贯发挥作用，以诱导原发性凋亡[24]。

信号传递和放大：在这一阶段，编码炎症因子（如 TNF-α）的基因表达上调，通过一系列正反馈通路，调节转录因子以及神经酰胺 / 天胱蛋白酶信号途径的影响来放大和延长组织损伤。因此，相关基因上调会导致炎症因子释放增加，损失组织黏膜。由于破坏主要集中在黏膜下层和基底上皮，黏膜表面的外观仍可正常。

溃疡和炎症：溃疡期是由于基底上皮干细胞损伤、死亡造成的，这个阶段一般有明显的症状。溃疡创面容易形成细菌定殖，导致二次感染。细菌的细胞壁产物可到达黏膜下层，刺激局部浸润的巨噬细胞释放促炎因子，进一步加重局部组织损伤[15,20]。

愈合：这一阶段从细胞外基质启动的信号开始，其特点是上皮细胞的增生以及细胞和组织的分化[15]，开始恢复上皮细胞的完整性并重新建立局部微生物菌群。虽然黏膜恢复正常外观，但局部组织环境发生了显著改变，有残余的血管生成，这使患者以后发作口腔黏膜炎的风险增加。

黏膜炎是一系列发生在黏膜组织中的生物学改变所引起的。虽然黏膜炎的确切定义尚未完善，但目前对黏膜损伤的细胞和分子机制的研究已经提供了许多潜在的干预靶点。靶向的、合理的治疗方案还在探索之中。同时，基于机制的风险预测和病情监测也是未来研究的目标。

26.5 药物治疗和管理方法

口腔黏膜炎和食管炎的临床治疗可分为：黏膜炎的治疗管理、疼痛控制、感染控制和口干相关治疗。

26.5.1 口腔黏膜炎和食管炎的治疗药物

这类药物包括可用于降低患者发生黏膜炎的发生率或缩短黏膜炎病程的药物。

1. 抗炎 / 免疫调节剂

盐酸苄达明 0.15%：盐酸苄达明是一种非甾体抗炎漱口水，建议用于预防和（或）缓解接受中等剂量放疗头颈部肿瘤患者的口腔黏膜炎[25]。该药物可抑制包括 TNF-α 在内的促炎因子。在一项Ⅲ期临床试验中，盐酸苄达明漱口水降低了接受累积剂量高达 50 Gy 放疗的头颈癌患者黏膜炎的严重程度[19]。

吲哚美辛：吲哚美辛是一种非甾体抗炎药，可抑制前列腺素合成以及推迟黏膜炎的发生。

泼尼松：短期全身使用泼尼松（每天 40 ~ 80 mg，最长 1 周）对减轻炎症有帮助。

2. 细胞保护剂

氨磷汀：氨磷汀是一种细胞保护剂，可有效减少接受头颈部癌症放疗患者的急慢性口渴的发生率和严重程度。它是一种硫代磷酸酯（一种辐射保护剂），被认为是 ROS 的清除剂[26]。然而，除了推荐用于预防非小细胞肺癌化疗患者的食管炎外，各类指南不建议在发生口腔黏膜炎的放化疗患者中使用该药品[27]。

硫糖铝：硫糖铝是一种细胞保护剂，用于治疗消化道溃疡。它是八硫酸蔗糖的碱性铝盐，通过覆盖食管黏膜，促进溃疡愈合。一项新的随机对照试验证实硫糖铝在放射黏膜炎治疗中缺乏益处，结论表明粉状硫糖铝与苏打漱口水之间没有区别，但不排除一些严重的食管炎患者可能会从中获益[28]。

3. 生长因子：帕利夫明：帕利夫明是一种重组的人角质细胞生长因子 -1，可以促进上皮细胞的增殖，已被用于治疗口腔黏膜炎。最近的证据显示，在自体造血干细胞移植前接受大剂量化疗和全身照射的血液恶性肿瘤（如淋巴瘤和多发性骨髓瘤）患者中，静脉注射重组帕利夫明可显著降低世界卫生组织（WHO）3 级和 4 级口腔黏膜炎的发病率[29,30]。根据两项随机试验，帕利夫明也可预防接受放化疗的头颈部癌症患者的口腔黏膜炎[31-33]。理论上这些生长因子可能会促进肿瘤细胞的生长，但最近的一项研究发现在中位随访时间为 14.5 个月时[31,34]，接受帕利夫明的结直肠癌受试者组与安慰剂组相比其生存率没有显著差异。现在正在进行进一步研究，以确认上皮生长因子在实体瘤环境中的安全性。

26.5.2　用于控制疼痛的药物

一般来说，局部镇痛剂可对局部区域的疼痛暂时有效。对于中度或持续性疼痛，可能需要口服阿片类药物和含阿片类药物的组合。中度和重度疼痛应定期服用止痛剂。

1. 局部镇痛剂 / 麻醉剂

神奇漱口水：神奇漱口水是治疗口腔黏膜炎和食管炎最常用的药物。它由等量利多卡因、苯海拉明和氢氧化铝镁组成。该药品要求患者每餐前漱口 1 min 后吞咽。对有口腔鹅口疮的患者，可以使用 GI 鸡尾酒，这是用不同成分制作的漱口水类似制剂。

奥昔卡因铝 / 氢氧化镁（mucaine）镇痛剂 / 抗酸剂组合：该组合对食管炎有效，应在饭前和睡前 10 ~ 15 min 服用。

2% 盐酸利多卡因：口服利多卡因通常漱口后吐出，每天最多 6 次。如果有咽部受累，可以缓慢咽下；但可能会影响吞咽反射并增加误吸风险。

苯佐卡因：苯佐卡因是一种局部麻醉剂，应用于局部溃疡处。

2. 全身镇痛剂

对乙酰氨基酚 / 可待因：对乙酰氨基酚 / 可待因是一种含阿片类药物的镇痛药，可用于早期黏膜炎仍有吞咽功能的患者中。

液体对乙酰氨基酚 / 可待因：上述组合也有液体配方，用于治疗严重黏膜炎引起的疼痛和吞咽困难。

吗啡：吗啡是一种阿片类药物，有片剂、液体或静脉制剂。

盐酸氢吗啡酮：氢吗啡酮是一种强效阿片类药物，有肠内和肠外两种配方。

芬太尼透皮贴：芬太尼透皮贴是适用于稳定性慢性疼痛的阿片类镇痛剂，每 72 小时更换 1 次。静脉注射芬太尼也可起效，但作用时间非常短暂。

患者自控镇痛：一些非常严重的黏膜炎患者可能需要通过患者自控镇痛（PCA）泵持续给予全身阿片类药物。

26.5.3　口腔感染管理

根据致病微生物种类，可使用抗真菌药、抗病毒药或抗菌剂，局部或全身给药。其中全身途径对有严重感染风险的患者（如骨髓抑制患者）最有用。

1. 抗真菌药物：如果黏膜炎症状在放疗早期出现，伴随突然加重或在治疗结束后持续很长时间，可能存在念珠菌感染，联合多种抗真菌药物可有效治疗。制霉菌素口服混悬液是预防和治疗口腔和食管念珠菌最常用的药物之一。通常将口服液含在嘴里5 min 后吐出或吞下。应避免在使用后 30 min 内进食。氟康唑是真菌感染常用的全身治疗药物。其他治疗口腔念珠菌病的药物包括酮康唑、两性霉素和伊曲康唑。

2. 抗病毒药：阿昔洛韦软膏用于唇疱疹的局部治疗。阿昔洛韦、泛昔洛韦和伐昔洛韦用于全身性疱疹的治疗，这些药物也可用于唇疱疹的短期疗程。

3. 抗菌药：已有资料表明，清洁口腔可以减少机会致病菌对口腔的感染，还可以减少由常驻口腔和（或）机会性病原体引起的系统性败血症[35]。过去常用选择性口腔洁净剂氯己定抑制口腔微生物菌群，防止牙菌斑形成。后来一些证据表明氯己定缺乏益处，这种药剂不再受到青睐[36]。在接受头颈部癌症放疗的患者中使用抗菌润喉糖，可以有效预防黏膜炎[37]。但最近对含有多黏菌素、妥布霉素和两性霉素 B 或杆菌素、克霉唑和庆大霉素的口服润喉糖的研究表明，辐射引起的黏膜炎的发生率和严重程度没有改善[38,39]。尽管人们能够推测感染在黏膜炎发病机制中的作用，但没有确凿的证据表明使用抗生素来预防辐射诱发的黏膜炎有效。在严重的黏膜炎病例中，抗生素仍然有用，如高度怀疑存在细菌感染，则建议使用抗生素。

26.5.4 治疗口干的药物

在癌症治疗中，患者往往会出现短暂或永久性的口干和唾液不足。唾液不足会进一步加重咀嚼困难和组织炎症，增加局部感染的风险，唾液中的浆液成分减少，许多患者还抱怨唾液分泌物变稠。

滋润口腔的药物包括处方或非处方漱口水、人工唾液或口腔保湿剂。专为口干设计的漱口水，特别是含有木糖醇的漱口水可能有效，如 Biotene 漱口水或 Act 漱口水，它们同时提供防止蛀牙的保护。唾液替代品（如 Moi-Stir）根据需要以喷雾或拭子的形式使用。Saliva MAX 是一种人造唾液，用于缓解口腔干燥和黏膜炎的急慢性症状。它是一种过饱和的磷酸钙粉末，溶于水时会产生一种电解质浓度高的溶液，类似于天然唾液。

必要时可使用胆碱能药物。常见的处方药包括毛果芸香碱（Salagen）或西维美林（Evoxac），可刺激唾液分泌。

26.6 非药物治疗和管理方法

口腔黏膜炎和食管炎的非药物干预包括一般治疗措施、营养支持、口腔卫生、口腔净化和缓解口干。经常使用温和的漱口水可能有助于减少不适或疼痛。商业漱口水可能对口腔黏膜有刺激性，可将小苏打和盐溶于温水中代替商业漱口水。

26.6.1　营养支持

所有患者都应进行营养风险筛查，一旦出现吞咽困难就应尽早开始肠内营养。当出现口腔黏膜炎时，软食或流食比正常饮食更容易耐受；发生严重黏膜炎时，胃内置管可能有效。

26.6.2　口腔卫生

适当的口腔护理可以减少放疗的口腔毒性。多项研究表明，保持良好的口腔卫生能减少口腔黏膜炎的风险和严重程度。应避免使用含酒精的漱口水以防止引起进一步的刺激。应向患者强调口腔卫生的重要性，建议使用标准化的口腔护理方案，包括用软牙刷刷牙、用牙线和非药物冲洗（例如生理盐水或碳酸氢钠冲洗）[40,41]。

26.6.3　口腔消毒

口腔净化是通过保持良好的口腔卫生来实现的。除了药物措施外，一些非处方产品，如润喉糖、喷雾剂或使用茶水进行漱口都可以获益。口腔平衡剂是一种牙科凝胶，可以在疮口愈合时湿润口腔，有助于控制口腔菌群。盐水漱口也是具有杀菌作用。

26.6.4　缓解口干

除了在吃饭时喝水帮助咀嚼和吞咽外，应该鼓励患者全天多次饮水或含服冰片来湿润口腔。

鼓励患者用鼻呼吸而不是用嘴呼吸。如果打鼾导致患者在夜间用嘴呼吸，鼓励患者寻求治疗。

咀嚼无糖口香糖或吮吸无糖硬糖有助于刺激唾液分泌并改善口干症状。

建议使用一些含有木糖醇、甲基纤维素或羟乙基纤维素的非处方替代品。含有木糖醇的产品同时有助于预防龋齿。

还有一些简单的措施，如在晚上用室内加湿器增加空气湿度，可滋润嘴唇开裂的部位。

避免使用会使口干症状恶化的药物，包括咖啡因、烟草和酒精。非处方抗组胺药和缓解充血的药物也会使口干症状恶化。

26.6.5　放疗新发展

随着放疗新模式的使用，有多种方法可以减少口腔黏膜炎和食管炎的发生。可以采取各种措施来减少对正常组织的毒性，包括精准的治疗计划和照射技术，根据估计的细胞负荷选择性减少接受高剂量的组织体积，以及将敏感器官（口腔黏膜和食管）排除在照射区域之外。随着对器官保护越来越重视，治疗计划是实现最大肿瘤控制率（TCP）、最少副作用和令人满意的效果的关键。放射肿瘤学领域中可以降低口腔黏膜炎和食管炎的发病率和严重性的一些最新变化包括：

使用定制的口内假体，避免将非病变组织包括在治疗区域外，或为治疗区域内的组织提供屏蔽，保留更多黏膜[42]。基于计算机断层扫描（CT）的模拟和勾画目标（图 26.2）可准确判定肿瘤病灶和亚临床病灶，从而更好地保留目标边缘较小的非肿瘤组织。

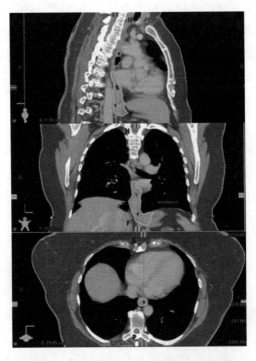

图 26.2 在计算剂量时划出食管以保留剂量

采用调强放疗（IMRT）的方案利用逆向计划算法，在考虑到危险器官的耐受剂量后生成方案。通常用于口腔的平均照射剂量为 40 ~ 30 Gy 或更少，这取决于目标体积。用于食管的平均照射剂量为 34 Gy 或更少[43]。对于 IMRT，接受 35 Gy 的体积为 50% 或更少，接受 50 Gy 的体积为 40% 或更少，接受 70 Gy 的体积为 20% 或更少[43]。方案的最终目标是尽可能减少黏膜暴露，特别注意避免在未受影响的黏膜中出现热点。

每天用锥形束成像进行验证能最大限度地减少黏膜的暴露，降低黏膜炎发病率。

通过低剂量激光生发治疗（LLLT）进行光生物调节：在过去 10 年中，LLLT 已被用于预防和治疗各种抗肿瘤疗法引起的口腔黏膜炎[44-46]。LLLT 包括一个窄的高密度光谱单色光源，波长从可见的红色到红外线，可以改变线粒体的呼吸代谢，使三磷酸腺苷产生增加，从而在胞内产生 ROS。这些变化导致成纤维细胞增殖、胶原蛋白合成、炎症反应以及血管生成和组织修复增强[47]。LLLT 能够诱发多种生物学效应，如镇痛。该技术可以通过增加血管化、细胞运动和再上皮化来帮助组织修复[48-50]。目前正在进行进一步的调查，似乎对未来有希望。

　　识别放射敏感的遗传性疾病：A-T、NBS 和 FA 等遗传性疾病的共同表征可以帮助医生在推荐或开始放疗之前预测放射敏感性。目前有研究尝试通过应用预测模型帮助临床医生前瞻性识别更有可能发生消化道黏膜炎的患者。

（译者：蔚思源　　审校：陈闽江）

参考文献

[1] Elting L, Cooksley C, Chambers M, Cantor SB, Manzullo E, Rubenstein EB. The burdens of cancer therapy: clinical and economic outcomes of chemotherapy-induced mucositis. Cancer. 2003; 98(7): 1531-1539.

[2] Trotti A, Bellm LA, Epstein JB, et al. Mucositis incidence, severity and associated outcomes in patients with head and neck cancer receiving radiotherapy with or without chemotherapy: a systematic literature review. Radiother Oncol. 2003; 66(3): 253-262.

[3] Vera-Llonch M, Oster G, Hagiwara M, Sonis S. Oral mucositis in patients undergoing radiation treat-ment for head and neck carcinoma. Cancer. 2006; 106(2): 329-336.

[4] Hall EJ, Giaccia AJ. Radiobiology for the Radiologist. 7th ed. Philadelphia: Lippincott, Williams & Wilkins; 2012.

[5] Cox JD, Stetz J, Pajak TF. Toxicity criteria of the Radiation Therapy Oncology Group (RTOG) and the European Organization for Research and Treatment of Cancer (EORTC). Int J Radiat Oncol Biol Phys. 1995 Mar 30; 31(5): 1341-1346.

[6] U.S. Department of Health and Human Services. Common Terminology Criteria for Adverse Events (CTCAE) Version 4.0. 2009. https://evs.nci.nih.gov/ftp1/CTCAE/CTCAE_4.03/Archive/CTCAE_4.0_2009-05-29_QuickReference_8.5x11.pdf.

[7] Fu KK, Pajak TF, Trotti A, et al. A Radiation Therapy Oncology Group phase III randomized study to compare hyperfractionation with two variants of accelerated fractionation to standard fractionation radiotherapy for head and neck squamous cell carcinoma: first report of RTOG 9003. Int J Radiat Oncol Biol Phys. 2000; 48(1): 7-16.

[8] Johnson CR, Schmidt-Ullrich R, Wazer DE. Concomitant boost technique using accelerated super-fractionated radiation therapy for advanced squamous cell carcinoma of the head and neck. Cancer. 1992; 69(11): 2749-2754.

[9] Horiot J, Fur RL, N'Guyen T, et al. Hyperfractionated compared with conventional radiotherapy in oropharyngeal carcinoma: an EORTC randomized trial. Eur J Cancer Clin. Oncol. 1990; 26(7): 779-780.

[10] Logan RM, Gibson RJ, Sonis ST, Keefe DM. Nuclear factor-kappa B (NF-kappa B) and

cyclooxygen-ase-2 (COX-2) expression in oral mucosa following cancer chemotherapy. Oral Oncol. 2007; 43(4): 395-401.

[11] Dobrowsky W, Naudé J, Widder J, et al. Continuous hyperfractionated accelerated radiotherapy with/without mitomycin C in head and neck cancer. Int J Radiat Oncol Biol Phys. 1998; 42(4): 803-806.

[12] Pollard JM, Gatti RA. Clinical radiation sensitivity with DNA repair disorders: an overview. Int J Radiat Oncol Biol Phys. 2009; 74(5): 1323-1331.

[13] Lockhart PB, Sonis ST. Alterations in the oral mucosa caused by chemotherapeutic agents: a histologic study. J Dermatol Surg Oncol. 1981; 7(12): 1019-1025.

[14] Paris F, Fuks Z, Kang A, et al. Endothelial apoptosis as the primary lesion initiating intestinal radiation damage in mice. Science 2001; 293(5528): 293-297.

[15] Sonis ST, Peterson R, Edwards L, et al. Defining mechanisms of action of interleukin-11 on the progres-sion of radiation-induced oral mucositis in hamsters. Oral Oncol. 2000; 36(4): 373-381.

[16] Wang J, Albertson CM, Zheng H, Fink LM, Herbert JM, Hauer-Jensen M. Short - term inhibition of ADP-induced platelet aggregation by clopidogrel ameliorates radiation-induced toxicity in rat small intestine. Thromb Haemost. 2002; 87: 122-128.

[17] Hall PD, Benko H, Hogan KR, Stuart RK. The influence of serum tumor necrosis factor-alpha and in-terleukin-6 concentrations on nonhematologic toxicity and hematologic recovery in patients with acute myelogenous leukemia. Exp Hematol. 1995; 23(12): 1256-1260.

[18] Squier CA, Kremer MJ. Biology of oral mucosa and esophagus. J Natl Cancer Inst Monogr. 2001; 2001(29): 7-15.

[19] Epstein JB, Silverman S, Paggiarino DA, et al. Benzydamine HCl for prophylaxis of radiation-induced oral mucositis. Cancer. 2001; 92(4): 875-885.

[20] Sonis ST, Elting LS, Keefe D, et al. Perspectives on cancer therapy-induced mucosal injury: pathogenesis, measurement, epidemiology, and consequences for patients. Cancer. 2004; 100(9): 1995-2025.

[21] Dörr W, Emmendörfer H, Haide E, Kummermehr J. Proliferation equivalent of accelerated repopulation in mouse oral mucosa. Int J Radiat Biol. 1994; 66(2): 157-167.

[22] Gaté L, Paul J, Ba GN, Tew KD, Tapiero H. Oxidative stress induced in pathologies: the role of antioxi-dants. Biomed Pharmacother. 1999; 53(4): 169-180.

[23] Culy CR, Spencer CM. Amifostine: an update on its clinical status as a cytoprotectant in patients with cancer receiving chemotherapy or radiotherapy and its potential therapeutic application in myelodysplas-tic syndrome. Drugs. 2001; 61(5): 641-648.

[24] Maddens S, Charruyer A, Plo I, et al. Kit signaling inhibits the sphingomyelin-ceramide pathway through PLCγ1: implication in stem cell factor radioprotective effect. Blood. 2002; 100(4): 1294-1301.

[25] Lalla RV, Sonis ST, Peterson DE. Management of oral mucositis in patients who have cancer. Dent Clin North Am. 2008; 52(1): 61-77.

[26] Mantovani G, Macciò A, Madeddu C, et al. Reactive oxygen species, antioxidant mechanisms and serum cytokine levels in cancer patients: impact of an antioxidant treatment. J Environ Pathol Toxicol Oncol. 2003; 22(1): 17-28.

［27］Bensadoun RJ, Schubert MM, Lalla RV, Keefe D. Amifostine in the management of radiation-induced and chemo-induced mucositis. Suppor Care Cancer. 2006; 14(6): 566-572.

［28］Dodd MJ, Miaskowski C, Greenspan D, et al. Radiation-induced mucositis: a randomized clinical trial of micronized sucralfate versus salt and soda mouthwashes. Cancer Invest. 2003; 21(1): 21-33.

［29］Niscola P, Scaramucci L, Giovannini M, et al. Palifermin in the management of mucositis in hemato-logical malignancies: current evidences and future perspectives. Cardiovasc Hematol Agents Med Chem. 2009; 7(4): 305-312.

［30］Spielberger R, Stiff P, Bensinger W, et al. Palifermin for oral mucositis after intensive therapy for hema-tologic cancers. N Engl J Med. 2004; 351(25): 2590-2598.

［31］Brizel DM, Murphy BA, Rosenthal DI, et al. Phase II study of palifermin and concurrent chemoradia-tion in head and neck squamous cell carcinoma. J Clin Oncol. 2008; 26(15): 2489-2496.

［32］Le Q-T, Kim H, Schneider CJ, et al. Palifermin reduces severe mucositis in definitive chemoradiother-apy of locally advanced head and neck cancer: a randomized, placebo-controlled study. J Clin Oncol. 2011; 29(20): 2808-2814.

［33］Henke M, Alfonsi M, Foa P, et al. Palifermin decreases severe oral mucositis of patients undergoing postoperative radiochemotherapy for head and neck cancer: a randomized, placebo-controlled trial. J Clin Oncol. 2011; 29(20): 2815-2820.

［34］Rosen LS, Abdi E, Davis ID, et al. Palifermin reduces the incidence of oral mucositis in patients with meta-static colorectal cancer treated with fluorouracil-based chemotherapy. J Clin Oncol. 2006; 24(33): 5194-5200.

［35］Spijkervet FK, Van Saene HK, Van Saene JJ, et al. Effect of selective elimination of the oral flora on mucositis in irradiated head and neck cancer patients. J Surg Oncol. 1991; 46(3): 167-173.

［36］Foote RL, Loprinzi CL, Frank AR, et al. Randomized trial of a chlorhexidine mouthwash for alleviation of radiation-induced mucositis. J Clin Oncol. 1994; 12(12): 2630-2633.

［37］Matthews RH, Ercal N. Prevention of mucositis in irradiated head and neck cancer patients. J Exp Ther Oncol. 1996; 1(2): 135-138.

［38］Stokman MA, Spijkervet FK, Burlage FR, et al. Oral mucositis and selective elimination of oral flora in head and neck cancer patients receiving radiotherapy: a double-blind randomised clinical trial. Br J Cancer. 2003; 88(7): 1012-1016.

［39］El-Sayed S, Nabid A, Shelley W, et al. Prophylaxis of radiation-associated mucositis in conventionally treated patients with head and neck cancer: a double-blind, phase III, randomized, controlled trial evalu-ating the clinical efficacy of an antimicrobial lozenge using a validated mucositis scoring system. J Clin Oncol. 2002; 20(19): 3956-3963.

［40］Yoneda S, Imai S, Hanada N, et al. Effects of oral care on the development of oral mucositis and micro-organisms in patients with esophageal cancer. Jpn J Infect Dis. 2007; 60(1): 23-28.

［41］McGuire DB, Correa ME, Johnson J, Wienandts P. The role of basic oral care and good clinical practice principles in the management of oral mucositis. Support Care Cancer. 2006; 14(6): 541-547.

［42］Kaanders JH, Fleming TJ, Ang KK, Maor MH, Peters LJ. Devices valuable in head and neck radio-therapy. Int J Radiat Oncol Biol Phys. 1992; 23(3): 639-645.

[43] Marks LB, Ten Haken RK, Martel MK. Guest editors introduction to QUANTEC: a user's guide. Int J Radiat Oncol Biol Phys. 2010; 76(3 suppl): S1-S2.

[44] Lino MD, Carvalho FB, Oliveira LR, et al. Laser phototherapy as a treatment for radiotherapy-induced oral mucositis. Braz Dent J. 2011; 22(2): 162-165.

[45] Antunes HS, Herchenhorn D, Small IA, et al. Phase III trial of low-level laser therapy to prevent oral mucositis in head and neck cancer patients treated with concurrent chemoradiation. Radiother Oncol. 2013; 109(2): 297-302.

[46] Sonis ST, Hashemi S, Epstein JB, Nair RG, Raber-Durlacher JE. Could the biological robustness of low level laser therapy (Photobiomodulation) impact its use in the management of mucositis in head and neck cancer patients. Oral Oncol. 2016; 54: 7-14.

[47] Moshkovska T, Mayberry J. It is time to test low level laser therapy in Great Britain. Postgrad Med J. 2005; 81(957): 436-441.

[48] Lisboa de Castro JF, Gomes Henriques ÁC, Cazal Lira C, de Andrade Santos RN, Anderson de Barros Matos J, Carneiro do Nascimento S. Effect of laser therapy on laryngeal carcinoma cell proliferation (H.Ep-2). Braz Res Pediatr Dent Integr Clin. 2014; 14(4): 275-282.

[49] Amadori F, Bardellini E, Conti G, Pedrini N, Schumacher RF, Majorana A. Low-level laser therapy for treatment of chemotherapy-induced oral mucositis in childhood: a randomized double-blind controlled study. Lasers Med Sci. 2016; 31(6): 1231-1236.

[50] Melo Jr WA, da Silva Jr EF, Calista AA, et al. Laser therapy in prevention and treatment of oral mucositis in pediatric oncology. J Nurs UFPE. 2016; 10(10): 2404-2411.50 7.

放射治疗的皮肤毒性

27.1 简介

放射性皮炎是放射治疗（放疗）最早被发现的皮肤不良反应之一。几乎所有接受放疗的患者都会出现一定程度的皮肤改变。可能出现急性和（或）慢性皮肤改变，这可能会影响患者在放疗过程中及之后的生活质量。这些皮肤反应可能导致治疗延误、功能缺陷和影响美观。

在许多情况下放疗被用手术后的辅助治疗，如乳腺癌保乳治疗或乳房切除术后放疗，以降低局部复发的风险；或者放疗在早期无法手术治疗的肺癌中作为根治性治疗，与化疗联合治疗局部晚期肺癌；以及在治疗肉瘤、胸腺瘤和淋巴瘤时，放疗可与化疗联合或单独使用。放疗还被用作外照射治疗或近距离治疗皮肤癌。这些广泛的适应证增加了患者的数量，其中许多人将发生某种形式的放射性皮炎。

由于放射线需要进入、穿出或在定位皮肤附近以达到靶剂量，因此放疗对皮肤的影响通常是不可避免的。皮肤细胞起源于快速增殖分化的干细胞，对放疗相对敏感。不良反应有时会导致治疗中断，并限制放疗的剂量，因此预防和治疗策略变得极为重要。

本章将讨论放射性皮炎的临床表现、作用机制、治疗和预防方法。

27.2 描述

最早关于放射线诱导皮肤改变的报道可以追溯到 1896 年，也就是伦琴发现 X 射线后的 9 个月。那时，托马斯·爱迪生的一位同事 Clarence E. Dally 在参与荧光灯制造时，出现了脱发、手和手臂皮肤溃疡和癌变，最终于 1904 年因转移性癌症死亡[1]。放射性皮炎现象可能由诊断和治疗的放射设备产生。

27.2.1 发生时间

放射性皮炎通常在开始治疗后 90 d 内发生。具体的皮肤改变取决于放射剂量，包括红斑、水肿、干性脱屑、湿性脱屑、色素改变和脱发。后期或慢性放射性皮炎通常在放射暴露后的几个月至几年内出现。其特征为真皮纤维化和皮肤异色现象，包括色素沉着、色素减退、皮肤萎缩和毛细血管扩张[2]。

27.2.2　临床表现

皮肤反应发生在放疗照射区域内或其边缘是诊断放射性皮炎的必要条件。皮炎的特征与剂量相关。皮肤早期出现的变化包括：剂量为 2 Gy 或更高时出现红斑；剂量在 12 ～ 20 Gy 时出现干性脱屑；剂量 > 20 Gy 时出现湿性脱屑；剂量为 35 Gy 或更高时出现坏死[3]。并非所有患者都会经历所有急性皮肤反应；然而，在放射治疗区域内，可能同时发生多种反应。

迟发性放射性皮炎是逐渐发展的，可能在放疗后 10 周开始出现。反应可能缓慢进展，呈亚临床状态，从治疗后几个月到几年开始。变化可能包括光敏感、色素沉着或色素减少、皮肤萎缩、纤维化、毛细血管扩张、溃疡和坏死。

27.2.3　分级和严重程度

放射性皮炎的分级和严重程度见表 27.1。

表 27.1　皮肤毒性分级标准（CTCAE 4.0 版）

	1 级	2 级	3 级	4 级	5 级
皮肤和皮下组织疾病 – 其他，特别说明	无症状或轻微症状；仅为临床或诊断的表现；无须治疗	中度症状；需要较少、局部或非侵入性干预；影响对应年龄的工具性日常生活活动	严重症状，但不会立即危及生命；导致住院或延长住院时间，致残，影响生活自理能力	危及生命；需要紧急治疗	死亡
皮肤萎缩	病变范围 < 10% BSA；伴有毛细血管扩张或皮肤颜色改变	病变范围 10% ～ 30% BSA；伴有萎缩纹或附属器结构缺失	病变范围 > 30% BSA；伴有溃疡	-	
皮肤色素沉着	色素沉着 < 10% BSA；没有心理影响	色素沉着 > 10% BSA；伴有心理影响			
皮肤色素减退	色素减退 < 10% BSA；没有心理影响	色素减退 > 10% BSA；伴有心理影响			
皮肤感染	局部，需要局部治疗	需要口服药物治疗（例如，抗生素，抗真菌药物或抗病毒药）	需要静脉注射抗生素，抗真菌药或抗病毒药治疗；需要侵入性治疗	危及生命，需要紧急治疗	死亡

续表

	1 级	2 级	3 级	4 级	5 级
皮肤溃疡	溃疡＜1 cm，完整皮肤发红，水肿，温暖，压之不褪色	溃疡 1～2cm；皮肤部分缺失，累及真皮或皮下脂肪组织	溃疡＞2cm；皮肤全层缺失，皮下脂肪破坏或坏死，可能累及筋膜层	任何尺寸溃疡，伴广泛组织坏死，累及肌肉、骨骼或支撑组织，伴或不伴皮肤全层缺失	死亡
皮肤干燥	病变范围＜10% BSA，不伴红斑或瘙痒	病变范围 10%～30% BSA，伴有红斑和瘙痒；影响工具性日常生活活动	＞30% BSA，伴有瘙痒；影响生活自理能力	—	—

BSA，*体表面积body surface area*

27.2.4　诊断评估

急性放射性皮炎的诊断是临床诊断，主要基于皮肤改变 [4-6]。

1. 轻度皮炎：［《不良事件通用术语标准》（CTCAE）1 级］的特点是轻度红斑或干燥脱屑。典型的发病时间是在开始治疗后的几天到几周内，症状通常在 1 个月内消失。瘙痒和脱发是常见的伴随症状。

2. 中度皮炎：（CTCAE 2 级）的特点是疼痛性红斑和水肿，可能发展为表皮局部剥脱和湿性脱屑，通常局限于皮肤皱褶处。湿性脱屑以表皮坏死、纤维素性渗出为特征，通常伴有明显的疼痛。如果出现水疱，可能破裂或感染。这种反应通常在治疗结束后 1～2 周达到高峰。

3. 严重皮炎：（CTCAE 3 级和 4 级）的特点是融合性湿性皮损，可能会继发感染。疼痛通常很严重。

慢性放射性皮炎的特点是持续丧失某些皮肤结构，如皮脂腺、毛囊和甲以及皮肤质地的改变 [4,7]。观察到表皮和真皮的萎缩，尽管有些患者可能发展为真皮硬化和增厚。可能出现毛细血管扩张，血管损伤也可能导致组织缺氧，继而发展为皮肤溃疡和（或）慢性创伤。放射性纤维化是放疗潜在的严重后果，可能导致外观不佳、淋巴水肿、皮肤皱缩、持续性色素沉着和关节僵硬 [7-9]。

27.3　发病机制

放射性皮炎的发病机制较为复杂，但通常具有以下特点 [10-12]：红斑：通过真皮血管丛的血供增加；干性脱屑：基底细胞无法快速复制以补充受损的鳞状上皮；湿性脱屑：表皮局部剥脱，伴有渗出；脱发：毛囊丧失；毛细血管扩张：真皮浅层血管扩张；纤维化和收缩：由于成纤维细胞受损导致皮肤收紧；放射性坏死：真皮缺血和修复过程受损。

放射性皮炎是多种皮肤结构受损的结果，包括表皮角质形成细胞、真皮成纤维细胞、皮肤血管和毛囊。放疗干扰了这些细胞的成熟、增殖和再生，是直接组织损伤和局部炎症反应的结果。DNA 损伤由产生的自由基介导。白细胞和其他免疫细胞从循环中迁移到皮肤。细胞因子和趋化因子的释放增加与急性放射性皮炎有关。活性氧的产生进一步损害皮肤。这个过程触发了血管扩张、血管通透性增加和炎性细胞的招募。免疫细胞分泌促炎细胞因子，如转化生长因子 -β，导致成纤维细胞分化为肌纤维细胞，并随后产生胶原蛋白和平滑肌肌动蛋白，从而导致纤维化[13]。

27.4 影响放射性皮炎的发生、持续时间和强度的因素

27.4.1 患者相关因素

皮肤皱褶部位由于温暖、潮湿和经常摩擦，发生皮肤破损的风险增加。图 27.1 描绘了皮肤褶皱部位的放射毒性。这些病变经常发展为脱屑（图 27.2）。

不同部位的皮肤对放疗的承受能力不同。头皮的承受能力最强，其次是面部、颈部、躯干、耳朵、腹股沟和四肢，依次递减。

年龄、开始治疗时的皮肤完整性、营养状况和血管疾病等合并症可能影响放射性皮炎的发生。

一些自身免疫性疾病，如硬皮病，对放疗的毒性反应高度敏感。

共济失调毛细血管扩张症（AT）和遗传性痣状基底细胞癌综合征（Gorlin 综合征）患者发生放射性皮炎的风险增加。

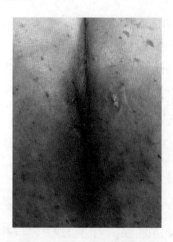

图 27.1　皮肤皱褶部位的放射毒性

皮肤皱褶部位尤其容易受到放射毒性的影响

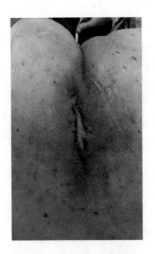

图 27.2　脱屑性放射毒性

由于摩擦增加和过度潮湿，皮肤皱褶部位出现脱屑性放射毒性

27.4.2　治疗相关因素

光束类型会影响皮炎的风险。电子与皮肤反应风险增加有关，而光子通常沉积在皮肤下方，发生急性皮肤反应的风险降低。

使用组织等效材料可能会导致靠近皮肤区域的大剂量照射，从而加剧皮肤反应的严重程度。

同一照射区域的先前放疗或同期化疗会增加皮肤反应的风险。

与表面近距离放疗相比，外照射的皮肤毒性较小。

皮肤累积剂量对皮炎风险产生的影响是非常显著的。

27.4.3　后续效应（consequential late effects）

在强化分割方案中，干细胞数量减少到低于组织修复所需水平。因此，在快速增殖的组织中，早期反应可能导致慢性损伤，这被称为后续效应[14]。例如急性溃疡和脱屑后发生皮肤纤维化或坏死。有报道称，急性湿性皮炎和后续毛细血管扩张之间存在继发性后续效应。

27.4.4　放射回忆反应

这是一种不太清楚、不常见和无法预测的现象，其特点是急性炎症反应局限于先前放疗的区域，并在放疗后使用某些系统性治疗药物后被诱发，如烷化剂、多西他赛、达卡巴嗪、依托泊苷、氟尿嘧啶、曲妥珠单抗、纳武单抗等[15-19]。虽然提出了各种假说，但其确切的机制尚不清楚。这种现象似乎与细胞毒治疗产生的激发效应有关，随后受到放疗的二次损伤，导致细胞损伤进一步加剧，从而引发放射回忆性皮炎。

27.5　药物治疗和管理方法

处理皮肤反应的关键是防止发展为严重的 3 ~ 4 级皮炎。根据皮炎的严重程度，建议采用不同的治疗方法。保持皮肤水合至关重要，因为这有助于上皮化，因此保湿霜、屏障霜、芦荟、羊毛脂和糖皮质激素乳膏等被广泛使用。[20,21]

27.5.1　药物

1. 芦荟：一项系统评价强调，没有临床试验的证据表明局部使用芦荟能有效地预防或减轻放射性皮肤反应[22]。然而，预防性使用似乎可以有效延缓放射性皮炎的发生，尤其在头颈癌患者中[23]。

2. 糖皮质激素：由于具有抗炎特性，已尝试使用糖皮质激素乳膏。研究表明，局部外用激素药膏可以减轻红斑、灼热和瘙痒症状，并可能延缓皮肤反应的进展。一项随机对照试验报告，使用 1% 的甲泼尼龙乳膏对皮炎的严重程度没有益处[11]。然而，它在改善患者的皮炎相关症状方面有效。

3. 其他外用药：许多其他外用药已被研究，但与最佳支持治疗相比，其疗效数据有限或相互矛盾，因此建议根据个案经验来使用。

27.5.2　治疗脱屑

当放射性皮炎变得更加严重，特别是出现干性和湿性脱屑时，额外的伤口护理策略可能有益[24]。关键措施包括保持伤口的清洁和湿润，保护伤口不受污染和感染，以及处理疼痛。潮湿的环境有助于角质形成细胞迁移，促进伤口愈合。用生理盐水浸泡皮肤敏感区域可以起到清洁和舒缓的作用。敷料的使用也有助于减少对伤口部位的进一步接触或机械损伤，同时促进愈合。最常用的敷料包括水胶体或水凝胶敷料、软硅胶敷料和含银敷料或软膏。关于各种产品疗效和伤口愈合时间的数据存在差异。但总的来说，这些药物有助于提供屏障保护，并具有舒缓、冷却和缓解不适的作用。

27.5.3　迟发性皮肤反应的治疗

聚氨酯敷料似乎对各个阶段的皮肤毒性都有效，无论是预防皮肤毒性还是处理迟发性毒性反应[25]。

几项小型随机对照试验表明，长期使用己酮可可碱联合维生素 E（最长 3 年）治疗放射性皮下纤维化可能有效。然而，最佳剂量和疗程尚未确定[26,27]。也不清楚这种治疗是否应终身持续以维持疗效。

幸运的是，4 级放射性皮炎极为罕见。出现全层皮肤坏死和溃疡的患者应根据具体情况进行治疗。他们可能需要停止放疗并采取多学科方法，涉及伤口护理、放疗科和皮肤科。治疗可能包括手术清创、全层皮肤移植或肌皮瓣或带蒂皮瓣移植。其他方法包括激光或光疗、高压氧以及特定药物，但目前缺乏有力证据来证明这些方法的疗效。

27.5.4　支持治疗

表 27.2 概述了放疗期间和之后可使用的各种支持性护理策略。

表 27.2　放疗期间和之后推荐采用的支持治疗策略

放疗期间
使用温水，用指尖轻轻洗涤患处，彻底冲洗干净后用柔软的布轻轻拍干
避免使用刺激性强的肥皂。应使用中性肥皂
除非特别说明，否则不要在皮肤上涂抹任何药膏或乳液、体香剂、香水、古龙水、散粉、化妆品等。可以用玉米淀粉代替体香剂以减轻瘙痒
每天 2 ~ 3 次涂抹水溶性润肤乳，以减轻瘙痒和不适。避免在放疗前即刻涂抹
尽量避免刮胡子。如有必要，请使用电动剃须刀
治疗区域的皮肤应避免极端温度的影响
避免穿紧身、刺激性面料制成的衣物。最好穿棉质或棉混纺衣物
避免让皮肤暴露在阳光下。始终涂抹 SPF 15 或更高倍数的防晒霜
每天喝 8 ~ 10 杯水
不要在放疗区域皮肤上使用黏性绷带
放疗结束后
在治疗结束后的 1 个月内继续遵循上述建议
继续每天 2 ~ 3 次涂抹无香型亲水性润肤剂
用维生素 E 油按摩 > 3 年
始终避免让放疗区域皮肤暴露在阳光下，必要时使用 SPF 15 或更高倍数的防晒霜

27.6　非药物治疗和管理方法

放疗计划中采用的一些技术已被证明可以减少永久性皮肤毒性。包括以下几个方面。

皮肤轮廓设定：在放疗计划中，将皮肤作为一个 3 ~ 5 mm 的外层进行轮廓设定，限制这一区域的剂量，特别是对于需要接受重复放疗的患者，可以减少皮肤毒性的发生。

采用多束技术和光束调制，如调强放疗（IMRT），分散整体皮肤剂量，降低皮肤毒性风险。

考虑固定设备的衰减并将其纳入剂量计算，有助于评估实际皮肤剂量，降低皮肤剂量累积的风险。

使用组织等效材料进行扫描，可以更真实地计算剂量，避免皮肤上的热点。

设定皮肤剂量限制，也有助于减轻放射性皮炎（表 27.3）。

表 27.3　放疗计划中的皮肤剂量限制

立体定向放疗（Stereotactic Body Radiation Therapy，SBRT）
1 Fraction – 0.035 cc < 26 Gy，23 Gy < 10 cc
3 Fractions – 0.035 cc < 33 Gy，30 Gy < 10 cc
4 Fractions – 0.035 cc < 36 Gy，33.2 Gy < 10 cc
5 Fractions – 0.035 cc < 36.2 Gy，33.2 Gy < 10 cc
8 Fractions – 0.035 cc < 45.6 Gy，43.2 Gy < 10 cc
外照射放疗（external beam radiation therapy，EBRT）
最大剂量 < 100 Gy BED 2

BED，Biologically effective dose，生物有效剂量

（译者：何春霞　　审校：渠涛，徐燕）

参考文献

［1］Sansare K, Khanna V, Karjodkar F. Early victims of X-rays: a tribute and current perception. Dentomaxil-lofac Radiol. 2011; 40(2): 123-125.

［2］Brown KR, Rzucidlo E. Acute and chronic radiation injury. J Vasc Surg. 2011; 53(1 suppl): 15S-21S.

［3］Jaschke W, Schmuth M, Trianni A, Bartal G. Radiation-induced skin injuries to patients: what the inter-ventional radiologist needs to know. Cardiovasc Intervent Radiol. 2017; 40(8): 1131-1140.

［4］Hymes SR, Strom EA, Fife C. Radiation dermatitis: clinical presentation, pathophysiology, and treat-ment 2006. J Am Acad Dermatol. 2006; 54(1): 28-46.

［5］McQuestion M. Evidence-based skin care management in radiation therapy: clinical update. Semin Oncol Nurs. 2011; 27(2): e1-17.

［6］Salvo N, Barnes E, van Draanen J, et al. Prophylaxis and management of acute radiation-induced skin reactions: a systematic review of the literature. Curr Oncol. 2010; 17(4): 94-112.

［7］Spalek M. Chronic radiation-induced dermatitis: challenges and solutions. Clin Cosmet Investig Derma-tol. 2016; 9: 473-482.

［8］Dyer BA, Hodges MG, Mayadev JS. Radiation-induced morphea: an under-recognized complication of breast irradiation. Clin Breast Cancer. 2016; 16(4): e141-e143.

［9］Laetsch B, Hofer T, Lombriser N, Lautenschlager S. Irradiation-induced morphea: x-rays as triggers of autoimmunity. Dermatology. 2011; 223(1): 9-12.

［10］Simonen P, Hamilton C, Ferguson S, et al. Do inflammatory processes contribute to radiation induced erythema observed in the skin of humans?. Radiother Oncol. 1998; 46(1): 73-82.

［11］Schmuth M, Sztankay A, Weinlich G, et al. Permeability barrier function of skin exposed to ionizing radiation. Arch Dermatol. 2001; 137(8): 1019-1023.

［12］Rupprecht R, Lippold A, Auras C, et al. Late side-effects with cosmetic relevance following soft X-ray therapy of cutaneous neoplasias. J Eur Acad Dermatol Venereol. 2007; 21(2): 178-185.

[13] Muller K, Meineke V. Radiation-induced alterations in cytokine production by skin cells. Exp Hematol. 2007; 35(4 suppl 1): 96-104.

[14] Bentzen SM, Overgaard M. Relationship between early and late normal-tissue injury after postmastec-tomy radiotherapy. Radiother Oncol. 1991; 20(3): 159-165.

[15] Sakaguchi M, Maebayashi T, Aizawa T, Ishibashi N. Docetaxel-induced radiation recall dermatitis with atypical features: a case report. Medicine (Baltimore). 2018; 97(36): e12209.

[16] Rouyer L, Bursztejn AC, Charbit L, Schmutz JL, Moawad S. Stevens-Johnson syndrome associated with radiation recall dermatitis in a patient treated with nivolumab. Eur J Dermatol. 2018; 28(3): 380-381.

[17] Mehta K, Kaubisch A, Tang J, Pirlamarla A, Kalnicki S. Radiation recall dermatitis in patients treated with sorafenib. Case Rep Oncol Med. 2018; 2018: 2171062.

[18] Barco I, Fraile M, Vidal M, et al. Tamoxifen induced radiation recall dermatitis in a breast cancer patient. Breast J. 2018; 24(4): 662-663.

[19] Kumar V, Meghal T, Wu E, Huang Y. Radiation recall dermatitis consecutive to cabozantinib use. Am J Ther. 2019; 26(4): e559-e561.

[20] Bernier J, Russi EG, Homey B, et al. Management of radiation dermatitis in patients receiving cetuximab and radiotherapy for locally advanced squamous cell carcinoma of the head and neck: proposals for a revised grading system and consensus management guidelines. Ann Oncol. 2011; 22(10): 2191-2200.

[21] Bernier J, Bonner J, Vermorken JB, et al. Consensus guidelines for the management of radiation derma-titis and coexisting acne-like rash in patients receiving radiotherapy plus EGFR inhibitors for the treat-ment of squamous cell carcinoma of the head and neck. Ann Oncol. 2008; 19(1): 142-149.

[22] Richardson J, Smith JE, McIntyre M, Thomas R, Pilkington K. Aloe vera for preventing radiation-induced skin reactions: a systematic literature review. Clin Oncol (R Coll Radiol). 2005; 17(6): 478-484.

[23] Rao S, Hegde SK, Baliga-Rao MP, Palatty PL, George T, Baliga MS. An aloe vera-based cosmeceuti-cal cream delays and mitigates ionizing radiation-induced dermatitis in head and neck cancer patients undergoing curative radiotherapy: a clinical study. Medicines (Basel). 2017; 4(3).

[24] Patel AN, Varma S, Batchelor JM, Lawton PA. Why aqueous cream should not be used in radiotherapy-induced skin reactions. Clin Oncol (R Coll Radiol). 2013; 25(4): 272.

[25] Fernandez-Castro M, Martin-Gil B. [Effectiveness of topical therapies in patients with breast cancer that experience radiodermatitis. a systematic review]. Enferm Clin. 2015; 25(6): 327-343.

[26] Kaidar-Person O, Marks LB, Jones EL. Pentoxifylline and vitamin E for treatment or prevention of radiation-induced fibrosis in patients with breast cancer. Breast J. 2018; 24(5): 816-819.

[27] Magnusson M, Höglund P, Johansson K, et al. Pentoxifylline and vitamin E treatment for prevention of radiation-induced side-effects in women with breast cancer: a phase two, double-blind, placebo-con-trolled randomised clinical trial (Ptx-5). Eur J Cancer. 2009; 45(14): 2488-2495.

第 28 章

放射治疗相关肺毒性

28.1　简介

　　放射治疗（放疗）是许多肿瘤患者治疗方案中的重要组成部分，其目标是应用一定剂量照射治疗目标同时保护正常组织不被放射线损伤。放疗相关肺损伤是由于接受正常照射剂量后引起的病灶周围器官结构或功能损伤。所有肺部肿瘤和纵隔肿瘤都与正常肺组织相邻，因此肺毒性非常普遍。肺是对电离辐射最敏感的器官之一，5% ~ 50%的肺癌患者被报道出现放疗相关肺损伤。

　　放射线治疗被用作早期医学上无法手术的肺癌的一种治疗方式，主要以立体定向放疗（SBRT）的形式进行，因为这些患者由于肺功能不佳和肺储备低而无法耐受手术。由于其出色的局部控制率、改善的生存率和无创的特点，SBRT 最近得到了广泛的应用。在局部晚期肺癌中，特别是在有淋巴结转移的情况下，也被用于与化疗联合使用。同步放化疗可改善非小细胞肺癌（NSCLC）和小细胞肺癌（SCLC）患者的生存率。然而，同步放化疗的毒副作用与序贯化、放疗相比有增加。此外，放疗还被用于缓解晚期肺癌导致的症状，如气道阻塞、吞咽困难、咯血和上腔静脉阻塞综合征。胸腔内放疗和体外放疗都可被用于缓解症状。

　　即使采用了适形技术，如三维（3-D）适形放疗和更先进的调强放疗（IMRT），并通过四维（4-D）计算机断层扫描（CT）对靶区和高危器官（OAR）的运动进行准确评估后进行定位，并采用图像引导放疗（IGRT）和门控技术进行放疗，肺毒性仍然是限制胸腔放疗剂量的主要毒性，无论是原发性肿瘤（包括 NSCLC 和 SCLC）还是肉瘤、淋巴瘤和包括胸腺瘤在内的其他纵隔肿瘤。

　　随着 SBRT 在肺部原发和继发肿瘤治疗中的应用以及采用不同定位和剂量方案，放疗的肺毒性成为目前的研究焦点。被常规定位方法忽视的副作用已在 SBRT 中被注意到。常见的案例包括支气管坏死和瘘管形成。

　　本章重点关注放射性肺炎及开展先进放射治疗模式（如 SBRT、IMRT 和腔内放疗）后肺毒性模式的变化，讨论放射性肺炎的发生机制、影响其发展的因素，减少其发生的策略，以及药物和非药物手段治疗放射性肺炎的方法。

28.2 放射性肺损伤的特点

1898 年，放射性肺损伤的概念首次被提出。1925 年，这一概念被进一步分为放射性肺炎和放射性肺纤维化。这两种肺损伤均在接受胸部放疗的肺部、乳腺或血液系统恶性肿瘤的患者中被观察到。放射线引起的肺实质损伤是胸部放疗的剂量限制因素。

时间：急性放射性肺炎的症状通常在放疗后 4 ~ 12 周内出现；放射性肺纤维化的症状通常在放疗后 6 ~ 12 个月后出现。

临床表现：放射性肺炎（急性期和纤维化期）的体征和症状相似，纤维化患者的发热症状少见。常见的症状体征见下文。

28.2.1 症状

干咳：产生于治疗过程中出现支气管黏膜损伤或后期出现纤维化时；呼吸困难，可仅在劳累时出现，或被形容为气短、无法深呼吸；发热，通常表现为低热，严重病例中可有明显发热；胸痛，可能为胸膜炎表现，或胸骨下疼痛，可能被误认为是心源性胸痛；乏力、体重减轻。

体征包括：胸膜摩擦音；叩诊浊音，可能由胸腔积液导致，见于约 10% 的患者。

28.2.2 评分和严重程度

表 28.1 和表 28.2 描述了放射性肺炎的评分和严重程度。

表 28.1 常用急性肺炎分级标准

级别	1级	2级	3级	4级	5级
RTOG	轻微的干咳或呼吸困难症状	持续的咳嗽需要镇痛、麻醉性镇咳剂/轻微活动时呼吸困难但静息时无呼吸困难	严重的咳嗽对麻醉性镇咳药物无反应或者静息时呼吸困难/有急性肺炎的临床或影像学证据/可能需要间断吸氧或应用类固醇	严重呼吸功能衰竭/持续吸氧或辅助通气	死亡
CTCAE	无症状；仅进行临床或诊断性观察；无干预指征	有症状；有医疗干预指征；工具性日常活动能力受限	症状严重；日常生活自理能力受限；需要吸氧	呼吸衰竭危及生命；需要紧急干预（如气管切开术或插管术）	死亡

ADL: Activities of daily living; CTCAE: Common Terminology Criteria for Adverse Events; ROTG: Radiation Therapy Oncology Group

表 28.2 常用慢性肺纤维化分级标准

分级	1级	2级	3级	4级	5级
RTOG	无症状或症状轻微（干咳）；轻微的影像学表现	中度症状性纤维化或肺炎（严重咳嗽）；低热；影像学示斑片影	严重的无症状纤维化或肺炎；致密的射线变化	严重呼吸功能不全/持续供氧/辅助通气	死亡
CTCAE	轻度低氧血症；放射性肺纤维化	中度低氧血症；有肺动脉高压迹象；影像学示肺纤维化 25%～50%	严重低氧血症；有右侧心力衰竭的证据；影像学示肺纤维化 > 50%～75%	危及生命的后果（如血流动力学/肺部并发症）；需要插管和呼吸支持；放射性肺纤维化 > 75% 并伴有严重的蜂窝肺	死亡

CTCAE: Common Terminology Criteria for Adverse Events; RTOG: Radiation Therapy Oncology Group

28.2.3 诊断评估

放射性肺炎通常是一种排除性诊断。当接受胸部放疗的患者在放疗后几周至几个月内出现呼吸急促、咳嗽、发热或乏力等症状或体征时，应怀疑该诊断。评估应包括评估呼吸功能损伤的严重程度、确定放疗部位的影像学变化，并除外其他可能的原因，包括感染、血栓栓塞、药物相关肺炎、潜在恶性肿瘤转移、气管食管瘘、基础慢性阻塞性肺疾病（COPD）、间质性肺病或心力衰竭等。

胸部 X 线：血管周围模糊是早期放射性肺损伤的表现，可逐渐进展为片状肺泡填充影。放射性肺损伤慢性期 X 线表现可能有肺容积减少，伴粗糙网格状或实变影。典型的放射性肺炎的胸部 X 线表现是"直线状表现"，特点是病变不符合解剖学特点，而是与放射野范围一致，这一表现几乎可以直接诊断放射性肺损伤。然而，适形和立体定向治疗策略，如三维适形放疗、SBRT 和断层扫描，不会引起直线状放射学表现，因为辐射剂量的分布比较复杂。这些放疗策略导致的放射性肺损伤，其放射野内可见边界不清的局灶不透明影。

胸部 CT：胸部 CT（图 28.1）比胸部 X 线更敏感，可用于发现放疗后肺损伤，通常用于放疗后患者出现气促、咳嗽的评估，特别是在排除其他病因（如感染性肺炎或肺栓塞症）后。评估放射性肺炎的关键在于比较放疗定位时的 CT 图像和肺损伤症状出现时的胸部 CT。CT 上所示放射性肺炎的受累部位通常与放射区域密切对应。

肺功能测试（PFT）：PFT 有助于区分症状是否由 COPD 或间质性病变引起，并确定呼吸功能损害的严重程度。在放射性肺损伤的患者中，PFT 通常显示肺容积 [即总肺活量（TLC）、用力肺活量（FVC）、残气量（RV）、弥散能力和肺顺应性] 降低。

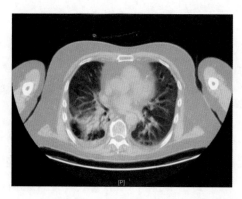

图 28.1　胸部 CT 显示放疗后 6 个月出现放射性肺炎

28.2.4　作用机制

放射性肺损伤对于每个个体发生的风险因素尚不清楚。在细胞水平上，放射激活自由基产生，导致 DNA 损伤、凋亡、细胞周期变化和细胞存活率下降，上述因素均可能导致放射性肺损伤的发生。

28.2.5　放射性肺炎演变的几个阶段 [1]

1. 即刻期：表现为黏膜充血、白细胞浸润和毛细血管通透性增加进而导致肺水肿。渗出性肺泡炎症通常伴有支气管分泌物增加和肺泡上皮及内皮的变性。Ⅰ型肺泡上皮细胞脱落，肺泡表面活性物质水平增高。

2. 潜伏期：杯状细胞数量增多以及纤毛功能障碍导致痰液积聚增多。

3. 急性渗出期：临床上表现为放射性肺炎。它包括内皮和上皮细胞脱落，肺毛细血管狭窄和微血栓形成。

4. 中间期：可有肺泡分泌物的清除和透明肉芽肿膜的溶解，伴有成纤维细胞产生胶原沉积导致的间质增厚。

5. 最终阶段：即纤维化期，可在 6 个月内显现，可能会持续数年。表现为间质和肺泡间出现更多的肌成纤维细胞，伴有胶原沉积增多，进而导致肺泡空间狭窄、肺容积减少和正常肺结构的扭曲。

28.2.6　放射性肺损伤的免疫学机制

总体而言，分级放疗被认为具有免疫抑制作用，因此可能介导放射性肺损伤的发生。肺癌患者中的肺纤维化部分由免疫介导。大约 15% 接受高剂量肺癌放疗的患者出现肺炎 [2]。有研究报道转化生长因子 -β（TGF-β）和白介素（IL）-8 与放射性肺炎发生有关 [3]，提示细胞因子放射性肺损伤发病过程中发挥的作用。

28.3　不同治疗模式下发生放射性肺炎的风险

28.3.1　常规放疗的肺炎风险

　　总体而言，发生肺炎的风险与患者的临床特点、遗传生物学因素、肿瘤因素、剂量参数和其他变量有关。老年患者通常对放射治疗耐受性较差，通常给予较温和的治疗。年龄被认为是放射性肺毒性的危险因素，但由于老年患者异质性较强，尚不存在明确的年龄阈值。性别对放射性肺炎发生的影响也不明确。已知间质性肺病和COPD可能增加放射性肺损伤的发生风险。临床上，如出现放疗后已有肺疾病的急性恶化可能会导致放射性肺炎的诊断复杂化。

　　其他影响放射性肺疾病发生发展的因素包括肺功能、肿瘤因素和肿瘤位置，特别是放射野包含下肺区域时。肿瘤体积和肿瘤分期增加了肺炎的风险，肿瘤分期较晚与放射性肺炎风险增加相关。既往放疗史、放疗前化疗史、同步放化疗和特殊的分子生物学表型均与肺炎风险增加有关。

28.3.2　SBRT的肺炎风险

　　胸部SBRT后，放射性肺毒性的严重程度整体较低。年龄较大和肿瘤较大是放射性肺炎增加的危险因素。肺剂量学（特别是接受20 Gy照射的肺组织）和平均肺剂量也显著影响放射性肺炎的风险。88项已经发表的、总计纳入7752名患者的研究报告了9%的2级毒性和1.8%的3级毒性[5]。

28.3.3　同步放化疗的肺炎风险

　　对于不能手术切除的局部晚期NSCLC患者，与序贯化放疗相比，同步放化疗可提高总体生存率，但不良反应发生率亦较高。RTOG 9410试验的研究结果显示，序贯化放疗、同时化疗每日放疗组和同时化疗隔日放疗组的3级以上急性肺毒性的发生率分别为9%、4%和2%[6]。

28.3.4　放疗同时联合靶向治疗和免疫治疗与肺炎风险

　　越来越多的报道显示，BRAF抑制剂联合放疗会增加放射性肺脏不良反应。指南建议在分级放疗前后停用BRAF抑制剂和（或）MEK抑制剂至少3 d；在立体定向放疗前后至少停用1 d。免疫治疗药物（如纳武利尤单抗）、EGFR抑制剂（如厄洛替尼）以及其他化疗药物（如吉西他滨和阿霉素）也被发现可能增加放射性肺炎发生风险[7,8]。

28.4　药物治疗和管理方法

放射性肺炎是大多数接受放疗的患者较早出现的不良事件，通常在治疗后 2 ～ 4 个月内出现，后期可能发展为纤维化。放射野范围内组织中的几种细胞因子和炎性分子在肺炎和纤维化的发生、发展中发挥作用。某些细胞因子可以作为生物标志物，它们被认为是转录水平上的潜在干预靶点。放射性肺炎和纤维化的启动和进展是动态过程，发生在肺组织放疗后几个月至 1 年的时间内。目前的治疗策略旨在减轻放射性肺炎对患者症状的影响，同时尽量减少对癌症治疗的干扰。

肺毒性及其在局部 / 区域的进展需要特定治疗，同时也需考虑患者的生理状况。放射性肺炎最常见的形式是闭塞性细支气管炎伴机化性肺炎（BOOP），是一种组织炎症反应。肺炎可分为机化性肺炎或继发性机化性肺炎。BOOP 这一术语用于非特发性形式，比如放疗引起的 BOOP[9]，是一种具有典型病理模式的特发性肺病变。对于放射性肺炎、BOOP 和其他放射性肺组织损伤的治疗通常以免疫抑制剂和降压药为主。

类固醇：类固醇是治疗放射性肺损伤的主要手段。最常用的药物是泼尼松，口服剂量为 1 mg/kg（最高不超过 60 mg），持续 2 周。随后的数周缓慢减量。

其他免疫抑制剂：对于不能耐受类固醇或耐药患者，可以考虑使用其他免疫抑制剂，如硫唑嘌呤和环孢素，但其使用证据仅限于病例报告[10]。其他临床试验药物包括氨磷汀和舒血宁。在一项针对晚期肺癌患者的随机对照试验中，放疗前每天给予氨磷汀可降低放射性肺炎的发生率[11]。后续研究未能证实这一研究，因此指南未推荐使用该药物[12]。在一项对 40 例患者进行的小规模随机对照研究中，放疗期间每天 3 次给予舒血宁，表现出减少迟发肺损伤的趋势[13]。

血管紧张素转换酶（ACE）抑制剂：ACE 抑制剂对缓解放射性肺炎有效，并在临床试验中获得不同程度的成功。ACE 抑制剂被认为通过降低血管重塑和 TGF-β 水平进而发挥作用。

28.5　非药物治疗和管理方法

肺部放射剂量和体积是放射性肺炎发病机制中的重要参数。许多研究评估了剂量与毒性的相关性，以及减少正常组织过度辐射暴露的技术。

大多数研究中最常相关的参数是经过验证的 V20（接受 20 Gy 的肺部体积）和平均肺剂量，但其他几个变量也被发现具有预测价值，包括接受 5 Gy（V5）、13 Gy（V13）、25 Gy（V25）和 30 Gy（V30）的肺部体积[14]。在 Graham 等[15] 发表的一项针对接受常规分段放疗的患者的研究中，V20 被发现预测 2 级以上肺炎的发生率如下：

V20 < 22%：24 个月时 0% 的风险；

V20 为 22% ~ 31%：24 个月时 7% 的风险；

V20 为 32% ~ 40%：24 个月时 13% 的风险；

V20 > 40%：24 个月时 36% 的风险。

因此，减少放射性肺损伤最为知名的策略是限制正常肺组织的放射剂量和体积。辐射治疗计划技术的进展允许控制对正常肺组织的剂量。人们已提出各种策略来减少接受放射剂量的肺部体积。

模拟：更复杂的放疗技术，如 4D 成像，可以改善其治疗目标，允许设计个性化治疗计划，使治疗能够充分照射目标区域并避免损伤周围的重要正常组织[16]。

放疗计划：除了使用正电子发射断层显像（PET-CT 成像）（图 28.2）制订治疗计划外，还在研究"剂量绘制"技术。该技术根据用荧光脱氧葡萄糖（FDG）成像确定的肿瘤均一性，对肿瘤施加不同的放射剂量。其正在进行的研究还有在治疗过程中使用 PET-CT 成像来检测耐药区域，以便对耐药的肿瘤区域施加加强剂量[17]。

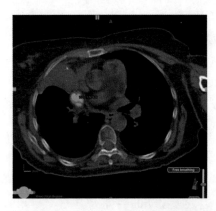

图 28.2　正电子发射断层扫描 / 计算机断层扫描（PET/CT）融合技术用于靶点划分

（译者：石岳泉　　审校：陈闽江）

参考文献

［1］Rubin P, Casarett GW. Respiratory system. In: Rubin P, Casarett GW, eds. Clinical Radiation Pathology. Philadelphia: WB Saunders; 1968.

［2］Abid SH, Malhotra V, Perry MC. Radiation-induced and chemotherapy-induced pulmonary injury. Curr Opin Oncol. 2001; 13(4): 242-248.

［3］Stenmark MH, Cai XW, Shedden K, et al. Combining physical and biologic parameters to predict radiation-induced lung toxicity in patients with non-small-cell lung cancer treated with definitive radiation therapy. Int J Radiat Oncol Biol Phys. 2012; 84(2): e217-e222.

［4］Kong FM, Wang S. Nondosimetric risk factors for radiation-induced lung toxicity. Semin Radiat Oncol. 2015; 25(2): 100-109.

［5］ Zhao J, Yorke ED, Li L, et al. Simple factors associated with radiation-induced lung toxicity after stereo-tactic body radiation therapy of the thorax: a pooled analysis of 88 studies. Int J Radiat Oncol Biol Phys. 2016; 95(5): 1357-1366.

［6］ Curran WJ Jr, Paulus R, Langer CJ, et al. Sequential vs. concurrent chemoradiation for stage III non-small cell lung cancer: randomized phase III trial RTOG 9410. J Natl Cancer Inst. 2011; 103(19): 1452-1460.

［7］ Shibaki R, Akamatsu H, Fujimoto M, Koh Y, Yamamoto N. Nivolumab induced radiation recall pneu-monitis after two years of radiotherapy. Ann Oncol. 2017; 28(6): 1404-1405.

［8］ Korman AM, Tyler KH, Kaffenbcrger BH. Radiation recall dermatitis associated with nivolumab for metastatic malignant melanoma. Int J Dermatol. 2017; 56(4): e75-e77.

［9］ American Thoracic Society European Respiratory Society. American Thoracic Society/European Re-spiratory Society international multidisciplinary consensus classification of the idiopathic interstitial pneumonias. This joint statement of the American Thoracic Society (ATS), and the European Respira-tory Society (ERS) was adopted by the ATS board of directors, June 2001 and by the ERS Executive Committee, June 2001. Am J Respir Crit Care Med. 2002; 165(2): 277-304.

［10］ McCarty MJ, Lillis P, Vukelja SJ. Azathioprine as a steroid-sparing agent in radiation pneumonitis. Chest. 1996; 109(5): 1397-1400.

［11］ Antonadou D, Coliarakis N, Synodinou M, et al. Randomized phase III trial of radiation treatment +/-amifostine in patients with advanced-stage lung cancer. Int J Radiat Oncol Biol Phys. 2001; 51(4): 915-922.

［12］ Hensley ML, Hagerty KL, Kewalramani T, et al. American Society of Clinical Oncology 2008 clini-cal practice guideline update: use of chemotherapy and radiation therapy protectants. J Clin Oncol. 2009; 27(1): 127-145.

［13］ Lauterbach R, Pawlik D, Zembala M, et al. Pentoxyfylline in and prevention and treatment of chronic lung disease. Acta Paediatr Suppl. 2004; 93(444): 20-22.

［14］ Palma DA, Senan S, Tsujino K, et al. Predicting radiation pneumonitis after chemoradiation therapy for lung cancer: an international individual patient data meta-analysis. Int J Radiat Oncol Biol Phys. 2013; 85(2): 444-450.

［15］ Graham MV, Purdy JA, Emami B, et al. Clinical dose-volume histogram analysis for pneumonitis after 3D treatment for non-small cell lung cancer (NSCLC). Int J Radiat Oncol Biol Phys. 1999; 45(2): 323-329.

［16］ Chang JY, Cox JD. Improving radiation conformality in the treatment of non-small cell lung cancer. Semin Radiat Oncol. 2010; 20(3): 171-177.

［17］ Feng M, Kong FM, Gross M, Fernando S, Hayman JA, Ten Haken RK. Using fluorodeoxyglucose posi-tron emission tomography to assess tumor volume during radiotherapy for non-small-cell lung cancer and its potential impact on adaptive dose escalation and normal tissue sparing. Int J Radiat Oncol Biol Phys. 2009; 73(4): 1228-1234.

第 29 章

放射治疗的心血管毒性

29.1 简介

　　心血管疾病和癌症是全球死亡的前两大病因，占全球死亡人数的 46%[1]。更复杂的是，癌症治疗导致全球心血管疾病发病率显著增加。放射治疗（RT，放疗）是癌症治疗的主要手段。放疗联合或不联合全身治疗，在霍奇金淋巴瘤、非霍奇金淋巴瘤、乳腺癌和肺癌等疾病中，都取得了显著的疗效，提高了生存率。据估计，2019 年 [2] 美国有约 1690 万名癌症幸存者，这一数字预计将在 2040 年增加到 2600 万 [3]。这一幸存率的增加将继续导致各种心血管毒性症状的增加。

　　与未接受放疗的患者相比，接受纵隔放疗的患者在 5 年后心脏毒性和死亡的绝对风险增加 2%，在 20 年后绝对风险增加 23%[4]。由于放射野受累细胞和组织的不同放射敏感性，与放疗相关的心血管疾病表现为一系列疾病。冠状动脉粥样硬化、瓣膜病变、心包疾病、心肌病和自主神经功能障碍是放射性心血管疾病（radiation-induced cardiovascular disease，RICD）的主要临床表现。

　　迟发性心脏毒性在接受纵隔放疗的儿童淋巴瘤患者被着重关注。考虑到这些患者癌症有治愈的可能性，并且在放疗（联合化疗或不联合化疗）后可以生存数十年，他们更有可能出现 RICD。尽管不常见，接受辅助放疗的女性乳腺癌患者中也有心血管毒性的报道。由于治愈率较高，这些女性患者生存时间足够长，心脏毒性就会显现出来。

　　现代胸部放疗技术的进步使放射肿瘤学出现了新的考虑。在最初的放疗过程中，无论是否联合全身治疗，再照射和立体定向放疗的实施都导致了独特的临床情况，需要慎重考虑。尽管心脏毒性的临床表现可能类似，但可能出现心脏细胞再生和大剂量分割等细微差别，这使本来就复杂的情况在安全地进行治疗方面变得更加具有挑战性。

　　本章将回顾心血管毒性的临床表现以及其机制。然后，将综述预防方法，包括已公布的主要心血管器官的剂量限制，并讨论处理方案和注意事项。

29.2　一般描述

随着胸部放疗的进步，放射性心血管毒性已成为一个重要问题。危险因素包括放疗时年龄较轻（< 50 岁）、累积放射剂量较高（> 30 Gy）、心脏照射量较大、单次照射剂量较高（> 2 Gy/d）、前胸或左侧胸部照射、纵隔肿瘤、同时进行具有心脏毒性的全身治疗以及已有心血管疾病或心血管危险因素[5]。

心脏毒性表现多样。受影响的组织包括心包、冠状动脉、心肌、心脏瓣膜、心脏传导系统以及胸部大血管[6]。急性效应可能在放疗期间或放疗后数周至数月内表现出来，而长期效应则在数年至数十年后显现。表 29.1 显示了各种毒性及其相关的早期和晚期效应。尽管心包炎是 RICD 最常见的表现，但缺血性心脏病是接受放疗的患者最常见的心脏死因。发生 RICD 的风险与放疗剂量和持续时间有关。

表 29.1　早期和迟发性心脏毒性[5,7]

早期毒性	迟发期毒性
心包炎	**心包炎**
急性渗出性心包炎，少见—放疗期间发生—心脏附近的肿瘤坏死和炎症导致	迟发性慢性心包炎—放疗后数周或数年后发生—广泛的纤维化增厚，粘连，慢性缩窄，和慢性心包积液—2 年内的发生率约为 20%
延迟性急性心包炎—数周内出现—可表现为无症状的心包积液或症状性心包炎，心包填塞罕见 心包积液自发消失需要长达 2 年时间	4% ~ 20% 的患者发生缩窄性心包炎，跟放疗剂量相关，与急性期延迟出现的心包积液有关
心肌病变	**心肌病变**
急性心肌炎—放疗导致的炎症，常伴有一过性的复极异常和轻度的心肌功能障碍	弥漫心肌纤维化（> 30 Gy 后）导致的收缩 / 舒张功能障碍，传导异常，自主神经功能障碍 限制型心肌病—纤维化引起的晚期心肌损伤伴严重舒张功能障碍和心力衰竭体征和症状
瓣膜病变	**瓣膜病变**
没有即刻影响	瓣周组织和瓣叶增厚、纤维化、缩短和大部分左侧瓣膜钙化 瓣膜反流 > 瓣膜狭窄 狭窄更多见于主动脉瓣 放疗结束 20 年后发生瓣膜疾病风险更高
传导系统疾病	**传导系统疾病**
没有即刻影响	最常见右束支传导阻滞 QT 间期延长 房室结心动过缓、心脏传导阻滞、病窦综合征
冠脉疾病	**冠脉疾病**
无即刻影响 50% 的患者在放疗 6 个月后出现灌注不足，有时会出现室壁运动异常和胸痛	年轻时加速出现 CAD < 50 岁的患者多在最初 10 年内患上 CAD，> 50 岁的患者潜伏期较长 通常为冠状动脉开口和近端血管受累 心肌梗死导致冠心病死亡风险翻倍

续表

早期毒性	迟发期毒性
颈动脉疾病	**颈动脉疾病**
无即刻影响	放疗引发的病变范围更广，涉及的节段更长，颈动脉受累节段不典型
血管疾病	**血管疾病**
无即刻影响	升主动脉和主动脉弓的动脉粥样硬化钙化

CAD：冠心病

29.3　症状

　　RICD 的临床表现与非放疗导致的心脏疾病类似（表 29.2），这使得区分两者变得困难。在诊断放射性心脏毒性时，评估风险因素和发病时间是很重要的。

表 29.2　RICD 及其临床表现

综合征	临床表现
急性心包炎	胸痛，发热，心包摩擦音
慢性心包炎	呼吸困难，低血压，细弱脉
心肌病	呼吸困难，疲劳，虚弱，水肿，肺水肿
瓣膜病	呼吸困难，瓣膜反流或狭窄相关症状
冠脉病变	胸痛 / 胸前区发紧，压迫感，呼吸困难，疲劳
传导异常	心悸，头晕，呼吸困难，胸部不适感

29.4　筛查和诊断

　　对患者的初步评估包括完整的病史和体格检查，以及既往放疗和既往全身治疗的病史，特别关注累积心血管放射剂量和心脏组织照射量，以及全身治疗累积剂量。随后根据症状和病史进行相关检查评估，所有病例都需要心电图（ECG）联合心脏超声检查，根据情况可以选择以下检查：胸部 X 线、心脏酶谱、胸部计算机断层扫描（CT）、心脏磁共振成像（MRI）、血管造影和 Holter 监测。

　　心脏超声检查是检测和监测 RICD 最常用的筛查工具。欧洲心血管影像协会和美国心脏超声学协会推荐对患者进行基线经胸心脏超声检查，并进行全面筛查和风险因素修正，以在放疗前检测心脏异常[7]。他们推荐每年进行仔细的症状筛查，如果发现杂音，则每年进行 1 次经胸心脏彩超检查。对高危无症状患者，在 5 年时进行经胸心脏超声检查，进行负荷性心脏超声检查或负荷心脏磁共振成像，以及每 5 年重复经胸心脏超声检查。对于非高危患者，在 10 年时进行经胸心脏超声检查，每 5 年重复经胸心脏超声检查。

29.5　影像学

心脏超声检查：RICD 的心脏超声特征包括双心室收缩功能和舒张功能障碍，多瓣膜受累，伴有混合性瓣膜功能障碍，显著钙化（心包、瓣膜、瓣环、主动脉瓣 - 二尖瓣幕和大动脉），与冠状动脉疾病相关的壁运动异常以及心包缩窄[8]。瓣膜反流比瓣膜狭窄更常见。

冠状动脉计算机断层血管成像（CTA）：CTA 在于其阴性预测值，即无冠状动脉钙化表明冠状动脉疾病（CAD）的概率非常低。CTA 可用于评估主动脉、瓣膜、心肌和心包钙化，并用于心脏手术患者的术前评估。CT 可提供有关纵隔和肺部纤维化的信息，而单光子发射 CT 以及正电子发射断层扫描已用于评估心肌缺血[8]。

心脏磁共振（CMR）：CMR 可同时分析功能和结构数据，能够检测累及冠状动脉、瓣膜、心肌和心包的 RICD。电影成像可评估心室容积和局部壁运动异常，而延迟钆增强可以显示瘢痕和存活组织以及局部非缺血性纤维化[8]。

心脏导管检查：侵入性导管检查可用于确认非侵入性成像所见的结果。左心导管检查评估冠状动脉狭窄程度和病变范围，而右心导管检查可计算心内和肺动脉压力。

肺部疾病评估：对 RICD 患者还应通过临床评估，胸部 X 线，肺功能测试和高分辨率胸部 CT 进行评估，以评估并发肺部疾病。这是因为并发肺部疾病与 RICD 患者的生存缩短独立相关[9]。

29.6　分级

RICD 的分级根据不良事件常用术语规范（CTCAE）第 5.0 版[10]。该分级系统在本书的其他章节详细描述。对 RICD 的每种毒性反应进行单独分析，并相应地进行分级。

29.7　发生机制

RICD 的发生基于相应结局而有不同的机制。RICD 主要是由于在急性和慢性过程中形成纤维化，影响所有心脏组织，包括心包、心肌、冠状动脉、传导组织以及大血管。

急性阶段：在急性阶段，对心脏组织的放射治疗，通过肿瘤坏死因子（TNF）、

白介素 -1（IL-1）、IL-6 和 IL-8 引起血管舒张和血管通透性增加，导致急性炎症。这导致中性粒细胞浸润和血小板源性生长因子（PDGF）、转化生长因子 -β（TGF-β）、成纤维细胞生长因子（FGF）、胰岛素样生长因子（IGF）和结缔组织生长因子（CTGF）等促纤维化细胞因子的释放[11]。随后，凝血级联反应启动，内皮基底膜降解开始，从而清除受损组织。急性阶段持续数分钟至数天。

迟发性阶段：在迟发性阶段，放射治疗诱导的 c-Myc、c-Jun、TGF-β、IL-4 和 IL-13 上调进一步促进纤维化发展[12,13]。放射还可以诱导成纤维细胞的过早分化，导致纤维细胞产生更高水平的胶原蛋白。这导致心脏组织内慢性胶原沉积，形成纤维瘢痕组织，降低心脏的弹性，并最终影响其功能[14]。在放射性血管疾病中，NF-κβ 起到重要作用，通过上调内皮细胞中的促炎细胞因子和黏附分子，导致炎性细胞聚集在血管损伤部位[15]。

DNA 损伤反应、慢性氧化应激 / 缺氧、表观遗传调节和端粒延长也与放射性纤维化和 RICD 的形成有关[12,14,16]。其他慢性变化包括微血管损伤和新生血管形成，影响传导组织和心包，以及冠状动脉和大血管动脉粥样硬化。表 29.3 描述了与 RICD 各种毒性相关的机制。

表 29.3　RICD 的发生机制

心血管病变类型	发生机制
心包病变	微血管病变
	发作性缺血
	炎症
	纤维化形成
	渗出
	长期纤维化
	心包增厚
	缩窄性心包炎和心脏压塞
心肌病变	心肌细胞缺氧和肥大
	纤维化形成
	弹性降低
	顺应性减低
	射血分数下降
	灌注异常
瓣膜病变	瓣叶纤维化
	瓣膜钙化
	瓣膜增厚
	瓣膜反流
	瓣膜狭窄
	射血分数下降
血管病变	血管内膜—内皮细胞

续表

心血管病变类型	发生机制
血管病变	白细胞黏附
	凝血变化
	炎性改变
	脂肪条纹形成
	粥样硬化病变
	斑块形成、增殖和破裂
	心肌梗死
	血管中膜—平滑肌细胞
	急性血管炎（偶见）
	平滑肌被纤维组织替代
	血管外膜
	急性血管炎（偶见）
传导系统病变	传导系统周围组织纤维化
	心肌纤维化

RICD：放射性心血管疾病

Spetz J, Moslehi J, Sarosiek K. Radiation-induced cardiovascular toxicity: mechanisms, prevention and treatment[D]. Curr Treat Options Cardiovasc Med, 2018,20(4):31.

29.8　药物治疗和管理方法

不同的药物和介入的治疗和管理取决于 RICD 特定表现。无论心脏疾病是否与放疗有关，这些治疗通常是相同的。如有条件，心脏肿瘤学家的评估和管理会使 RICD 的患者受益。虽然手术治疗通常是解决某些问题的最有效方法，但 RICD 患者的生存率通常较未接受照射的患者要差[17]。

急性心包炎：通常是自限性的，可以予非甾体抗炎药和利尿剂治疗。

慢性心包炎和心脏压塞更为严重，需利尿剂和心包穿刺或心包切开术治疗。

心肌病可以导致充血性心力衰竭，需使用利尿剂、血管紧张素转换酶抑制剂（ACEI）、硝酸甘油、正性肌力药物和血管扩张剂治疗。心脏移植仍然是一个可能的选择。

瓣膜疾病取决于是瓣膜狭窄还是返流，如果无症状或症状轻微，可用 ACEI 和（或）β 受体阻滞剂。如果症状明显，患者可能需要机械干预，包括经皮介入治疗与外科瓣膜修复或置换。

冠状动脉疾病的治疗包括 ACEI、β 受体阻滞剂、抗血小板治疗、血管成形术、支架植入或冠状动脉旁路移植术。

传导异常可以通过抗血小板治疗、抗心律失常药物、导管消融术和起搏器植入来管理。

血管疾病通常使用抗血小板治疗（阿司匹林）、Ω-3 脂肪酸和他汀类药物治疗，这些药物可以调节 NF-κβ 活性。

29.9 非药物治疗和管理方法

减少 RICD 风险的预防措施主要是限制对心脏的辐射剂量和辐射体积。在一项涉及 2000 多名乳腺癌患者的广泛病例对照研究中，发现 RICD 的发生风险与对心脏平均辐射剂量呈线性增加（7.4%/Gy），没有上限 [18]。在出现冠心病的霍奇金淋巴瘤长期生存患者中同样观察到辐射剂量 - 反应线性关系 [19]。在标准剂量与高剂量化放疗治疗局部晚期非小细胞肺癌的随机试验（RTOG 0617）中，心脏 V50 Gy（接受 50 Gy 放射剂量的心脏体积）与生存显著相关，V50 < 25% 与 V50 > 25% 的 2 年生存率分别为 45% 与 26%[20]。在一项晚期肺癌患者的回顾性研究发现，6 个月时 ECG 的心脏传导或缺血 / 心包炎样改变与全因死亡率之间存在关联，心脏或左房受到 63 ~ 69 Gy 剂量的患者死亡率更高 [21]。

受辐射的心脏体积也在 RICD 的发展中起到作用。例如，霍奇金病的患者通过隆突下阻断，可降低心脏病死亡的相对风险；接受内乳结区放射治疗的乳腺癌患者，瓣膜功能障碍增加；对左心室和隆突下区域进行屏蔽可以降低心包炎的发病率 [22-24]。

放射治疗技术：近年来已出现多种放疗技术以减少对心脏的辐射剂量。在乳腺癌中，深吸气屏气可以将心脏推向下后方远离胸壁和切线区域。此外，在左侧癌症或乳房下垂女性中采用俯卧位可显著减少对心脏的照射剂量。在肺癌中，通过适当定义边界来减少心脏照射剂量。可以通过使用四维模拟扫描来制定计划靶体积（planning target volumes，PTVs），其中包含定义肿瘤运动真实范围的适当内部靶体积（internal target volumes，ITVs）。放疗领域的进展使得调强放疗（intensity-modulated radiation therapy，IMRT），以及最近的容积旋转调强技术（volumetric arc therapy，VMAT）得到广泛应用，后者可以通过在治疗过程中调节剂量来减少关键器官（如心脏）的剂量。在淋巴瘤的管理中，随着放疗区域技术的改变，放疗模式逐渐转向为范围缩小和辐射剂量减少 [25]。

辐射剂量限制：表 29.4 列出了已报道的心脏器官的剂量限制及其相应的临床情况。值得注意的是，对于常规分割，未列出大血管的限制剂量，因为无论是否是同步放化疗，大血管常常耐受常规分割治疗，没有受到特别限制。然而，在二次放疗的情况下，限制大血管放射剂量非常重要。在一项回顾性分析中，包含 35 名接受两轮包括主动脉的外照射的患者，120 Gy 或更高原始复合剂量的患者出现 5 级毒性的比率为 25%，而 120 Gy 以下的患者为 0[26]。

表 29.4　心脏器官的辐射剂量限制

	QUANTEC 2010[27] （常规分割）	RTOG 0617 （肺常规分割）	Darby 等 [28] （乳腺常规分割）	RTOG 0813 （中央型肺癌 SBRT，5 fx）	RTOG 0631 （脊柱 SBRT， 1 fx）	NRG BR001 （SBRT，3 fx）
心脏	V25 < 10% （< 1% 15 年 心源性死亡 风险）	V60 < 33% V45 < 67% V40 < 100%	平均 < 2（10% 增加冠脉事件风险）	V32 < 15 cc Dmax 105%	V16 < 15 cc Dmax 22 Gy	V24 < 15 cc Dmax 30 Gy
心包	平均 < 26 V30 < 46% （< 15% 心包 炎风险）			V32 < 15 cc Dmax 105%	V16 < 15 cc Dmax 22 Gy	V24 < 15 cc Dmax 30 Gy
大血管				V47 < 10 cc	V31 < 10 cc Dmax 37 Gy	V39 < 10 cc Dmax 45 Gy

　　Dmax：最大剂量；fx：分隔；NRG：NASBP RTOG GOG；NSABP：国家乳腺和肠道外科辅助治疗项目；GOG：妇科肿瘤学组；QUANTEC：临床正常组织效应定量分析；RTOG：放射治疗肿瘤学组；SBRT：立体定向体放射治疗

（译者：刘潇衍　　审校：徐燕）

参考文献

［1］ Han X, Zhou Y, Liu W. Precision cardio-oncology: understanding the cardiotoxicity of cancer therapy. NPJ Precis Oncol. 2017; 1(1): 31.

［2］ American Cancer Society. Cancer Treatment & Survivorship Facts & Figures 2019-2021: Atlanta; 2019. https://www.cancer.org/research/cancer-facts-statistics/survivor-facts-figures.html.

［3］ Bluethmann SM, Mariotto AB, Rowland JH. Anticipating the "silver tsunami": prevalence trajectories and comorbidity burden among older cancer survivors in the United States. Cancer Epidemiol Biomarkers Prev. 2016; 25(7): 1029-1036.

［4］ Galper SL, Yu JB, Mauch PM, et al. Clinically significant cardiac disease in patients with Hodgkin lym-phoma treated with mediastinal irradiation. Blood. 2011; 117(2): 412-418.

［5］ Donnellan E, Phelan D, Collier P, Desai M, Griffin B, McCarthy CP. Radiation-induced heart disease: a practical guide to diagnosis and management REVIEW. Cleve Clin J Med. 2016: 83.

［6］ Moreira LAR, Silva EN, Ribeiro ML, Martins Wde A. Cardiovascular effects of radiotherapy on the patient with cancer. Rev Assoc Med Bras. 2016; 62(2): 192-196.

［7］ Lancellotti P, Nkomo VT, Badano LP, et al. Expert consensus for multi-modality imaging evaluation of cardiovascular complications of radiotherapy in adults: a report from the European Association of Car-diovascular Imaging and the American Society of Echocardiography. Eur Hear J—Cardiovasc Imaging. 2013; 14(8): 721-740.

［8］ Desai M. Expert analysis: radiation associated cardiac disease. American College of Cardiology. https://

www.acc.org/latest-in-cardiology/articles/2017/06/13/07/13/radiation-associated-cardiac-disease.

[9] Desai MY, Karunakaravel K, Wu W, et al. Pulmonary fibrosis on multidetector computed tomography and mortality in patients with radiation-associated cardiac disease undergoing cardiac surgery. J Thorac Cardiovasc Surg. 2014; 148(2): 475-481.e3.

[10] National Institute of Health. Common Terminology Criteria for Adverse Events (CTCAE) Version 5.0. 2017.

[11] Yarnold J, Vozenin Brotons MC. Pathogenetic mechanisms in radiation fibrosis. Radiother Oncol. 2010; 97(1): 149-161.

[12] Spetz J, Moslehi J, Sarosiek K. Radiation-induced cardiovascular toxicity: mechanisms, prevention, and treatment. Curr Treat Options Cardiovasc Med. 2018; 20(4): 31.

[13] Madan R, Benson R, Sharma DN, Julka PK, Rath GK. Radiation induced heart disease: pathogenesis, management and review literature. J Egypt Natl Canc Inst. 2015; 27(4): 187-193.

[14] Taunk NK, Haffty BG, Kostis JB, Goyal S. Radiation-induced heart disease: pathologic abnormalities and putative mechanisms. Front Oncol. 2015; 5: 39.

[15] Weintraub NL, Jones WK, Manka D. Understanding radiation-induced vascular disease. J Am Coll Car-diol. 2010; 55(12): 1237-1239.

[16] Bhattacharya S, Asaithamby A. Ionizing radiation and heart risks. Semin Cell Dev Biol. 2016; 58: 14-25.

[17] Wu W, Masri A, Popovic ZB, et al. Long-term survival of patients with radiation heart disease undergo-ing cardiac surgery. Circulation. 2013; 127(14): 1476-1484.

[18] Darby SC, Ewertz M, McGale P, et al. Risk of ischemic heart disease in women after radiotherapy for breast cancer. N Engl J Med. 2013; 368(11): 987-998.

[19] Van Nimwegen FA, Schaapveld M, Cutter DJ, et al. Radiation dose-response relationship for risk of coronary heart disease in survivors of Hodgkin lymphoma. J Clin Oncol. 2016; 34(3): 235-243.

[20] Speirs CK, DeWees TA, Rehman S, et al. Heart dose is an independent dosimetric predictor of overall survival in locally advanced non-small cell lung cancer. 2017; 12(2): 293-301.

[21] Vivekanandan S, Landau DB, Counsell N, et al. The impact of cardiac radiation dosimetry on survival after radiation therapy for non-small cell lung cancer. Int J Radiat Oncol Biol Phys. 2017; 99(1): 51-60.

[22] Hancock SL, Tucker MA, Hoppe RT. Factors affecting late mortality from heart disease after treatment of Hodgkin's disease. JAMA. 1993; 270(16): 1949-1955.

[23] Hooning MJ, Botma A, Aleman BMP, et al. Long-term risk of cardiovascular disease in 10-year survivors of breast cancer. JNCI J Natl Cancer Inst. 2007; 99(5): 365-375.

[24] Carmel RJ, Kaplan HS. Mantle irradiation in Hodgkin's disease. An analysis of technique, tumor eradica-tion, and complications. Cancer. 1976; 37(6): 2813-2825.

[25] Hoskin PJ, Díez P, Williams M, Lucraft H, Bayne M. Recommendations for the use of radiotherapy in nodal lymphoma. Clin Oncol. 2013; 25: 49-58.

[26] Evans JD, Gomez DR, Amini A, et al. Aortic dose constraints when reirradiating thoracic tumors. Ra-diother Oncol. 2013; 106(3): 327-332.

[27] Marks LB, Yorke ED, Jackson A, et al. Use of normal tissue complication probability models in the clinic. Radiat Oncol Biol. 2010; 76(3 suppl): S10-S19.

英–中名词对照表

A

Abemaciclib	阿贝西利
cardiovascular toxicity	心血管毒性
pulmonary toxicities	肺毒性
Absolute neutrophil count (ANC)	中性粒细胞绝对计数（ANC）
Acetaminophen/codeine	对乙酰氨基酚/可待因
Acneiform rash	痤疮样皮疹
Acral erythema	肢端红斑
Acute cold-triggered neuropathy	急性寒冷诱发神经病
Acute promyelocytic leukemia (APL)	急性早幼粒细胞白血病（APL）
Acute respiratory distress syndrome (ARDS)	急性呼吸窘迫综合征（ARDS）
Adoptive cell transfer (ACT)	过继细胞输注（ACT）
Adoptive cellular therapy	过继细胞疗法
Ado-trastuzumab emtansine (T-DM1), pulmonary toxicities	恩美曲妥珠单抗（T-DM1），肺毒性
Afatinib	阿法替尼
Aflibercept	阿柏西普
Alimentary mucositis (AM)	消化道黏膜炎（AM）
Alkylating agents	烷化剂
busulfan	白消安
chlorambucil	苯丁酸氮芥
cisplatin	顺铂
cyclophosphamide	环磷酰胺
ifosfamide	异环磷酰胺
melphalan	美法仑
All-trans retinoicacid (ATRA)	全反式维甲酸（ATRA）
Alopecia	脱发
Alveolar hemorrhage	肺泡出血
Anagen effluvium	生长期脱发
Anaphylactic infusion reactions	过敏性输液反应
Anaplastic lymphoma kinase (ALK)	间变性淋巴瘤激酶（ALK）
cardiovascular toxicity	心血管毒性
inhibitors	抑制剂
cardiovascular toxicity	心血管毒性

QT prolongation	QT 间期延长
targeted-therapy, nausea and vomiting	靶向治疗，恶心，呕吐
Anemia	贫血
agents causative of	药物因素
bone marrow stromal damage	骨髓基质损伤
causes	原因
of chronic disease	慢性疾病
crystalloid infusion	晶体注入
ESAs	ESAs
grading scheme of	分级标准
hemolytic anemia	溶血性贫血
incidence	发病率
iron and nutrient repletion	铁离子和营养补充
mechanisms of	机制
myelosuppression	骨髓抑制
nephrotoxicity	肾毒性
pharmacologic approaches to	药理学方法
prevalence of	流行的
RBC transfusions	输注红细胞
supportive care	支持性治疗
therapy-related myelodysplatic syndromes	治疗相关的骨髓异常增生症
Anorexia	厌食
Anthracyclines	蒽环类药物
Anthraquinones	蒽醌类药物
Antibody-drug conjugates (ADCs）	抗体药物偶联物 (ADC）
Anticipatory emesis	预期性呕吐
Antiemetic regimens,emetogenic chemotherapy	止吐方案，致吐化疗
See also Chemotherapy-induced nausea and vomiting (CINV）	参阅化疗引起的恶心和呕吐 (CINV）
agents with minimal risk	风险最小的药物
carboplatin	卡铂
cisplatin	顺铂
DEX	地塞米松
dosing,adults	剂量, 成人
5-HT3 RA	5-HT3 受体拮抗剂
Antimetabolites	抗代谢物
capecitabine	卡培他滨
cytarabine	阿糖胞苷
fludarabine	氟达拉滨
5-fluorouracil	氟尿嘧啶
gemcitabine	吉西他滨
methotrexate	甲氨蝶呤
Antineoplastic antibiotics	抗肿瘤抗生素

anthracyclines	蒽环类药物
anthraquinones	蒽醌类药物
bleomycin	博来霉素
doxorubicin	多柔比星
epirubicin and mitoxantrone	表柔比星和米托蒽醌
mitomycin C	丝裂霉素 C
Arrhythmias	心律失常
Arsenic trioxide (ATO)	三氧化二砷（ATO ）
Aseptic meningitis	无菌性脑膜炎
Autoantibodies	自身抗体

B

Basophils	嗜碱性粒细胞
BCR-ABL1 tyrosine kinase inhibitors	BCR-ABL1 酪氨酸激酶抑制剂
Beau's lines	博氏线
Bevacizumab	贝伐珠单抗
Bispecific engager, T-cell activity	双特异性接合子，T 细胞活性
Bispecific T cell engagers (BiTEs)	双特异性 T 细胞接合物（BiTEs ）
endocrine toxicity. immunotherapy	内分泌毒性，免疫治疗
neurological complications, immunotherapy	神经系统并发症，免疫治疗
Bleomycin	博来霉素
Blinatumomab	博纳吐单抗
endocrine toxicity. immunotherapy	内分泌毒性，免疫治疗
gastrointestinal toxicities, immunotherapies	胃肠道毒性，免疫治疗
immunotherapy-induced cardiotoxicities	免疫相关心脏毒性
prophylaxis prior to	预防措施
neurological complications, immunotherapy	神经系统并发症，免疫治疗
Bortezomib	硼替佐米
Bosutinib	博舒替尼
cardiovascular toxicity	心血管毒性
pulmonary toxicities	肺毒性
QT prolongation	QT 间期延长
BRAF inhibitors cardiovascular toxicity	BRAF 抑制剂 心脏毒性
QT prolongation	QT 间期延长
Breakthrough and refractory emesis	暴发性和难治性呕吐
Brigatinib	布加替尼
Busulfan	白消安

C

Cancer treatments, infusion reactions (IRs)	癌症治疗，输液反应 (IRs)
anaphylactic	过敏
by chemotherapy drugs	化疗药物
desensitization	脱敏

incidence　　　　　　　　　　　　　　　　发病率

　management　　　　　　　　　　　　　　管理

　by monoclonal antibodies　　　　　　　　单克隆抗体

　prevention　　　　　　　　　　　　　　 预防

　recognition　　　　　　　　　　　　　　识别

　skin testing　　　　　　　　　　　　　　皮肤试验

　treatment algorithm　　　　　　　　　　处理流程图

Candidiasis　　　　　　　　　　　　　　念珠菌病

Capecitabine　　　　　　　　　　　　　　卡培他滨

Carbapenemase-producing organisms (CPO)　产碳青霉烯酶的微生物 (CPO)

Carboplatin　　　　　　　　　　　　　　卡铂

Cardiac dysrhythmias　　　　　　　　　　心律失常

Cardiac manifestations, immunotherapy-induced　心脏症状，免疫相关心毒性
　cardiotoxicities

　with anti-CTLA-4 treatment　　　　　　　　联合 CTLA-4 治疗

　with anti-PD-1 treatment　　　　　　　　　联合 PD-1 治疗

　with combination immune checkpoint inhibitors　联合免疫检查点抑制剂

Cardiotoxicities　　　　　　　　　　　　心脏毒性

　alkylating agents　　　　　　　　　　　　烷化剂

　　cisplatin　　　　　　　　　　　　　　　顺铂

　　cyclophosphamide　　　　　　　　　　　环磷酰胺

　　ifosfamide　　　　　　　　　　　　　　异环磷酰胺

　antimetabolites　　　　　　　　　　　　抗代谢物

　　capecitabine　　　　　　　　　　　　　卡培他滨

　　5-fluorouracil　　　　　　　　　　　　氟尿嘧啶

　antineoplastic agents　　　　　　　　　　抗肿瘤药物

　antineoplastic antibiotics anthracyclines　　抗肿瘤药物抗生素蒽环类药物

　　anthraquinones　　　　　　　　　　　　蒽醌类

　　bleomycin　　　　　　　　　　　　　　博来霉素

　　mitomycin C　　　　　　　　　　　　　丝裂霉素 C

　immunotherapy-induced adoptive cell transfer (ACT)　免疫治疗诱发过继细胞输注 (ACT)

　　adoptive cellular therapy　　　　　　　　过继细胞疗法

　　with anti-CTLA-4 treatment　　　　　　　联合 CTLA-4 抑制剂

　　with anti -PD- 1 treatment　　　　　　　 联合 PD-1 抑制剂

　　blinatumomab　　　　　　　　　　　　博纳吐单抗

　　blinatumomab, prophylaxis prior to　　　　博纳吐单抗，预防

　　cardiac dysrhythmias　　　　　　　　　心律失常

　　with combination immune checkpoint inhibitors　联合免疫检查点抑制剂

　　hypotension　　　　　　　　　　　　　低血压

　　immune checkpoint inhibitors　　　　　　免疫检查点抑制剂

　　interferon-α　　　　　　　　　　　　　干扰素 -α

interleukin-2　　　　　　　　　　　　　　白介素 -2

mechanism of action　　　　　　　　　　作用机制

myocarditis/myocardial ischemia　　　　心肌炎 / 心肌缺血

nonpharmacological approaches　　　　　非药物方法

peripheral edema　　　　　　　　　　　外周水肿

pharmacological approaches　　　　　　　药理学方法

recommendations　　　　　　　　　　　建议

Roswell Park Cancer Institute (RPCI) schema　　罗斯威尔帕克癌症研究所 (RPCI) 模式

steroids　　　　　　　　　　　　　　　类固醇

tocilizumab　　　　　　　　　　　　　托珠单抗

microtubule-directed agents　　　　　　微管蛋白抑制剂

docetaxel　　　　　　　　　　　　　　多西他赛

paclitaxel　　　　　　　　　　　　　　紫杉醇

vinca alkaloids　　　　　　　　　　　　长春碱类

radiation-induced acute phase　　　　　辐射诱导急性期

cardiac catherization　　　　　　　　　心导管术

cardiac magnetic resonance (CMR)　　　心脏磁共振 (CMR)

coronary computed tomographic angiography (CTA)　　冠状动脉计算机断层血管造影

description　　　　　　　　　　　　　描述

with early and late effects　　　　　　　早期和晚期反应

echocardiography　　　　　　　　　　　超声心动图

grading　　　　　　　　　　　　　　　分级

imaging　　　　　　　　　　　　　　　成像

late　　　　　　　　　　　　　　　　　晚期

late phase　　　　　　　　　　　　　　晚期阶段

mechanisms　　　　　　　　　　　　　机制

nonpharmacological appraches　　　　　非药物疗法

pharmacological approaches　　　　　　药理疗法

radiation dose constraints　　　　　　　辐射剂量限制

screening and diagnostic workup　　　　筛查和诊断检查

symptoms　　　　　　　　　　　　　　症状

Cardiovascular toxicity of targeted therapy　　靶向治疗心血管毒性

arrhythmias　　　　　　　　　　　　　心律失常

CHF associated with VEGF inhibitors　　VEGF 抑制剂相关 CHF

congestive heart failure　　　　　　　　充血性心力衰竭

HER2 targeting antibodies　　　　　　　HER2 靶向抗体

hypertension　　　　　　　　　　　　高血压

pleural effusions　　　　　　　　　　　胸腔积液

thromboembolic events　　　　　　　　血栓栓塞事件

venous thromboembolic events (VTEs)　　静脉血栓栓塞事件 (VTEs)

Carflzomib　　　　　　　　　　　　　卡非佐米

Carmustine and lomustine　　　　　　　卡莫司汀和洛莫司汀

CAR T cells   CART 细胞

CD20-directed antibodies   CD20 定向抗体

CD38-directed antibody   CD38 定向抗体

CD52-directed antibody   CD52 定向抗体

CDK4/6 inhibitors   CDK4/6 抑制剂

CD20-targeting agents   CD20 靶向药物

Cellular immunotherapy   细胞免疫治疗

Ceritinib   塞瑞替尼

Cetuximab   西妥昔单抗

Chemo-brain   化疗 - 脑

Chemotherapy-induced alopecia (CIA)   化疗引起的脱发 (CIA)

  anlagen effluvium   毛囊萎缩性脱发

  hair growth cycle   头发生长周期

  pharmacologic interventions   药物干预

  prevention and treatment   预防和治疗

  severity   严重

  telegen effuvium   静止期脱发

Chemotherapy-induced diarrhea (CID) assessment and management   化疗相关性腹泻 (CID) 的评价和管理

  octreotide   奥曲肽

  treatment   治疗

Chemotherapy-induced nausea and vomiting(CINV)   穴位刺激用于化疗所致恶心和呕吐 (CINV)

  acupuncture-point stimulation,

  antiemetic regimens, emetogenic chemotherapy   止吐方案 , 致吐化疗

  breakthrough   突破

  classification   分类

  ginger   姜

  management   管理

  management and prevention   管理和预防

  nonpharmacological approaches   非药物疗法

  pathophysiology   病理生理学

  pharmacological therapy   药物治疗

    corticosteroids   糖皮质激素

    D2 receptor antagonists   D2 受体拮抗剂

    5-HT3 receptor antagonists   5-HT3 受体拮抗剂

    NK-1 receptor antagonists   NK-1 受体拮抗剂

    olanzapine   奥氮平

    refractory   难治的

    risk factors   风险因素

Chemotherapy-induced neurocognitive deficit (chemo-brain)   化疗所致神经认知障碍 (化疗脑)

CHF associated with VEGF inhibitors   VEGF 抑制剂相关 CHF

Chimeric antigen receptor CAR T-cell therapy   嵌合抗原受体 CAR T 细胞治疗

  endocrine toxicity,immunotherapy   免疫相关内分泌毒性

neurological complications, immunotherapy	免疫相关神经系统毒性
Chlorambucil	苯丁酸氮芥
Chronic dose-limiting peripheral neuropathy	慢性剂量限制性外周神经病变
Cisplatin	顺铂
c-KIT-targeting agents	c- KIT 靶向药物
c-MET targeted-therapy	c-MET 靶向治疗
Colitis	结肠炎
Common Termminology Criteria for Adverse Events(CTCAE)	不良事件的通用术语标准 (CTCAE)
chemotherapy-induced peripheral neuropathy	化疗所致周围神经病变
GI toxicity	胃肠道毒性
Congestive heart failure	充血性心力衰竭
Constipation	便秘
Crizotinib	克唑替尼
CTLA-4 inhibitors	CTLA-4 抑制剂
Cutaneous squamous cell carcinoma	皮肤鳞状细胞癌
Cutaneous toxicities, immunotherapeutic agents AGEP	免疫相关的皮肤毒性 , AGEP
clinical manifestations	临床表现
diagnostic workup	诊断检查
DRESS	DRESS
immunosuppression	免疫抑制
infammatory rashes	炎症性皮疹
mechanisms of action	作用机制
nonpharmacological approaches	非药物治疗方法
rashes resembling autoimmune conditions	类似自身免疫性疾病的皮疹
SJS and TEN	SJS 和 TEN
vitiligo	白癜风
Cyclin-dependent kinase (CDK) 4/6 inhibitors	细胞周期蛋白依赖性激酶 (CDK)4/6 抑制剂
Cyclophosphamide	环磷酰胺
Cytarabine	阿糖胞苷
Cytokines	细胞因子
Cytotoxic chemotherapy	细胞毒性化疗

D

Dabrafenib/Trametinib	达拉非尼 / 曲美替尼
Dasatinib	达沙替尼
cardiovascular toxicity	心血管毒性
pulmonary toxicities	肺毒性
Delirium	谵妄
Dermatitis, radiation induced	辐射相关皮炎
aloe vera	芦荟
contouring	轮廓线
definition	定义

diagnostic evaluation	诊断评估
dose constraints	剂量限制
grading and severity	分级和严重程度
late skin reactions	迟发皮肤反应
pathogenesis	发病机制
patient related factors	患者相关因素
steroids	类固醇
timing	时间
treatment of desquamation	脱屑的治疗
Dermatological complications	皮肤并发症
acral erythema	肢端红斑
chemotherapy-induced alopecia	化疗所致脱发
extravasation	外渗
hyperpigmentation	色素沉着过度
hypersensitivity reactions	变态反应
immunotherapeutic agents, adverse effect AGEP	免疫相关不良反应 AGEP
clinical manifestations	临床表现
diagnostic workup	诊断检查
DRESS	DRESS
immunosuppression	免疫抑制
inflammatory rashes	炎症性皮疹
mechanisms of action	作用机制
nonpharmacological approaches	非药物治疗方法
rashes resembling autoimmune conditions	类似自身免疫性的皮疹
SJS and TEN	SJS 和 TEN
vitiligo	白癜风
nail changes	指甲变化
photosensitivity	光敏性
radiation recall	辐射记忆
Dermarological toxicities radiation therapy related	放射治疗相关的皮肤毒性
aloe vera	芦荟
contouring	轮廓线
definition	定义
diagnostic evaluation	诊断评估
dose constraints	剂量限制
grading and severity	等级和严重程度
late skin reactions	迟发皮肤反应
pathogenesis	发病机制
patient related factors	患者相关因素
steroids	类固醇
timing	时间
treatment of desquamation	脱屑的治疗

of targeted therapy	靶向治疗
acneiform rash	痤疮样皮疹
alopecia	脱发
cutaneoas squamous cell carcinoma	皮肤鳞状细胞癌
hand-foot skin reaction	手足皮肤反应
stomatitis	口腔炎
Desensitization,infusion reactions	脱敏，输液反应
Dexrazoxane	右丙亚胺
Diabetes mellitus (DM)	糖尿病 (DM)
Diarrhea	腹泻
gastrointestinal toxicities, immunotherapies	免疫相关胃肠道毒性
targeted therapy	靶向治疗
and CDK4/6 inhibitors	CDK4/6 抑制剂
and c-KIT pathway	c-KIT 通路
and EGFR pathway	EGFR 通路
management	管理
and mitogen-activated protein kinase (MEK) inhibitors	丝裂原活化蛋白激酶 (MEK) 抑制剂
nonpharmacological management	非药物治疗管理
pharmacological management	药物治疗管理
and vascular endothelial growth factor (VEGF) pathway	血管内皮生长因子 (VEGF) 通路
Differentiation syndrome	差异化症状
Docetaxel	多西他赛
Dose limiting toxicity (DLT)	剂量限制毒性 (DLT)

E

EGFR inhibitors cardiovascular toxicity	表皮生长因子受体抑制剂心脏毒性
QT prolongation	QT 间期延长
EGFR-targeting agents	EGFR 靶向制剂
Emesis. *See also* Chemotherapy induced nausea and vomiting (CINV)	呕吐，化疗相关恶心呕吐（CINV）
acute	急性
anticipatory	预期性
breakthrough and refractory	爆发性和难治性
cytotoxic agents in adults	成人细胞毒药物
delayed	推迟
Encephalitis	脑炎
Encephalopathy	脑病
Endocrine toxicity, immunotherapy bispecific T cell engager (BITE)	免疫相关内分泌毒性，双特异性 T 细胞接合物 (BITE)
chimeric antigen receptor CAR T-cell therapy	嵌合抗原 CAR-T 细胞疗法
immune checkpoint inhibitor diabetes mellitus (DM)	免疫相关糖尿病 (DM)
hyperthyroidism	甲状腺功能亢进

hypophysitis 下垂体炎

hypothyroidism 甲状腺功能减退

primary adrenal insufficiency (PAI) 原发性肾上腺功能不全 (PAI)

immune checkpoint inhibitors (ICIS) 免疫检查点抑制剂 (ICIS)

interferon-α (INF-α) 干扰素 -α(INF-α)

pharmacological management 药物管理

interleukin-2 (IL-2) 白介素 -2(IL-2)

pharmacological management 药物管理

non-pharmacological management 非药物治疗管理

oncolytic viruses 溶瘤病毒

Enterocolitis 小肠结肠炎

infectious colitis 传染性结肠炎

initial presentation 最初的报告

ischemic colitis 缺血性结肠炎

neutropenic 粒细胞减少

Eosinophils 嗜酸性粒细胞

Epidermal growth factor receptor (EFGR) 表皮生长因子受体 (EFGR)

neurological complications, immunotherapy 免疫相关神经毒性

tyrosine kinase inhibitors 酪氨酸激酶抑制剂

Epigastric pain 上腹疼痛

Epitope spreading 表位扩散

Erlotinib 厄洛替尼,

cardiovascular toxicity 心血管毒性

interstitial lung disease (ILD) 间质性肺疾病 (ILD)

Esophagitis 食管炎

chemotherapy implicated in 化疗相关

clinical 临床

with confluent ulceration 结缔组织溃疡

evaluation 评估

management 管理

radiation-induced 辐射诱导

acetaminophen/codeine 对乙酰氨基酚 / 可待因

viral 病毒

Etoposide 依托泊苷

Everolimus 依维莫司

Extended-spectrum β-lactamase producing gram-negative bacteria (ESBL) 广谱 β- 内酰胺酶产革兰氏阴性菌 (ESBL)

Extravasation 外渗

F

Febrile neutropenia 发热性中性粒细胞减少

Fistula formation 瘘管形成

Flagellate hyperpigmentation 鞭毛色素沉着

| Fludarabine | 氟达拉滨 |
| 5-Fluorouracil | 氟尿嘧啶 |

G

Gastrointestinal complications chemotherapy	化疗相关胃肠道并发症
constipation	便秘
diarrhea	腹泻
enterocolitis	小肠结肠炎
esophageal complications	食管并发症
hepatotoxicity	肝毒性
nausea and vomiting	恶心和呕吐
antiemetic regimens, emetogenic chemotherapy	止吐方案，化疗致吐
classification	分级
management	管理
management and prevention	管理和预防
nonpharmacological approaches	非药物方法
pathophysiology	病理生理
risk factors	风险因素
Gastrointestinal perforation, targeted therapy	胃肠道穿孔靶向治疗
Gastrointestinal toxicities grading	胃肠道毒性分级
CDK4/6 inhibitors	CDK4/6 抑制剂
c-KIT-targeting agents	c-KIT 靶向制剂
EGFR-targeting agents	EGFR 靶向制剂
mitogen-activated protein kinase inhibitors	丝分裂原激活蛋白激酶抑制剂
VEGF-targeting agents	VEGF- 靶向制剂
immunotherapies agents and mechanism of action	免疫治疗药物及作用机制
anti-CTLA-4	抗 CTLA-4 治疗
anti-CTLA-4 and anti PD-1 therapy	抗 CTLA-4 和抗 PD-1 治疗
anti-PD-1	抗 PD-1 治疗
biomarkers predictive, Gl irAE	生物标志物预测，免疫相关 GI
bispecifc engager, T-cell activity	双特异性接合体，T 细胞活性
blinatumomab	博吐纳单抗
cellular immunotherapy	细胞免疫治疗
chimeric antigen receptor T cells	嵌合抗原受体 T 细胞
colitis	结肠炎
diarrhea	腹泻
epigastric pain	上腹疼痛
gut microbiome	肠道微生物
hepatitis	肝炎
hepatitis associated	肝炎相关
interferon-α	干扰素 -α
interleukin-2	白介素 -2

nausea and vomiting	恶心和呕吐
pancreatitis associated	胰腺炎相关
pharmacologic approaches	药物方法
targeted therapy	靶向治疗
diarhea	腹泻
gastrointestinal perforation	胃肠道穿孔
hepatotoxicity	肝毒性
nausea and vomiting	恶心呕吐
Gefitinib	吉非替尼
cardiovascular toxicity	心血管毒性
interstitial lung disease (ILD)	间质性肺病
Genetic polymorphisms	基因多态性
Glucocorticoids pulmonary toxicity	糖皮质激素相关肺毒性
Granulocyte colony stimulating factor (G-CSF)	粒细胞集落刺激因子 (G-CSF)
Granulocytopenia	粒细胞减少
Guillain-Barre syndrome	格林 - 巴利综合征

H

Hand-foot skin reaction (*See also*. Acral erythema)	手足皮肤反应（见肢端红斑）
Heart failure	心脏衰竭
Hepatic veno-occlusive disease (HVOD)	肝静脉闭塞综合征 (HVOD)
Hepatitis	肝炎
Hepatotoxicity drugs associated with	药物相关肝毒性
hepatic veno-occlusive disease (HVOD)	肝静脉闭塞综合征 (HVOD)
steatosis and steatohepatitis	脂肪变性和脂肪性肝炎
targeted therapy	靶向治疗
grading criteria	评分标准
management	管理
pazopanib	帕唑帕尼
regorafenib	瑞戈非尼
sunitinib	舒尼替尼
viral hepatitis	病毒性肝炎
Herpes simplex virus infection	单纯疱疹病毒感染
HER2 targeting antibodies	HER2 靶向抗体
HSV esophagitis	HSV 食管炎
Human epidermal growth factor 2-directed antibody	人表皮生长因子 2 定向抗体
Human epidermal growth factor receptor 2(HER2)-targeting antibodies	人表皮生长因子受体 2(HER2) 抑制剂
Hydroxyurea	羟基脲
Hyperpigmentation	色素沉着
Hypersensitivity pneumonitis	过敏性肺炎
Hypersensitivity reactions	过敏性反应
Hypertension	高血压

Hyperthyroidism 甲状腺功能亢进

Hypophysitis 下垂体炎

Hypotension 低血压

Hypothyroidism 甲状腺功能减退

I

Idelalisib 艾德拉尼

Idiopathic pneumonia syndrome (IPS) 特发性肺炎综合征（IPS）

Ifosfamide 异环磷酰胺

 cardiotoxicities 心脏毒性

 induced encephalopathy 诱发脑病

Imatinib 伊马替尼

Immune checkpoint inhibitors (ICIs) 免疫检查点抑制剂 (ICIs)

 endocrine toxicity, immunotherapy 免疫相关内分泌毒性

 diabetes mellitus (DM) 糖尿病 (DM)

 hyperthyroidism 甲状腺功能亢进

 hypophysitis 下垂体炎

 hypothyroidism 甲状腺功能减退

 primary adrenal insuffciency (PAI) 原发性肾上腺功能不全 (PAI)

 gastrointestinal toxicities, immunotherapies 免疫相关胃肠道毒性

 agents and mechanism of action 免疫抑制剂和作用机制

 anti-CTLA-4 抗 CTLA-4

 anti-CTLA-4 and anti-PD-1 therapy 抗 CTLA-4 和抗 PD-1 治疗

 anti-PD-1 抗 PD-1

 biomarkers predictive,GI irAE 生物标志物预测，免疫相关 GI

 gut microbiome 肠道微生物

 hepatitis associated 肝炎相关

 pancreatitis associated 胰腺炎相关

 immunotherapy-induced cardiotoxicities 免疫相关心脏毒性

 neurological complications, immunotherapy 神经系统并发症，免疫疗法

Immune-related adverse events (irAEs) 免疫相关不良事件 (irAEs)

 autoantibodies 自身抗体

 bispecifc T cell engagers (BiTEs) 双特异性 T 细胞接合物 (BiTEs)

 chimeric antigen receptorT cells 嵌合抗原受体细胞

 cross presentation of neoantigens 新抗原交叉呈现

 cytokines 细胞因子

 dysregulation 调节异常

 environmental modulation, immune responses 环境调制，免疫应答

 eosinophils 嗜酸性粒细胞

 epitope spreading 表位扩散

 genetic polymorphisms 基因多态性

 immune checkpoint inhibitors 免疫检查点抑制剂

immunoediting	免疫编辑
oncolytic viruses	溶瘤病毒
origins of immunotherapy	免疫疗法的起源
pathophysiology of	病理生理学
physiological pathways	生理途径
regulatory T cells	调节 T 细胞
shared antigens	共享抗原
Immunoediting	免疫编辑
Immunotherapy	免疫治疗
Immunotherapy-induced cardiotoxicities	免疫相关心脏毒性
adoptive cell transfer (ACT)	过继细胞输注 (ACT)
adoptive cellular therapy	过继细胞疗法
blinatumomab	博吐纳单抗
prophylaxis prior to	预防
cardiac dysrhythmias	心律失常
cardiac manifestations with anti-CTLA-4 treatment	心脏表现与抗 CTLA-4 治疗相关
with anti-PD-1 treatment	与抗 PD-1 治疗相关
with combination immune checkpoint inhibitors	联合免疫检查点抑制剂
hypotension	低血压
immune checkpoint inhibitors	免疫检查点抑制剂
interferon-α	干扰素 -α
interleukin-2	白介素 -2
mechanism of action	作用机制
myocarditis/myocardial ischemia	心肌炎 / 心肌缺血
nonpharmacological approaches	非药物疗法
peripheral edema	外周水肿
pharmacological approaches	药物疗法
recommendations	建议
Roswell Park Cancer Institute (RPCI) schema	罗斯威尔帕克癌症研究所 (RPCI) 方案
steroids	类固醇
tocilizumab	托珠单抗
Inflammatory arthritis	类风湿关节炎
Infusion reactions (IRs), cancer treatments	输液反应 (IRs)、癌症治疗
anaphylactic	过敏
anaphylactoid	变态反应
by chemotherapy drugs	化疗药物
desensitization	脱敏
incidence	发病率
management	管理
by monoclonal antibodies	单克隆抗体
prevention	预防
pulmonary toxicities	肺毒性

recognition	识别
skin testing	皮肤测试
treatment algorithm	处理算法
Interferon-α (INF-α)	干扰素 -α (INF -α)
endocrine toxicity, immunotherapy	免疫相关内分泌毒性
pharmacological management	药物治疗
gastrointestinal toxicities, immunotherapies	免疫相关胃肠道毒性
immunotherapy-induced cardiotaxicities	免疫相关心毒性
neurological complications, immunotherapy	免疫相关神经系统并发症
Interleukin-2 (IL-2)	白介素 -2 (IL-2)
endocrine toxicity, immunotherapy	免疫相关内分泌毒性
pharmacological management	药物管理
Interleukin-2 (IL-2) (Continued)	白介素 -2 (IL-2)
gastrointestinal toxicities, immunotherapies	免疫相关胃肠道毒性
immunotherapy-induced cardiotoxicities	免疫相关心脏毒性
neurological complications, immunotherapy	免疫相关神经系统并发症
pulmonary toxicities, immunotherapeutic agents	免疫相关肺毒性
Interstitial pneumonitis	间质性肺炎
pulmonary toxicities	肺毒性
Intra-abdominal abscess formation	腹腔脓肿形成
Irregular hyperpigmentation	不规则色素沉着
Iritants	刺激性
Ischemic colitis	缺血性结肠炎

L

Lapatinib	拉帕替尼
Lenvatinib	仑伐替尼

M

Mast cell-mediated toxicity	肥大细胞介导的毒性
Melphalan	美法仑
Meningitis	脑膜炎
Methicillin-resistant staphylococcus aureus (MRSA)	耐甲氧西林金黄色葡萄球菌 (MRSA)
Methotrexate	甲氨蝶呤
Microtbule-directed agents	微管导向制剂
docetaxel	多西他赛
paclitaxel	紫杉醇
vinca alkaloids	长春碱类
Mitogen activated protein kinase (MEK) inhibitors	丝裂原活化蛋白激酶 (MEK) 抑制剂
Mitomycin C	丝裂霉素 C
Mitoxantrone	米托蒽醌
Monoclonal antibodies	单克隆抗体
mTOR inhibitors	mTOR 抑制剂

Mucositis	黏膜炎
definition	定义
differential diagnoses	鉴别诊断
etiology	病因学
grading of	分级
incidence of	发生率
initiation phasc	起始阶段
management	管理
ketamine	氯胺酮
methylene blue	亚甲蓝
mouthwashes	漱口水
opioids	阿片类药物
oral cryotherapy	口服冷冻疗法
palifermin	帕利夫明
prophylactic low-level laser therapy (LLLT)	预防性低水平激光治疗 (LLLT)
mechanism of action	作用机制
radiation-induced	辐射诱导
acetaminophen/codeine	对乙酰氨基酚 / 可待因
agents for dry mouth	口干制剂
amifostine	氯磷汀
antibacterials	抗菌药物
antifungals	抗真菌药物
antinfammatory/immunomodulatory agents	抗炎 / 免疫调节
antivirals	抗病毒药物
benzocaine	苯唑卡因
benzydamine hydrochloride	盐酸苯海拉明
custom-made,intraoral prosthesis	定制口腔内假体
cytoprotective agents	细胞保护剂
epidemiology	流行病学
healing	康复
hydromorphone	氢化吗啡酮
inflammation via generation of messenger signals	信使信号产生的炎症反应
initiation of tissue injury	组织损伤的开始
lidocaine	利多卡因
magic mouthwash	神奇漱口水
mechanism of action	作用机制
morphine	吗啡
nutritional support	营养支持
oral decontamination	口腔消毒
oral hygiene	口腔卫生
oxethazaine aluminum/magnesium hydroxide	羟乙卡因铝 / 氢氧化镁
palifermin	帕利夫明

    palliation of dry mouth　　　　　　　　　　　　缓解口干

    photobiomodulation by low-level laser therapy (LLLT)　　低强度激光治疗的光生物调节 (LLLT)

    risk factors　　　　　　　　　　　　　　　　风险因素

    RTOG and NCI-CTC scoring systems　　　　　　RTOG 和 NCI-CTC 评分系统

    signaling and amplifcation　　　　　　　　　　信号放大

    sucralfate　　　　　　　　　　　　　　　　　硫糖铝

    symptoms　　　　　　　　　　　　　　　　　症状

    therapeutic agents　　　　　　　　　　　　　治疗药物

    transdermal fentanyl　　　　　　　　　　　　芬太尼透皮贴

    ulceration and infammation　　　　　　　　　溃疡与炎症

  stages of　　　　　　　　　　　　　　　　　阶段

Multinational association for supportive care in cancer　多国癌症支持治疗协会 (MASCC) 评分
  (MASCC)score

Myasthenia gravis　　　　　　　　　　　　　　重症肌无力

Myelosuppression,anemia　　　　　　　　　　　骨髓抑制，贫血

  long-term　　　　　　　　　　　　　　　　　长期

  short-term　　　　　　　　　　　　　　　　　短期

Myocardial ischemia　　　　　　　　　　　　　心肌缺血

Myocarditis　　　　　　　　　　　　　　　　　心肌炎

Myositis　　　　　　　　　　　　　　　　　　肌炎

N

Nail changes　　　　　　　　　　　　　　　　指甲变化

Nail hyperpigmentation　　　　　　　　　　　　指甲色素沉着过度

National Comprhensive Cancer Network (NCCN) guidelines　美国国家综合癌症网络指南

Nausea and vomiting　　　　　　　　　　　　　恶心和呕吐

  antiemetic regimens, emetogenic chemotherapy　　止吐剂方案 , 致吐化疗方案

  classification　　　　　　　　　　　　　　　分类

  gastrointestinal toxicities, immunotherapies　　　免疫相关胃肠道毒性

  management　　　　　　　　　　　　　　　管理

  management and prevention　　　　　　　　　管理和预防

  nonpharmacological approaches　　　　　　　非药物治疗

  pathophysiology　　　　　　　　　　　　　　病理生理学

  risk factors　　　　　　　　　　　　　　　　风险因素

  targeted therapy　　　　　　　　　　　　　　靶向治疗

    ALK targeted-therapy　　　　　　　　　　　ALK 靶向治疗

    c-MET targeted-therapy　　　　　　　　　　c-MET 靶向治疗

    nonpharmacological treatment　　　　　　　非药物治疗

    pharmacological management　　　　　　　药物治疗

NCI-CTCAE grading scale, stomatitis　　　　　　NCI-CTCAE 分级量表；口腔炎

Nelarabine　　　　　　　　　　　　　　　　　奈拉滨

Neoantigens,cross presentation　　　　　　　　新抗原，交叉呈递

Neurological complications 神经系统并发症

  acute cold-triggered neuropathy 急性寒冷诱发神经病变

  agent,dose and duration of therapy 剂型，剂量和持续治疗时间

  antimetabolites 抗代谢物

  carboplatin 卡铂

  chemotherapy-induced, neurocognitive deficit (chemo-brain) 化疗所致，神经认知缺陷（化学脑）

  chronic dose-limiting, peripheral neuropathy 慢性剂量限制性，周围神经病变

  cisplatin 顺铂

  cytarabine 阿糖胞苷

  encephalopathy 脑病

  fludarabine 氟达拉滨

  fluorouracil 氟尿嘧啶

  ifosfamide 异环磷酰胺

  ifosfamide-induced encephalopathy 异环磷酰胺诱发脑病

  of immunotherapy 免疫疗法

    antibody-drug conjugates (ADC) 抗体偶联药物 (ADC)

    aseptic meningitis 无菌性脑膜炎

    bispecifc T cell engagers (BiTEs) 双特异性 T 细胞接合物 (BiTEs)

    blinatumomab 博吐纳单抗

    CD20-directed antibodies CD20- 单克隆抗体

    CD38-directed antibody CD38- 单克隆抗体

    CD52-directed antibody CD52- 克隆抗体

    chimeric antigen receptor T-cell therapy 嵌合抗原受体 T 细胞疗法

    delirium 谵妄

    epidermal growth factor receptor (EFGR) 表皮生长因子受体 (EFGR)

    human epidermal growth factor 2-directed antibody 人表皮生长因子 2 定向抗体

    immune checkpoint inhibitors (ICls) 免疫检查点抑制剂 (ICls)

    interferon 干扰素

    interleukin 白介素

    oncolytic viruses 溶瘤细胞病毒

    progressive multifocal leukoencephalopathy (PML) 进行性多灶性白质脑病 (PML)

    respiratory depression 呼吸抑制

  methotrexate 甲氨蝶呤

  nelarabine 奈拉滨

  ototoxicity 耳毒性

  oxaliplatin 奥沙利铂

  platinum based chemotherapy 铂类药物化疗

  preventative options 预防选项

  relationship to dose 剂量相关性

  taxane chemotherapy 紫杉类化疗

  treatment algorithm 处理算法

  vinca alkaloids 长春碱类

Neutropenia　嗜中性白血球减少症

  antibacterial prophylaxis　抗生素预防

  categories of risks　风险类别

  causes in cancer patients　癌症患者病因

  coverage for resistant bacteria　耐药细菌覆盖率

  definition　定义

  empiric therapy　经验治疗

  etiology　病因学

  febrile　发热

  fever, workup of　发热，检查

  granulocyte colony stimulating factor (G-CSF)　粒细胞集落刺激因子 (G-CSF)

  nonpharmacological approaches, management and treatment　非药物治疗和管理

  pharmacological approaches　药理学方法

  risk assessment of adults chemotherapy-induced　化疗所致成人风险评估

  signs of infammation　炎症标志

  without fever　没有发热

Neutrophils　中性粒细胞

Nilotinib　尼洛替尼

  cardiovascular toxicity　心血管毒性

  pulmonary toxicities　肺毒性

  QT prolongation　QT 间期延长

Niraparib　尼拉帕利

  cardiovascular toxicity　心血管毒性

  pulmonary toxicities　肺毒性

Nitrosureas　亚硝基脲

  carmustine and lomustine　卡莫司汀和洛莫司汀

  idiopathic pneumonia syndrome (IPS)　特发性肺炎综合征 (IPS)

  interstitial pneumonitis　间质性肺炎

  pleuroparenchymal fibroelastosis　胸膜肺弹力纤维增生症

Noncardiogenic pulmonary edema　非心源性肺水肿

O

Olaparib　奥拉帕利

Oncolytic viruses　溶瘤病毒

  endocrine toxicity, immunotherapy　免疫相关内分泌毒性

  neurological complications, immunotherapy　免疫相关神经系统并发症

  pulmonary toxicities, immunotherapeutic agents　免疫相关肺毒性

Onychomadesis　脱甲病

Oral mucositis. *See* Mucositis　口腔黏膜炎。见黏膜炎

Osimertinib　奥希替尼

  cardiovascular toxicity　心血管毒性

  interstitial lung disease (ILD)　间质性肺炎（ILD）

Ototoxicity	耳毒性
Oxaliplatin	奥沙利铂

P

Paclitaxel	紫杉醇
Palbociclib	哌柏西利
Palmoplantar erythrodysesthesia (PPE). *See* Acral erythema Pancreatitis	掌趾红斑（PPE），见肢端红斑胰腺炎
Panitumumab	帕尼单抗
PARP inhibitors	PARP 抑制剂
Pazopanib	培唑帕尼
cardiovascular toxicity	心血管毒性
hepatotoxicity,targeted therapy	肝毒性 , 靶向治疗
pulmonary toxicities	肺毒性
PD-L1 inhibitors	PD-L1 抑制剂
Peripheral edema	外周水肿
Pertuzumab	帕妥珠单抗
Phosphoinositidylinositol-3-kinase (PI3K) inhibitors	磷脂酰肌醇 -3- 激酶（PIK3）抑制剂
Photo-onycholysis	光甲脱离
Photosensitivity	光敏性
Platinum based chemotherapy	铂类化疗
Pleural efusions	胸腔积液
Pleuroparenchymal fibroelastosis	肺胸膜弹力纤维增生症
Podophyllotoxins	鬼白毒素
etoposide	依托泊苷
taxanes	紫杉醇类
Polyadenosine diphosphate-ribose polymerase (PARP) inhibitors	聚腺苷二磷酸核糖聚合酶 (PARP) 抑制剂
Polymyalgia rheumatica (PMR)	风湿性多肌痛 (PMR)
Ponatinib	帕纳替尼
cardiovascular toxicity	心血管毒性
pulmonary toxicities	肺毒性
Porphyrins	卟啉病
Primary adrenal insuffciency (PAI)	原发性肾上腺功能不全 (PAI)
Programmed cell death1 (PD-1)	程序性细胞死亡受体 -1(PD-1)
Progressive multifocal leukoencephalopathy (PML)	进行性多灶性脑白质病 (PML)
Proteosome inhibitors	蛋白酶体抑制剂
Pulmonary toxicities	肺毒性
clinical presentation	临床表现
cytotoxic chemotherapy agents and mechanisms of action alkylating agents	细胞毒性化疗药物及其作用机制
antimetabolites	烷化剂
antincoplastic antibiotics	抗肿瘤抗生素

nitrosureas	硝基脲
podophyllotoxins	鬼臼毒素
Pulmonary toxicities (*continued*)	肺毒性（续）
diagnostic workup	诊断检查
bronchoscopy	支气管镜检查
imaging	成像
laboratory analysis	实验室分析
pulmonary function testing	肺功能测试
immunotherapeutic agents	免疫治疗
CAR T cells	CAR-T 细胞
clinical features	临床特征
CTLA -4 inhibitors	CTLA -4 抑制剂
cytokines	细胞因子
epidemiology and risk factors	流行病学和风险因素
IL-2	IL-2
oncolytic viruses	溶瘤病毒
pathogenesis	发病机制
pathological findings	病理结果
PD-L1 inhibitors	PD-1 抑制剂
programmed cell death 1 (PD- 1)	程序性细胞死亡受体 -1(PD-1)
radiographic findings	X 射线表现
vaccines	疫苗
management approaches	管理方法
molecular-targeted therapics	分子靶向治疗
anaplstic lymphoma kinase (ALK) inhibitors	间变性淋巴瘤激酶 (ALK) 抑制剂
BCR-ABL1 tyrosine kinase inhihitors	BCR-ABL1 酪氨酸激酶抑制剂
CD20-targeting agents	CD20 靶向药物
cyclin-dependent kinase (CDK) 4/6 inhibitors	细胞周期蛋白依赖性激酶 (CDK)4/6 抑制剂
epidermal growth factor receptor (EGFR) tyrosine kinase inhibitors	表皮生长因子受体 (EGFR) 酪氨酸激酶抑制剂
human epidermal growth factor receptor 2 (HER2) - targeting antibodies	人表皮生长因子受体 2(HER-2) 靶向抑制剂
mitogen activated protein kinase (MEK) inhibitors	丝裂原活化蛋白激酶 (MEK) 抑制剂
mTOR inhibitors	mTOR 抑制剂
phosphoinositidylinositol-3- kinase (PI3K) inhibitors	磷酸肌醇 -3- 激酶 (PI3K) 抑制剂
polyadenosine diphosphare-ribose polymerase (PARP) inhibitors	聚腺苷二磷酸核糖聚合酶 (PARP) 抑制剂
vascular endothelial growth factor (VEGF) inhibitors	血管内皮生长因子（VEGF）抑制剂
monitoring and preventative strategies	监测和预防策略
nonpharmacological approaches	非药物治疗
pathophysiology	病理生理学
pharmacological approaches	药理学方法

proteosome inhibitors 蛋白酶体抑制剂

from radiation therapy 放射治疗

clinical presentation 临床表现

  with concurrent chemoradiotherapy 同步化疗

  with concurrent targeted therapy and immunotherapy with radiation therapy 同步靶向治疗、免疫治疗与放射治疗

  with conventional radiation therapy 常规辐射治疗

  description 描述

  diagnostic evaluation 诊断评估

  grading and severity 分级和严重程度

  phases of evolution 发展阶段

  radiation treatment planning 放射治疗计划

  stereotactic body ablative radiotherapy (SBRT) 立体定向放射治疗 (SBRT)

  steroids 类固醇

  symptoms 临床症状

  timing 时间

  tissue toxicity 组织毒性

rechallenge 再挑战

risk factors 风险因素

subtypes of acute respiratory distress syndrome 急性呼吸窘迫综合征分支类型

  alveolar hemorrhage 肺泡出血

  differentiation syndrome 分化综合征

  hypersensitivity pneumonitis 肺炎超敏反应

  interstitial pneumonitis 间质性肺炎

  mast cell-mediated toxicity 肥大细胞介导毒性

  noncardiogenic pulmonary edema 非心源性肺水肿

  radiation recall pneumonitis 放射性性肺炎

  veno-occlusive disease 静脉阻塞性疾病

Q

QT prolongation QT 间期延长

R

Radiation dermatitis 放射性皮炎

  aloe vera 芦荟

  contouring 轮廓线

  definition 定义

  diagnostic evaluation 诊断评价

  dose constraints 剂量限制

  grading and severity 等级和严重性

  late skin reactions 迟发性皮肤反应

  pathogenesis 发病机制

  patient related factors 患者相关因素

steroids	类固醇
timing	时间
treatment of desquamation	治疗脱屑
Radiation-induced cardiovascular disease (RICD) acute phase	放射性心血管疾病 (RICD) 急性期
cardiac catherization	心脏导管插入术
cardiac magnetic resonance (CMR)	心脏磁共振 (CMR)
coronary computed tomographic angiography (CTA)	冠状动脉计算机断层血管造影 (CTA)
description	描述
with early and late effects	早期和晚期效果
echocardiography	超声心动图
grading	分级
imaging	成像
late	延迟
late phase	后期阶段
mechanisms	机制
nonpharmacological approaches	非药物治疗
pharmacological approaches	药物治疗
radiation dose constraints	放射剂量限制
screening and diagnostic workup	筛查和诊断检查
symptoms	症状
Radiation-induced mucositis and esophagitis	放射性黏膜炎和食管炎
acctaminophen/codeine	对乙酰氨基酚 / 可待因
agents for dry mouth	口干用药
amifostine	氨磷汀
antibacterials	抗菌药物
antifungals	抗真菌药物
antinflammatory/immunomodulatory agents	非甾体抗炎药 / 免疫调节剂
antivirals	抗病毒药物
benzocaine	苯唑卡因
benzydamine hydrochloride	盐酸苯达明
custom-made, intraoral prosthesis	定制口腔假体
cytoprotective agents	细胞保护剂
epidemiology	流行病学
healing	康复
hydromorphone	氢化吗啡酮
inflammation via generation of messenger signals	信使信号产生的炎症反应
initiation of tissue injury	组织损伤
lidocaine	利多卡因
magic mouthwash	神奇漱口水
mechanism of action	作用机制
morphine	吗啡
nutritional support	营养支持

oral decontamination	口服消毒
oral hygiene	口腔卫生
oxethazaine aluminum/magnesium hydroxide	奥昔卡因铝／氢氧化镁
palifermin	帕利夫明
palliation of dry mouth	缓解口干
photobiomodulation by low- level laser therapy (LLLT)	低水平激光治疗的光生物调节（LLLT）
risk factors	风险因素
RTOG and NCI-CTC scoring systems	RTOG 和 NCI-CTC 评分系统
signaling and amplification	信号扩大
sucralfate	硫糖铝
symptoms	症状
therapeutic agents	治疗药物
transdermal fentanyl	芬太尼透皮贴
ulceration and inflammation	溃疡和炎症
Radiation pneumonitis	放射性肺炎
with concurrent chemoradiotherapy	同步化疗
with concurrent targeted therapy and immunotherapy with radiation therapy	放射治疗同步靶向和免疫治疗
with conventional radiation therapy	常规放射治疗
phases of evolution	发展阶段
radiation treatment planning	放射治疗计划
with SBRT	SBRT
steroids	类固醇
tissue toxicity	组织毒性
Radiation recall	放射相关
pneumonitis	肺炎
Radiation-related toxicities	放射相关毒性
genetic determinants	遗传因素
medical therapies alter	治疗方案改变
technical advances, precision radiotherapy	技术进步，精准放疗
types of	类型
Radiation therapy	放射治疗
Ramucirumab	雷莫芦单抗
RAS/RAF/MEK/ERK pathway	RAS/RAF/MEK/ERK 通路
BRAF targeted in cancer	BRAF 靶向治疗
mechanism	机制
MEK genes	MEK 基因
RAF to BRAF	RAF 到 BRAF
RAS isoforms	RAS 亚型
role in cancer	癌症治疗地位
signaling	信号
targeted therapy	靶向治疗

Receptor tyrosine kinases (RTKs) alterations in malignancy　受体酪氨酸激酶 (RTKs) 在恶性肿瘤的改变

  mechanism　机制

  transfection　基因转染

Regorafenib　瑞戈非尼

Regulatory T cells　调节性 T 细胞

Respiratory depression　呼吸抑制

Respiratory insufciency. *See* Pulmonary toxicities　呼吸功能不全，见肺毒性

Rheumatological toxicities, immunotherapy agents　风湿病的毒性，免疫疗法

  diagnosis and management strategics　诊断与管理策略

  infammatory arthritis　炎性关节炎

  mechanism of action　作用机制

  myositis　肌炎

  polymyalgia rheumatica (PMR)　风湿性多肌痛 (PMR)

  with preexisting autoimmune diseases (AIDs)　自身免疫性疾病 (AIDs)

  prevalence　流行

  SICCA syndrome　SICCA 综合征

Ribociclib　瑞博西尼

Rituximab　利妥昔单抗

Roswell Park Cancer Institute (RPCI) schema　罗斯威尔帕克癌症研究所 (RPCI) 模式

Rucaparib　卢卡帕尼

S

Shared antigens　共同抗原

SICCA syndrome　SICCA 综合征

Skin testing　皮肤测试

Skin toxicity, *see also* Dermatological complications　皮肤毒性看皮肤毒性并发症

Sorafenib　索拉非尼

Steatosis and steatohepatitis　脂肪变性和脂肪性肝炎

Steroids　类固醇

Stomatitis　口腔炎

  approved EGFR-targeting therapies　批准 EGFR 靶向治疗

  dermatological toxicities　皮肤毒性

  and EGFR Pathway　EGFR 通路

Sunitinib　舒尼替尼

  cardiovascular taxicity　心血管毒性

  hepatotoxicity, targeted therapy　肝毒性，靶向治疗

  pulmonary toxicities　肺毒性

Supravenous hyperpigmentation　静脉色素沉着过度

T

Talimogene laherparepvec (T-VEC)　溶瘤病毒 (T-VEC)

Targeted therapy　靶向治疗

  cardiovascular toxicity of arrhythmias　心血管毒性心律失常

CHF associated with VEGF inhibitors	VEGF 抑制剂相关 CHF
congestive heart failure	充血性心力衰竭
HER2 targeting antibodies	HER2 靶向抗体
hypertension	高血压
pleural effusions	胸腔积液
thromboembolic events	血栓栓塞事件
venous thromboembolic events (VTEs)	静脉血栓栓塞事件 (VTEs)
dermarological toxicities of acneiform rash	皮肤毒性痤疮样皮疹
alopecia	脱发
cutaneous squamous cell carcinoma	皮肤鳞状细胞癌
hand-foot skin reaction	手足皮肤反应
stomatitis	口腔炎
diarrhea	腹泻
and CDK4 /6 inhibitors	CDK4/6 抑制剂
and c-KIT pathway	c-KIT 途径
and EGFR pathway	EGFR 途径
management	管理
and mitogen-activated protein kinase (MEK) inhibitors	丝裂原活化蛋白激酶（MEK）抑制剂
nonpharmacological management	非药物治疗
pharmacological management	药物治疗
and vascular endothelial growth factor (VEGF) pathway	血管内皮生长因子 (VEGF) 途径
gastrointestinal perforation	胃肠道穿孔
hepatotoxicity	肝毒性
grading criteria	评分标准
management	管理
pazopanib	培唑帕尼
regorafenib	瑞戈非尼
sunitinib	舒尼替尼
nausea and vomiting	恶心和呕吐
ALK targeted-therapy	ALK 靶向治疗
c-MET targeted-therapy	c-MET 靶向治疗
Targeted therapy (continued)	靶向治疗 (继续)
nonpharmacologial treatment	非药物治疗
pharmacological management	药物治疗
Taxanes	紫杉醇类
induced onycholysis	诱导甲脱离
Tegafur	喃氟啶
Telegen effluvium	休止期脱发
Temsirolimus	西罗莫司
Thrombocytopenia (TCP) causes	血小板减少 (TCP) 原因
chemotherapy induced	化疗诱导
diagnostic workup	诊断检查

drug-induced thrombotic microangiopathy (DITMA)   药物性血栓性微血管病 (DITMA)

  immunotherapy-rlated   免疫治疗相关

  mechanisms of   机制

  targeted therapy-related   靶向治疗相关

  treatment of   治疗

Thromboembolic events   血栓栓塞事件

Thrombopoietin recepor agonists (TPO-RAs)   血小板生成素受体激动剂 (TPO-RAs)

Thyroid dysfunction   甲状腺功能障碍

Tocilzumab   托珠单抗

Trametinib   曲美替尼

Transverse myelitis   横断脊髓炎

Trastuzumab   曲妥珠单抗

V

Vaccines   疫苗

Vancomycin-resistant enterococcus (VRE)   耐万古霉素肠球菌 (VRE)

Vascular endothefal growth factor (VEGF) inhibitors   血管内皮生长因子（VEGF）抑制剂

VEGF-targeting agents   VEGF 靶向制剂

Vemurafenib   维莫非尼

Veno-occlusive disease   静脉栓塞性疾病

Venous thromboembolic events (VTEs)   静脉血栓栓塞事件（VTEs）

Vesicants   发泡剂

Vinca alkaloids   长春碱类

Viral hepatitis   病毒性肝炎

Vitiligo   白癜风